燕/京/医/学/研/究/丛/书

京城名医馆

名医经验集 ①

鞠躬尽瘁不悔篇

主编　耿嘉玮

全国百佳图书出版单位
中国中医药出版社
·北京·

图书在版编目（CIP）数据

京城名医馆名医经验集.①，鞠躬尽瘁不悔篇 / 耿嘉玮
主编 . —北京：中国中医药出版社，2021.11
（燕京医学研究丛书）
ISBN 978-7-5132-7212-4

Ⅰ.①京…　Ⅱ.①耿…　Ⅲ.①中医临床—经验—中国—
现代　Ⅳ.① R249.7

中国版本图书馆 CIP 数据核字（2021）第 200217 号

融合出版数字化资源服务说明

燕京医学研究丛书之《京城名医馆名医经验集》为融合出版物，其增值数字化资源在全国中医药行业教育云平台"医开讲"发布。

资源访问说明

扫描右方二维码下载"医开讲 APP"或到"医开讲网站"（网址：www.e-lesson.cn）注册登录，输入封底"序列号"进行账号绑定后即可访问相关数字化资源（注意：序列号只可绑定一个账号，为避免不必要的损失，请您刮开序列号立即进行账号绑定激活）。

中国中医药出版社出版

北京经济技术开发区科创十三街 31 号院二区 8 号楼
邮政编码　100176
传真　010-64405721
河北新华第二印刷有限责任公司印刷
各地新华书店经销

开本 787×1092　1/16　印张 29　字数 501 千字
2021 年 11 月第 1 版　2021 年 11 月第 1 次印刷
书号　ISBN 978 - 7 - 5132 - 7212 - 4

定价　138.00 元
网址　www.cptcm.com

服 务 热 线　010-64405510　　微信服务号　zgzyycbs
购 书 热 线　010-89535836　　微商城网址　https://kdt.im/LIdUGr
维 权 打 假　010-64405753　　天猫旗舰店网址　https://zgzyycbs.tmall.com

如有印装质量问题请与本社出版部联系（010-64405510）

《京城名医馆名医经验集①：鞠躬尽瘁不悔篇》

编委会

序

　　岁月流金，华年溢彩。时值北京市鼓楼中医医院建院 70 周年，京城名医馆建馆即将 30 周年，燕京医学研究丛书之《京城名医馆名医经验集》付梓，可以说是为院庆及馆庆献上的一份厚礼。

　　燕京医学海纳百川，源远流长，名家辈出，成果丰硕，引领着中医学术的发展。北京市鼓楼中医医院就是燕京医学这条长河中的璀璨星辰。70 年来，几代鼓楼中医人励精图治，殚精竭虑，奋力前行。围绕燕京医学体系，吸纳叱咤杏坛的巨擘大腕和活跃在基层的名家里手在京城名医馆出诊带教，探源溯流，揽芳掮遗，审谛覃思，不遗余力，树立起京城名医馆品牌。

　　名老中医或禀家学，或承师传，无论是理论研究抑或是临床实践，各有独到之处，尤可宝贵的是这些理论与经验已经过数十年乃至数百年之实践验证，不断补充发展，日臻完善，弥觉可珍。中医疗效是中医学术赖以生存和发展的关键，总结名老中医学术经验，是提高临床疗效，促进中医学术发展最基础之工作。

　　以近 30 年来京城名医馆出诊专家的成长轨迹、学术思想精华、宝贵临证经验、典型诊疗案例等为要素的《京城名医馆名医经验集》的问世，是北京市鼓楼中医医院京城名医馆发展的一个里程碑。全书或以演论形式论述燕京名家自成规律之独到经验，或以医话形式叙述医家对某方、某法及某药之运用体会，娓娓而谈，详尽透彻。从中我们可以领略燕京名医临证兢兢，屡建奇功；绝学秘招，丹心济世；妙术活人，遣药清灵；汇通中西，游刃有余。

全书科别齐全，流派分明，各有师承，皆有发挥，可使读者得其要领，易于师法。览一篇可尽得当代名医对于多种疾病的独到诊疗经验，其实用价值，不言而喻。希望中医工作者能以此书引而申之，触类而旁通之，则能探其骊珠，得其涯略，厥功伟哉！

传承精华，守正创新，我们才能共同擦亮中医文化瑰宝，中医药学这座伟大的宝库才能永远取之不尽、用之不竭，更好地服务于人类，服务于未来。

屠志涛

辛丑春

自 序

"京城名医馆，实至名归，京城名医良医荟萃之处也，悬壶济世，治病救人，起沉疴，解疑难，广布中国医学之珍宝，愿求天下人类之共享，实现先贤大同世界之理想，中医当有伟大之贡献，肩此重任，医道遂是时代之大道。大道之行，天下为公！"三十年前，苏叔阳先生创作的《京城名医馆赋》道出了鼓楼中医人励志中医药事业的决心。

北京市鼓楼中医医院七十载风雨兼程，京城名医馆三十年励精图治，作为首家获得北京市中医管理局批准的医馆，北京市鼓楼中医医院京城名医馆以"燕京医学"体系为基础，以其谱系传承人为主体，汇聚了一大批在全国具有很高影响力的知名中医在此传道授业，治病救人，不断推动中医药学术的传承与发展。

燕京医学研究丛书之《京城名医馆名医经验集》旨在总结为中医药事业做出巨大贡献、受到广大群众爱戴的京城名医馆近百位出诊专家的丰富经验，把他们的事业发扬光大，让他们优秀的医疗经验代代相传。在成才之路上，他们有着不尽相同的经历；在学术造诣上，他们各自具有独到的特色。然而他们以精湛之术普济众生，以仁义之心宽人律己，以倾囊之德传授于徒，以匹夫之责振兴中医的大医精诚之内涵是相同的。

《京城名医馆名医经验集》包含四个分册，入选医家有国医大师、全国老中医药专家学术经验继承工作指导老师、首都国医名师、省级名中医、北京市老中医药专家学术经验继承工作指导老师及北京市东城区知名中医，涉及中医内科、外科、妇科、男科、儿科、肿瘤科、皮肤科、骨伤科、针灸科、推拿科等多学科。其中，有24位医家已经驾鹤西去，追念先人，在乎于心，报答先辈，有待于行。本书是对他们最好的缅怀和纪念。

全书由专家本人或其高徒撰稿，均为真实之资料心得，且很多内容为首次整理发表。我们有幸从中见证那些疑难险症药到病除豁然而愈的传奇，更可得见岐黄薪火传承之可贵，名院、名科、名医、名术创建之功德，惠泽苍生，不负济世之名。

全书编撰过程中，承各位名家及弟子的大力支持，谨此致谢！

书中谬误多所不免，还望同道指正。

北京市鼓楼中医医院院长耿嘉玮

庚子仲秋

编写说明

　　燕京医学研究是 2019 年由北京市东城区卫生健康委员会批准并拨款，北京市鼓楼中医医院负责实施的项目。燕京医学研究丛书之《京城名医馆名医经验集》是该项目的质量指标之一，包括四个分册，分别是《鞠躬尽瘁不悔篇》《毕尽余生奋斗篇》《燕京传承谱新篇》《薪火代代家传篇》。

　　全书总结了京城名医馆近 30 年出诊的近百位专家的治学、临床、教学心得体会及经验，旨在加强燕京医学学术传承，突出燕京医学文化内涵，提升燕京医学的传播穿透力和影响力。

　　全书以医家为纲，按照医家出生日期排序，排名不分先后。每位医家下设医家简介、学术思想、临床经验三项内容。医家简介包括出生年月、生平简介、师承关系、主要著作等；学术思想主要介绍能够体现该医家特有的比较系统的医学思想；临床经验以医家在临床上擅长的医案、医话、医论为主，包括其在临床实践中比较经典的医案。

　　全书由耿嘉玮院长担任主编，由名老中医本人或其继承人负责整理，书中许多内容为首次发表，以期能全面地体现医家的特点。

《京城名医馆名医经验集》编委会

2021 年 7 月

内容提要

　　燕京医学研究丛书之《京城名医馆名医经验集》是京城名医馆 30 年来出诊专家的治学、临床、教学心得体会及经验荟萃，旨在加强燕京医学学术传承，总结燕京医学文化内涵，提升燕京医学的传播穿透力和影响力。

　　全书包含四个分册：《鞠躬尽瘁不悔篇》《毕尽余生奋斗篇》《燕京传承谱新篇》和《薪火代代家传篇》。

　　本书为第一分册之《鞠躬尽瘁不悔篇》，以生辰年月为序，收录了曾经在京城名医馆出诊的 17 位已故专家。他们是德高望重、德艺双馨的燕京医学名家，奠定了京城名医馆深厚的学术根基和文化积淀，打造了燕京医学文化坐标。

　　通过名家高徒的笔触，我们可以真切地感受到 17 位中医大家勤求古训、博采众长、尊古而不泥古的行医历程，独具匠心的学术思想，屡奏捷效的名药验方，疑难杂症的治验病例，宽厚仁爱的恻隐之心。书中理法方药相互验证，许多内容为首次发表，具有很高的学术价值。

目　录

刘渡舟

王绵之

李鸿祥

刘弼臣

贺普仁

梁贻俊

时振声

张士杰

李广钧

陈文伯

秦月好

赵建成

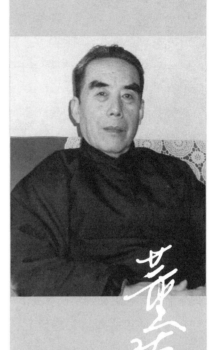

黄德楣

精通经典，治学严谨，医术精湛，针药并施，临证重视脾胃，外感擅清解，内伤擅调脾胃

医家简介

　　董德懋（1912—2002），满族，北京房山区人，中国农工民主党党员，中国中医科学院资深研究员，中国中医科学院广安门医院主任医师，《中医杂志》编审，研究生和师承制导师，首批获国务院政府特殊津贴专家。

　　早年从师岳父赵廷元，1933年考取华北国医学院，1936年起在院长施今墨诊所襄理业务5年，颇受施老器重，尤得施派真传。1941年在北京开业，有"北京四小名医"之誉。1950年当选北京中医学会副主任委员，创办"永定门中医联合诊所"。1951年任《北京中医月刊》主编，1955年改名《中医杂志》。1975年到中医研究院（现中国中医科学院）广安门医院，任内科副主任。曾任中国农工民主党北京市医药卫生工作委员会副主任委员，中华医学会理事，中华儿科学会常务理事，《中华医学杂志》常务编委，全国中医学会常务理事，全国针灸学会副会长，北京中医学会副会长，《中医杂志》主编，中国中医科学院专家委员会委员、专家咨询委员会委员。

　　董德懋崇尚脾胃学说，师承施今墨疏脾、运脾、醒脾、培后天之本的思想，结合自己的临床经验，形成了以脾胃学说为中心的学术思想。董德懋推崇《金匮》"四季脾旺不受邪"和周慎斋"诸病不愈，寻到脾胃而愈者颇多"的论述，提出了"脾胃为后天之本""脾胃贵健通和畅""四季脾旺不受邪"和"调脾胃以治五脏"的理论。董德懋认为，脾胃病应重视虚实寒热，脾病多虚，胃病多实；脾病多寒，胃病多热；临床常虚实夹杂，寒热并见，治疗归纳出调理脾胃十法。遣方用药倡导平和，强调"药量宜轻，用药宜精，重病轻取，用效通神""勿伐天和，勿伐无过"。重视肝脏对脾胃的影响，善用疏肝理脾法。董德懋诊察疾病提纲挈领，抓主症。治疗疾病，外感擅用清解法，内伤擅用调理脾胃法，并注重内外关系，强调"外疏通，内畅遂""里气通，表自和"，对于疑难大症，注重整体，辨证论治，并配合站桩功，疗效显著。董德懋擅长针灸，京津一带有"金针董德懋"之赞誉。

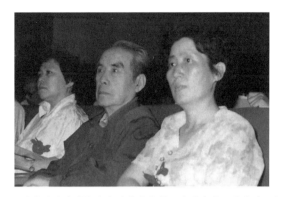

◎　人民大会堂拜师大会（中董德懋、左董志华、右徐凌云）

董德懋颇有大家风范，精通经典，治学严谨，厚积薄发，医术精湛，针药并施，擅长中医内、儿、针灸各科，是全国著名中医内科学家、针灸学家、中医编辑学家。主要著作有《中医基础学讲义》《中医药物学讲义》《中医对痢疾的认识与治疗》《医论医话荟要·董德懋医话》，绘制《针灸铜人图》，翻译《针灸经穴概要》，发表学术文章百余篇。

学术思想

一、清解外邪

疾病分为外感和内伤两大类。中医对外感病的认识肇端于《黄帝内经》，成熟于《伤寒论》，发展于温病诸家。清解外邪理论是中医对外感病认识的继承和发挥，指导着我们认识外感病，治疗外感病。

1. 善治者治皮毛

天地之邪气，感则害人致病。因邪从外来，故统称为外感病。六淫四时常在，外感致病恒多。外感初起，病邪轻浅，传变入里，则变化颇多，为害亦甚。正如《素问·缪刺论》所说："夫邪之客于形也，必先舍于皮毛；留而不去，入舍于孙脉；留而不去，入舍于络脉；留而不去，入舍于经脉；内连五脏，散于肠胃，阴阳俱感，五脏乃伤。此邪从皮毛而入，极于五脏之次也。"治疗外感病，贵在早期及时治疗，并注重宣肺解表，不使外邪入里变化为害，即《素问·阴阳应象大论》所谓"善治者治皮毛"。

2. 六淫首先犯肺

春气温和，夏季炎热，秋天干燥，寒冬凛冽，四时气候的变化有规律可循。风、寒、暑、湿、燥、火六气是自然界正常气候变化的表现，一般人体能够适应，不致引起疾病。六气太过而致病则称为六淫。六淫之邪常随不同季节侵犯人体。六淫侵犯人体，一般有两条途径：一是皮肤毛窍，一为口鼻气道。口鼻气道是为肺脏的门户，皮肤毛窍也与肺脏密切相关。肺合皮毛，主一身之表，故外邪为病，首先犯肺。叶天士说："温邪上受，首先犯肺。"不独温热，六淫都是如此。六淫为病初期表现为表证。在伤寒六经辨证中，以太阳为人体之藩篱，故表证属于太阳经，卫气营血辨证为卫分证，二者内含相同。病在肺卫，是外感病的轻浅阶段，这时如能及时祛除表邪，控制疾病传变，则可达到早期治疗的目的。

3. 火热致病的广泛性

火热致病具有广泛性。古人认为，"六气皆能化火"，风寒湿燥皆易化火化热，而暑即是热。五气之外，还有一个"火"字。《素问·至真要大论》中的"病机十九条"，属火热者多达九条。刘河间说："五运六气有所更，世态居民有所变，天以常火，人以常动。动则属阳，静则属阴，内外皆扰，故不可峻用辛温大热之剂。"董德懋认为，自然环境的变迁、饮食结构和生活居处条件的变化等因素，导致火热为病者越来越多。首先是自然环境的变化，使六淫多以火热为患。由于人类社会的发展对自然界的影响日深，地球植被的破坏、环境的污染、二氧化碳的堆积等，以及五运六气的变化，使气候的整体趋势变暖，夏季炎热，冬季不冷。因而六淫之中，火热之邪为病的概率大增。人们饮食结构和生活居处条件的变化，如过食油腻煎炸之物和肥甘厚味，使内热中生。另外，衣被过暖、居处温热、体质渐壮也是产生内热的原因。身有内热之人，易致外感。即使感受寒邪也多呈外寒内热之象，俗谓"寒包火"，且风寒极易化热入里。火热致病的广泛性是清解外邪的依据。

4. 清解为治疗外感之大法

外感之病有其传变规律。初起在表，以发热、恶寒或恶风、头痛、脉浮为主症。如感冒初起，或热性传染病的前趋期，宜用解表法。药物以辛散轻宣、具有发汗作用的药物为主，用以驱除表邪。《素问·阴阳应象大论》说"因其轻而扬之""其在皮者，汗而发之"，《外感温热篇》中也有"在卫汗之可也"的论述，这些均为汗法的依据。目前，表证属风寒的日少，属风热者渐多，故除少数患者用辛温之外，多数患者当主以辛凉解表之剂。热邪入里，传变最速，变证多端，因此在宣散风热的同时，要注意清热解毒，以截断病势，驱除热毒。董德懋认为，对热性传染病及以温热为主的外感病，清热药宜早用，不必拘泥"到气才可清气"的成法；邪热内陷，虽未见神昏谵语，但清热解毒、息风开窍之剂亦应早用，以阻断传变之势。

二、调理脾胃

脾胃学说是中医药学的瑰宝，奠基于《内经》，别户于东垣，发扬于诸家。董德懋调理脾胃的思想属中医脾胃学说范畴，调理脾胃法是在脾胃学说指导下的具体运用和发挥。

1. 脾胃为后天之本

人以水谷为本，水谷的精微是人体生命活动的物质基础。脾胃为仓廪之官，胃主受纳，脾主运化，共同完成饮食物的纳化和水谷精微的输布。《素问·经脉别论》说："食气入胃，散精于肝，淫气于筋。食气入胃，浊气归心，淫精于脉。脉气流经，经气归于肺。肺朝百脉，输精于皮毛。毛脉合精，行气于府，府精神明，留于四脏。"这段文字精辟地描述了脾胃受纳水谷、输布饮食精微于全身的过程。五脏六腑、四肢百骸的精气均来源于脾胃。同样水液代谢也靠脾的转输。《素问·经脉别论》说："饮入于胃，游溢精气，上输于脾。脾气散精，上归于肺，通调水道，下输膀胱。"于是水精可以四布于肢体，五经并行于全身。气血在人体生命活动中具有重要的作用，脾胃是气血生化的源泉。人体之气，靠脾胃化生。元气是人体生命活动的原动力，由先天之精化生而来，其后依赖后天之精不断地滋养补充。正如《脾胃论·脾胃虚则九窍不通论》所说："真气又名元气，乃先身生之精气也，非胃气不能滋之。"宗气积于胸中，贯心脉而行呼吸，其来源于肺吸入之清气和水谷之精气。营气为水谷之精气，卫气为水谷之悍气。气的生成与脾胃功能密切相关。人体的血液营养滋润周身，由脾胃运化的水谷精微变化而成。如《灵枢·决气》说："中焦受气取汁，变化而赤是谓血。"人体的五脏六腑、四肢百骸依赖脾胃运化的水谷精微得以生养，气血津液依靠脾胃运化的水谷精微得以化生。《医宗必读·肾为先天本脾为后天本论》说："一有此身，必资谷气，谷入于胃，洒陈于六腑而气至，和调于五脏而血生，而人资之以为生者也，故曰后天之本在脾。"

2. 脾胃贵健通和畅

脾胃为后天之本。脾主运化，胃主受纳，脾胃的功能贵在健通和畅。脾运宜健，胃纳宜和，人体必须维持升降、纳化、燥湿的平衡。脾胃之气，有升有降。脾的清阳之气主升，津液赖脾气上升而输布周身。若脾气不升，则清阳之气下陷，产生腹胀、泄泻诸症。胃气降则糟粕得以下行，胃气不降，浊气不行，则生呕恶、痞满、纳呆诸症。因此，脾气升则健运，胃气降则和顺。脾胃居于中焦，为全身气机升降的枢纽。脾气升发，则肝气随之升发，肾水得以升腾。胃气下降，则肺气得以肃降，心火因而能下交。脾胃居中，通达上下，升清降浊，以调节全身的气机升降。黄元御《四诊心源》说："脾升则肝肾亦升，故水木不郁；胃降则心肺亦降，故金火不滞。火降则水不下寒，水升则火不上热。平人下温而上清者，以中气之善运也。"胃为阳明燥土，胃燥则饮食能纳而腐熟。脾为太阴湿土，脾湿则水谷精微得以吸收输布。胃燥脾湿，相互作用，饮食物才能消化吸收。脾湿则健运如常，胃燥则和顺下行。燥湿、升降、运纳的相互作用与平衡是脾胃健通和畅的重要条件。

3. 四季脾旺不受邪

脾为中土，不主时，旺于四季。《金匮要略》说："四季脾旺不受邪。"脾胃为后天之本，脾胃健旺，纳化正常，升清降浊，润燥相济，则本脏腑不受邪。脾健则四脏气旺，正气存内，邪不可干，不为外邪所侮，故不会导致外感性疾病。《脾胃论·胃虚脏腑经络皆无所受气而俱病论》说："脾全借胃土平和，则有所受而生荣，周身四脏皆旺，十二神守职，皮毛固密，筋骨柔和，九窍通利，外邪不能侮也。"脾胃元气虚弱是各种内伤疾病的主要病因。李东垣又说："观《内经》所说，变化百病，其原皆由喜怒过度，饮食失节，寒温不适，劳役所伤。然而饮食不节则胃病，形体劳役则脾病。"脾胃一病，生化源泉衰少，脏腑气血衰弱，内伤诸恙由生。脾胃虚弱，升降失调，清阳不升则下陷，浊阴不降则气逆，因而化生诸多病证。脾胃虚弱及气则脏气虚衰；阳虚气弱则寒从中生；气虚不摄则滑脱失禁；气虚不能化生则阴血衰少；脾胃虚弱，饮食不节则伤胃；脾胃损伤，不能纳化则食滞；运化不行，则湿邪留滞；气滞不畅则痞塞胀满；胃气不降，积久而化热，甚则腑气不通，阳明腑实。凡此种种，皆脾胃失调所致。然脾胃功能旺盛，升降运化如常，则不受内邪的侵袭。四季脾旺不受邪，在养生、防病、疾病的治疗中都有重要意义。

4. 调脾胃与治五脏

人体是有机的统一整体。脾胃为后天之本，孤脏以溉四旁，五脏六腑皆秉脾胃之气以生息。因此，脾胃发生病变，必然影响其他脏腑，使其发病。如脾胃气衰，则元气不足，心火独盛，营血大亏，而生心病；脾胃虚弱，不能散精于肝，或土壅木郁，而见肝病；脾胃虚弱，土不生金，则肺气失养，而生肺病；

脾胃虚弱，土不制水，水泛而为肾病。董德懋认为，脾胃在人体中具有重要地位，善治脾胃者可以调五脏。因此，治疗疑难大症，他常从调理脾胃入手。正如周慎斋所言："诸病不愈，必寻到脾胃之中，方无一失，何以言之？脾胃一虚，四脏皆无生气，故疾病日久矣。万物从土而生，亦从土而归，补肾不如补脾，此之谓也。治病不愈，寻到脾胃而愈者颇多。"同时调五脏，亦可治脾胃之病。明代张景岳说："如肝邪之犯脾者，肝脾俱实，单平肝气可也；肝强脾弱，舍肝而救脾可也。心邪之犯脾者，心火炽盛，清火可也；心火不足，补火以生土可也。肺邪之犯脾者，肺气壅塞，当泄肺以苏脾之滞；肺气不足，当补肺以防脾之虚。肾邪之犯脾者，脾虚则水能反克，救脾为主；肾虚则启闭无权，壮肾为先。"董德懋重视调理脾胃，治病以调理脾胃为先务，同时也重视他脏对脾胃的影响。他指出，临床上要正确掌握脾胃与五脏之间的辩证关系，调脾胃以治五脏，或调五脏以治脾胃，审证求因，治病求本，辨证论治，这对提高临床疗效大有裨益。

5. 脾胃病的证候分类

脾胃代表脾、胃和大小肠的功能，张仲景《伤寒论》所说的阳明病和太阴病，同样是胃肠疾病，不过是为了证候分类，便于辨证治疗而分立罢了。实则阳明胃，以"胃家实"为纲；虚则太阴脾，以"腹满、食不下、自利"为纲，遥承《素问·太阴阳明论》"阳道实，阴道虚"之论，可称为脾病证候分类的开山。

胃为水谷之海，脾为运化之枢；一则宜降，一则宜升；胃为阳土喜润恶燥，脾为阴土喜燥恶湿。所以临床上可以从纳化、升降、燥湿几方面的病理变化来区分脾胃病的证候，辅之以寒热虚实。

胃主纳，脾主化。胃纳反常，则病纳减，不能食，胃中嘈杂，或多食善饥。脾化反常，则病食后作胀，或食后思睡，或虽食而身体消瘦，四肢无力。升降反常，胃气不降则为噎、嗝、胀、脘痛；胃气不降反升，则为呕吐、呃逆、反胃，病在血分则呕血。脾气不升，则脘闷、食后困倦思睡、腹胀腹泻、四肢无力，饮食不为肌肉而消瘦；脾气不升反降，则中气下陷而致脱肛、阴挺、内脏下垂、泄泻、大便滑脱不禁等。

内湿多由脾虚，外湿亦可由外深入内而伤脾。脾阳虚者易从寒化，胃热者易从热化。纳谷不馨，中脘饱闷，口甜而黏，头身重困，腹痛，便溏泄泻，舌苔白腻，脉濡而细，此当责之寒湿困脾；胸腹痞闷，不思饮食，身重体困，面目身黄，溺赤便结，或溏而不爽，苔黄而腻，脉象濡数，当则责之胃蕴湿热。

脾虚阳衰，湿邪内渍，为泄，为饮，为肿，即《素问·至真要大论》"诸湿肿满，皆属于脾"之谓。胃滞胀满，邪从燥化，则为"胃家实"之证。脾为孤脏，以溉四旁，脾病常影响他脏，诸如肝脾不和、心脾两亏、脾肾俱虚、脾虚及肺等，自有证候可凭。

三、精、气、神与调气，积精，全神

中医气功的理论值得研究。董德懋研究气功，自己坚持做站桩功，并将气功用于临床几十年，治病调神，屡起沉疴。

1. 精、气、神

精、气、神三者是人体生命活动的根本所在，前人称"天有三宝日月星，人有三宝精气神"。精是构成人体与营养人体的精微物质，是人体生命活动的基础。精来源于先天，禀受于父母，内藏于肾及五脏。《灵枢·经脉》说："人始生，先成精，精成而脑髓生，骨为干，脉为营，筋为刚，肉为墙，皮肤坚而毛发长。"精既生之后，在生命活动中不断消耗，需要靠后天的水谷精微不断滋养和补充。气是指人体脏腑的功能活动，同时是流动着的精微物质。气分为原气、宗气、营气、卫气等，四者既相互联系又有所区别。神是人体生命活动的外在表现，同时又是精神、意识、知觉、运动等一切生命活动的主宰。神内舍于心，所以心脏为君主之官。精化生气，是生命活动的动力，生命活动的主宰和生命活动的表现是神。因此，精、气、神三者相互资生，精充则气足而神全，是人体健康的保证；精亏、气虚、神耗，是人体衰老的原因。精、气、神是生命存亡的关键所在。

2. 调气，积精，全神

董德懋认为，气功作用的核心是调气，积精，全神，即必先治神。张景岳说："夫百病皆生于气，正与气之为用，无所不至，一有不调，则无所不病。故其外有六气之侵，在内有九气之耗，为虚，为实，为寒，为热，至其变化，莫可名状，欲求其本，则只求一'气'字，足以尽之，盖不调之处，即病所在之处。"

气机的失常与人体的精神活动密切相关。所谓调气，即调整呼吸。呼出身体中之浊气，吸入天地之精气。故气聚精盈则神旺，气散精衰则神去。《素问·上古天真论》有"呼吸精气"之论，说的就是调息以调气之法。积精是指通过调气则精旺，调气积精则神全，以保持健康，祛病延年。《景岳全书·传忠录》认为："盖精能生气，气能生神，营卫一身，莫大乎此。故善养生者，必保

其精，精盈则气盛，气盛则神全，神全则身健，身健则病少，神气坚强，老而益壮，皆本乎精。"神是生命活动的外在表现，又是精神、意识、思维活动等的主宰。精、气、神三宝是气功的基础。调气则精积，精聚则神全。同样，神聚、神全则精积、气调。这是辩证统一的关系。

3. 练功十六字诀

气功的流派很多，练功方法各不相同。董德懋认为，各种功法虽然不尽相同，然学理则是相通的。要练好气功必须具备"三心"，即信心、恒心、决心。

首先要相信气功能治好病，这便有了信心，也才能下决心去钻研气功、练气功。运行，以疏通经络气血。调身所以养肾，是调整身体姿势，使其放松、舒服、适宜，为调心、调息打下基础。做好站桩功的关键是排除杂念，必先治神，精神与呼吸相结合。

4. 气功养生起沉疴

气功的目的是调整人体功能，发挥人体潜能，治神，以祛病延年。人的精神活动在心，能源动力在肾，益气需要健脾，温阳需要补肾，阴平阳秘，精神乃治；治病要治神，养病需养神。调气、积精、全神对于治疗疑难病证及积年沉疴大有裨益。长期坚持，能使精气神旺盛，达到祛病的目的。沉疴大症发病日久，病情深重，多损伤人的精气神。气功调气，积精，全神，能使精气神得到补益，精神专一宁静，气盛精充神复，沉疴大症可起。病程久，病情重，故气功贵在坚持。董德懋治疗疑难病证，在药物治疗的基础上，每嘱患者在身体许可的情况下坚持练站桩功，并授以要领，亲自示范。功后患者周身舒适，头清目明，思维敏捷，精力充沛。

在摄生调养方面，董德懋非常赞赏苏东坡的《养生颂》，常嘱患者"已饥方食，未饱先止，散步逍遥，务令腹空"，配合治疗，方能获得满意效果。

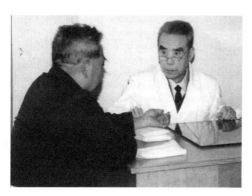

◎ 董德懋诊治患者（1986年）

临床经验

一、再生障碍性贫血

张某，男，47岁，1973年10月会诊。

患再生障碍性贫血、十二指肠球部溃疡、慢性胆囊炎术后、间质性肝炎、冠心病、阵发性房颤、继发性甲状腺功能低下、慢性气管炎和肺气肿等多种慢性病，住院已愈六载，始终处于病危状态，迭经中西医专家诊治而鲜效，每周必输血200～400mL，当时已输血60000mL，服中药汤剂1800余剂。症见头晕目眩，面色晦暗，唇甲苍白而黯，心悸怔忡，失眠少寐，性欲消失，四肢浮肿，汗出晨寒，气短懒言，腰酸腿软，两胁疼痛，脘闷纳呆，腹痛腹泻，呕血便血，苔厚白腻，脉缓细而滑。血液化验示血红蛋白60g/L，白细胞计数$4×10^9$/L，血小板计数$8×10^9$/L，网织红细胞计数0.004。骨髓象示再生不良。

分析：心悸怔忡、少寐失眠、自汗时出属心气虚；畏寒怯冷、腰酸腿乏、性欲全无乃肾阳惫矣；两胁疼痛、嗳气不舒，肝已病矣；面色晦暗、气短懒言，肺气虚矣；头晕目眩、心中烦躁、唇甲苍白而黯，血亏极矣；身体重困、胸闷、腹胀腹痛、便溏、不思饮食、口中无味、舌苔白厚而腻、脉象细滑而缓，寒湿困脾矣；心、肝、脾、肺、肾五脏俱病，当以治脾为先，即拟燥湿温中、醒脾开胃为法，予平胃散合藿香正气散化裁。

处方：藿香10g，苏叶10g，茯苓15g，苍术10g，干姜6g，附片6g，厚朴10g，木香6g，草果6g，木瓜6g，大腹皮10g，甘草10g，生姜3片。

连进4剂，即应，遂以此方续服20剂。药后胃纳佳，胸闷、胁胀、腹痛腹泻亦减。月余，即停输血。血液化验示血红蛋白91g/L，网织红细胞计数0.014。

上方出入继服。唯感头晕目眩，倦怠无力，间断腹泻，舌质淡，苔白腻，脉细弱，仍属脾肾两虚，治以温补脾肾。

处方：理中汤合四神丸加减。党参10g，白术10g，茯苓10g，干姜6g，附片6g，补骨脂6g，吴茱萸6g，木香6g，木瓜6g，藿香10g，甘草10g。20剂。

药后腹泻止，大便日行1次，水肿亦消，其他病证均大减。6年来第1次回家过春节。化验检查一切正常，骨髓象接近正常。治以健脾、养心、益气、补血为主。

处方：人参归脾汤合当归补血汤。黄芪15g，党参10g，白术10g，干姜6g，附片6g，酸枣仁10g，远志10g，木香6g，当归10g，甘草10g。

连服4个多月后出院。血象上升，心电图、X线检查未见异常，血清蛋白、肝功能等检查正常，再障等病缓解，改服人参归脾丸合金匮肾气丸，以补先后天之本。1974年、1975年两次骨髓象显示接近正常。1980年3月随访，已能半日工作，多次出差千里以外的东北而无小恙。

按语：1973年11月下旬，董德懋为医学科学院西学中班讲课，曾在301医院选择住院病人示教，系统观察，本案即医院选择的病人之一。

"治脾胃以安五脏"之说见于《景岳全书·卷十七》。张景岳说："脾为土脏，灌溉四旁，是以五脏中皆有脾气，而脾胃中亦有五脏之气，此其互为相使……故善治脾者，能调五脏，即所以治脾胃也。"盖脾为后天之本，脾气得安，五脏受荫。脾气虚弱，百病丛生。《慎斋遗书》说"诸病不愈，寻到脾胃而愈者颇多"亦是此义。本病为血液病，血与脾密切相关。脾为生血之源，又有统血之力。心脏能主，肝脏能藏，中土得健，四脏得安，故本例未用一般治血之剂而病自愈。

前人于补脾、补肾每多争论。程钟龄曰："脾肾两脏，皆为根本，不可偏废，古人或谓补脾不如补肾者，以命门之火，可生脾土也；或谓补肾不如补脾者，从饮食之精自能下注于肾也。须知，脾弱而肾不虚者，则补脾为急；肾弱而脾不虚者，则补肾为先。若脾肾两虚，则并补之。"程氏之论可谓片言息争。

本例再障，若囿于属虚，徒用滋补，犹如"闭门留寇"，反助湿邪；且脾薄胃弱，药补难达于诸经，终无助精血。治疗看似平淡无奇，实寓深意。先祛寒湿，治病因之本；芳香开胃，使谷气充足，健后天之本，取法平稳，祛邪而不伤正。寒湿得除，胃开食增，精血化生，源足流长，五脏得安，诸病遂解。后服以人参归脾丸合金匮肾气丸，宗益气生血、阳生阴长之旨，有补益之功，而无留邪腻滞之弊。用药始终平稳，时刻顾护脾胃，注意开胃进食，故能取效。由此可见，治脾以安五脏，洵非虚语。

二、血紫质病

郝某，男，23岁，1980年3月10日初诊。

间歇性发热伴腹痛10年。每次发病高热持续20～30天，经治转为低热，持续20～30天，伴急性腹痛，痛在脐周。每2～3个月发病1次。1979年5

月发病后住某医院，诊断为血紫质病。症见发热，体温 37.8℃，不汗出而畏寒，脘腹胀痛感凉，喜按喜温，腹泻、泻后痛略减，舌尖边红，苔中后腻而润，脉缓弱。证属脾阳不足，营卫不和；治拟甘温除热法，以理中汤合桂枝汤、金铃子散加减。

处方：干姜 6g，党参 10g，炙甘草 9g，白术 10g，白芍 10g，桂枝 6g，延胡索 6g，川楝子 10g，大枣 5 枚，生姜 3 片。3 剂，水煎服，日 1 剂。

二诊：药后热退，脘腹隐痛，食欲不佳。病证见减，热退泻止，上方加藿香、陈皮再进。

处方：藿香 10g，干姜 6g，党参 10g，炙甘草 9g，白术 10g，白芍 10g，桂枝 6g，延胡索 6g，川楝子 10g，陈皮 6g，大枣 5 枚，生姜 3 片。7 剂，水煎服，日 1 剂。

三诊：药后纳谷渐馨，脘腹痛减、得食痛缓，苔薄腻，脉细弱。脾胃气虚为主，兼以肝郁胃滞，治以健脾益气、疏肝和胃为法，以香砂六君子汤加减。

处方：党参 10g，白术 6g，陈皮 6g，半夏 10g，砂仁 5g，木香 3g，佩兰 10g，香附 10g，苏藿梗各 10g，白芍 10g，延胡索 6g，炙甘草 5g。水煎服，日 1 剂。

20 剂后，改为间日服 1 剂。随访半年，病未再发。

按语：本例患者腹痛感凉，喜按喜温，腹泻，脉缓而弱，属脾阳不足；发热亦为脾胃阳气虚弱之热；泻后痛减系阳虚寒凝气滞、肝木妨土之象。初用理中汤加味，以干姜、白术、党参、炙甘草、大枣温脾补气；桂枝既可温脾阳，又能配白芍和营卫；白芍、延胡索、川楝子柔肝止痛，使木不妨土；茯苓助干姜、白术和脾止泻；延胡索、川楝子得干姜、桂枝之温而行滞。二诊加陈皮、藿香畅中开胃，使谷气充盛，奉养脾胃元气。三诊以香砂六君子汤加味，仍培补脾胃元气，兼以开胃进食，使后天之本健旺，灌溉全身，巩固疗效。

三、乳糜胸腹水

段某，男，37 岁，1975 年 5 月初诊。

某医院诊断为乳糜胸腹水 1 年余，兼风湿性心脏病、二尖瓣狭窄、心功能代偿期。曾用中西药治疗未见减退。症见胸腹胀满，气短不舒，纳呆食少，苔白腻，脉缓。证属脾运失职，水湿停聚。治拟胃苓汤加减。

处方：苍术 10g，白术 10g，川厚朴 5g，陈皮 10g，茯苓皮 10g，泽泻 6g，猪苓 10g，大腹皮 10g，桂枝 3g，生姜皮 2g，甘草 5g。水煎服，日 1 剂。

二诊：上方服 20 余剂，胸腹胀满减轻，唯尿量尚少。上方去苍术、川厚朴，加桑白皮。

处方：白术 10g，桑白皮 15g，陈皮 10g，茯苓皮 10g，泽泻 6g，猪苓 10g，大腹皮 10g，桂枝 3g，生姜皮 2g，甘草 5g。水煎服，日 1 剂。

服 40 余剂后，诸症减，乳糜胸腹水明显好转，舌苔白，脉细迟。因阴阳皆虚，拟济生肾气丸作汤，出院服用。上方先后服 40 余剂，乳糜胸腹水消失。

1980 年随访，乳糜胸腹水均未发作。

按语：本例经各种检查，原因不明。从临床表现看，相当于中医学的"鼓胀""水肿"范畴。胸腹胀满、气短不舒、纳呆食少、苔白腻、脉缓皆属脾病。治以苍白术健脾燥湿；桂枝、生姜皮、川厚朴、陈皮宣运中阳之气，取"气化则水化"之意；佐以二苓、大腹皮、泽泻利水消浊，甘草调和诸药。二诊因小溲量尚少，故以五苓合五皮，仍宗健脾之意，加强利水。三诊邪势去其大半，正气亦衰，故以济生肾气汤培补肾之阴阳，且能利水消胀。本例先用健脾利水，使后天以资先天，终以补肾利水，以先天主后天，使乳糜胸腹水消除。

四、糖尿病合并多发性神经炎

张某，男，60 岁，干部，1983 年 2 月 11 日入院。

主诉口渴，乏力，消瘦，伴下肢疼痛半年余。患者 1982 年 7 月曾因口渴引饮，头目眩晕，溲尿增多，体重减轻，下肢刺痛，尿糖（++++），血糖 9.99mmol/L，以糖尿病、坐骨神经痛住某医院治疗。住院期间口服降糖灵，肌注维生素 B_{12}，且进行理疗和按摩治疗。1 个月后查尿糖（±），血糖 7.77mmol/L，然肢痛不减。1982 年 12 月在某医院神经内科检查，排除脑肿瘤引起的下肢刺痛，诊为糖尿病合并多发性神经炎，劝其出院，中药治疗。

住院后，患者双下肢持续性刺痛，如触电样，不得触及衣被，入夜需用木棍支撑衣被，以防触碰作痛。双下肢外侧有 20cm×5cm 区域疼痛尤甚。伴头晕眼花、动则加重，有欲跌仆之势，口苦咽干，小溲无羔，大便质软、日两行，舌质嫩红，苔薄白，脉弦细。证属阴虚燥热之消渴，气营两虚、脉络瘀阻之痛痹，治拟滋补肝肾，祛风通络。方宗归芍地黄丸加减。

处方：生地黄 10g，当归 10g，杭白芍 15g，防风 6g，桑枝 15g，怀牛膝 10g，山药 10g，茯苓 10g，川桂枝 6g，地龙 10g，独活 6g，炙甘草 5g，黄芪 15g。32 剂，水煎服，日 1 剂。

二诊：药后诸恙均减，肢痛十去七八，不用木棍支撑衣被，步行稳健，纳香便和，继守调补肝肾大法。

处方：女贞子12g，旱莲草12g，当归12g，赤芍12g，白芍12g，川芎6g，茯苓12g，木瓜12g，牛膝12g，地龙12g，桑枝12g，忍冬藤20g，夜交藤20g。水煎服，日1剂

上方调治半个月，复查血糖5.83mmol/L，体重增加，头晕眼花已解，两下肢外侧疼痛已除，临床治愈出院。

按语：经云"二阳结谓之消"。消渴之症因于阳明热盛，蕴结化燥，消灼肺胃津液，进而肾燥精虚，故知病损肺、胃、肝、肾诸脏。肝肾同源，精血互生，故肾病及肝。肾主骨，肝主筋，肝肾不足，气营两虚，筋骨失养，不荣则痛，故方用归芍地黄汤增损，以标本兼治。方中生地黄、当归、白芍、山药、二至丸、黄芪、牛膝滋补肝肾，强筋健骨；桑枝、桂枝、地龙、独活祛风通络。本案为消渴痼疾，并发痛痹，唯有谨守病机，标本兼治，方能正复邪除，而收全功。

五、胆石症术后严重呕吐

陈某，女，66岁，1991年7月23日初诊。

患慢性胆囊炎、胆结石20余年。因血小板减少，一直采取保守治疗。1991年5月30日右上腹疼痛，高烧39.4℃，呕吐不止，全身黄染，5月31日去某医院急诊，6月1日收住院。7月2日行胆囊摘除术（术前检查血小板$57×10^9$/L，曾输血若干）。术中发现胆囊破裂，并化脓。术后一般情况尚好，唯呕吐始终未止。术后3周，因行造影检查，引起伤口出血不止，发烧，呕吐频繁，并吐黑血，大便潜血。症见面色苍白，精神倦怠，四肢无力，呕吐，恶心已30余日，亦时见吐血。饮食难入，靠输液维持。右胁疼痛难忍，胃脘胀满不舒，呃逆频仍，口渴心烦，头晕失眠，小便黄赤，大便4日未行，舌质红，舌苔黄厚而腻，脉弦滑数，体温37.7℃。

证属肝胆郁滞，横克脾土，胃失和降。

治以疏肝清胆，和胃健脾，清暑祛湿。

处方：白芍10g，柴胡6g，香附10g，枳壳6g，代赭石10g（先煎），旋覆花10g，竹茹10g，半夏10g，藿香10g，佩兰10g，砂仁6g（后下），莲子肉10g，白术10g，薏苡仁10g，白扁豆30g，西瓜翠衣30g，甘草10g。3剂，水煎服，日1剂。

二诊：药后胁脘舒适，呕吐止，呃逆亦停，大便1日两次、仍为黑色，精

神渐趋正常，舌苔退，食欲转佳。

上方去砂仁、枳壳、薏苡仁，加西洋参10g，藕节10g，枇杷叶10g。3剂，服法同前。

三诊：药后病势大减，症状基本消失。呕吐止，已能进食，大便正常、未见潜血，伤口处亦无不适。效不更方。

处方：生黄芪10g，西洋参10g（另煎），白术10g，杭白芍10g，香附10g，当归10g，佩兰叶10g，清半夏10g，竹茹10g，代赭石10g（先煎），旋覆花10g，白扁豆30g，莲子肉10g，西瓜翠衣30g，甘草10g，炒枳壳6g。5剂，水煎服，日1剂。

后加入益气补血之品。药后症状全无，精神佳，食欲增，已能履地。家属恐医生取引流导管再引起伤口出血，乃告曰："病已近愈，不致如此。"果然服此方后，导管自行脱落，伤口基本愈合。后经各项检查均已正常，嘱出院后继服本方10剂，以资调理。

按语：本例患者年高体虚，呕吐30余天，本虚标实，治疗棘手。呕吐频作、口渴心烦、小便黄赤、大便4日未行、舌质红、苔黄厚而腻、脉弦滑数乃肝胆脾胃湿热之症。急则治其标，首诊用疏肝健脾、清暑和胃之法，方用柴胡疏肝散、参苓白术散、旋覆代赭汤三方化裁。方中柴胡、香附、枳壳、白芍、白术等疏肝健脾；因病在炎暑，暑必夹湿，又兼久吐伤津，故用藿香、佩兰化浊和胃，西瓜翠衣清热祛暑，生津止渴。白扁豆一味，呃逆者多重用之，取其补肺、开胃、下气、止呕之功，并有清暑化湿之效。3剂后，患者呕吐止，大便通，舌苔退，胃气和，食欲转佳，精神渐增。二诊虽吐血止，但大便仍为黑色，可知内有瘀血未化，故在继续调和脾胃的基础上，加入生藕节化瘀止血。考虑患者年过六旬，且手术前后呕吐频作30余日，其本必虚，故加西洋参益气养阴，以顾正气。药后病势大减，症状基本消失。缓则治本，手术时血小板仅57×10^9/L，术后气血又伤，故三诊时加当归补血汤，补益气血，以善其后。

六、克隆病

周某，女，44岁，1992年2月28日初诊。

右上腹疼痛反复发作，伴发热10个月。患者于1991年4月中旬出现发热，体温37～38.7℃，右上腹疼痛，恶心。5月14日去解放军某医院，经肠镜及病理检查，确诊为横结肠克隆病，治疗后未见显效。现右上腹持续疼痛，脘腹胀满、恶心欲呕，食纳不馨，发热恶寒，面色萎黄，头晕昏蒙，关节疼痛，周身乏力，舌胖淡，苔白腻，脉象濡细。右中腹有压痛，可触及条索状物，触痛。

中医诊断：腹痛。

证属外感风寒，湿阻气机。

治以解表化湿，理气和中。

处方：藿香正气散加减。藿香10g，佩兰10g，苏叶10g，炒苍术10g，半夏10g，陈皮10g，茯苓10g，川厚朴10g，大腹皮10g，竹茹10g，香附10g，乌药6g，柴胡10g，杭芍10g，防风10g，桂枝10g。20剂，水煎服，日1剂。

4月11日二诊：发热退，恶寒除，脘腹胀满减轻。现右胁不适，小腹胀痛，两目发胀，关节疼痛，握物不便，舌淡，苔白，脉弦。外邪已解，脾湿渐化，而肝郁气滞显露。治以疏肝理气为主。方用柴胡疏肝散化裁。

处方：柴胡10g，白芍10g，香附米10g，郁金10g，陈皮10g，川楝子10g，延胡索6g，川厚朴10g，小茴香6g，橘核6g，当归10g，桂枝10g，竹茹10g，半夏10g，六神曲10g。6剂，水煎服，日1剂。

4月25日三诊：肝区隐痛，晨起腹胀，头晕乏力，左指关节晨僵而肿，大便略干，舌胖淡、边有齿痕，苔白，脉弦细。血色素91g/L。证属肝郁血虚，脾气不足。治以养血疏肝，健脾益气。方选逍遥散合六君子汤加减。

处方：柴胡10g，白芍10g，当归10g，白术10g，茯苓10g，党参10g，清半夏10g，陈皮10g，砂仁10g，枳壳10g，厚朴10g，香附米10g，小茴香6g，橘核6g，川楝子10g，桂枝10g，甘草6g。12剂，水煎服，日1剂。

5月9日四诊：药后胁痛消失，头晕目黑，短气懒言，四肢乏力，小腹胀满，大便干结，舌淡、有齿痕，苔白，脉虚弦。证属脾气虚陷，小腹气结。治以益气调脾，理气疏肝。方选补中益气汤加味。

处方：黄芪10g，白术10g，炒陈皮10g，升麻6g，柴胡10g，当归10g，党参10g，云茯苓10g，甘草6g，橘核6g，小茴香6g，酒延胡索6g，台乌药6g，川楝子6g，大黄6g（后下）。12剂，服法同前。

5月23日五诊：胁痛隐隐，脘腹稍胀，小腹未胀，睡眠偏少，舌淡，苔白，脉弦细。证属肝郁血虚，脾胃失和。治以疏肝健脾和胃。

三诊方去党参、橘核、小茴香、川楝子，加苏叶10g，炒枣仁20g，远志10g，节菖蒲10g。12剂，服法同前。

6月27日六诊：脘腹胀满，头晕而沉，四肢乏力，纳谷不馨，舌淡，苔白，脉沉细。天气渐热，暑湿当令，脾虚湿困。治以健脾化湿，兼疏肝理气。藿香正气散加减。服药24剂后，症状消失。

随访至今，未再复发。

按语： 本案始终调理肝脾两脏。首诊用藿香正气散，使邪散热退；肝郁气滞显露，药用柴胡疏肝散；药后肝郁减，脾虚现，故以逍遥散合六君子汤；后肝郁疏，然脾气虚，故治以补中益气；气虚得补而肝郁脾滞，又以疏肝健脾和胃之法；天热暑蒸湿盛，复以藿香正气散调理。前后五变其法，谨守病机，随拨随应。

七、慢性溃疡性结肠炎

案1 周某，男，51岁，1990年5月20日初诊。

自1989年起腹痛，里急后重，下利便血、日3～4次，甚则5～6次，某医院诊为慢性溃疡性结肠炎，屡治不效。来诊时已便血半年有余。症见面黄肢冷，两胁胀痛，脘闷纳呆，心悸时烦，夜寐不宁，舌淡润，脉弦细而濡。

诊断：慢性溃疡性结肠炎。

辨证：脾肾虚寒，肝郁气滞，横克脾土，脾不能统，肝不能藏。

治则：温补脾肾，疏肝理气。

处方：藿香10g，苏叶10g，苍术10g，白术10g，陈皮10g，白芍10g，香附10g，郁金10g，柴胡6g，干姜6g，补骨脂6g，制附片6g，甘草6g。6剂，水煎服，日1剂。

5月27日二诊：药后便血即止，下利减轻、日1～2行，脘胁胀痛大减，纳食转佳，夜已能寐。上方去苏叶、藿香，加佩兰10g，苏梗10g，砂仁6g。6剂，服法同前。

药后诸症皆除，病告痊愈。后嘱服香砂六君子丸合附子理中丸，以善其后。

随访至今，未见复发。

案2 宋某，女，34岁，1988年12月15日初诊。

腹痛腹泻、便有脓血、后重下坠4年余。面色萎黄，形体消瘦，四肢乏力，动则气短，心悸，纳少不馨，食后脘闷不舒，夜寐不宁。当地医院诊为慢性溃疡性结肠炎，服西药无效，改服中药人参、西洋参等补益之剂，仍无显效，故来京求治。同道先用补气升阳、温中健脾之法，投以党参、山药、黄芪、白术等仍后重下利不减，且增脘腹胀满。来诊时症状如前所述，舌淡红，苔白腻，脉沉缓无力，采用温补脾肾、行气燥湿法治之。

处方：藿香10g，苏梗10g，苍术10g，陈皮10g，半夏10g，干姜6g，厚朴10g，砂仁6g，大腹皮10g，木香6g，制附片6g（先煎），五味子10g，枣仁 10g，甘草 6g。6 剂，水煎服，日 1 剂。

二诊：药后食欲转佳，腹胀、脘闷均消，腹泻由每日 3～4 次减至每日 2 次，患者甚喜。后因感冒而停药。感冒愈后，再拟燥湿化痰、温肾健脾之法。

处方：苍术 10g，半夏 10g，陈皮 10g，藿香 10g，前胡 6g，杏仁 10g，制附片 6g（先煎），干姜 6g，补骨脂 6g，枇杷叶 10g，甘草 6g。6 剂，水煎服，日 1 剂。

12 月 29 日三诊：腹痛腹泻止，胃纳佳，体力渐增，愿回原地调理。嘱早晨服附子理中丸 1 丸，中午、晚上服香砂枳术丸、四神丸各 6g，注意劳逸结合，忌生冷油腻。春节后患者函告，病痊愈，体重增加 10 余斤。

后随访，未见复发。

案 3 曲某，女，54 岁，1990 年 7 月 29 日初诊。

患腹痛腹泻 10 余年，便中时有黏液脓血，且皮肤瘙痒，烦躁不安，头痛失眠，痛苦异常。某医院结肠镜检查，诊为溃疡性结肠炎。诊时病如前述，因皮肤瘙痒而烦恼，舌淡红，苔白腻，脉沉细弦。

诊断：慢性溃疡性结肠炎。

辨证：脾肾阳虚，肝阳上扰，心神不宁。

治则：温肾健脾，平肝息风，镇静安神。

处方：生龙骨 15g（先煎），生牡蛎 15g（先煎），苍术 10g，枣仁 10g，远志 10g，五味子 10g，菖蒲 10g，天麻 10g，白蒺藜 10g，干姜 6g，制附片 6g（先煎），补骨脂 6g，陈皮 10g，甘草 6g。6 剂，水煎服，日 1 剂。

8 月 12 日二诊：腹痛腹泻减轻，睡眠明显好转，唯周身瘙痒，烦躁不安，痛苦难言。合痛泻要方健脾，祛风，止痒。

处方：防风 10g，白术 10g，陈皮 10g，白芍 10g，茯苓 10g，生牡蛎 15g（先煎），生龙骨 15g（先煎），白蒺藜 10g，天麻 6g，补骨脂 6g，制附片 6g（先煎），干姜 6g，炙甘草 6g，焦薏苡仁 10g。6 剂，水煎服，日 1 剂。

9 月 20 日三诊：药后皮肤瘙痒大减，睡眠渐安，仍以温肾健脾、安神宁心为法调理。

处方：藿香 10g，苏梗 10g，炒苍术 10g，香附 10g，生牡蛎 15g（先煎），生龙骨 15g（先煎），党参 10g，干姜 6g，制附片 6g（先煎），补骨脂 6g，远志 6g，菖蒲 10g，五味子 10g，甘草 6g。6 剂，水煎服，日 1 剂。

药后诸症皆除。嘱继服附子理中丸合四神丸，早晚各 1 次，以善其后。

随访至今，未见反复。

按语： 慢性溃疡性结肠炎病程长，病势缠绵，反复发作，迁延难愈。董德懋认为，本病主要为脾土虚损，气血乏源，抗病力下降，致迁延难愈。由于泻不易止，脾胃愈衰，正气愈虚，以致虚损及肾，终成脾肾两虚。治疗注重调节消化系统，在强壮脾胃功能的同时，每加温肾助运之品。因脾土虚弱往往招致肝木克伐，故扶土的同时予以抑肝，如李东垣所云"治脾胃必先治肝"。

细玩以上三案，各具特色。案一兼肝郁气滞，横克脾土，故在温补脾肾的基础上，兼以疏肝理气。若肝郁不得疏，则脾虚不复，病难痊愈。案二系同道先用补气升阳之剂疗效不佳，而反增胀满，加之患者新感咳嗽，故急则治其标，投解表宣肺、止嗽化痰之剂，使感冒得愈。后拟燥湿化痰、温肾健脾之法，并以丸药善后，肠病得痊。案三兼肝阳上扰、心神不宁之证，故在温肾健脾的基础上兼以平肝息风，镇静安神，后合入痛泻要方，竟收全功。

八、慢性肠炎

某男，22岁，工人。

腹胀腹泻5年。头晕困重，心悸气短，脘腹痞满，不欲饮食，肢体困倦，健忘，腰膝酸软，小便清长，舌淡，苔白微腻，脉沉。9岁时曾患肾炎，已愈。西医诊断为慢性肠炎，病情时轻时重，久治不愈，故来求治。

中医诊断：泄泻。

西医诊断：慢性肠炎。

辨证：脾虚湿困。

治则：温中健脾，化湿止泻。

处方：胃苓汤化裁。苍术炭12g，炒陈皮10g，川厚朴6g，云茯苓10g，川桂枝6g，炒泽泻10g，干姜炭5g，半夏10g，吴茱萸3g，川黄连3g，甘草5g。5剂，水煎服，日1剂。

二诊：腹胀腹泻、心悸气短明显减轻，但自觉脘腹痞满，肢体困重，腰膝酸软，舌脉同前。拟平胃散化裁。

处方：苍术10g，炒陈皮10g，香附10g，苏梗6g，藿梗6g，山楂炭12g，木香5g，广砂仁6g，佩兰叶10g，半夏10g，炒枳壳10g，大腹皮10g，神曲10g。5剂，水煎服，日1剂。

三诊：药后腹泻止，食欲好转，精神清爽，仍自觉脘腹痞满。上方去木香、香附、苍术，加厚朴6g，冬瓜子10g，桃仁10g，杏仁10g。5剂，水煎服，日1剂。

药后服香砂六君子丸 15 袋，调理善后。

3 年后随访，脾健胃和，精神愉快。

按语： 慢性肠炎属中医学"泄泻"范畴。一般暴泻为轻，久泻为重。《景岳全书·泄泻》云："泄泻之本，无不由于脾胃。盖胃为水谷之海，而脾主运化，使脾健胃和，则水谷腐熟，而化气化血，以行营卫。若饮食失节，起居不时，以致脾胃受伤，则水反为湿，谷反为滞，精华之气不能输化，乃致合污下降而泻痢作矣。"久泻的治疗一般多求之脾肾，以补涩为主。本例患者心悸气短，肢体困倦，健忘，腰膝酸软，小便清长似为虚证，但头晕困重，脘腹痞满，不欲饮食，舌苔白微腻显系脾虚湿困，故治以温中健脾，化湿止泻，用胃苓汤、平胃散而取效。

九、急性肠炎

付某，男，18 岁，1991 年 7 月 8 日初诊。

腹泻两日、泻下清稀、每日 6～7 次，腹痛，恶心，未见呕吐，舌红，苔白，脉细数。

中医诊断：泄泻。

西医诊断：急性肠炎。

辨证：湿阻脾胃。

治则：清暑化湿止泻。

处方：藿香 10g，佩兰 10g，枇杷叶 10g，薄荷 10g，芦根 10g，蒲公英 10g，竹茹 10g，半夏 10g，炒陈皮 10g，旋覆花 10g，代赭石 10g，白扁豆 20g，生姜 3 片。5 剂，水煎服，日 1 剂。

7 月 15 日二诊：药后腹泻明显减轻，腹痛缓解，亦无恶心，唯食欲尚未恢复。治以健脾开胃，促其康复。

处方：白术 10g，陈皮 10g，清半夏 10g，茯苓 10g，山楂炭 10g，神曲 10g，香附米 10g，砂仁 6g，甘草 6g，生姜 3 片。5 剂，水煎服，日 1 剂。

药后患者康复。

按语：《金匮翼·热泻》说："热泻者，夏月热气乍乘太阴，与湿相合，一时倾泻如水之注，亦名暴泄。《内经》所谓暴注下迫，皆属于热是也。"本例夏季急性胃肠炎是暑热与湿相合、下迫肠胃所致，治以清暑化湿止泻，加蒲公英取其清胃解毒之功。

十、低热

于某，女，23岁。

主诉：发热4年。患者4年前无明显诱因出现低热，多于午后或入夜开始，体温37～38℃。发作时先恶寒，继则全身发热。伴全身乏力，头痛头晕，恶心欲呕，周身关节疼痛，以两膝及手指关节为甚。发热2～4小时后，自汗热退。每月发病1～2次，每次持续3～4天，长则1周。1983年7月感冒后，每天下午发热，体温37.5～37.6℃，有时38℃。仍伴头痛头晕，干咳少痰，胸闷不舒，阵阵心慌，时而汗出，失眠多梦，恶心纳呆，脘腹胀满，少腹隐痛，肢节烦痛，大便时干时溏。门诊以低热待查收入院。

患者在胎儿时，其母曾患慢性汞中毒，故出生后体弱多病，易感冒。既往有痛经史。入院时检查咽部轻度充血，扁桃体不大，心肺检查未发现异常，腹平软，肝脾未触及，右下腹有压痛，无反跳痛和肌紧张。化验示肝功能正常，澳抗（－），抗链"O"600U，类风湿因子（－），血沉7mm/h。血象示白细胞5.5×10⁹/L，中性67%，淋巴32%，单核1%。X线片、心电图均无异常改变。

入院后中医按营卫不和、脾气虚弱、血热血瘀辨证，以调和营卫、健脾益气、活血凉血、清热解毒等立法，先后予桂枝汤、香砂六君子汤、芍药甘草汤及清热解毒、凉血活血方药治疗。西医怀疑为肠结核，给予抗结核药试验性治疗。经治两个月，发热不退，症状未减。12月13日下午又感畏寒，发热，无汗，体温38.2℃，诸症较前更明显。12月16日请董德懋和张鸿恩主任会诊。

患者形体消瘦，精神萎靡，面色虚黄，眼圈暗青，嗜卧懒动，时而咳嗽，少痰，胸闷，午后身热不扬，畏寒喜暖，汗出不畅，头痛头重，恶心纳呆，口干微苦，渴不欲饮，全身酸痛不适，失眠多梦，右下腹隐痛，大便溏薄、散不成形、泻前腹痛、泻后痛减，小便频数。舌质淡，苔白腻、根微黄，脉细滑小数。证属湿热阻闭少阳。治宜清湿热，和表里。

处方：佩兰10g，苏梗6g，藿梗6g，青蒿梗6g，柴胡6g，条黄芩6g，清半夏10g，白薇6g，白茅根10g，赤芍6g，白芍6g，牡丹皮6g，炒枳壳5g，炒白术5g，地骨皮6g，淡竹叶10g。5剂，日1剂。

二诊：服药1剂后，自感全身微有汗出，触之皮肤汗黏而凉，随之头痛头晕等症减，身热渐退，下午体温37.2℃。5剂后体温逐渐恢复正常，自觉症状基本消失，12月24日出院。出院时体温36.6℃，原方带药5剂，以善其后。

1周后，患者来院告知，体温一直36～37℃之间，无其他不适。

按语：低热多因脏腑气血虚，弱不禁风，或失调而引起，临床常见阴虚内热、气虚血亏、肝经郁热、瘀血内结等证。另外，营卫不和、湿热为患、热郁少阳、外感发热失于表散等也可导致低热不退。本例患者病程较长，反复发作，病机较为复杂，单从一个方面治疗难以奏效。本病系脾胃虚弱，运化失职，水湿内停，加之表湿郁闭，湿热久恋，郁遏少阳，故湿热久郁，发热不已，且留恋气分不解，少阳枢机不利。因此，药用苏梗、藿梗、佩兰、青蒿梗芳香化湿；柴胡、半夏、黄芩和解少阳；白薇、赤芍、白芍、牡丹皮、青蒿、地骨皮、竹叶清营凉血，与苏梗、藿梗等芳香化湿药配伍，有引营分之热达表而解之功；白茅根、青蒿清热利湿，使湿热从小便而出；枳壳调畅气机，以利三焦；炒白术健脾以复正气。诸药合用，共奏芳化清利、和解少阳、达邪出表之效，使湿祛热清，表里调和，诸症自愈。

十一、发热

郭某，女，33 岁。

自 1971 年开始，因劳累感冒诱发心慌气短，咳嗽胸闷，痰中带血，休息后可缓解。曾多次反复发作，病情逐渐加重。1979 年分娩时医院诊为风心病、心衰。1983 年 11 月 4 日感冒后，持续发热，体温 38℃以上，伴口干乏力，胸闷气短，口苦，喜冷饮，纳少，恶心欲呕，厌油腻，大便干，小便黄。当地医院治疗无明显好转，发热持续 10 天不退，故来求治。

患者精神欠佳，两颧紫红，口唇发绀，呼吸气促，颈静脉怒张。两肺未见异常，心脏向两侧扩大，心率 110 次 / 分，心律绝对不齐，心音强弱不等，心尖部触及舒张期震颤，闻及舒张期、收缩期杂音。上腹饱满，肝脏肿大，肝颈静脉回流征阳性。入院后诊为风心病、心衰、房颤，给予强心利尿、抗感染及对症处理后病情好转，体温逐渐恢复正常。但不久又大汗不已、低热不退、入夜尤甚，口干大渴，喜冷饮，纳少恶心，右上腹胀痛，失眠心烦，大便秘结，小便少而色黄，因心衰，不能大量输液，故请董德懋和张鸿恩主任会诊。诊其脉细结无力，舌红绛无苔。证属气阴大伤，阳气欲脱。急以益气复脉，生津止渴，佐以润肠通便为法。方用生脉散合增液汤化裁。

处方：生地黄 10g，石斛 10g，盐玄参 30g，麦冬 10g，花粉 15g，党参 10g，五味子 10g，麻仁 10g，桃仁 10g，杏仁 10g，瓜蒌 15g，白芍 15g，竹叶 10g。水煎，分次频服。

二诊：服药 10 余剂，身热退，体温正常。口渴、大汗均减，大便得通。前法加酸甘敛阴、养心安神之品再进。

处方：白芍 10g，乌梅肉 6g，花粉 12g，麦冬 10g，石斛 10g，盐玄参 15g，生地黄 10g，柏子仁 10g，酸枣仁 12g，火麻仁 10g，炒远志 10g，冬瓜子 12g。6 剂，日 1 剂。嘱注意休息，忌食生冷厚味。

三诊：药后口渴解，汗止，夜间能安然入睡，大便由燥如羊屎、3～4 天不行转为质软略溏、日 1 次，肝脏较前略缩小。自感胸闷憋气，腹胀纳差，月经错后 20 余天。舌红，苔薄黄，脉弦滑。此气阴两虚之症基本纠正，然脾虚湿阻、肝胃不和之象又现，治以燥湿健脾、疏肝和胃为法。

处方：苍术 10g，川厚朴 6g，炒陈皮 10g，柴胡 6g，半夏 10g，全当归 10g，香附 10g，山楂 12g，川楝子 10g，佩兰 10g，藿香 10g，大腹皮 10g。

嘱注意饮食调理，扶其脾胃，固后天之本，以善其后。

按语： 本例因久病体虚，发热时间较长，以致耗气伤阴，症见发热，口干口渴，汗出，腹胀，大便秘结。治疗初期担心增加心脏负担，而不敢大量补液，颇为棘手。此证乃热盛伤阴，更耗气伤血，阴愈虚而热愈炽，病必难已。古人云："存得一分津液，便有一分生机。"急当益气复脉，生津止渴，佐以润肠通便。方用生脉散益气生津，敛阴止汗；增液汤增液润燥，有"增水行舟"之意；石斛、竹叶、花粉益胃生津，兼清余热；白芍、乌梅酸甘化阴；麻仁、桃仁、杏仁润肠通便，兼以活血。因谨守病机，故药后诸症大减。患者病位在心，虽症情复杂，但从辨证论治角度，抓住了气阴两虚这一主要矛盾。在发热阴伤纠正后，根据腹胀纳呆、舌苔、脉象的变化，抓住肝胃不和，而因证立法，因法处方，调理善后。

十二、外感

案 1 孙某，43 岁。

发热咳嗽，两天后住院，诊为病毒性感冒合并肺炎，曾用青链霉素、氨茶碱、喘定及地塞米松等治疗 3 日，热仍未退，咳喘不止。因头痛，家人谓"病毒入脑"，遂来求治。症见咳嗽，气喘，胸闷，发热无汗，体温 39℃，微恶风寒，头痛，无项强、呕吐之象，苔薄微黄，脉浮数。询问患者，知病初起即头痛。此系外邪袭肺，失于疏解，化热入里，热壅于肺，风温证也。治以疏邪解表、宣肺清热为法，药用桑菊饮合麻杏石甘汤加减治疗。

处方：桑叶 10g，菊花 10g，杏仁 10g，桔梗 5g，前胡 6g，炙麻黄 3g，生石膏 15g，鱼腥草 15g，苏子 6g，冬瓜子 10g，黑芥穗 5g，薄荷 3g。3 剂，水煎服，日 1 剂。

1 剂后得汗，热退喘平，头痛亦止。3 剂服尽，病愈出院。

案 2 魏某，58 岁，发热两周。

患者赴杭州参加学术会议，因感冒发热，在当地医院住院 10 天，发热不退，乘飞机回京住某医院，5 日后热仍不减，遂求诊。症见发热，体温 38.8℃，恶寒无汗，咳嗽微喘，有稀白痰，苔白腻，脉浮而数。此属风热夹寒，外邪失表，肺气失宣。病虽已两周，但邪仍在肺卫，治以辛凉解表，宣肺达邪。方用银翘桑菊汤，因夹寒合用三拗汤。

处方：金银花 10g，连翘 10g，桑叶 10g，菊花 10g，黑芥穗 5g，桔梗 5g，薄荷 5g，炙麻黄 2g，杏仁 10g，竹叶 10g，甘草 6g，芦根 10g。3 剂，水煎服，日 1 剂。

服第 1 剂初煎后，即汗出热退，咳嗽亦减。患者因得汗热退，恐再服过汗，故不敢尽剂。询问后，遂尽服余药。

二诊：药后得汗，上方去荆芥、麻黄、薄荷，加前胡、紫菀、百部、橘红等品，服数剂后病愈。

案 3 邓某，两岁半。

7 日来发热咳嗽，经西药治疗未愈，出现喘促之象。考虑为肺炎，用青霉素、链霉素治疗，未能见效。其母欲用中药，持紫雪散，携子来问如何服用。症见体温 38.8℃，咳嗽而喘，苔白腻、根部微黄，脉浮而数。此乃外邪失于疏解，入里化热，痰浊壅肺，虽病已 7 日，但病邪仍在肺卫。先哲云"从表而入，自表而出"，治以宣肺解表为法，药用银翘桑菊汤合麻杏石甘汤加减。

处方：黑芥穗 3g，桑叶 10g，菊花 10g，连翘 10g，金银花 10g，杏仁 3g，炙麻黄 1g，生石膏 10g，苏子 2g，薄荷 2g，芦根 10g，竹叶 6g，甘草 3g。2 剂，水煎服，日 1 剂。

二诊：药后微汗热退，咳嗽亦减。原方去荆芥，加白前 3g，百部 3g，枇杷叶 10g。3 剂，水煎服，日 1 剂。

药后而愈。

按语：中医治疗外感病毒性疾病疗效肯定，每以辛凉解表、宣肺散邪、清热解毒为法。董德懋临床喜用验方银翘桑菊汤加减，咳喘夹寒合三拗汤，肺热痰壅合麻杏石甘汤。

十三、高热

案1 龙某，男，40岁，1978年诊。

肠梗阻术后高热神昏1天，术后4天，高热达39.5℃，大便不行，不排气，腹部痞满，疼痛拒按，神昏谵语，舌苔黄燥，脉数。药用紫雪散12g，分两次冲服。

一服转矢气，二服大便得通而安。

案2 时某，男，2岁，1958年诊。

患麻疹，疹出不畅，高热不退，体温40℃，咳喘气粗，鼻翼翕动，大便两日未行，舌红绛，脉疾，指纹紫红过气关。前医用辛凉透疹法不应。

治则：宣解通腑。

药用紫雪散合银翘散。紫雪散3g，分两次用银翘散煎汤送服。

1剂大便得下，疹出热减，病入坦途而痊。

按语：案一为肠梗阻术后高热神昏，虽属胃肠热结，但术后正气必伤，不宜承气峻下，润下又嫌药轻病重。故取紫雪散寒凉皆降，清火散结，以通下窍之意，不攻下而得下。案二系麻疹咳喘，高热不退，内热炽盛，上迫于肺，肌腠郁闭，麻疹无以宣透。采用宣解通腑之法，药用紫雪散合银翘散治之。此时若仅透表，则内热不解，腑气不通；若仅通下，则毒热易内陷生变。紫雪散清心开窍，镇惊息风，方内有朴硝、硝石通降之品，故能清热，解毒，通腑，用于高热神昏、便秘腑结者有效。本案采用通腑之法，使下窍得通，肺气得宣，则麻疹得以透发。

十四、先天性心脏病心衰

某女，18岁，学生。

患先天性心脏病，阜外医院拟手术治疗，建议身体强壮后进行。观患者面色萎黄，少气懒言，动则喘促，心悸怔忡，纳谷不馨，肢体倦乏，大便溏泄。

辨证：心脾气虚。

治则：益气健脾。

处方：香砂六君子汤加减。木香5g，砂仁5g，党参12g，苍术6g，白术6g，茯苓15g，陈皮6g，半夏9g，炒枣仁12g，炙甘草6g。5剂，水煎服，日1剂。

药后喘息平，心悸止，纳谷渐增。守方两个月，诸症递减，体重增加。到阜外医院复查，心功能好转。

上方略加变化，服药 50 剂，1 年后随访，病情平稳。

按语：先天性心脏病是心脏器质性病变，与先天禀赋有关。中医药治疗能改善心脏功能，延缓疾病进展，提高生活质量。心悸怔忡，动则喘促，其病在心；少气懒言，纳谷不馨，肢体倦乏，大便溏泻，其病在脾。《难经》云："损其心者，调其营卫。"脾胃为气血生化之源，脾胃调而营卫气血生，治以益气健脾为法，振奋气血生化之源，则心衰自复，亦有治脾以安五脏之义。

十五、冠心病

李某，男，56 岁，1979 年 12 月 8 日初诊。

患者胸闷、头晕 10 年。某医院心电图检查，诊为冠心病，后壁供血不足。住院采用活血化瘀法治疗，效果不显，已在家休息两年。症见胸闷，头晕，纳呆食少，恶心，近几个月下肢酸痛，怯冷感凉，近火、覆被亦无减轻，苔薄白，脉弦滑。

诊断：胸痹。

辨证：脾阳不足，寒痰阻滞。

治则：温脾化痰，通痹活络。

处方：苓桂术甘汤合瓜蒌薤白半夏汤、温胆汤加减。桂枝 10g，白术 10g，茯苓 15g，生甘草 5g，姜半夏 10g，竹茹 10g，陈皮 10g，枳实 10g，全瓜蒌 10g，薤白 10g，葛根 10g，桑枝 30g。10 剂，水煎服，日 1 剂。

二诊：头晕、胸闷、恶心均减，下肢凉感略轻，苔白舌润，脉弦滑。前方再进。

后上方去瓜蒌、半夏，加党参 10g，干姜 3g，淡附片 3g，每月服 10 余剂，服至 1980 年 3 月，复查心电图未见异常，患者已全日上班。

按语：本例证属脾阳不足，寒痰阻滞。清阳不升，则头晕、胸闷；浊阴不降，则呕恶；痰阻中焦，脾失健运，则纳呆食少；寒痰阻于经络，则下肢酸痛、感凉怯冷，近火、覆被不减；苔白、舌润、脉弦滑为寒湿痰阻之象。治以苓桂术甘汤合瓜蒌薤白半夏汤、温胆汤化裁。方中桂枝、薤白温中宣阳；白术、茯苓健脾燥湿，杜生痰之源；瓜蒌、竹茹、陈皮、半夏豁痰下气；葛根升清；桑枝通痹，以治寒痰之标。后以原方加强温补脾阳，立足于治本，根除痰湿，遂诸恙悉除。

十六、慢性肾炎水肿

张某，女，36 岁，1992 年 9 月 11 日初诊。

面目及下肢浮肿 6 个多月。某医院诊为慢性肾炎，今来我院治疗。症见浮肿、面目及下肢明显，心悸气短，纳呆食少，食后作胀，夜寐易惊，精神抑郁，面色苍白，语音低微，形体略胖，舌淡，苔薄白，脉沉迟。尿常规示蛋白（-），血色素 70g/L，尿素氮 16.78 mmol/L。外院肾图示肾功能不全。

诊断：慢性肾炎水肿（肾功能不全）。

辨证：脾肺气虚，湿浊阻滞。

治则：补中益气，芳香化湿。

处方：补中益气汤加减。生黄芪 12g，党参 10g，苍术 6g，白术 6g，炒陈皮 10g，炒柴胡 5g，升麻 3g，酸枣仁 10g，当归 10g，广砂仁 5g，苏梗 6g，藿梗 6g，半夏 10g，炒吴茱萸 2g，炒黄连 2g。14 剂，水煎服，日 1 剂。

二诊：药后颜面及下肢浮肿大减，脘腹稍满，食寐如常，大便调，小便增多。查尿蛋白（+），血色素 90g/L，尿素氮 13.21mmol/L。原方 7 剂，水煎服，日 1 剂。

三诊：药后面目不肿，下肢微胀，余症尽失。以补中益气丸 6g，日 2 次；金匮肾气丸 1 丸临卧服，继续调治。

按语：慢性肾炎水肿一般责之于肾，治疗常用补肾温阳利水法。本例患者无明显肾虚阳衰表现，症见心悸气短、纳呆食少、食后作胀、面色苍白、语音低微等为一派脾肺气虚之象，故活用东垣治法，补益中气，芳香化湿，以补中益气汤加减治疗而取效。

十七、神经性水肿

刘某，女，30 岁。

面目及四肢浮肿 6 年余。患者一身悉肿，面目、四肢为甚，按之凹陷，面色萎黄，神疲乏力，食欲不振，形寒肢冷，腹胀便溏、日 4～5 次，小便量少，闭经两月余，少腹冷痛，舌淡红，苔白腻，脉沉细。某医院查肾功、尿常规未见异常，诊为神经性水肿。6 年来水肿时轻时重。先后服双氢克尿噻、氯化钾、六味地黄丸及汤药 50 余剂未效，遂来求诊。

诊断：水肿。

辨证：脾肾不足，阳虚水泛。

治则：补脾益肾，温阳利水。

处方：实脾饮化裁。炒白术 10g，茯苓 10g，制附子 6g（先煎），干姜 6g，木香 6g，草果仁 6g，生姜 3 片，木瓜 6g，大腹皮 10g，冬瓜皮 10g，甘草 6g。5 剂，日 1 剂。

二诊：药后饮食增加，腹泻减至日 1～2 行，颜面水肿减轻，余症同前。上方加黄芪 15g，继服 7 剂，水煎服，日 1 剂。

三诊：药后病情稳定，颜面、四肢水肿递减，腹胀消失，大便成形、日 1 行，但先便后血，午后下肢浮肿加重，小便不畅，月经未行。

初诊方去大腹皮，加当归 12g，地榆炭 6g，车前子 6g。10 剂，水煎服，日 1 剂。

四诊：药后诸症大减，月经来潮，下肢午后微肿，小便量少，少腹冷痛，便血消失。上方去当归，加黄芪 20g，川木通 3g。5 剂，水煎服，日 1 剂。

后以金匮肾气丸、附子理中丸调理善后。

按语： 一身悉肿，责之脾肾。脾属土，为水之制；肾属水，为水之主。故辨为脾肾不足，阳虚水泛。治以补脾益肾、温阳利水为法，先实脾饮加减，后以金匮肾气丸、附子理中丸调理善后。

十八、泌尿系感染

张某，女，30 岁，1992 年 11 月 1 日初诊。

发热伴尿频、腰痛 1 年余。每于下午自觉发热难耐，体温 37.4℃左右，伴腰酸痛，尿频，外院诊为泌尿系感染，经西药治疗，时好时作，遂来诊。述下午发热难耐，体温仅 37.4℃左右，腰背酸痛，小便频数稍黄，无灼热疼痛感，少腹坠胀不适。面色㿠白，精神不振，舌淡红，苔薄白，脉沉细弱。尿常规检查，白细胞 3～5 个/高倍视野，未见红细胞。

诊断：发热（泌尿系感染）。

辨证：气虚下陷，膀胱气化不利。

治则：甘温除热。

处方：补中益气汤化裁。生黄芪 15g，炒苍术 10g，炒党参 10g，当归身 10g，柴胡 6g，升麻 3g，陈皮 10g，白茅根 10g，生地黄 10g，炒芥穗 5g，白薇 6g，甘草 6g。6 剂，水煎服，日 1 剂。

二诊：药后自觉热退，体温降至 37.1℃，腰酸痛、尿频明显减轻，少腹坠胀感消失，舌脉同前，尿常规正常。即见效验，无须更张，守法再进。

上方稍事变化，服至 24 剂，诸症消失。改用补中益气丸口服，每次 6g，每日两次，调理善后。

随访 6 个月，未见复发。外院尿培养阴性。

按语： 泌尿系感染发热伴尿频，一般责之湿热下注，治以清热化湿利尿。本例患者面色㿠白，精神不振，舌淡红，苔薄白，脉沉细弱，诊为气虚下陷发热，膀胱气化不利。治以甘温除热，方用补中益气汤化裁而取效。

十九、格林巴利综合征

史某，女，12 岁，学生。

患者于 1994 年 9 月 9 日早上起床后突然手足无力，全身酸软，下肢软弱无力，继之下肢冷痛，站立时颤抖，举足步行困难，双手颤抖，手指不能伸直，胸闷，气短，多汗，某医院诊为格林巴利综合征，予激素治疗，无显效，诸症进行性加重，应邀董德懋往诊。详询病史，病前 1 周曾感冒，月经未初潮。触之头部、颈项软而不坚，舌淡尖红、边尖芒刺，苔白，脉虚细。

诊断：痿证。

辨证：肝肾亏虚，精少髓枯，筋痿骨弱。

治则：滋补肝肾，填精生髓。

处方：龟鹿二仙汤加味。鹿角胶 10g，龟甲胶 10g，熟地黄 10g，杜仲 10g，山茱萸 10g，制附片 6g（先煎），川桂枝 10g，石斛 10g，五味子 10g，茯苓 10g，白术 10g，菖蒲 10g，远志 10g，大枣 5 枚，生姜 3 片，甘草 6g。3 剂，水煎服，日 1 剂。

二诊：药后可自行站立，下肢不颤，全身酸软无力症减。原方加强补命门之力，加巴戟天 10g，肉苁蓉 10g。5 剂，水煎服，日 1 剂。

1994 年 9 月 30 日出院，停用激素，完全服中药治疗。

10 月 5 日三诊：下肢较前明显有力，可独立行走，重心在足跟，足趾欠有力，仍多汗，腹胀、排气则舒，舌上芒刺消失，脉细略弦。原方加炒枳壳、木香等理气消胀之品。7 剂，水煎服，日 1 剂。此后原方基础上加减用药。

12 月 29 日四诊：诸症消除，舌淡红，苔薄白，脉缓略细，一如常人。一诊方配成丸药，巩固疗效。

处方：鹿角胶 10g，龟甲胶 10g，熟地黄 10g，山茱萸 10g，川桂枝 10g，巴戟天 10g，苍术 10g，白术 10g，杜仲 10g，怀牛膝 10g，桑寄生 10g，肉苁蓉 10g，川续断 10g，甘草 6g。5 剂为 1 料，共研细末，炼蜜为丸，每丸重 10g，每服 1 丸，日 2 次，温开水送服。

按语：少儿作痿，每与先天因素有关。本例筋痿骨弱，触之头部、颈项、颠顶软而不坚，月经尚未初潮，诊为痿证。证属肝肾亏虚，精少髓枯，筋痿骨弱。治以滋补肝肾，填精生髓；药用龟鹿二仙汤加味。因病及根本，滋补肝肾、填精生髓非朝夕之功，故以丸药缓图巩固。

二十、失眠

荣某，女，48 岁，1991 年 7 月 8 日初诊。

患者诉失眠、多梦数月，甚者彻夜不能入眠，服安神催眠类中西药多种，均未获效。侥幸入眠，亦多梦纷扰，头晕，口苦，纳尚可，二便调，舌质淡，苔白，脉弦细。

诊断：失眠。

辨证：肝脾不和。

治则：平肝健脾，和胃安神。

处方：生龙骨 15g（先煎），生牡蛎 15g（先煎），石决明 15g，藿香 10g，清半夏 10g，炒陈皮 10g，竹茹 10g，炒白术 10g，茯苓 10g，枳壳 10g，炒远志 10g，菖蒲 10g，白蒺藜 10g，天麻 10g，酸枣仁 20g。6 剂，水煎服，日 1 剂。

7 月 15 日二诊：药后失眠明显好转，入睡好，梦少，头晕减轻，精神转佳。上方去生龙骨、生牡蛎、藿香，加磁石、菊花平肝止晕，加枸杞子增补肾之力，以治其本。6 剂，水煎服，日 1 剂。

药后病愈。

按语：失眠一般多从心经论治，以安神为主。本例患者肝脾不调，胃气失和，正《内经》所谓"胃不和则卧不安"。治以平肝健脾，和胃安神。肝脾调和，胃气和降，则眠自安。夏暑多湿，故首诊酌加藿香。

二十一、内痔便血

刘某，女，54 岁，1974 年 5 月初诊。

患内痔 5 年，经常便血、血色鲜红。今又发作，来门诊求治。诊见面色㿠白，唇甲淡黯，气短心悸，大便肛门有下坠感，舌淡，脉虚细无力。

诊断：内痔便血。

辨证：中阳下陷，脾虚不能摄血。

治则：升阳举陷，佐以凉血止血。

处方：补中益气汤合槐花散加减。生黄芪 15g，党参 10g，白术 6g，陈皮 6g，升麻 3g，柴胡 5g，当归身 10g，侧柏炭 6g，槐花 10g，地榆炭 10g，甘草 5g。5 剂，水煎服，日 1 剂。

药后血止。续服数剂，诸恙向安。

随访 6 年余，未发作。

按语： 内痔下血，中医称"近血"，一般以清热凉血止血法治疗。董德懋认为，本例系中阳下陷、脾不统血所致。临证曾治本病 10 余例，均采用补中益气汤合槐花散加减治疗，而获显效。

二十二、崩漏（功能性子宫出血）

张某，女，28 岁，1993 年 10 月 6 日初诊。

月经淋沥不断 1 个多月。今年 3 月不全流产，行刮宫术后，每次月经量多，经期前后不定。此次月经来潮已 32 天，仍淋沥不断，经量时多时少，经服西药未见显效，故来求治。症见面色萎黄，精神不振，腰酸背痛，少腹冷痛，纳谷不馨，舌质淡、有齿痕，苔薄白，脉沉细迟。尿妊娠试验（－）。

诊断：崩漏（功能性子宫出血）。

辨证：脾肾两虚，冲任不固。

治则：补中升阳，益肾固冲。

处方：补中益气汤合胶艾汤加减。生黄芪 15g，党参 10g，炒白术 10g，柴胡 5g，升麻 5g，艾叶 5g，阿胶珠 10g，白芍 10g，川续断 10g，杜仲 10g，芥穗炭 5g，炙甘草 6g。6 剂，水煎服，日 1 剂。

二诊：药后月经止，诸症减轻，仍腰酸背痛，舌淡红，苔薄白，脉沉细迟。虽经止，仍需养血固冲以复旧。

处方：熟地黄 10g，全当归 10g，杭白芍 10g，川芎 10g，川杜仲 10g，桑寄生 15g，川续断 10g，阿胶珠 10g，蕲艾叶 5g。6 剂，水煎服，日 1 剂。

三诊：药后诸症进一步减轻，微感身疲乏力，舌脉同前。治以益气养血归脾。

处方：生黄芪 12g，全当归 10g，酸枣仁 12g，炒远志 10g，广木香 5g，白术 6g，杜仲 10g，川续断 10g，桑寄生 15g，藿梗 6g，苏梗 6g，佩兰叶 10g，甘草 5g。6 剂，水煎服，日 1 剂。嘱药后继服补中益气丸，以善其后。

按语： 本案患者不全流产，行刮宫术后半年余，月经来潮 32 天仍淋沥不断，经量时多时少。症见面色萎黄，精神不振，腰酸背痛，少腹冷痛，纳谷不馨，舌淡、有齿痕，苔薄白，脉沉细迟，为脾肾两虚，冲任不固。治以补中升阳，益肾固冲，药用补中益气汤合胶艾汤加减，因药证相符，故三诊而瘳。

二十三、不孕症

赵某，女，34 岁，1970 年诊治。

夫妇均业医，婚后 13 载未孕，诊为原发性不孕，多方求治不效。症见面色萎黄，唇甲无华，胸闷，乳房胀痛，少腹感凉，经来后期量少，脉细弦。

诊断：不孕症。

辨证：脾胃不健，气血不足。

治则：理脾，补益气血。

处方：黄芪 10g，白术 6g，茯苓 10g，熟地黄 10g，白芍 10g，当归 10g，川芎 5g，阿胶 10g，艾叶 5g，香附 10g，柴胡 6g，橘核 6g，小茴香 6g，鹿角胶 10g，炙甘草 5g。以 3 倍量为末，制成蜜丸，常服。

服 1 料后受孕，足月产一女婴。

按语：本例因脾胃不健，气血不足，导致冲任虚弱，胞脉失去濡养而不能受孕。多年不孕，精神负担加重，致情志忧郁。方中黄芪、白术、茯苓、炙甘草健脾益气；四物汤加阿胶补血；艾叶、小茴香、橘核温暖胞宫；香附、柴胡疏肝解郁；更以鹿角胶一味，大补肾阳，宗"先天主后天"之意，取"精血同源"之旨。全方突出健脾、补益气血这一根本，标本兼顾，配伍得当，以丸剂缓图，终使不孕获愈。

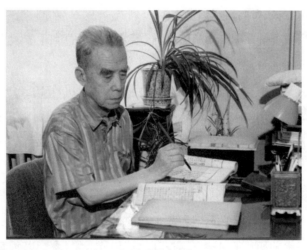

◎　董德懋在家中

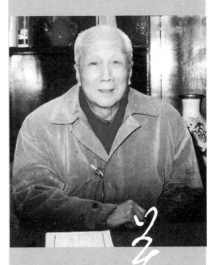

吴幼波

重视气血论，提倡『十纲』辨证
强调痰瘀论，善用补法论

医家简介

关幼波（1913—2005），名关斌，字幼波，教授，北京市人。16 岁随父京城名医关月波学医，深得真传，广撷博采，熔铸名家。27 岁独立行医。1950 年参加中医联合诊所，1956 年调入北京中医医院。历任北京中医医院内科主任、北京中医医院副院长、中华全国中医药学会（现中华中医药学会）常务理事、北京中医药学会名誉理事长、中华医学会内科分会理事、中国中医研究院学术委员会委员、北京中医药大学名誉院长、国家中医药管理局顾问、北京市科协理事、北京市人民政府医药顾问、北京市高评委副主任委员，在国内外数十个医药学术组织中任职。出访多个国家及港、澳、台地区，进行中医应诊或讲学交流。为全国第一、二批老中医药专家学术经验继承工作指导老师，享受国务院政府特殊津贴。

关幼波出身儒医家庭，从小聪明伶俐，好奇心强，兴趣广泛，得到父亲的鼓励培养。6 岁开始随举人念书，16 岁后随父学医抄方，一抄就是 10 年。直到父亲病重不能坐堂应诊，关幼波得到父亲的首肯，开始独自行医。27 岁考取了北平医师执照，正式独立坐堂应诊。

关幼波遵循父亲"行医就是行道""治病救人要重义轻财"的教诲，身体力行。在日本统治时期，他曾冒风险，救治霍乱患者。对贫病交加的患者，他常常不收诊费。曾有位洋车夫请关幼波出诊，关幼波见他家徒四壁，月份牌上夹着张当票，便坚决不收诊费。他有个原则：看病不能收当钱。这些事情使年轻的关幼波赢得很好的声誉。新中国成立后，他多次参加公益慈善义诊，在大灾大难时捐钱捐物次次都是北京中医医院的大户。大灾后他还通过各种渠道向政府献言，警示灾后防疫，献计献策。遇到大灾大疫时，他冲锋在前，捐方献药，鼓励弟子、学生勇敢上阵，救死扶伤。关幼波始终牢记父亲的谆谆告诫："医不在名而在明，医者理也，认清医理才能治好病""要明其理，知其要，与现实结合才能灵活运用，绝对不可以食古不化，不知创新"。父亲作为关幼波医学的启蒙老师，所推崇的《丹溪心法》《医林改错》中的气血痰瘀理念、重视气血的学术思想和临证有效诊疗的实践深深地影响着关幼波，他秉承父亲的学术思想，进一步创立了"十纲辨证"的学术思想体系。父亲的治学精神始终激励着关幼波，成为他继承发扬、不断提高、勇于创新中医学体系的动力。

对于医学，关幼波从不泥古不化，而是主张中西医结合。他说："皆为治病救人，互补短长，有何不好""把西医学与中医学结合起来，才是人类真正的福音。"他用两年时间系统学习了西医解剖、生理病理、诊断、治疗，并常与西医同道交流探讨。很多西医的专家、教授也愿意跟他合作，而他则从各种途径获取医学发展的情况为己所用，使自己立足于西医学之林。

关幼波主攻肝病，并大胆创新，把中医治肝理论提高到了一个新的阶段。《关幼波临床经验选》《关幼波肝病杂病论》《关幼波肝病百问答》等著作比较全面地阐释了关幼波治疗肝病及部分杂病的独到见解和经验，并受到国内外的广泛关注，图书一版再版。关幼波还开创了计算机总结整理老中医临床经验，运用人机对话完成中医辨证论治诊疗的先河。该研究成果曾先后获北京市科技成果一等奖和北京市科技进步二等奖。该系统被国内外数十家医疗单位引进，是中医现代化的标志性进展。他研制的中成药"五羚丹""关氏养肝口服液""健脾舒肝丸""滋补肝肾丸"，以及保健品"十全乌鸡精""关氏肝保药袋"等畅销国内外。

除行医外，琴棋书画、文艺、体育关幼波均有涉猎。深厚的文史功底，使他通晓人文、人情、人性，故临证时能做到以人为本，灵活驾驭，通常达变，出奇制胜。

学术思想

关幼波重视气血在辨证施治中的地位和作用，丰富和发展了"痰瘀"学说，善于运用补法滋养调和人体气血，提高人体抗病能力，在临床实践中所形成的"三因学说"，一方面丰富和发展了中医基础理论，另一方面也可有效地指导临床，显著提高了临床疗效，为治疗疑难怪病提供了更简捷的思路。

一、重视气血论

关幼波重视气血，认为除了八纲辨证之外，要重视突出气血在辨证施治中的地位和作用，力倡以"十纲"进行辨证施治，即以阴阳为总纲，下设气血、表里、寒热、虚实八纲。八纲通过气血与人体脏腑、经络的实质性病理变化联系起来，八纲作为客观物质的外在表现，必须结合气血才能全面概括病位、病情、病势的表里、寒热、虚实。如果脱离了气血而单谈八纲，八纲便成了无实际内容的抽象概念。

（一）审证必求因，当在气血寻

气血是构成人体的基本物质，维持着人体脏腑经络的正常生理功能。气主温煦，血主濡润；气由血载，血由气运，二者共同调节人体的阴阳平衡。气血充足，正气强盛，即使遇到外来的致病因素，机体也不易被侵袭。当气血亏虚、正气虚弱时，若脏腑组织功能尚能维持平衡，也还不至于发病；如果病邪乘虚而入，导致机体阴阳失衡，脏腑组织功能失调，正不胜邪则发病，即《素问·调经论》所云："气血不和，百病乃变化而生。"关幼波认为，外感六淫、七情内伤、饮食劳逸等因素为疾病的发生创造了条件，这些外在条件因素只有通过气血异常的内在病理变化才能导致疾病的发生。疾病发生的根本原因在于气血，病因辨证必然脱离不开气血。所以关幼波从阴阳辨证定病之属性，以脏腑辨证定病之所在，以气血辨证分析病之由来。这种思维方式拓宽了临床治疗思路，提高了临床疗效。

比如在治疗外感病时，他提出"无内热不外感"的外感病发病观点。内热是指在气分或血分的伏热。现代社会竞争激烈，易造成精神紧张，加上过食肥甘等不良生活方式，一方面，易导致食滞脾虚，湿困化热，心火易亢，肝气郁滞化热的气分热；另一方面，气分热入里，灼伤阴血，烦劳消耗阴精，致使阴血津液亏虚，从而导致阴虚血热。治疗时，一方面应根据外感邪气属性及入侵部位的不同辨证施治，另一方面要注重气血两清，表里同治。他常用黄芩、炒知母、炒黄柏、连翘、石膏、金银花、天花粉等清气分热，用生地黄、赤芍、牡丹皮清血分热，如此不仅不会引邪入里，还可起到治病求本、澄本清源、阻断病邪进一步发展、增强解表驱邪药物的作用。再如治疗癫狂病，关幼波认为，该病病因为素体气血不和，或亏虚，或郁滞不畅。此类患者未发作时常表现为或面色㿠白，神疲倦怠；或面红目赤，易于激怒。面色㿠白、神疲倦怠为气血不足，不能荣养，多为抑郁型；面红目赤、易于激怒，或为素体肝肾阴虚火旺，或为肝脏实火旺盛，多为狂躁型。气血失调致使脏腑功能减弱，又遇七情内伤，气血阴阳失于调畅，脏腑功能紊乱，气血凝滞，夹痰气上扰而发为该病。治疗上他强调在调整脏腑功能兼以化痰的基础上，必须配合调理气血之品以治本。

（二）辨证明病机，气血为主题

临床病证繁多，表现千差万别，结果或向愈或恶化，各有不同，但都是人体气血失调、阴阳失衡的外在表现。气血周流全身，在体内无所不在，无处不到，疾病的发生与气血不无关系。其实气血的病理机制在疾病过程中的意义最早在《黄帝内经》中就有论述。如《素问·举痛论》云："余知百病生于气也。"《素问·调经论》云"血气者，喜温而恶寒，寒则涩而不能流，温则消而去之"，提出了外邪作用于气血的病理变化机制。《医林改错》则指出，"治病之要诀，在于明白气血，无论外感、内伤，要知初病伤人，何物不能伤脏腑，不能伤筋骨，不能伤肉，所伤着无非气血。气有虚实，实者邪气实，虚者正气虚，血有亏瘀，血亏必有亏血之因……若血瘀，有血瘀之症可查"，明确提出了气血病机在疾病发生发展过程中的重要意义及气血辨证的基本原则。

在生理上，气与血相互依存，相互为用；在病理上，气血也存在着相互影响的复杂关系。《慎斋遗书》说："气病必伤血，血病必伤气"。首先，外感六淫、七情内伤、饮食劳倦等致病因素既可引起气的病变，又可导致血的病变。其次，在病变过程中，气血常相互波及，出现气血同病的病理状态。气血病变在发病上虽有主次之别，有时以气病开始，有时以血病开始，但病理上却不是孤立的，而是相互影响的。从气血不同的病理变化及相互间的辩证关系入手分析疾病，可以执简驭繁。如在血证的治疗中，关幼波提出，血病必及气，气病必伤，治血必治气，气充以摄血，气和血归经，方可达止血之目的。再如关于黄疸的发生，关幼波认为，是湿热（或寒湿）瘀阻血分，致胆汁不能循常道而外溢于肌肤，所以提出了"治黄必治血、血行黄易却"的观点。

（三）治病必治本，气血要遵循

人以气血为本，脾胃为气血化生之源，治病必求于本。《扁鹊心书》有"脾为五脏之母"，就是强调了脾胃在人体中的重要性。无论何邪所侵，何脏所损，病久必伤脾胃，皆能困脾伤胃。《医林绳墨》云"脾胃一虚，则脏腑无所禀受，百脉无所交通，气血无所荣养，而为诸病"，进一步说明了气血与脾胃的密切关系。由于脾与胃互为表里，共居中焦，有经络相互络属，一阴一阳，一脏一腑，一主运化，一主受纳，各以不同的功能互相配合，故而健脾和胃、助其化源也是关幼波治疗的一大特色。

气血在生理上相互依存，关幼波强调，"气血两者不可分"，但并不是说气血不分。气与血如水与火、阴与阳，为截然不同的概念，所以治疗时气病当治气，血病当治血，此为治疗原则，不可混淆。但是气血生理上的相关，决定病理上两者亦互相影响。气病必及血，血病必及气。调治气血应在上述大原则的指导下，同时顾及气血之间病理生理的相关特点。这就是关幼波气血同治的思想。

应用于临床治疗，气虚证在补气的同时，他常配合应用白芍、当归、生地黄养血活血等药。其作用如下：①防止补气药温燥伤及阴血。②血为气之母，能载气，补血以生气。③气虚则生化血液能力必虚，故必有血虚，治疗时可直接补血。④气虚推动乏力，血行缓慢，易生瘀滞，活血兼能防瘀消滞。

治疗血虚证，在养血的同时他常配以党参、白术、黄芪、砂仁、绿萼梅、豆蔻补气理气和胃。其作用如下：①防止养血药滋腻碍邪。②气能生血，助血之化生。③健脾和胃，助其化源。

出血者，除止血之外，血上逆者，用牛膝、沉香、旋覆花、赭石等。血下行者，用黄芪、升麻、远志、柴胡，使血随气行，顺其道而行之，以助止血之效。血热者，气血双清，药用牡丹皮、白茅根、栀子、黄芩等。气滞者，理气兼活血，因气滞血行必涩滞。血瘀者，活血必理气，理气中补气，多合用人参、黄芪、白术、黄精、茯苓；行气多合用木香、香附、厚朴、陈皮、沉香、柴胡、枳壳等。

关幼波临床常喜用能气血同调的药物，如泽兰、荷梗、藕节、香附、川芎、丹参。在调气血时，注意药物作用的全面性，如行气时升降同用，如理肺气，麻黄配紫苏子，使气机上下畅通；活血时，左右上下兼顾，常以泽兰统左右肝脾之血，合用藕节行上下通行之血，使全身之血畅行。总之，关幼波调理气血，反映出其重视整体观念，视证情变化而决定调气与调血孰轻孰重，或调气以和血，或调血以和气，灵活化裁。

纳入"气血"的"十纲辨证"，使临床辨证施治针对性更强，更能切中实质，起到提纲挈领、执简驭繁、事半功倍的效果，尤其对于症状纷纭、病情复杂、久治难愈的疑难杂病的辨证论治更具有普遍的指导意义。

二、强调痰瘀论

疾病发生的病因、病理变化与气血息息相关，痰瘀的形成则是气血病理变化的必然结果。丰富和发展痰瘀学说，是关幼波学术思想的另一大论点。关幼波认为，中医的所谓痰应从广义来理解。痰形成的基本机制离不开气，归根到底是气机的失调而致。痰随气行，无处不到，而生百病。那些胶固有形、发于体表者易察；阻于血络形成痞块、积聚者易见；但那些发于人体内部、阻遏气机、在显形以前病位不易确定、病机尚不明确者则不易察觉，关幼波称这种情况为隐伏的痰证，往往被临床医家称之为疑难怪病。

关幼波认为，血瘀的形成有多种因素，其中气血失调是根本原因。气与血两者中，气又占主要地位。气为血帅，血随气行，气主统血，气虚则无力推动血液循环；气机郁滞，则血亦凝滞不通；气无力统血，血溢脉外而形成瘀血。血液自病亦可导致血瘀，如"血遇寒则凝"，则有血寒血瘀；"热迫血妄行"，血不循常道，则有血热血瘀等。所以瘀血是气血失调的另一病理结果。

痰与瘀同是气血病理变化的产物，痰与瘀之间亦存在着相辅相成的关系。痰与瘀血同属阴，易于胶结凝固。气血流畅则津液并行，无痰以生，无瘀以成。气滞则血瘀痰结；气虚则血涩少而痰凝；血瘀气滞则络阻，津液不能敷布；血少脉道不充，行缓涩滞，津少不能布化畅通，瘀积而生痰。因此，气血失调可以同时导致痰和瘀的产生。痰阻气机，血行失畅，可形成瘀血；瘀血日久，又可化为痰水，痰与瘀之间又可以相互转化。气血异常，导致痰和瘀的形成，同时已成之痰、瘀又可作为病因，反过来作用于气血，阻滞气血运行，进一步耗伤正气，加重气血失调，故前人有"怪病多痰""怪病多瘀""百病皆生于痰""百病皆生于瘀"等说法。

关于痰瘀的治法，关幼波认为，病之即成，必由气及血，气不行则血不畅，气滞则痰生，瘀血互结是疾病难以向愈的根本所在，因此活血化痰的法则一定要贯穿治病的全过程。

（一）治痰

治痰之法较为广泛，可概括为4点：①见痰休治痰，辨证求根源。痰有广义、狭义之分，见痰休治痰即是说要审证求因，百病皆可从痰辨证。②治痰必治气，气顺则痰消。脾气散精，水道通调，痰无以生。③治痰要活血，血活则痰化。气血相互为用，气血流畅则津液并行，无痰以生，血活则痰易化。④怪病责于痰，施治法多端。

怪病不怪，从痰论治，为疑难怪病的治疗提供了有效的途径。具体内容如下。

1. 狭义治痰

狭义治痰包括化痰、消痰、涤痰。

2. 广义治痰

（1）**根据痰的性质施治**：如燥湿化痰用于痰湿证，清化热痰用于热（火）痰证，温化寒痰用于寒痰正，润肺化痰用于燥痰证，息风化痰用于风痰证，荡

关
幼
波

涤顽痰用于顽痰证，软坚化痰用于坚痰证。

（2）根据痰在气在血施治：痰在气（痰阻气机）包括行气化痰治疗气滞痰阻证，益气化痰治疗气虚痰阻证，芳香化痰治疗湿困痰阻证。痰在血（痰阻血络）包括活血化痰治疗血瘀痰阻证，补血化痰治疗血虚痰阻证，养阴化痰治疗阴虚痰阻证，开窍化痰治疗痰蒙清窍证。

（3）根据痰扰五脏施治：清心化痰用于痰邪扰心证，疏肝化痰用于痰浊阻肝证，健脾化痰用于痰湿困脾证，宣肺化痰用于痰邪犯肺证，固肾化痰用于痰浊注肾证。

（二）治瘀

治瘀法也可归纳为4点：①见瘀休治瘀，辨证求根据。②治瘀要治气，气畅瘀也祛。③治瘀要化痰，痰化血亦活。④急则治其标，固本更重要。具体内容如下。

1. 根据病理因素施治

根据病理因素施治包括益气活血治疗气虚血瘀证，行气活血治疗气滞血瘀证，养血活血治疗血虚血瘀证，养阴活血治疗阴虚血瘀证，止血活血治疗出血瘀血证，温阳活血治疗阳虚血瘀证，散寒活血治疗寒凝血瘀症，清热活血治疗热郁血瘀证。

2. 根据病变部位施治

根据病变部位施治包括醒脑活血治疗瘀阻脑髓证，通脉活血治疗瘀阻心痹症，清肺活血治疗瘀阻肺痹证，消癥活血治疗癥积痞块证，和胃化瘀治疗瘀阻胃脘证，通腑活血治疗瘀阻肠（胆）腑证，利水化瘀治疗瘀阻膀胱证，通经化瘀治疗瘀阻胞宫证，通痹化瘀治疗血瘀痹阻证，消肿化瘀治疗热毒瘀结证，疗伤化瘀治疗外伤蓄瘀证，软坚化瘀治疗痰阻瘀结证。

除了针对瘀血阻络之本外，还应重视气血生化之源之本，即脾胃之本。关幼波主张痰瘀同治，历代也有许多方剂。如《金匮要略》说："胸痹不得卧，心痛彻背者，瓜蒌薤白半夏汤主之。"此方具有通阳宣痹、化痰行瘀功能。又如"《千金》苇茎汤，治咳有微热烦满，胸中甲错，是为肺痈"，具有清热润肺、祛痰破瘀之效。另外《太平惠民和剂局方》的小活络丹可治疗痰瘀阻络，痹痛不通。《医宗金鉴》的海藻玉壶汤可治疗痰瘀所致的瘿瘤。《医林改错》的癫狂梦醒汤可治疗痰瘀所致的癫狂等。

由气血辨证演化的痰瘀学说，是关幼波学术思想的重要组成部分。他明确提出，痰瘀既是病理变化的结果，又是致病因素，而且痰与瘀既可互结，也可互相转化，两者互为因果，恶性循环，导致正虚邪实，本虚标实，虚实交错，气血失调，阴阳失衡，百病丛生，形态各异，而成顽疾、怪病、重症。他不仅拓展了痰、瘀的内涵与外延，而且对临床各种疾病的辨治亦有普遍的指导作用，尤其对疑难怪症意义尤为深刻，透过现象看本质，抓住痰、气、瘀相互转化的病理变化实质，许多疑难怪症是可以治愈的。

关幼波根据中医理论，结合多年临床实践，形成了独具特色的辨证施治方法，即辨证抓住气血。气血的病理变化结果是痰与瘀，诊治疑难杂病要重视痰瘀同治。痰、瘀、气血病理变化之间互为因果，能够形成互助之势。其中，气的病理变化所起的作用尤为关键，由此形成了以气血为中心的病理联系，即痰、气（血）、瘀相互转化。临床应重视气血辨证，气血辨证应联系"痰""瘀"，治疗"痰""瘀"必理气血，此为关幼波辨证施治的指导思想之一。

三、善用补法论

气血是人体脏腑活动的物质基础，气血的病理变化是疾病发生、发展与转归的基本病理机制，在慢性疾病中，常表现为气虚、血虚，日久则气血两虚。关幼波对慢性疾病的辨证论治，基本上以脏腑气血论治为原则，扶正治其本，祛邪治其标。慢性疾病、久治不愈的顽固性疾病、反复发作的疾病等，其基本病机是正气亏虚。关幼波重视人体的内在因素，强调治病必求于本，他认为首要的前提，在于调动人体内在的抗病能力。

"邪之所凑，其气必虚"。正气亏虚，泛指五脏之气而言，辨证必须分清是"因虚而病"还是"因病而虚"，此即决定了下一步的祛邪与扶正的先后与主次的关系。如急性肝炎为外感湿热之邪郁蒸肝胆所致，治疗则以祛邪为主，祛邪即扶正。慢性肝病是由急性病毒性肝炎发展而来，病变由实证转为虚证，其根本为正气亏虚。治病求本，重点要补虚，以扶正为主，祛邪为辅，正气渐复，才能驱邪外出，即所谓"养正邪自除"。慢性肝病患者没有单纯邪实者，多为虚实夹杂或正虚为主。如果正未大虚而又见邪实，则应攻补兼施，在扶正中攻邪；如果正虚为主，则需养正为本，以调整机体状态为重点，固护正气，否则正气损伤，便会犯"虚虚实实"之戒。

关幼波在运用补法上灵活巧妙，恰到好处。治疗慢性肝病以补法为主，健脾益气，养血柔肝，滋补肝肾，气血双补，佐以祛邪。病情越重越加大调补气血之力，而清热解毒之药用味较少，用量亦轻，以防伤脾。"人受水谷之气以养神"。"神者，水谷精气也"。要使神有所依，必须顾护脾胃，这样才能使脏腑功能复常而体健病祛。

对于慢性肝炎的治疗，他突出"气虚血滞"证型，以区别普通的因病而虚的"气滞血瘀证"。关幼波不主张用大量清热解毒药物，以免徒伤正气，而主张以扶正为主，佐以解毒祛邪。如治疗肝硬化腹水，关幼波提出以扶正为本为常法，以逐水为标为权变。他不以舟车丸等峻猛逐水之法祛水，认为这样会扬汤止沸，徒伤其正；也不以虻虫、水蛭等破瘀，而是以扶正为主，所谓"见水不治水，见血不治血"。健脾益气以扶正，气旺中州运，无形胜有形，即以无形之气胜有形之血水。

关幼波治疗慢性肝病非常重视人体的内在因素，凡遇到腹胀或脘闷、纳呆或厌油腻、大便不调、舌苔薄腻或厚腻者，都从调理脾胃入手，即"调理肝、脾、肾，中州要当先"。他首先帮助患者增加食欲，然后再调理其他方面。慢性肝炎，多见肝郁脾虚、脾失健运证，治疗时他采用健脾益气、疏肝和胃之法。治疗肝硬化腹水，他采用健脾益气之法，脾气健运，中焦水湿运化正常，则腹水得消。肝脾大、肝癌等均为痰瘀所致，痰瘀的形成皆与气病相关。气不行则血不畅，而成瘀血。气虚水湿运化失常，则聚而成痰，故而他非常重视健脾益气，补气活血，健脾化痰，则肿块得消。肝硬化肝脾大患者，有脾虚失运、痰湿凝聚的一面，也有热伤肝阴、肝血虚、血虚血瘀的原因，关幼波治疗时一般不用三棱、莪术等攻逐破瘀之品，而是以滋补肝肾之阴、养血柔肝为主，以达软坚消痞之目的。否则过于攻伐，则"虚虚实实"，使肝脏更加硬化，养血柔肝，肝血充盈，则肝自柔润。关幼波善用补法，主要包括善用补气药，巧用滋阴养血药。

（一）善用补气药

在慢性肝病治疗中，关幼波最擅长用黄芪。他认为，黄芪既能补气扶正，补脾益气，又能补气活血，补气利水，补气生血，补气摄血。瘀血、腹水、痰浊均可通过补气来活血、利湿、化痰，气行则血行，气旺则水湿得化，所以对肝硬化、肝硬化腹水及肝癌等患者他均用黄芪，且病情越重，用量越大，并嘱患者久煎后服。

湿邪困脾常易伤及阳气，关幼波用的补气药中以健脾补气药为主，常用党参、白术、茯苓、黄精、山药、西洋参，重视调理脾胃，使患者开胃进食，肝病得养。

（二）巧用滋阴养血药

慢性肝病患者多伴有脾胃不适症状，但滋阴养血药又多滋腻碍胃，所以关幼波用药轻巧，不用滋补力量大、易滋腻之品，一般不用熟地黄、女贞子、菟丝子等药。他认为，熟地黄较黏腻，易助湿碍胃，故常用生地黄、当归、白芍养血柔肝。因肝肾同源，故临证他常常肝肾同治，常用北沙参、麦冬、五味子、川续断、牛膝滋补肝肾之阴，肝硬化患者肝脾大时常用龟甲、鳖甲养阴软坚，散结消积。患者有睡眠不佳、失眠多梦时，他常用夜交藤、炒酸枣仁养血安神。伴牙龈出血、鼻出血，常用阿胶。阿胶长于补肝血，滋肾阴，因性滋补黏腻，善能凝固血络，而有止血之力。但阿胶质黏，不易入汤煎煮，故关幼波均用阿胶珠，既可滋阴养血，又可止血。

临床经验

一、慢性肝病

慢性肝病包括慢性迁延性肝炎、慢性活动性肝炎、肝硬化等，大多迁延难愈，气滞、瘀血、痰浊等聚于体内，耗伤正气，故常见多脏腑俱损，而非一脏受伤。无论是肝脾失调抑或是脾肾同病，关幼波常采用调理中焦脾胃、充养气血之补法恢复正气及其他脏腑的正常生理功能。他强调扶正为主，祛邪为辅，不轻易施用破血消癥之品及苦寒伤胃之药，尤重视调理脾胃，以达到"有胃气则生"的目的。

慢性肝炎若失治、误治，常发展为肝硬化，失代偿期可见腹部胀满、下肢水肿等。对此诸多医家常用攻下之法，关幼波则提出补气利水之法，强调治水非一味攻伐。他常用大剂量黄芪治疗，最多可用至120g。黄芪有补气健脾、升阳利尿、固表托毒的功效。黄芪利水之法源于张锡纯的《医学衷中参西录·黄芪解》，其利水作用主要在于其能补益中焦之气，恢复脾之升清降浊之功，使清气得升，浊气得降。关幼波亦善用旋覆花、代赭石，两药均有理气化痰之功，适用于一切气机不畅、病于中上二焦之症。慢性肝炎患者病位在肝，常见肝气横逆，引起胃气上逆，症见呃逆、嗳气、胃脘闷堵等。若肝气夹痰，他常以二药调理气机，化痰消癥，恢复脾胃升降功能。《脾胃论》阐述了"肝之脾胃病"，并结合《内经》系统论述了肝与脾胃的关系，提出了抑肝扶脾法。关幼波遵循李东垣之思想，在应用益气健脾药（黄芪、党参、炒白术等）的同时，常加入佩兰、藿香等风药芳香化湿醒脾。针对肝肾不足、脾肾两虚之证，关幼波擅用乌鸡白凤丸。此方为龚廷贤所创，用于治疗月经不调等，关幼波则常将此方用于慢性肝炎后期，湿热之邪耗伤阴血，致肝肾不足等症。他常嘱患者在中药汤剂的基础上加服 1 丸乌鸡白凤丸，以调理气血，滋补肝肾，使阴阳互生，肾阳得充，脾阳得养。经过多年临床总结，他创立了"健脾舒肝丸""滋补肝肾丸"等，强调扶正为主，祛邪为辅，以调理脾胃为用药基本法则。

【验案举隅】

患者，男，40 岁，1990 年 9 月 18 日初诊。

主因"右胁肋疼痛反复发作 1 年余"就诊。患者 1 年前患急性黄疸型肝炎住院治疗，出院后复查肝功能时有波动，始终未恢复正常。现自觉右胁肋疼痛，波及胸部，因情绪变化加重，四肢无力，纳食不馨，精神差，时而大便干结，尿黄。舌淡，苔白，脉沉弦。辅助检查：乙型肝炎表面抗原（HBsAg）阳性，谷丙转氨酶（ALT）510U/L，胆红素 25.65mmol/L。

西医诊断：慢性乙型肝炎。

中医诊断：胁痛。

辨证：肝郁脾虚，兼湿热之证。

治则：疏肝解郁，健脾利湿。

处方：党参 10g，茵陈 15g，藿香 10g，杏仁 10g，橘红 10g，焦白术 10g，旋覆花 10g，赭石 10g，牡丹皮 10g，赤芍 15g，草河车 15g，白芍 15g，丹参 10g，川续断 15g，木瓜 10g，泽兰 15g，五味子 6g。20 剂，水煎服，日 1 剂，早晚分服。

二诊：药后精神、饮食均好转，但右胁肋仍疼痛，大便偏干，尿黄，脉沉弦。复查肝功能 ALT 180U/L，胆红素恢复正常。上方减焦白术、杏仁、牡丹皮、丹参、泽兰、川续断，加当归 10g，酒黄芩 10g，醋柴胡 10g，香附 10g。继服 30 剂，水煎服，日 1 剂，早晚分服。

三诊：药后胁痛减轻，纳食欠佳，ALT 250U/L。嘱继服原方 1 个月。

1991 年 1 月 14 日四诊：ALT 降至 170U/L，HBsAg（–），纳食量增加。嘱继续服药 1 个月，1991 年 2 月复查肝功能恢复正常，余症消失。

按语：肝气郁滞于内不得疏发，横逆犯胃，致使胃气上逆，脾失健运。方中党参、焦白术健脾益气；旋覆花、赭石降逆和胃，恢复脾胃升降功能；藿香、茵陈清利中上二焦之湿，以上六味药调理中焦。患者初诊胆红素轻度升高，中医学认为黄疸的发生离不开湿热之邪，尿黄、便干均为湿热之象，故方中加入了牡丹皮、丹参、泽兰、赤芍活血凉血，柔肝养阴，清泄余热；木瓜、白芍通络平肝；草河车清热；五味子酸敛，共奏解毒保肝降酶之功。二诊仍胁肋疼痛，若减过多凉血药物，恐其伤及脾胃，故加入疏肝养肝之品，以柴胡、香附疏肝理气，当归养血柔肝，使肝之体用同调。三诊时虽 ALT 较前升高，但胁痛较前缓解，考虑此时肝气得疏，脾胃之气有所复原，正气得以充养，驱邪外出，属于邪正交争过程，故继续原方服用，直至肝功能下降正常。此时，若一味应用苦寒之药，会耗伤正气，反不能驱邪外出。

二、黄疸

关幼波认为，湿热是黄疸发病的主要原因，但湿热羁留气分不一定出现黄疸，只有瘀阻血脉才会导致黄疸，即所谓"湿热相搏，瘀阻血脉则发黄疸"。若湿热蕴毒，鸱张弥漫，则黄疸益甚，而成急黄、瘟黄之势；若脏腑功能失调，湿热凝痰，瘀阻血络，则黄疸更加黏滞难解。

黄疸的发病过程突出表现为"毒""瘀""痰"的特征，所以关幼波主张在采用清热利湿基本法则的同时要注重解毒、活血、化瘀这三个要点。用药时他多使用茵陈、藿香、佩兰、杏仁、橘红、丹皮、赤芍、泽兰、连翘、草河车、六一散等。若感受寒湿之邪，或脾阳素虚，感受湿邪，湿从寒化，以致寒湿凝滞，瘀阻血脉，痰湿阻络，胆汁不循常道而行，渍于肌肤而发黄疸，他主张温化寒滞，利湿退黄，活血化瘀。常用药为茵陈、苍术、白术、附子、桂枝、干姜、赤芍、白芍、泽兰、茯苓、泽泻等，其中苍术、白术、茯苓、泽泻健脾利湿化痰；赤芍、白芍、泽兰活血化瘀。

【验案举隅】

刘某，女，43 岁，因身黄、尿黄 5 周多于 1998 年 4 月 21 日就诊。

患者 5 周前因出现肝区痛、上腹不适注射止疼针（具体不详），3 天后出现面目发黄，尿黄，伴胃脘隐痛，1 次陶土色大便，到传染病医院住院诊治。检查 HBsAb（＋），HBeAb（＋），HBcAb（＋），甲型、戊型、丙型肝炎病毒病原学检查均为阴性。B 超示肝弥漫性病变，胆囊内胆汁淤积，脾稍厚，肝内外胆管无扩张。住院 1 周未明确诊断，黄疸继续加重，遂出院找中医专家口服中药治疗。1 个月后病情仍未见起色。

关幼波接诊时，患者面色黄暗，巩膜金黄，两胁胀满，胃脘堵胀、食后加重，呃逆，纳差，大便干、费解，尿色赤如茶，乏力，舌质暗，苔白稍厚，脉沉。生化检查 ALT 46IU/L，总胆红素（TBIL）410.4μmol/L，直接胆红素（DBIL）294.1μmol/L，碱性磷酸酶（ALP）131IU/L，总胆汁酸（TBA）150mmol/L，谷草转氨酶（AST）67IU/L。

诊断：黄疸。

辨证：肝胃不和，湿痰阻滞。

治则：疏肝和胃，利湿清热，化痰活血通络。

处方：茵陈、泽兰各20g，党参、醋柴胡、旋覆花、生赭石、杏仁、橘红、藿香、白术、黄芩、香附、金钱草、草河车、车前子、藕节各10g，白蔻仁6g。7剂，水煎服，日1剂。

药后胁胀、呃逆减，仍纳差、脘堵，黄疸如前。前方加茅根30g，赤芍、白芍各15g，郁金、炒莱菔子各10g。14剂，服法同前。

药后身黄、尿黄明显减轻，脘堵、胁胀消，纳食恢复，面色渐转明亮。复查TBIL68.2μmol/L，DBIL54.1μmol/L。后加生黄芪皮由30g至120g，联合冬虫夏草5g，西洋参10g同服。

半月后黄疸尽退，纳食正常，面色红润，复查TBIL17μmol/L，ALT、AST均正常，以益气养阴、滋补肝肾之剂调养巩固，患者痊愈。

按语：关幼波认为，湿热相搏，入于血分，阻滞血脉，逼迫胆汁不循常道，外溢浸渍肌肤则发为黄疸。湿热蕴毒凝痰，瘀阻血络，黄疸愈甚难消。《素问·调经论》云"病在血，调之络"，血分病变当从络脉入手进行治疗。据此关幼波提出，"治黄需解毒，解毒黄易除；治黄必治血，血行黄易却；治黄要治痰，痰化黄易散"，在前人利湿解毒退黄的基础上，强调化痰活血通络为治疗黄疸的基本治疗原则。方中黄芩、草河车、金钱草、茵陈清热利湿解毒；旋覆花化痰降逆；杏仁、橘红化痰和胃；党参、白术健脾燥湿；藿香芳香醒脾化湿；车前子利水湿；泽兰、郁金、藕节、香附、醋柴胡疏肝理气，活血化瘀。诸药合用，共奏疏肝和胃、利湿清热、化痰活血通络之功。

三、脂肪肝

关幼波治疗脂肪肝遵循湿痰是基础、气血为枢机、病理特点是痰瘀、病位特点是络病、虚证辨证以治本、先期预防最重要的原则。早在20世纪70年代，他就提出脂肪肝的形成属于湿浊凝痰，痰阻血络，治疗应从痰湿论治，并确立了祛湿化痰、疏肝利胆、活血化瘀、以化痰为重点的基本法则，制定经验方：青黛10g，明矾3g，决明子15g，生山楂15g，醋柴胡10g，郁金10g，丹参12g，泽兰12g，六一散15g。

随着疾病谱的不断变化，饮食劳逸、精神情志作为脂肪肝的发病因素逐渐取代了感染性疾病而占据优势。关幼波不断总结治疗经验，后期临床常使用橘红、杏仁、旋覆花、生赭石、白术、茵陈、黄芩、白梅花、藿香、党参、白蔻仁等药物。

关幼波治疗脂肪肝强调辨证施治，其中特别重视气血辨证。脂肪肝的形成多因饮食不节，日久过食膏粱厚味，饮酒过度；或久病体虚，脾气虚而失运；或久坐少动，情志内伤，疏泄失司，日久脾气滞而少健运；或感受湿浊毒邪，脾气困而难运；或气虚、气郁，使气机运行滞涩，水谷精微运化输布不利，停而生湿，聚而成痰，湿痰日久，深入血分，积于肝脏，壅滞肝胆，血行不畅，痰瘀互结，阻于肝络而成。该病发病于气，气滞而湿聚；受病于血，湿痰入血，阻滞脉络，病机转化由气入血。基本病机为湿聚痰凝，痰阻血络。治疗宜从痰湿论治。关幼波治疗脂肪肝一方面行气益气，芳香祛湿化痰，治疗气分之痰，常用橘红、杏仁、柴胡、旋覆花、生赭石、香附、白术、白梅花、藿香、党参、黄精、白蔻仁等药；同时活血补血，养阴祛湿化痰，治疗血分之痰，常用白芍、赤芍、泽兰、生山楂、当归、藕节、丹参等药。

脂肪肝由气机运行阻滞，湿痰内生，湿痰入血，积于肝脏，壅滞肝胆，血行不畅，痰瘀互结，阻滞肝络而成。关幼波认为，治疗应从痰瘀论治，调气化痰活血。治"痰"——痰气同治，治"瘀"——气血两调。痰气同治惯用杏仁与橘红、旋覆花与生赭石这两组对药。

杏仁苦，温，能够下气止咳平喘，和胃润肠消痰。橘红辛、苦，温，能够行气消食宽中，散寒燥湿化痰。两者合用，辛开苦降温通，可行气宽中，升降旁达，调畅气机，断生痰之源；苦燥温散，燥湿化痰，祛已成之痰，共奏理气化痰之功，用于痰气交结病在气分之轻症，无论外感引起的有形之痰，还是久病、疑难重病导致的无形之痰皆可使用。

旋覆花苦、辛、咸，微温，能够下气散结，涤痰开胸，消痞行水，以宣为主。代赭石苦，寒，色红入血分，能够镇逆气，降痰涎，平肝热，以降为要。两药合用，苦辛通降，既调理气机，有升有降，又化痰消壅，有宣有化，为理气降逆、活血化痰的一对良药，用于痰气交阻病在血分之重症。

两对药痰气同治，体现了关幼波"治痰必治气、气顺则痰消"的思想，临床两组相合而用则作用更强。

关幼波临床善用调理气血的药，如白芍、柴胡、赤芍、泽兰、香附、白术、当归、黄精、藕节、丹参等，其中泽兰与藕节为理血治瘀常用对药。泽兰辛散肝郁，芳香舒脾，活血散结通络，善统左右肝脾之血，活血不伤正，养血不滋腻，药力横向作用，对"门静脉循环障碍"有通达之力。藕节入肝、肺、胃经，入肺可升，入胃能降，能行上下通行之血。其通而有节，止中有行散之意，散瘀止血，凉血养血，利水通经，兼有开胃之长，为血中气药，气血兼行。泽兰合藕节，通行全身之血，药性轻灵平和，行血不动血，活血又养血，适用于气滞血瘀的一切证候。

关幼波认为，脂肪肝湿浊内生，聚而成痰，日久入血，积于肝脏，血行不畅，痰瘀互结，阻滞脉络。初病在脉，久而由脉及络，发生传变。肝络损伤，肝体失养，久渐枯萎，形成肝纤维化、肝硬化。因此，治疗伊始，理气化痰活血应强调通透脉络，要顺其性，时时注意疏通，注意保护肝体，恢复肝功能，防其传变。"通"为辨治脂肪肝的主要特点。

"邪之所凑，其气必虚"。关幼波认为，"虚"首先要辨证，抓住疾病的本质，分清因果，辨明是"因病而虚"还是"因虚而病"，从而决定下一步祛邪与扶正的先后与主次关系，做到治病求本。"因病而虚"治疗以祛邪泻实为主；"因虚而病"治疗以补虚扶正为主。脂肪肝"因病而虚"多由情志不舒、肝郁气滞所致，治宜疏肝理气，养血柔肝，药如白芍、柴胡、橘红、杏仁、旋覆花、生赭石、香附、当归、藕节、丹参；湿热外受者则清利湿热，药如橘红、杏仁、柴胡、旋覆花、生赭石、赤芍、泽兰、香附、茵陈、决明子、黄芩、白梅花、藿香、生山楂、白蔻仁、草河车、金钱草。"因虚而病"见脾虚湿盛者，药用白术、白梅花、藿香、党参、黄精、白蔻仁、生黄芪；气阴虚、肝肾不足者，药用白芍、决明子、黄精、当归、丹参、川续断、麦冬、五味子、生黄芪、北沙参、牛膝、西洋参等。

"未病先防，已病防变"是关幼波治疗脂肪肝的理念之一。他根据脂肪肝气失运化、湿聚痰凝的基本病机，根据脾为生痰之源，调配了爽心茶。其主要成分有代代花、橘红、菊花、砂仁、青茶等。其中代代花疏肝理气，健胃化痰消胀；橘红消食理气宽中，燥湿健脾消痰；菊花清热平肝解毒；砂仁芳香化湿，善理脾胃之气滞；青茶清肝，降血脂。该茶口味清香，可醒脾疏气，和胃解胀，祛湿化痰，清除食火。特别适用于暴饮暴食者，饭前饭后饮用尤佳，不仅可以预防脂肪肝的发生，对脂肪肝患者也有一定的治疗作用。如伴高脂血症者，可以决明子10g，生山楂10g，开水浸泡，代茶饮；或决明子90g，生山楂90g，鲜姜10g，米醋500mL，封口7日，每天5mL，日服3次。坚持服用，对降低血脂、预防脂肪肝的发生均具有一定效果。

四、肝硬化腹水

关幼波认为，肝硬化腹水是久病体虚、正不抗邪、水湿内停所致。本病正虚为本，邪实为标。治疗本病，他主张见水不能单纯利水，除应注重补气健脾、疏利三焦以利水外，更要重视活血行气化痰在利水中的作用。因为在腹水形成的过程中，肝郁气滞、气血不畅是水湿停聚的重要环节，湿热凝聚结痰，痰阻血络，则血滞瘀阻，水湿难消。所以他常用补气活血化痰药治疗，药如生黄芪、当归、赤芍、泽兰、红花、益母草、水红花子、藕节、杏仁、橘红；行气活血化痰，加枳壳、木香、香附、郁金；活血化痰软坚，加生牡蛎、鳖甲、地龙、王不留行、阿胶、五灵脂；兼血热者，加牡丹皮、赤芍、白茅根；无热象，酌加肉桂、生姜、干姜、桂枝，以助温运活血，通阳利水；有痞块积聚，加养血柔肝、养阴软坚之品，如当归、白芍、阿胶、鳖甲、龟甲，即所谓欲软其坚，必先柔其性，而很少用三棱、莪术等攻伐破瘀之属。

【验案举隅】

患者，男，65岁，2003年3月25日初诊。

有肝硬化病史6年，曾因胃底静脉破裂出血于附近医院急诊抢救。主诉纳差、两胁胀痛半年，伴气短、乏力，腹胀，双下肢水肿，小便频，大便稀，舌暗红、有瘀斑，苔白腻，脉沉。腹部B超示肝硬化，门脉高压，脾大，腹水。

中医诊断：鼓胀。

辨证：气虚血瘀，水湿内停。

治则：健脾益气，活血化痰，利湿消肿。

处方：生黄芪30g，党参15g，旋覆花10g，煅赭石10g，黄芩10g，炒白术15g，茵陈15g，蒲公英15g，杏仁10g，橘红10g，丹参20g，泽兰30g，当归10g，杭白芍10g，炙鳖甲30g，煅牡蛎30g，香附10g，厚朴10g，大腹皮10g，生姜3g，车前子10g。水煎服，日1剂。

患者服药半个月，诸症减轻，水肿消退。继以益气扶正、活血化瘀、软肝散结法遣方用药。患者坚持服药，随访1年，未见肝硬化并发症发生。

五、胃脘痛

关幼波认为，尽管胃脘痛的病因有气、血、寒、热、湿、食、痰之分，但就临床所见，以郁怒伤肝、气机郁滞、横逆犯胃者多见，总的病机是胃失和降，气机阻滞，故理气和胃为胃脘痛的主要治法。他擅用旋覆花、生赭石、杏仁、橘红、木瓜、香附、砂仁等。旋覆花、生赭石均有理气降逆化痰之功，适用于一切气机不畅、病位在中上焦之症；杏仁、橘红有理气和胃、化痰润肠之功，对气郁痰阻之象用之甚妙；木瓜一般用于治疗风湿痹痛、吐泻转筋之候，有舒筋和络之效。关幼波认为，该药理气化湿和胃之功也著，盖机体津液运行和输布正常贵乎气道通畅，气行则湿化，气滞则湿生，所以与香附相须，可充分发挥理气和胃化湿作用；砂仁和胃之力自不待言。

关幼波善于治血化痰，不仅用于肝胆疾病，也用于大部分临床杂病。他认为，气行血行，血瘀气滞。病之形成必由气及血，气不行则血也不畅，气滞则痰生，瘀血互结，使疾病难以向愈。所以，血行痰化则气行通畅，气机运行则诸脏功能恢复正常，一切问题便可迎刃而解。他用药多选旋覆花、生赭石、杏仁、橘红理气化痰，同时用当归、白芍、丹参、延胡索以活血。旋覆花、生赭石、杏仁、橘红之功用详如前述；当归则善于养血活血，可用于一切与血有关之疾；白芍养肝阴，活血以止痛；丹参重在活血以养血，祛痰以生新，古有"丹参一味，功同四物"之说；延胡索在疏肝的基础上以活血。气行血行，血畅气通，可见活血之法绝非单纯活血，必在活血的同时辅以其他治法，如此效果才能显而易见。

胃为六腑之一，水谷之海。"六腑传化物而不藏"，以通为用，以降为顺，不降则滞，反升为逆。叶天士也云："脾宜升则健，胃宜降则和。"因此，治胃之关键在于胃之通降。降则生化有源，出入有序；不降则传导失职，壅滞为痛为患。然"通"字之意须全面理解。痛有暴、久之分，又有气、血、寒、热、湿、食、痰之异及虚、实之别，故辨证求因，审因论治，不必囿于一法一方。正如《医学真传》云："夫通则不痛，理也。但通之法，各有不同，调气以活血，调血以和气，通也；下逆者使之上行，中结者使之旁达，亦通也；虚则助之使通，寒者温之使通，无非通之之法也。若必以泄下为通，则妄矣。"关幼波善用的理气和胃、活血化痰、消食导滞、健脾益气等法，皆寓有一个"通"字。

关幼波常说，疾病辨证治疗除应注意气血寒热外，更应分析虚实之不同。虚虚实实乃治病之大戒。虚又有因病而虚和因虚而病之分。虚实的主次关系在每个患者的发病过程中又有区别，或以虚为主，或以实为主，或虚实并重。如何正确处理扶正与祛邪的辩证关系是治疗的关键。关幼波初步认为，因病而虚多表现为由实转虚的过程；初期多表现为以实为主，此时多须祛邪，治疗原发疾病，即以治本，邪祛则正安。疾病进一步发展则会出现虚实夹杂的情况，若正气尚支，则治以祛邪为主，兼以扶正；若正虚邪弱，则以扶正为主，祛除余邪为辅，扶正以助祛邪，祛邪即为扶正。当疾病后期，患者往往正气不支，有欲脱之象，此时又急当扶正救脱为先。当然因病致虚并不都是由实转虚的典型过程，也有其他情况。因虚致病很多为素体禀赋不足，加之兼感外邪，正气不足，功能不健，而产生所谓"实"的病理产物，多表现为虚实夹杂之候，此时就应虚实兼顾，且以扶正为主治本。总之，要体现中医"急则治标、缓则治本"的原则。

关幼波认为，中医必须充分发挥其辨证论治及整体观念的特点，但也不是完全排除西医学知识，应灵活掌握辨证与辨病，首先要注重辨证。如对于溃疡病，关幼波认为，溃疡形成之前，病在气分，多表现为肝郁气滞、胃失和降之象；溃疡既成，则病在血分，辨证多为肝胃不和，气滞血瘀，痰阻血络，疼痛多表现为固定不移。此时他多在理气和胃的同时加以养血活血，并用阿胶珠、白及、三七粉等药研末装胶囊让患者吞服，以保护胃黏膜，促进溃疡面愈合。这就是辨证为重点，辨病为辅佐。又如胃癌，他常加用白花蛇舌草、半枝莲，西医药理研究证实，这两味药均有抑制或杀死癌细胞的作用。膈肌痉挛，他常用刀豆子、生瓦楞子、藕节以缓解平滑肌痉挛等。这是关幼波长期临床积累的宝贵经验。

古人云"三分治疗七分养"。此"养"即自身调理之意，关幼波将自身调理分为饮食调理和情志心理调节。胃脘痛一病有喜暖等特点，多伴有消化不良表现，寒凉之品能刺激胃黏膜，使胃部不适加重，故他主张服药时要忌生冷、辛辣、油腻，避寒凉，且最好少食多餐。这是因为寒凉生冷之品易伤脾胃之阳，导致运化之力无权，蕴湿生痰，滞于中脘；辛辣之品易导致病邪化热，形成湿热之证，使疾病缠绵难愈。少食多餐则有助于食物腐熟消化，使人体更多地吸收营养。患有萎缩性胃炎、胃癌等胃酸分泌过低的人更应如此。特别在疾病后期，饮食调理就显得更为重要。另外情志心理调节也不能忽视。关幼波认为，情志因素可影响神经内分泌系统，导致体内生物化学物质即内环境发生改变而导致疾病的发生。在治病的同时，调节情志、少郁怒不失为治疗本病的一大法宝。

六、痢疾

对于"痢无补法"关幼波有独特的见解，并研制出临床验方。药物组成：白头翁 10g，大黄炭 10g，秦皮 10g，黄芩 10g，生地黄炭 10g，白芍 15g，当归 10g，香附 10g，牡丹皮 10g，焦槟榔 10g，阿胶珠 10g，白茅根 30g，木香 6g。

方中白头翁清热解毒凉血；秦皮清热涩肠止泻；大黄荡涤肠胃积滞，且可止血；黄芩、白茅根清热利湿；生地黄炭、牡丹皮、阿胶珠、白芍、当归为血分药，凉血活血，养血和血，兼以止血；木香、香附、焦槟榔为气分药，行气醒脾，消食导滞。热势较盛加蒲公英、马齿苋、赤芍解毒和营；热入营血，见高热神昏加紫雪散开窍醒神，清营凉血；湿重身重，纳呆，苔白腻加藿香、薏苡仁健脾利湿。

关幼波认为，腹痛、里急后重，或大便不爽、大便带有黏液均说明大肠湿热积滞不通，可采用通下导滞之法，无须顾虑药后大便次数增多，而是要详细询问便后是否有畅利感。待积滞清，就可根据情况调理脾胃。

对于慢性痢疾，虽已正虚，但仍要辨清湿热积滞是否已经清除，若没有清除，则"通因通用"之法不可弃之不用。如果补之过早，则会闭门留寇，后患无穷。慢性痢疾因病程日久，耗伤正气，虚象易于暴露。若见少腹坠胀，大便不爽，或大便带有黏液，或里急后重者，可以认为是湿热或寒湿积滞未清、腑气不畅的依据。治疗时或于方中加通下之品，或先攻而后补，绝不能被虚象所迷惑，犯"虚虚实实"之大忌。

有时虽不是同一种病（如慢性溃疡性结肠炎、慢性肠炎等），但病理实质相同，即同样出现湿热或寒湿蕴于大肠的证型，此时也应根据矛盾的共性，照顾到特殊性，异病同治，采用"通因通用"之法治疗。通常，伤于气分者为白痢，伤于血分者为赤痢，气血俱伤者为赤白痢。疾病虽不同，但它们有共同的病理基础，所以均可使用"通因通用"法则，但绝不能单纯使用补法。由于每个病例有其特殊性，存在同中有异、异中有同的情况，故而有的可先攻后补，有的可攻补兼施。

总之，湿热或寒湿滞非攻不去。虽有正虚，乃因病而虚，治病必求本，"通因通用"之法不可忽视。另外，关幼波治疗痢疾，除遵崇"痢无补法"外，还认为所谓"无补法"并非一律祛除补法，而是要正确处理正与邪的辩证关系，合理而正确地使用下法与补法。有时需先攻后补，有时需攻补兼施。而补法，除了补气、补脾、补胃外，还包括对脾胃功能的调理。调理脾胃功能，使其能行使正常的消化功能也是补法。所以"痢无补法"，除了强调"通因通用"的作用之外，还要求正确、及时、辨证地使用攻法与补法，做到机动灵活地辨证用药乃治痢的上策。

【验案举隅】

案1 某男，43岁。

主诉：腹痛下坠、解脓样便两天，每天 3～5 次，排便时腹痛加剧，乃外出饮食不洁所致，伴全身关节酸痛、夜间微热、食欲不振。化验大便肉眼所见为黏液脓样便。

西医诊断：急性菌痢。

中医诊断：湿热痢。

辨证：脾胃虚弱。

治则：清利湿热，解毒导滞。

药用白头翁、马齿苋、秦皮、枳壳、川黄连、酒黄芩、焦槟榔、黄柏、大黄等。服药 1 剂，大便畅，腹痛、里急后重感减轻，但大便仍稀。2 剂后，大便次数减为每天两次。3 剂后，大便成形、日 1 次，腹痛消失，食纳转佳。

上方稍佐白术、茯苓等又服 3 剂，化验大便显示一切正常，临床痊愈。

按语：关幼波治疗急性痢疾，首重清热利湿，解毒导滞，以通为用，适当佐以调和气血之品，常以《伤寒论》白头翁汤为主化裁。白头翁苦，寒，有清热凉血解毒之功，走大肠，专清血分湿热，为治赤痢之要药，兼能达表，宣散毒热，伴发烧者用之更宜；秦皮苦、涩、寒，清热燥湿，微有收敛作用，走里兼能消化肠中湿热，二者配伍，相得益彰；黄柏、黄连、黄芩苦寒清热，三黄并用，三焦俱清，以求治病彻底。痢疾多表现痛急、热盛、毒深，非药重力专不足以直折其势。要注意避免急性期治疗不彻底，或过早投用固涩之品，致留有余邪，后患无穷。另外，治痢要重视调气和血，即所谓"气调则后重自除，血和则脓血自止"。

案 2 某男，29 岁。

主诉腹泻伴里急后重 3 年余。3 年来，腹泻反复发作，重时日行 10 余次，伴腹痛、里急后重，大便有黏液。诊为慢性痢疾。经多种中西药物治疗，迁延未愈。现大便日解 5～7 次，舌苔白腻，脉沉弦。

诊断：痢疾。

辨证：脾胃虚弱，湿热蕴结。

治则：清热导滞，缓调脾胃。

药用大黄、黄连、秦皮、牡丹皮、赤芍、白芍、木香、酒黄芩、败酱草、生姜、白头翁、焦三仙、六一散、银花炭。

两剂后，便下黑色黏液。3 剂后，大便渐转黄色软便，1 天 3 次，腹痛止，下坠感消失。大便检查白细胞偶见，红细胞消失。上方去大黄、木香，加苍术、白术、伏龙肝、青皮、陈皮健脾温中，行气燥湿。7 剂。药后诸症皆除。随访半年，未见复发。

按语： 对于慢性痢疾，无论"因虚而病"抑或"因病而虚"，多为湿热不净、中阳不足、食滞不化所致。只要不是正气虚疲太过，均可先清解导滞通下。因为邪留肠胃，补之无益。关幼波一般以白头翁为主，加大黄以通为要。特别对一些久痢尚有黏滞不化、里急后重、肛门灼热者更属必要，切不可拘于"久病必虚"而进补剂，需待滞清再议健脾和中，调理肠胃，以善其后。

七、治疗肝病常用药对

关幼波治疗肝病注重气血、痰浊、瘀血辨证，临证善用药对。

1. 醋柴胡—酒黄芩

关幼波用此药对每用每验，常用剂量 10～15g，为寒热并用、攻补兼施、升降协调之剂，日 1 剂。他专用醋制柴胡，以酸入肝；伍酒黄芩，以解表退热，疏肝理气，开郁泻火解毒。二药一升清阳，一降浊火，升清降浊，调和表里，和解少阳，清少阳三焦之邪热甚妙，泄肝胆之热益彰，能调转阴阳升降之枢机。凡肝、胆、胰、脾之疾皆可用，所谓少阳百病此为宗。

2. 旋覆花—生赭石

此对药出自《伤寒论》旋覆花代赭石汤。常用剂量 10～15g。诸花皆升，旋覆独降。旋覆花为降气之灵药，味甘、苦、辛、咸，性微温，入肺、脾、胃、大肠经。本品苦降辛散，咸以软坚消痰，温以宣通壅滞，善于下气散结，宣肺平喘，行水消痰，长于降逆止呕。生赭石味苦，性寒，入肝、心经，苦寒质重，苦能清热，寒能泻火，重以降逆，善走心、肝血分，可镇逆降气止呕，平肝息风，凉血止血，降气平喘。旋覆花以宣为主，代赭石以降为要，二药伍用，一宣一降，宣降合法，共奏镇逆降压、镇静止痛、下气消痞、豁痰开胸之功。宗气为血之帅，气升血亦升，气降血亦降之理，旋覆花、代赭石伍用，可治疗气血并走于上导致的面红耳赤、头晕目眩及吐血、衄血诸症，还可用于肝着之症。两药合用，可以治疗一切气机不畅、病位在中上焦的病证。

3. 生黄芪—党参

常用剂量党参 10～30g，生黄芪 15～120g。关幼波认为，生黄芪能补一身之气，兼有升阳、固表止汗、利水消肿作用，对于贫血、浮肿、体虚多汗、身体困倦无力、气短、阴虚不足等均有显著疗效。党参补气兼能养血，可用于气血两虚、气短心悸、疲倦乏力、面色苍白之症。二者配伍应用，可健脾益气，调补肝肾。他常用大剂量生黄芪补气利水，配伍党参健脾益气。元气充足，方可抵御病邪，体现了关幼波注重补益元气的学术观点。

4. 酒黄芩—炒白术

常用剂量 10 ～ 15g。酒黄芩味苦，性寒，归肺、胆、脾、大肠、小肠经，可清热燥湿，泻火解毒，止血安胎，降血压，用于湿温、暑温见胸闷呕恶、湿热痞满、泻痢、黄疸、肺热咳嗽、高热烦渴、血热吐衄等。炒白术味苦、甘，性温，归脾、胃经，功能健脾益气，燥湿利水，止汗安胎，用于脾虚食少、腹胀泄泻、痰饮眩悸、水肿、自汗、胎动不安等。两药伍用，清热燥湿，健脾益气，用于治疗肝热脾虚型肝病效果明显。

5. 杏仁—化橘红

常用剂量 10 ～ 15g。杏仁祛痰止咳，平喘，润肠，下气开痹。化橘红味苦、辛，性温，归肺、脾二经，功能化痰理气，健脾消食，消痰利气，宽中散结。两药配伍，辛开苦降，醒脾开胃，通利三焦，化痰和中。关幼波言，"用杏仁，不单因其可治咳嗽、化痰，开胃作用也非常好，还有润肠作用。橘红也化痰，讲究用七爪红（大柚子），化痰开胃比陈皮好得多"。关幼波治疗肝病十分注重痰瘀理论，认为本病日久多有痰瘀，故遣方用药强调使用化痰开郁之品。并指出，化痰之药种类繁多，包括化热痰、寒痰、湿痰等，有的化痰药偏于寒凉泻下，有的化痰药燥热伤阴。他喜用杏仁配化橘红，言其性质平和，能够理气化痰解郁，治疗气郁痰阻型肝病效果甚佳。

6. 丹参—泽兰

常用剂量 10 ～ 30g，多用于瘀血型肝病，特别是肝硬化瘀血阻络证。关幼波认为，丹参养血活血，泽兰能通肝脾之血，两药伍用，活血而不伤血，养血而不逆血，畅通肝脾血络，化瘀通络。治疗肝硬化腹水，他重用泽兰通肝脾之血，而不是单纯地利尿消除腹水，是以活血利尿、扶正化瘀为法，使瘀血祛，经络通，小便利。

7. 炙鳖甲—煅牡蛎

常用剂量 15 ～ 30g。常用于肝病日久、深入血分、瘀血阻络的中晚期患者，如肝硬化腹水、脾大等。牡蛎咸、寒，涩，入肝、肾经。贝壳质重，煅后入药，可以软坚散结，制酸止痛，平肝潜阳，收敛固涩，重镇安神。鳖甲咸，平，入肝、脾、肾经，能滋肝肾之阴而潜浮阳，养阴清热，散结消痞，清骨间邪热。两药伍用，可以软肝散结，活血化瘀，且有养护阴精的作用。

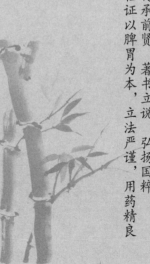

谢子衡

传承前贤，著书立说，弘扬国粹
临证以脾胃为本，立法严谨，用药精良

医家简介

谢子衡（1916—2011）1916年生于北京。12岁拜宫廷画师许崇勋为师学习山水画技法，后入中国画研究会，师从溥心畲、秦仲文、周肇祥，并与吴镜汀切磋画技。19岁拜京城"四大名医"之一汪逢春为师，深学中医。曾就读于国医讲学所。新中国成立后进入中医进修学校学习，25岁取得由原卫生部李德全部长颁发的中医资格证书。取得医师资格后，汪逢春不许他挂牌开业，而是跟其他弟子一样，把他留在自己身边继续观察，嘱咐他遇有疑难多向别人请教，诊治患者不可粗心大意。

让谢子衡感触深刻的还不止这些，跟师期间，汪逢春经常跟同道一起讨论病例。在西河沿行医时，每月逢初一、十五他都会停诊讨论病例。遇有疑难大症，有时会邀请著名西医刘士豪、方石珊、汪国桢一起讨论，学生们则在一旁恭听记录。平时会诊汪逢春常请林巧稚、田凤鸾，皮科会诊常请赵炳南。他常说，不能"抱残守缺，孤陋寡闻"。

在汪逢春身边，谢子衡不仅学到了知识还开阔了眼界，如到西鹤年堂看标本、实习制药过程；到窑台看锯鹿茸，到天坛复泰参茸庄看制茸。汪逢春常对弟子说，"自古医药不分，医生必明药物制法，才能心中有数。要知道什么叫酒炒当归、吴茱萸制黄连，前胡为何用麻黄水炙等，明乎此，临证时才能得心应手"。

新中国成立后，在谢子衡的倡导下，黄土岗联合诊所成立，他在诊所任中医师和所主任。1954年调北京第七医院中医科。1956年调北京医科大学附属平安医院任中医科主任、主任医师。除教学外，他还进行实验研究。先后出版论著《中医治疗急性阑尾炎》《中医学治疗肝硬化的临床观察》。1966年他随平安医院支援西北外迁至甘肃，分配在酒泉钢铁公司职工医院中医科工作。

退休后，谢子衡受聘于北京阜成门医院，后又受聘于北京同仁堂本号专家特需门诊和北京鼓楼中医医院京城名医馆。谢子衡擅长治疗甲状腺疾病、内分泌疾病、肝胆病及中医内科和妇科等疑难疾病，如疲劳综合征、更年期综合征、月经紊乱、肝硬化、肝腹水、乙型肝炎、酒精性肝病、胆囊炎、胆结石、糖尿病、垂体瘤等。尤以治疗肝胆消化性疾病见长。他认为，脾胃乃气血化生之源，五脏之精气皆赖脾胃运化、转输，皆需脾胃化生后天水谷精微的补充，若脾胃化源乏竭则疾病至矣。

谢子衡不但医学成就显著，还是位丹青高手，跟启功、黄均、田世光学习书法，书法作品在故宫博物院古物陈列所陈列。很多作品被人民大会堂和天安门管理局收藏，香港著名收藏家石景宜也特别收藏了他的作品。2011年6月30日谢子衡在北京逝世，终年96岁。晚年电视台多处采访他，问他养生秘诀是什么？他说要有"清心淡泊"的处世理念，"发愤忘食，乐以忘忧，不知老之将至"是他的人生座右铭。

学术思想

一、以脾胃为本，辨证细腻，立法严谨

汪逢春擅长治疗时令病及胃肠病。诚如谢子衡编纂的《泊庐医案》所言："盖吾师于诸杂病，经验宏富，方案多有奇效。"经云："有胃气则生，无胃气则死""浆粥入胃，泄注止，则虚者活"，就是强调脾胃的重要性。谢子衡继承汪逢春的诊疗特色，善治时令病和胃肠病。他认为，时令病和胃肠病多因劳倦过度、饱饥无时、贪凉饮冷、恣食肥甘、过嗜辛辣、食饮不洁等引起。病势来之虽急，但治疗得当，则邪祛也速。若疾病迁延，累及五脏六腑，则祸不旋踵。对于时令病、胃肠病，他审其虚实寒热，辨证细腻，立法严谨，组方灵活，用药轻灵，常用淡附片、淡吴萸、淡干姜、鲜煨姜、紫油肉桂温中；党参、薏苡仁、炙甘草、连皮苓、红枣、秫米、陈廪米、建莲肉等补益脾气、脾阴；焦苍术、川厚朴等燥湿健脾；木香、枳壳、新会皮、香橼皮、玫瑰花、鲜藿香、鲜佩兰等芳香化浊，疏肝理气和胃；砂仁、蔻仁等醒脾开胃；生熟谷麦芽、枣槟榔、范志曲、鸡内金等化滞和中。他还喜用成药，如加味保和丸、枳术丸、越鞠丸、香砂养胃丸等入汤剂同煎，以增强疗效。通常单味药用量在一钱至三钱之间，药味不过十味，成药入煎剂三至六钱，方药并不奇特，皆医者习用之品，且味少量轻，然疗效卓著，所谓"轻可去实"，用药精良者也。

二、用药精良，独具匠心

1. 炮制及处方用药注意药物间相须、相使、相杀、相畏等关系

入煎剂用时，他常注明某药与某药同炒，或某药与某药同打烂，药物伍用颇有"药对"之意。有的取古方、经方配伍之原旨，有的依本人临证经验搭配；有的意在去性取味，有的意在去味取性，均颇具匠心。如香豆豉与焦山栀同炒，取栀子豉汤之意，以清胸膈之热；厚朴与黄连同炒，用黄连之寒监制厚朴之温，意在

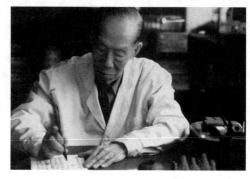

◎ 谢子衡书写处方

宽中行气，苦以燥湿；枳壳与桔梗同炒，一升一降，用于肺失宣肃咳喘之症；大豆卷与秦艽同炒，有宣散解表、清泄虚热之功；绿茵陈与焦山栀同炒，取茵陈蒿汤之意，有清利湿热之功；桑枝与丝瓜络同炒，宣痹通络；建泽泻与赤苓皮同炒，两者协同，健脾利尿；松子仁与大麻仁同炒，两者协同，甘润和中，润肠通便；全瓜蒌与薤白头同打烂，仿瓜蒌薤白白酒汤之意，有宽胸通痹之功。谢子衡常说：这是汪逢春先生的用药经验，今天仍可师可法。

2. 善用药物粉剂装胶囊，与汤剂同服

有的药物入煎后，有效成分被破坏，影响了药力发挥；有的药物价格昂贵，入煎需量大，有浪费之嫌，或患者苦于负担过重；有些药物不宜入煎，多装入胶囊，随汤吞服。这种少量吞服的方法，既节约了药材，又能充分发挥药效，简捷、方便、价廉，利民利病，开辟了新的给药门路。据不完全统计，仅《泊庐医案》一书，使用胶囊装药随汤同服者就达 75 处之多。

3. 视病情出入，选定多种配方随机应用

如治疗湿温病供选配方：羚羊角尖 0.3g，太乙玉枢丹、白蔻仁各 0.6g；白蔻仁、太乙玉枢丹、酒大黄各 0.6g；白蔻仁 0.6g，生熟大黄各 1.2g；香犀角、白蔻仁各 0.6g，香犀角、真郁金各 0.6g，酒大黄、白蔻仁各 0.6g。这些配方皆分研细末，装入胶囊，随汤药分两次送服。

镇惊息风常以琥珀抱龙丸、太乙玉枢丹各 0.6g，薤白头 1.5g，研细末，装小胶囊中匀两次送下；妊娠恶阻、饮水即吐者，以明矾、食盐各 0.3g，装入胶囊内服用；呕吐酸苦水者，以白蔻仁 0.6g，枯矾、食盐各 0.3g，装入小胶管内

服用；食后上泛者，以落水沉香 0.3g，白蔻仁 0.6g，食盐 0.3g，共研细末，装入小胶管内同服。其中，食盐以大粗盐研细为佳，不用精制盐和再生盐。因这两种盐服后舌根有涩感，不舒服。食盐不可炒用，如炒成胡盐，服之坠气。泄泻者，常用上上落水沉香末二分（即质量好的沉香），白蔻仁二分，同研细末后装入胶囊，随汤服下。口中黏腻苦涩者，用莲子心、沉香、食盐各一分，装小胶囊吞服。由此可见，谢子衡治病配方十分灵活，视病情而定，可谓变通有方，圆机活法。

4. 喜用曲类

例如，沉香曲、范志曲、霞天曲，治疗肠胃病应用曲类自不待言，对一些杂病的恢复期，谢子衡善后调理时尤多于方中加入曲类药物，意在振奋胃气，开胃进食，增强体质。

5. 善用鲜品药物

谢子衡临床用药常用鲜藿香、鲜佩兰、鲜枇杷叶、鲜菖蒲、鲜荷叶、鲜佛手、鲜西瓜翠衣、鲜芦根、鲜柠檬皮、鲜竹叶、鲜煨姜等。鲜品有干品不可比拟的优点，一些轻宣疏解的药物，鲜品芳香之气较大，取其芳香化浊之力较强。鲜品的植物精汁较丰富，谢子衡认为，暑温证及温病滋阴尤以鲜品效佳。

6. 成药入煎剂

谢子衡认为，中成药入煎剂同煎，既能起到协同或佐药的作用，又可弥补单纯汤剂的某些不足。用汤剂以解决主要矛盾，丸药入煎以解决次要矛盾，有主有从，并行不悖。他常用的入煎剂的中成药有越鞠保和丸、香砂六君子丸、枳术丸等。

三、创学会之先河，弘扬国粹

谢子衡追随老师创建国药会馆讲习所的宗旨是：夫我国医药，肇源岐黄，有五千年之历史，与国粹之悠久。圣经良方，昭煌在世，医者尽一己之颖悟，得其中之奥旨。迨至后世，固陋成风，各自为政，秘不传人。门户之见日深，吾道之旨益晦，自西术东来，相形见绌。然医者仁术也，苟利于世，不应自秘，应宜群策群力，黾勉事功，集思广益，共同研讨，精益求精，发前人所未发，庶可抗衡于世，不致日趋凌替也。兹者本会成立，将本市所有各医学会，罗致一堂，为整个之学术团体。以期保存国粹，流通新旧学识，阐曩昔之未明，为前途之砥柱。逢春才力绵薄，学识浅陋，谬承推为会长，再三固辞，不获所请，惟有追随诸君子之后，兢兢业业，免致陨越，以副同道之望。第思学术之交替，必赖文字之绍介，俾审辨是非，共谋进展。于是与同会诸君再三筹商，发行月刊，为不可稍缓须臾之事，定名为《医药月刊》。推举赵君树屏，安君干青，为编辑主任。二君学术渊博，品学兼优，为同人所钦仰。经一月之筹划，始得出版，供诸君之参阅。凡我会员，皆可尽量投稿，发挥深邃。并附会员介绍一栏，各会员之擅长与心得之秘，公诸同道，不但益于社会，且可利己种福耳。明春将组织医学研究班，临床疑似之症，或学术研究，皆可召集讨论，以广见闻，亦可补刊物之不足也。再同人感于此次军事之后，药价骤增，贫者无力求医，良可憾也。本会将于来春创办施诊处，医药并施，为利济之旨。今刊行伊始，克底于成，诸待勖励，尚希贤达暨同道诸君时锡教言，曷胜欣幸。逢春职务所羁，终日埋首方案，刻无余间。此次会务进展，皆赖诸君子之援手，非鄙人之所力逮也。以待来年，诸事就绪，决计引退，日夕聆教于议席之末，斯愿足矣。

四、传承前贤，著书立说

谢子衡曾建议汪逢春编一本临证病案。汪逢春开始不大理会，说以后再说吧。

一次有位患者来诊，之前患者曾多次来诊，每次都留有底方，查起来很方便，诊治也很快捷。于是谢子衡再一次建议汪逢春编医案。在他的多次建议下，汪逢春终于同意了，并嘱谢子衡负责，要求"务求其实用，毋事虚饰"。

谢子衡找到师弟吴子祯、李建昌、秦厚生、刘明岩商量，他们各总结一类病例，最后有谢子衡总编辑。后来冯仰曾、岳中谦、张百塘也参与进来。他们每晚抄录一部分，第二天一早交给谢子衡。谢子衡再回家抄录筛选，把方子再分类，总结一部分请老师校对一部分。1941年初书稿终于编辑完成，因为老师的书斋叫"泊庐"，故谢子衡和老师商定书名为《泊庐医案》。该书1941年3月付梓，算是为老师留下的一点宝贵文献吧！

谢子衡的师弟张绍重是汪逢春的义子，拜于四大名医之一的萧龙友门下。2002年，由他编写的《汪逢春传》在专病论治中针对个别病证引用了《泊庐医案》的内容，并在医案后加了"按"。该书于2008年由人民卫生出版社出版。《泊庐医案》可以说是研究汪逢春中医理论的唯一著作。

附：《泊庐医案》撷萃

业师逢春先生，吴门望族，悬壶京市逾三十年。吾夫子儒而医者也，功受业于吴中名医艾步蟾太夫子之门，精究医学，焚膏继晷，三更不辍。泊卒业，复博览群籍，虚怀深求。壮岁游京，述职法曹。又奉手于力轩举太夫子门下，学敬相资，益洞一方，故诊疾论病循规前哲，而应乎气候方土体质，诚所谓法于古而不泥于古者也。每有奇变百出之病，他医束手者，夫子则临之自若，手挥目送，条理井然，处方治之，辄获神效。余等忝列门墙，天资浑噩，从师有年，愧无所得。民国二十五年冬，奉师命组织同砚小集，授课之余，互相研讨，凡《内》《难》《伤寒》《金匮》等书，次第理董。二十七年春，吾师更于例假之日，携诸弟子登北海琼岛，假揽翠轩，杯酒言欢，讲授诸书，或共载一舟，荡漾太液池中，师生同游，其乐何如。春风时雨之化，固不仅一日之长，终身之奉也。兹值北京市医学讲习会第一班毕业典礼之期，谨将夫子医案分门别类，编辑一册，分赠同人，以为纪念，嗣后再为续选。此次医案之刊行，意在存真，非为立言著说。盖吾师于诸杂病，经验宏富，方案多有奇效，余等不欲承技怀私，故将夫子所诊原案誊录刊印，未敢稍加更动，公诸社会，以供研讨，尚希同道贤达，不吝珠玉，赐以教言为祷。

民国三十年三月下浣受业：谢子衡 李建昌 吴子祯 刘琪 刘鸿诂（明言）张百塘 于传岩 王植楷 秦厚生 赵志权 李鼎铭 岳中谦 冯仰曾 吴拱贤 孙云生 赵绍琴 王录坤 李辰生等谨序于国医分会

临床经验

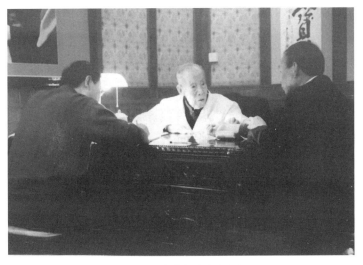

◎ 谢子衡在家为患者诊病

一、暑湿

案 1 杨某，25 岁，7 月 21 日初诊。

身热二十余日，恶心腹痛，大便溏泄，咳嗽胸闷，闭目则谵语，神志昏沉，舌苔垢厚，两脉细弦滑数。气郁不舒，暑湿蕴阻，势将内陷，亟以芳香宣解。

处方：鲜佩兰钱五（后下），鲜藿香钱五（后下），嫩前胡一钱，真郁金三钱，鲜枇杷叶三钱（布包），制厚朴钱五，川连七分（同炒），枳壳钱五，苦梗一钱（同炒），苏子钱五，通草钱五，越鞠保和丸五钱（布包），大豆卷二钱，鲜菖蒲三钱（洗净），姜竹茹三钱，赤苓块四钱。太乙玉枢丹二分，香犀角一分，两味同研末，以小胶管装好，匀两次药送下。

7 月 22 日二诊：身热渐退，神志略清，夜间仍谵语，咳嗽，胸膺掣痛，泛恶不止，舌苔垢厚，两脉细弦而滑，再以辛香宣达，肃降化痰。

处方：鲜佩兰钱五（后下），鲜藿香钱五（后下），鲜菖蒲三钱（后下），香豆豉三钱，焦山栀钱五（同炒），全栝楼五钱，薤白头三钱（同打），鲜枇杷叶三钱（布包），越鞠保和丸五钱（布包），真郁金五钱，枳壳钱五，苦梗一钱（同炒），象贝母四钱（去心），制厚朴钱五，川连七分（同炒），鲜佛手三钱，香犀角一分（研细末，装胶管，匀两次送下）。

7 月 24 日三诊：身热退，咳嗽亦止，神志已清，夜寐甚安，胃不思纳，舌苔渐化，两脉细弦而滑，病已向愈，再以宣肃和中。

处方：家苏子钱五，象贝母四钱（去心），鲜佛手三钱，枳壳钱五，生紫菀一钱，厚朴花钱五，全栝楼五钱，真郁金钱五，鲜枇杷叶三钱，越鞠保和丸四钱（同布包），焦麦芽四钱，赤苓块四钱。

案 2 柯某，13 岁，6 月 23 日初诊。

头痛，形寒身热，恶心欲吐，舌苔厚腻，两脉弦滑数。暑邪外袭，内停饮食，拟芳香宣达。

处方：鲜佩兰钱五（后下），鲜藿香钱五（后下），制厚朴钱五，川连七分（同炒），大腹皮三钱（洗净），焦麦芽四钱，枳壳钱五，苦梗一钱（同炒），白蔻仁钱五，赤苓皮四钱，大豆卷三钱，西秦艽二钱（同炒），鲜佛手三钱，新会皮钱五方，通草钱五。太乙玉枢丹二分，酒制大黄二分，二味同研，以小胶管装好，匀两次药送下。

6 月 23 日二诊：头痛、寒热均退，恶心亦止，大便溏泄 4 次，舌苔未化，左脉细数，右部弦滑。余邪未清，中有饮滞，再以芳香疏通。

处方：鲜佩兰钱五（后下），鲜藿香钱五（后下），制厚朴钱五，川连五分（同炒），焦薏米四钱，赤苓四钱，大腹皮三钱（洗净），保和丸四钱（布包），建泻二钱，大豆卷二钱，鲜佛手三钱，焦麦芽四钱，通草钱五，麸枳壳钱五。太乙玉枢丹一分，白蔻仁二分，两味同研，小胶管装好，匀两次药送下。

案3 唐某，女，15岁，7月24日初诊。

头痛，形寒身热，肌肤干涩，无汗，泛恶欲吐，腹部阵痛，舌苔垢厚，两脉细弦滑数。饮食内伤，暑邪外束，拟芳香疏化，防其逆传。

处方：陈香薷七分（后下），鲜佩兰钱五（后下），鲜藿香钱五（后下），制厚朴钱五，川连七分（同炒），制半夏三钱，白蔻仁钱五，大腹皮三钱（洗净），枳壳片钱五，苦梗一钱（同炒），姜竹茹三钱，新会皮钱五，鲜煨姜七分，苦杏仁三钱，大豆卷三钱，焦麦芽四钱，鲜佛手三钱，太乙玉枢丹二分（研末，小胶管装好，匀两次送下）。

7月25日二诊：药后得汗，诸恙均减，大便通，小溲不畅，腹痛虽缓，气坠后重不止，舌苔未化，两脉弦滑。暑邪渐解，积滞未化，再以芳香疏通，防其转痢。

处方：鲜藿香钱五（后下），鲜佩兰钱五（后下），制厚朴钱五，川连七分（同炒），鲜佛手三钱，焦麦芽四钱，赤苓皮四钱，花槟榔三钱，鲜煨姜七分，生熟赤芍各钱五，建泻片三钱，煨葛根七分，保和丸四钱（布包），麸枳壳二钱，木香一钱。上上落水沉香末二分，白蔻仁末二分，两味同研，小胶管装好，匀两次送下。

二、湿温

邢某，21岁，9月4日初诊。

身热，头痛如裂伴项强，一身拘挛，呕吐，大便七日未通，舌苔垢厚，两脉弦滑而数、重按无力。病甚重，势将痛甚致厥，以金匮法加减。

处方：煨葛根一钱，姜竹茹三钱，九孔石决明一两（先煎），连皮苓四钱，鲜佩兰钱五（后下），枯子芩钱五，紫贝齿一两（先煎），建泻片三钱（后下），鲜藿香钱五（后下），龙胆草七分，丝瓜络三钱，桑枝一两（同炒），大黄炭钱五（后下），香豆豉四钱，焦山栀钱五（同炒），白蒺藜三钱，羚羊角尖一分（研细末，匀两次冲服）。

9月5日二诊：头痛如裂，项强身热拘挛，呕吐不止，大便八日未通，舌苔垢黄而厚，两脉弦滑而数。暑邪外袭，内停饮食。病五日逆传脊髓，幸神志尚清，以宣化通腑，釜底抽薪。

处方：煨葛根一钱，制厚朴钱五，川连七分（同炒），全瓜蒌一两，枳实二钱（同炒），白蒺藜三钱（去刺），酒制大黄钱五（后下），香豆豉四钱，焦山栀钱五（同炒），明天麻三钱，三角胡麻三钱（同炒），紫贝齿一两（先煎），姜竹茹二钱，嫩前胡钱五，苦丁茶三钱，甘菊二钱（同炒），苦杏仁三钱（去皮尖），新会皮钱五。羚羊角尖一分，太乙玉枢丹二分，白蔻仁末二分，三味同研细末，小胶管装好，匀两次开水送下，药先服。

9月6日三诊：头痛略减，呕吐不止，身热不退，腹部按之作痛，大便未解，舌苔白质绛，两脉细弦且滑。伏暑水湿蕴蓄肠胃，上迫脑系，治以辛香苦降，佐以泄化肺肝。

处方：香豆豉五钱，焦山栀钱五（同炒），制厚朴钱五，川连七分（同炒），白蒺藜三钱（去刺），焦苡米四钱，嫩前胡钱五，姜竹茹三钱，枳实钱五，苦梗一钱（同炒），大腹皮三钱，鲜佩兰钱五（后下），新会皮钱五，佛手片三钱，方通草钱五，赤苓四钱，建泻片三钱，酒大黄钱五（后下）。羚羊角尖一分，太乙玉枢丹二分，食盐一分，三味同研，小胶管装好，用鲜煨姜五分，佛手片三钱煎汤，匀两次送下，药先服。

9月7日四诊：头痛减，大便通而甚畅，呕吐不止，身热依然，小溲艰涩，舌苔垢黄且厚，两脉弦滑且数。病七日，夙垢太多，伏暑蕴蒸。拟辛香通腑，今交一候，能得热退为吉。

处方：香豆豉五钱，焦山栀钱五（同炒），制厚朴钱五，川连七分（同炒），佛手片三钱，保和丸五钱（布包），赤苓皮四钱，嫩前胡钱五，全瓜蒌五钱，枳实钱五（同炒），新会皮钱五，花槟榔三钱，建泻三钱，鲜佩兰钱五（后下），姜竹茹三钱，白蒺藜三钱（去刺），焦薏米三钱，酒大黄钱五（后下），方通草钱五。羚羊角一分，太乙玉枢丹二分，食盐一分，三味同研细末，小胶管装好，用鲜煨姜五分，佛手三钱煎汤，匀两次送下，药先服。

9月8日五诊：头痛减，身热渐退，呕吐亦止，口渴不引饮，心中烦热，大便未能再解，小溲短少，汗泄只见上身，舌苔白腻垢厚，两脉细滑。病八日，已见转机，拟以前法加减。

处方：香豆豉四钱，焦山栀钱五（同炒），白蒺藜三钱（去刺），连翘三钱，鲜枇杷叶三钱（布包），制厚朴钱五，川连七分（同炒），嫩前胡钱五，全瓜蒌五钱，枳实钱五（同炒），朱茯神四钱，保和丸五钱（布包），焦薏米三钱，鲜佩兰钱五（后下），姜竹茹三钱，苦杏仁三钱（去皮尖），益元散五钱（布包），丝瓜络三钱，白蔻仁钱五，建泻片三钱，佛手片三钱。羚羊角一分，酒大黄二分，两味同研细末，小胶管装好，匀两次药送下。

9月9日六诊：身热渐退，头痛复甚，大便两日未通之故也，舌苔黄厚，质绛，两脉细滑。湿热伏暑蕴蓄肠胃，拟再以苦泄通腑。

处方：香豆豉三钱，焦山栀钱五（同炒），朱连翘三钱，紫贝齿一两（先煎），佛手片三钱，焦三仙三钱，嫩前胡钱五，全瓜蒌一两，枳实钱五（同炒），块滑石五钱（布包），莱菔子三钱，苦杏仁三钱（去皮尖），白蒺藜三钱（去刺），酒大黄钱五（后下），保和丸五钱（布包），朱赤苓四钱，建泻三钱，制厚朴钱五，川连七分（同炒），白蔻仁钱五，丝瓜络二钱。

9月10日七诊：头痛已止，身热渐退，舌苔垢厚且腻，大便通而不畅，小溲艰涩作痛，两脉细弦滑数，拟再宣化通腑。

处方：香豆豉四钱，焦山栀钱五（同炒），朱连翘二钱，块滑石五钱（布包），莱菔子三钱，制厚朴钱五，川连七分（同炒），嫩前胡钱五，全瓜蒌一两，枳实二钱（同炒），海金沙三钱（布包），赤苓皮四钱，佛手片二钱，白蒺藜二钱（去刺），苦杏仁二钱（去皮尖），生草梢钱五，建泻片三钱，焦三仙三钱。白蔻仁二分，酒大黄五分，两味同研细末，小胶管装好，匀两次药送下。

9月11日八诊：大便屡通3次，临圊腹痛，第3次其状如利，呃逆酸味，小溲艰涩不畅，身热渐退，头痛亦减，舌苔白。湿热蕴蓄中阻，再以芳香疏和。

处方：鲜佩兰钱五（后下），制厚朴钱五，川连七分（同炒），保和丸五钱（布包），莱菔子三钱，鲜煨姜七分，白蒺藜三钱（去刺），焦苍术二钱，块滑石五钱（布包），姜竹茹三钱，赤苓皮四钱，建泻三钱（同炒），大豆卷三钱，焦山栀钱五（同炒），苦杏仁三钱（去皮尖），佛手片三钱，新会皮一钱，绿茵陈三钱。白蔻仁末二分，酒大黄二分，太乙玉枢丹二分，三味同研细末，小胶管装好，匀两次药送下。

9月12日九诊：身热渐退，汗泄已至腰际，头痛止，动则偶作，其势已轻，呃逆酸味，小溲较畅，大便未通，舌苔黄垢，边尖皆绛。病十三日，正在紧要之际，拟再泄化余热。

处方：鲜佩兰钱五（后下），嫩前胡钱五，香青蒿钱五（同炒），保和丸五钱（布包），姜竹茹二钱，全瓜蒌一两，鲜煨姜七分（同打烂），白蒺藜三钱（去刺），制厚朴钱五，川连七分（同炒），块滑石五钱（布包），苦桔梗钱五，枳实钱五（同炒），赤苓皮四钱，大豆卷三钱，焦山栀钱五（同炒），苦杏仁三钱（去皮尖），车前二钱（布包），绿茵陈三钱，丝瓜络二钱。白蔻仁末二分，生熟大黄各四分，同研细末，小胶管装好，匀两次药送下。

9月14日十诊：大便1次，昨日汗泄至足，身热渐退，小溲尚觉艰涩，舌苔垢厚且腻，左脉弦滑、右细数且濡。病逾两候，渐见转机，拟泄化余热，涤荡肠胃。

处方：白蒺藜三钱（去刺），香青蒿钱五，苦杏仁三钱（去皮尖），赤苓四钱，保和丸五钱（布包），粉丹皮钱五，大豆卷三钱，建泻三钱，块滑石五钱（布包），霜桑叶钱五，制厚朴钱五，川连七分（同炒），焦苡米三钱，方通草钱五，统车前三钱（布包），全瓜蒌一两，枳实钱五（同炒），姜竹茹二钱，鲜煨姜七分。白蔻仁末二分，酒制大黄三分，两味同研细末，小胶管装好，匀两次药送下。

9月15日十一诊：大便通而未能畅利，胃纳甚佳，眉心作痛，两足酸楚作痛，小溲混浊不清，舌苔白腻浮黄且厚。病渐向愈，诸宜小心。

处方：白蒺藜三钱（去刺），大豆卷三钱，焦山栀钱五（同炒），鲜枇杷叶三钱（布包），小枳壳钱五，焦苡米三钱，香青蒿钱五，粉丹皮钱五（同炒），制厚朴钱五，川连七分（同炒），保和丸五钱（布包），新会皮钱五，焦山楂三钱，霜桑叶钱五，苦杏仁三钱（去皮尖），姜竹茹三钱，全瓜蒌一两，枳实钱五（同炒），丝瓜络三钱，绿茵陈三钱，赤苓皮四钱，建泻三钱（同炒），佛手片三钱，鸡内金三钱（水炙），生草梢钱五，白蔻仁二分。生熟大黄各四分，两味同研细末，小胶管装好，匀两次药送下。

9月16日十二诊：大便通利甚畅，胃纳甚佳，头部尚觉不适，舌苔已化、尖绛，两脉细弦滑数。再以辛泄化浊。

处方：白蒺藜三钱（去刺），焦山栀钱五，全栝楼一两，枳实钱五（同炒），厚朴花钱五，川连七分（同炒），建泻片三钱，冬桑叶三钱，甘菊三钱（同炒），保和丸五钱（布包），山楂炭三钱，朱茯神四钱，绿茵陈三钱，香青蒿钱五，粉丹皮钱五（同炒），苦杏仁三钱（去皮尖），珍珠母一两（先煎），焦苡米三钱，丝瓜络三钱，桑枝一两（同炒），鸡内金三钱（水炙），香砂壳一钱，白蔻仁二分。生熟大黄各三分，同研细末，小胶管装好，匀两次药送下。

9月18日十三诊：表邪虽解，内热尚炽，今日大便未通，久卧则头痛，手心燔灼，舌苔垢厚且腻，两脉细弦滑数。拟再以泄化余热，轻泄肠胃。

处方：白蒺藜三钱（去刺），鲜枇杷叶三钱（布包），全栝楼一两，枳实钱五（同炒），苦杏仁三钱（去皮尖），块滑石钱五（布包），粉丹皮钱五（盐水炒），保和丸五钱（布包），肥知母钱五（盐水同炒），焦薏米三钱，绿茵陈三钱，香青蒿钱五，南花粉三钱（布包），朱茯神四钱，建泻三钱，山楂炭三钱，厚朴花钱五，川连七分（同炒），焦山栀钱五，白蔻仁末二分。生熟大黄末各三分，同研细末，小胶管装，匀两次药送下。

9月20日十四诊：久卧则头部微觉不适，倚右卧则气逆上冲，有欲吐之状，大便滞下甚多，舌苔白腻且厚，两脉皆见弦滑。阳明宿垢未清，上焦之热未平，拟再以辛泄苦化。

处方：明天麻三钱，三角胡麻三钱（同炒），鲜枇杷叶三钱（布包），苦杏仁三钱（去皮尖），焦薏米三钱，焦麦芽四钱，白蒺藜三钱（去刺），保和丸五钱（布包），全瓜蒌一两，枳实二钱（同炒），制厚朴钱五，川连七分（同炒），山楂炭三钱，大豆卷三钱，焦山栀钱五（同炒），香青蒿钱五，粉丹皮钱五（同炒），肥知母钱五（盐水炒），赤苓四钱，丝瓜络三钱，生石决一两（先煎），块滑石五钱（布包），西秦艽钱五，白蔻仁末三分。生熟大黄末各三分，同研细末，小胶管装，匀两次药送下。

9月22日十五诊：身热渐渐退净，大便亦复常态，舌苔白腻浮黄、尖绛，两脉亦见平静。病逾三候，拟再以辛泄苦化，病已向愈，诸宜小心为要。

处方：白蒺藜三钱（去刺），朱连翘三钱，香砂枳术丸五钱（布包），焦苍术钱五，全瓜蒌一两，枳壳钱五（同炒），粉丹皮钱五（盐水炒），厚朴花钱五，川连七分（同炒），范志曲四钱（布包），肥知母钱五（盐水炒），焦山栀钱五，香青蒿钱五，苦杏仁三钱（去皮尖），南花粉三钱（布包），珍珠母一两（先煎），块滑石五钱（布包），绿茵陈三钱，白蔻仁钱五，朱赤苓四钱，建泻片二钱，生熟谷麦芽各五钱，焦薏米二钱。生熟大黄末各二分，研细末，小胶管装，匀两次药送下。

9月25日十六诊：身热已退净，大便通而未畅，胃纳甚佳，舌苔黄、尖绛，左脉细数且滑、右细濡。再以泄化余热，甘和运中。

处方：细枝川斛三钱（先煎），焦山栀钱五，肥知母钱五（盐水炒），赤苓四钱，建泻三钱（同炒），朱拌火麻仁五钱，粉丹皮钱五（盐水炒），香砂枳术丸五钱（布包），块滑石四钱（布包），焦苡米三钱，丝瓜络三钱，桑枝一两（同炒），香青蒿钱五，南花粉三钱（布包），绿茵陈三钱，全瓜蒌一两，枳壳钱五（同打），生熟谷麦芽各三钱。

9月28日十七诊：舌苔已化，大便三日未通，神气甚佳，两腿足酸软无力，两脉细濡且缓。再泄化余热，甘润和中。

处方：细枝川斛三钱（先煎），火麻仁三钱，松子仁三钱（同炒），甜杏仁三钱（去皮尖），鸡内金三钱（水炙），粉丹皮钱五（盐水炒），香砂枳术丸五钱（布包），赤苓四钱，建泻三钱（同炒），冬瓜仁一两，香青蒿钱五，南花粉三钱（布包），全瓜蒌一两，枳壳钱五（同打），生熟谷麦芽各四钱，鲜苹果一枚（连皮去核切片）。

三、温病

案 1 周右，12 岁，1 月 4 日初诊。

头晕身热，烦倦无力，微有咳嗽，胸脘作痛，舌苔白腻而厚，两脉弦滑而数。风温上犯，内伤饮食，以轻香分化，药后不可以风。

处方：薄荷叶五分（后下），朱连翘三钱，鲜枇杷叶三钱（布包），炒麦芽四钱，嫩前胡一钱，忍冬藤五钱，保和丸四钱（布包），小枳实钱五，苦梗七分，象贝母四钱（去心苦），杏仁三钱（去皮尖），莱菔子三钱（布包），冬瓜子一两，方通草钱五，丝瓜络三钱。

1 月 6 日二诊：身热渐退，咳嗽，胸脘作痛，大便未通，夜寐不安，时而谵语，舌苔厚腻，两脉弦滑而数。风温夹滞，有逆传之象。拟再辛凉通腑，宜避风慎口。

处方：薄荷叶五分（后下），全瓜蒌一两，枳壳钱五（同打），真郁金二钱，紫贝齿一两（先煎），嫩前胡七分，苦杏仁三钱（去皮尖），鲜枇杷叶三钱（布包），忍冬藤五钱，朱连翘三钱，象贝母四钱（去心），嫩钩钩四钱（后下），家苏子钱五，莱菔子三钱（同打），酒大黄五分（后下），琥珀抱龙丸 1 丸（匀两次冲服）。

案 2 唐左，9 岁，1 月 5 日初诊。

身热咳嗽，咽关红肿，哽痛，两项有核，禀质薄弱，舌苔垢厚而腻，两脉细弦滑数。痰浊蕴蓄肺胃，风温上犯。拟辛凉宣解，忌生冷荤腥之味。

处方：薄荷叶五分（后下），连翘三钱，赤芍药二钱，冬瓜子一两，嫩前胡一钱，忍冬藤五钱，山慈姑三钱，夏枯草钱五，象贝母四钱（去心），家苏子钱五，莱菔子三钱（同打），瓜蒌皮四钱，枳壳钱五（同打），盐青果二枚，苦杏仁三钱（去皮尖），生熟麦芽各三钱。

1 月 7 日二诊：身热退而未净，昼轻夜重，咽痛、咳嗽均愈，结核未消，大便未通，舌苔厚，两脉细弦滑。温邪与痰互阻肺胃，前法加减。

处方：薄荷叶五分（后下），家苏子钱五，连翘三钱，全瓜蒌五钱，小枳实钱五（同打），嫩前胡七分，白芥子五分（焙），忍冬藤五钱，山慈姑三钱，象贝母四钱（去心），莱菔子五钱，赤芍钱五，蒲公英三钱，夏枯草钱五，枯子芩钱五，生熟麦芽各三钱，保和丸四钱（布包）。

案 3 靳某，37 岁，1 月 8 日初诊。

头晕形寒，身热呕吐，咽关红肿发干，且有白腐，一身抽痛，大便秘结，舌苔粉绛，两脉细弦滑数。营虚之体，温邪上犯，逆传肺胃，其势甚重，亟以清解化毒，防转白喉。

处方：薄荷叶五分（后下），川贝母三钱（去心），甘中黄三钱，怀牛膝三钱（水炒），竹茹三钱，鲜金斛一两（先煎），连翘三钱，板蓝根三钱，赤芍二钱，鲜枇杷叶三钱（布包），京玄参三钱（盐水炒），忍冬藤五钱，真郁金三钱，全瓜蒌五钱。香犀角一分，紫雪丹五分，二味同研，匀两次冲服。

1 月 11 二诊：表邪已解，咽关红肿，白腐均退，头痛阵作，中脘发热，胃不思纳，大便通而不畅，两脉弦滑。温邪渐解，余热未清，拟再清泄通腑。

处方：薄荷细梗五分（后下），鲜枇杷叶四钱（布包），全瓜蒌一两，枳壳一钱（同打），粉丹皮二钱（盐水炒），鲜芦根一两（去节），真郁金钱五，青蒿梗一钱，鲜竹茹三钱，朱连翘三钱，霜桑叶二钱，忍冬藤五钱，方通草钱五。香犀角一分，紫雪丹五分，二味同研，匀两次冲服。

案 4 王某，25 岁，1 月 11 日初诊。

头痛形寒，身热咳嗽，右肋作痛，左脉细弱、右部弦滑而数。外感风温，内停饮水，拟宣化表里。

处方：白蒺藜三钱（去刺），旋覆花二钱，新绛屑钱五，薄荷叶五分（后下），鲜枇杷叶三钱（布包），苦杏仁三钱（去皮尖），嫩前胡钱五，家苏子钱五，象贝母四钱（去心），大豆卷三钱，青葱须三钱，方通草钱五。上上落水沉香末一分，真琥珀末二分，二味同研，装胶管，匀两次送下。

1 月 13 日二诊：头痛寒热已解，右肋疼痛减而不止，呼气短促，咳嗽甚微，两脉细弦而滑。再以轻扬化水。

处方：薄荷叶五分（后下），鲜枇杷叶三钱（布包），苦杏仁三钱（去皮尖），青葱须三钱（酒洗），嫩前胡七分，旋覆花二钱（布包），新绛屑钱五，香橼皮钱五，苏子霜钱五，制半夏三钱，赤芍药钱五，青皮钱五，大腹皮三钱。落水沉香末一分，琥珀末二分，二味同研，装胶管，匀两次送下。

1 月 14 日三诊：右肋疼痛将愈，胸闷不舒，腹痛心跳，舌苔白，两脉弦滑而细。饮水中阻，旁支两肋，再以宣痹化水。

处方：全瓜蒌五钱，薤白头四钱（同打），苦杏仁三钱（去皮尖），生紫菀一钱，制香附三钱，旋覆花二钱，越鞠保和丸四钱（同包），制半夏三钱，香橼皮钱五，青葱须一钱（酒洗），粉甘草一钱，新绛屑钱五，赤苓四钱。落水沉香一分，琥珀末三分，二味同研，装胶管，匀两次送下。

四、泄泻

案 1 王某，67 岁，4 月 19 日初诊。

大便泄泻，嗳噫泛恶，胸闷不舒，中脘嘈杂。老年中气已衰，脾胃两惫，拟辛温和中，甘润疏化，所谓中气不足，溲便为之变也。

处方：淡吴茱萸钱五，川连七分（同炒），香砂六君子丸四钱（布包），范志曲三钱（布包），生熟薏苡仁各三钱，生熟谷麦芽各三钱，淡干姜七分，连皮苓四钱，香橼皮钱五，淡附中一钱（盐水炒），北秫米一两（布包），玫瑰花七分，大红枣七枚，潞党参五钱，枳壳一钱。白米三钱（同炒），饴糖五钱，上二味煎汤代水。

4 月 22 日二诊：大便渐转溏薄，嗳噫已止，中心烦热，热则不能食，口干舌燥，两脉细弱无力。脾胃两惫，神气先衰，拟以温和摄纳，佐以补中之味。

处方：淡附片七分（盐水炒），香砂六君子丸五钱，范志曲四钱，北秫米一两（三味同布包），玫瑰花五分，姜竹茹三钱，生熟谷麦芽各三钱，淡吴黄钱五，川连七分（同炒），大红枣十枚，淡干姜七分，连皮苓四钱，鸡内金三钱（水炙），饴糖五钱。潞党参五钱，枳壳一钱（同炒），二味煎汤代水。上上紫油肉桂一分，上上川连二分，淡干姜二分，三味同研细，以小胶管装好，空心，匀两次淡盐水送下。

4 月 26 日三诊：屡进温和，摄纳，中心烦热已止，大便亦畅，夹滞而下，舌苔浮黄质绛，两脉细弱无力。前法加减，病虽向愈，高年气营两亏，诸宜小心。

处方：淡附片一钱（盐水炒），香砂六君子丸五钱，范志曲四钱（同布包），连皮苓四钱，生熟谷麦芽各三钱，淡吴黄钱五，川连七分（同炒），鸡内金三钱，大红枣七枚，淡干姜一钱，玫瑰花五分（去蒂），北秫米一两（布包），建莲肉三钱，炒焦潞党参五钱，饴糖五钱。白米三钱，枳壳一钱（同炒），二味煎汤代水。上上紫油肉桂一分，上上川连二分，淡干姜二分，三味同研细末，以小胶管装好，匀两次淡盐水空心送下。

案 2 刘某，43 岁，4 月 20 日初诊。

两胁与胃脘皆痛，呕吐食水、味酸，发热，大便艰涩，胃病已久，且有嗜好，舌苔白腻，左脉细弦而滑、右脉细弦。拟先治中焦，病已深矣，治之非易也。

处方：旋覆花钱五，代赭石一两，附子理中丸五钱（三味同布包），淡吴萸一钱，川连七分（同炒），全瓜蒌五钱，苦楝子钱五（同炒），淡干姜七分，郁李仁三钱，黑沉香三分（同打），炒赤苓四钱，新绛屑钱五，鸡内金三钱，姜竹茹三钱，陈廪米五钱（炒焦，煎汤代水）。

案3 顾某，20岁，6月18日初诊。

泄泻颇甚，腹胀且痛，饮食失调，寒伤肠胃，势将转痢，舌苔白腻，两脉细濡。亟芳香分利，生冷宜忌。

处方：鲜佩兰二钱（后下），制厚朴钱五，川连七分（同炒），花槟榔三钱，木香梗一钱，煨葛根一钱，焦苍术三钱，保和丸四钱（布包），枳壳片钱五（炒），鲜藿香钱五（后下），鲜煨姜七分，焦麦芽四钱，赤苓皮四钱，生熟赤芍各钱五，青皮一钱（同炒），建泻片三钱。白蔻仁二分，落水沉香二分，二味同研细末，匀两次药送下。

6月23日二诊：泄泻次数减少，腹痛后重亦除，舌苔白腻而厚，两脉细弦而濡。饮滞化而未净，拟再升阳和中，推荡宿垢，饮食小心。

处方：煨葛根一钱，焦苍术三钱，焦麦芽四钱，木香梗一钱，制厚朴钱五，川连七分（同炒），保和丸五钱（布包），鸡内金三钱，枳壳片钱五，鲜煨姜一钱，花槟榔三钱，香砂仁钱五，赤苓皮四钱，新会皮钱五，泽泻片三钱。

案4 孙某，68岁，8月23日初诊。

大便溏泄、昼夜五六次，小溲短少、非大便时不通，肛门气坠，饮食减少，左脉滑大而数、按之无力，右部细弦而涩。老年人气亏，湿热下注，拟升其不足，泄其有余。

处方：绿升麻七分，川连七分（同炒），土炒白术四钱，扁豆衣三钱，干荷梗尺许，煨葛根一钱，淡吴萸钱五（盐水炒），焦苡米四钱，大腹皮三钱（洗净），枯芩炭钱五，炮姜炭七分，连皮苓一两，生熟赤芍各钱五，香砂六君子丸五钱，建泻片二钱，全当归三钱。

8月26日二诊：药后泄泻渐减，饮食亦增，气坠脱肛，舌苔白腻，左脉虚大右部细濡。老年人气营两亏，湿热下注。前法小效，拟再升其不足，调和中下两焦。

处方：绿升麻一钱，川连七分（同炒），淡吴萸钱五（盐水炒），炮姜炭七分，范志曲四钱（布包），煨葛根一钱（土炒），白术三钱，扁豆衣三钱，干荷梗尺许，枯芩炭钱五，连皮苓四钱，建泻三钱，焦苡米一两，潞党参五钱，白米三钱（同炒），粉甘草一钱，全当归三钱。

五、痢疾

案 1 王某，6 岁，5 月 22 日初诊。

赤白下痢、里急后重，腹痛颇剧，得食泛恶，苔黄腻质绛，两脉细弱且数。病八九日，其势甚重，噤口已成，将转慢脾，亟以升阳和中，佐以温脾之味。

处方：煨葛根一钱，淡吴萸钱五，川连七分（同炒），焦白术三钱，焦苡米三钱，淡附片一钱（盐水炒），淡干姜七分，焦稻芽一两，连皮苓四钱，香砂枳术丸四钱（布包），马齿苋三钱，白蔻衣钱五，炮姜炭一钱，淡吴萸四钱（研细末，以米醋调敷两足心）。

5 月 23 日二诊：药后恶心已止，赤白下痢与腹痛均减，舌苔黄腻，两脉细弱且数。昨服升阳、和中既效，毋庸更张可也。

处方：煨葛根一钱，淡吴茱萸钱五，川连七分（同炒），贯众炭三钱，连皮苓四钱，淡附片钱五（盐水炒），淡干姜一钱，炮姜炭一钱，焦苡米三钱，香砂枳术丸四钱（布包），焦白术三钱，焦稻芽一两，马齿苋三钱，大红枣七枚，伏龙肝二两（煎汤代水），淡吴萸四钱（敷法如前）。

5 月 31 日三诊：大便已见粪质，腹痛艰涩难下，阵阵咳嗽口干。再拟一方试服之。

处方：煨葛根一钱，鲜枇杷叶三钱，香砂枳术丸四钱，南花粉三钱（三味同布包），淡吴萸钱五，川连七分（同炒），焦苡米三钱，生紫菀一钱，连皮苓四钱，马齿苋三钱，川贝母二钱（去心），生熟赤芍各三钱，扁豆花三钱。

案 2 周某，6 岁，5 月 6 日初诊。

寒热阵作，腹痛赤白下痢，气坠后重，舌苔白腻，两脉细弱而数、按之无力。疹后余热留恋少阳，食滞伤及肠胃，故表里两治，分化和中。病甚重，幸勿轻视。

处方：煨葛根一钱，赤小豆三钱，焦薏米四钱，马齿苋三钱，生熟赤芍各二钱，生熟麦芽各四钱，香连丸三钱（布包），连皮苓四钱，全当归三钱，焦山楂三钱，苦杏仁三钱（去皮尖），建泻三钱，上上落水沉香一分（研细末，匀两次冲服）。

5 月 8 日二诊：疹后失调，余毒逆传少阳阳明、上犯太阴，咳嗽，两耳流脓，赤白下痢、里急后重，舌苔白腻而厚。病延数日，再以升阳温化以观其后。

处方：煨葛根七分，香连丸三钱（布包），焦山楂三钱，当归身三钱，建泻片三钱，生熟赤芍各二钱，淡吴萸五分（同炒），马齿苋二钱，焦苡米三钱，赤小豆三钱，冬瓜子一两，生熟麦芽各三钱，炮姜炭七分，赤苓皮四钱，苦杏仁三钱（去皮尖）。上上落水沉香末一分，陈金汁二两，匀两次冲服。

5月10日三诊：下痢已止，后重亦除，大便两次干结而多，口疮唇燥，舌苔垢厚且腻，两脉细弦而数。病已转机，然余毒未清，两耳脓水渐净，拟再清泄阳明，分渗化湿。

处方：煨葛根五分，全当归须三钱，焦麦芽四钱，象贝母四钱（去心），方通草钱五，生熟赤芍各二钱，益元散四钱（布包），炒银花三钱，赤苓皮四钱，赤小豆三钱，保和丸四钱（布包），净连翘三钱，冬瓜子一两。上上落水沉香末一分，陈金汁二分，匀两次冲服。

5月11日四诊：宗前法，去落水沉香、煨葛根，加治咳嗽药，服数贴而愈。

案 3 林某，32岁，5月25日初诊。

禀质虚弱，经停1年有余，近因感受时邪，腹痛气坠，大便由泄转痢，舌苔黄厚，两脉细弦而弱。虚人实病，治之非易，故以升阳和中。

处方：煨葛根五分，全当归二钱，马齿苋三钱，贯众炭三钱，大豆卷三钱，扁豆衣三钱，香连丸三钱（布包），荷叶炭三钱，赤小豆三钱，料豆衣三钱，沉香屑三分，藕节炭三钱，生熟赤芍各三钱，生熟谷麦芽各四钱。

5月26日二诊：下痢不止、赤多白少，腹痛气坠后重，胃不思纳，渴饮不已，头晕，舌苔渐化，左脉弦滑。拟再升阳和中。

处方：煨葛根一钱，扁豆衣三钱，枯子芩三钱，生熟谷麦芽各四钱，赤小豆三钱，马齿苋三钱，贯众炭三钱，生熟赤芍各三钱，全当归三钱，香连丸三钱（布包），沉香屑五分，赤苓四钱，建泻三钱（同布包）。

5月29日三诊：下痢渐减，已见粪质、赤少白多，临圊腹痛气坠，小溲色赤，舌苔白腻浮黄而厚。拟再升阳和中。

处方：煨葛根五分，马齿苋三钱，沉香屑五分，荷叶炭三钱，丝瓜络三钱，赤小豆三钱，全当归三钱（同炒），枯子芩钱五，生熟谷麦芽各三钱，藕节炭三钱，香连丸三钱（布包），贯众炭三钱，焦苡米三钱，槟榔炭三钱。

案 4 唐某，5岁，5月30日初诊。

身热，大便夹痢而下，腹痛气坠，舌苔白腻而厚。亟以升降疏通。

处方：大豆卷三钱，生熟赤芍各三钱，马齿苋三钱，连翘三钱，煨葛根七分，生熟麦芽各三钱，焦山楂三钱，干荷叶三钱，保和丸四钱（布包），花槟榔三钱（杵），鸡内金三钱（水炙）。

5月31日二诊：下痢色杂而黏稠，昨宵身热，舌苔黄质绛。拟分利疏化，不思饮食，殊为可虑。

处方：大豆卷三钱，焦山栀一两（同炒），香连丸钱五，范志曲四钱（二味同布包），生熟赤芍各二钱，赤苓皮四钱，煨葛根五钱，生熟麦芽各三钱，建泻片三钱，香青蒿钱五，马齿苋三钱，生熟谷芽各三钱，山楂炭三钱，上上落水沉香一分（研细末，匀两次冲服）。

6月4日三诊：下痢渐减，手心灼热，身热已退，两脉细弱无力。禀质虚而积滞太甚，拟补其不足，泄其有余。

处方：煨葛根一钱，全当归三钱，范志曲四钱（布包），生熟赤芍各二钱，赤小豆三钱，香连丸三钱（布包），马齿苋三钱，生熟麦芽各三钱，新会皮一钱，生熟苡米各三钱，焦山楂三钱，赤苓皮四钱，建泻三钱（同炒）。

6月7日四诊：下痢减而不止、里急后重，舌苔白，两脉细濡。拟再升阳和胃。

处方：煨葛根七分，香连丸钱五（布包），槟榔炭三钱，赤苓四钱，建泻片三钱（同炒），赤小豆三钱，枯子芩钱五，马齿苋三钱，扁豆衣三钱，全当归三钱，苍术炭三钱，生熟谷芽各三钱，丝瓜络三钱，上上落水沉香一分（研细末，匀两次药送下）。

6月9日五诊：下痢已止，后重亦除，胃纳不佳，舌苔白，两脉细濡。痢后肠胃重伤，拟再调和阳明以善其后，饮食仍宜慎之。

处方：香砂平胃丸四钱（布包），鸡内金三钱（水炙），佛手片三钱，建泻片三钱，范志曲四钱（布包），生熟麦芽各三钱，小枳壳一钱，香砂仁一钱，厚朴花钱五，生白术三钱，连皮苓四钱。

六、疟疾

陈某，34岁，10月23日初诊。

疟疾月余，发无定时，左胁下跃动上掣人迎，头晕汗泄，其状欲厥，舌苔白浮黄，两脉弦滑。伏邪湿热，饥饱劳倦伤及少阳阳明，故先和解安胃，防增呕吐呃逆。

处方：竹柴胡七分（水炙），制半夏三钱，粉草一钱（同炒），代赭石一两（布包，先煎），焦苡米三钱，建泻三钱，枯子芩一两，旋覆花二钱（布包），姜竹菇三钱，焦苍术三钱，香青蒿钱五，香砂平胃丸四钱（布包），苦杏仁三钱

（去皮尖），朱赤苓四钱，上上神朴二分（研细末，匀两次冲服）。

10 月 24 日二诊：药后疟疾未发，而汗泄甚畅，左胁下跃动上掣之势亦减，呕吐，大便未解，微有咳嗽吐痰，左脉细弦而弱、右部细滑。再以昨法加减。

处方：竹柴胡一钱（水炙），制半夏三钱，粉草一钱（同炒），鲜枇杷叶三钱，旋覆花二钱，香砂平胃丸四钱（三味同研，布包），新绛屑钱五，枯子芩钱五，鲜煨姜七分，顶头赭石一两（布包，先煎），香青蒿钱五，姜竹茹二钱，焦苍术三钱，赤苓四钱，建泻三钱。上上神朴二分，酒军二分，两味同研，匀两次冲服。

10 月 25 日三诊：昨晡寒热又作，得汗始解，矢气通而大便干结，气逆作呛，左胁下因咳作痛，胸脘闷胀，左脉细弦、右弦滑。湿热暑寒潜伏少阳阳明，拟和解化湿，通导阳明。

处方：大豆卷三钱，青蒿梗钱五，真郁金钱五，旋覆花二钱，香砂平胃丸五钱，鲜枇杷叶三钱（三味同研，布包），竹柴胡一钱，制半夏二钱，粉甘草一钱（同炒），家苏子钱五，枯子芩钱五，鲜煨姜七分，川连七分（同炒），真新绛屑钱五，赤苓四钱，建泻三钱。上上神朴二分，上上落水沉香一分，酒大黄二分，三味同研，以小胶管装好，匀两次药送下。

10 月 26 日四诊：昨晡寒热未作，大便干结，口渴思饮，饮已胸膺不舒，食后泛恶，左脉细弱而涩，右弦滑。伏暑饮水互阻阳明，再以辛泻宣化，通导手足阳明。

处方：白蒺藜三钱（去刺），制半夏三钱，川连七分（同炒），姜竹茹三钱，旋覆花二钱，香砂平胃丸五钱（布包），鲜枇杷叶三钱（布包），陈佩兰钱五（后下），鲜煨姜七分，新会皮一钱，大豆卷三钱，苦杏仁三钱（去皮尖），赤苓皮四钱，建泻三钱（同炒）。上上神朴三分，酒制大黄三分，二味同研，以小胶管装好，匀两次药送下。

七、咳喘痰饮

案 1 李某，56 岁，9 月 3 日初诊。

胃脘当心而痛，痞闷如格，饮水不下，昨日泄泻两次，舌苔白，两脉细弦而涩。胃有停饮，上支于肺，亟以金匮法加味，深虑增重。

处方：全瓜蒌五钱，薤白头四钱（同打），高良姜七分，真郁金三钱，顶头赭石一两（先煎），旋覆花二钱（布包），小枳壳一钱，花槟榔三钱（布包），赤苓四钱，建泻三钱（同炒），越鞠保和丸四钱（布包），真新绛屑钱五，制厚朴钱五，川连七分（同炒），猪苓四钱。

9月5日二诊：胃脘痛势较缓，中脘痞闷不舒，胸中烦热，泄泻止，小便色赤，舌苔白腻，两脉细弦而滑。拟再以前法加味。

处方：旋覆花三钱（布包），制厚朴钱五，川连七分（同炒），苦杏仁三钱（去皮尖），顶头赭石一两（先煎），越鞠保和丸四钱（布包），高良姜一钱，花槟榔三钱，真郁金三钱，全瓜蒌四钱，薤白头四钱（同炒），小枳壳一钱，真新绛屑钱五，赤苓四钱，佛手花一钱，建泻三钱。

9月8日三诊：中脘痞闷虽舒，胸膺紧促，咽关辣痛，舌苔白腻、质绛，两脉细弦而滑。拟再宣痹化饮，休养静摄。

处方：旋覆花二钱（布包），生紫菀一钱，小枳实钱五，苦梗一钱（同炒），顶头赭石一两（先煎），越鞠保和丸五钱（布包），鲜枇杷叶三钱（布包），制厚朴钱五，川连一钱（同炒），苦杏仁三钱（去皮尖），真新绛屑钱五，高良姜一钱，花槟榔三钱（捣），佛手花一钱，赤苓皮四钱，家苏子钱五，淡吴萸钱五，赤芍一钱（同炒）。

案 2 刘某，男，40岁，4月27日初诊。

咳嗽四五个月，近因重感身热，胸胁相引掣痛，心跳气促喘逆，舌苔白腻而厚，两脉弦滑而数。一派停饮在胃、上迫太阴之象，拟轻宣肃降，化痰利水。

处方：嫩前胡一钱，麻黄（汤煮透，去麻黄勿用），象贝母四钱（去心），新绛屑钱五，鲜枇杷叶三钱（布包），家苏子钱五，莱菔子二钱（布包），苦杏仁三钱（去皮尖），生海石五钱（先煎），鲜佛手三钱，制半夏三钱，粉草钱五（同炒），细辛二分，川连七分（同炒），甜葶苈一钱（焙），大腹皮三钱（洗净），赤苓皮四钱，建泻片三钱。

4月29日二诊：身热退而未净，咳嗽有痰，气分渐顺，心跳已止，大便通利，舌苔厚腻，左脉细濡而数、右弦滑。前法既效，毋庸更张。

处方：嫩前胡一钱，莱菔子二钱，鲜枇杷叶三钱（布包），制半夏三钱，粉草钱五（同炒），甜葶苈一钱（焙），大红枣三枚（布包），家苏子钱五，冬瓜子一两，鲜佛手三钱，保和丸四钱（布包），生紫菀一钱，苦杏仁三钱（去皮尖），细辛二分，川连七分（同炒），大腹皮三钱（洗净），生海石五钱（先煎），赤苓皮四钱，建泻片三钱。

案 2 苏某，8月8日初诊。

咳嗽喘逆，形寒身烦，右胁疼痛，喘甚不得卧，两脉细弦而滑。水入于肺，气机不舒，拟宣肃化饮。

处方：嫩前胡一钱，麻黄（汤煮透，去麻黄勿用），白芥子五分（焙），生海石五钱（先煎），赤苓四钱，新绛屑钱五，家苏子一钱，甜葶苈一钱（焙），生蛤壳一两（先煎），建泻三钱，莱菔子二钱，鲜枇杷叶三钱（布包），冬瓜子一两，象贝母四钱（去心）。上落水沉香二分，真琥珀末二分，两味同研，小胶管装，匀两次药送下。

8月9日二诊：形寒、手足烦热、喘逆略减，咳嗽不止，右胁疼痛较缓，舌苔白腻而滑，两脉细弦而滑。感冒逆传入肺，拟再昨法加减。

处方：嫩前胡一钱，麻黄（汤煮透，去麻黄勿用），象贝母四钱（去心），制半夏三钱，青葱须三钱，大豆卷三钱，苦杏仁三钱（去皮尖），炙陈皮一钱，生海石五钱（先煎），家苏子钱五，莱菔子一钱（同炒），甜葶苈一钱（焙），新绛屑钱五，生蛤壳一两（先煎），冬瓜子一两，赤苓四钱，鲜枇杷叶三钱（布包），建泻二钱。上落水沉香二分，真琥珀末二分，两味同研，小胶管装好，匀两次药送下。

8月10日三诊：形寒虽解，咳呛喘逆未平，右胁疼痛减而不止，舌苔白腻而厚，两脉细弦滑。再以前法加减。

处方：嫩前胡一钱，麻黄（汤煮透，去麻黄勿用），莱菔子二钱，甜葶苈一钱（焙），新绛屑钱五，黛蛤散四钱（布包），牛蒡子七分，象贝母四钱（去心），制半夏三钱，青葱须三钱（洗净），鲜枇杷叶三钱（布包），家苏子钱五，苦杏仁三钱（去皮尖），炙陈皮一钱，生海石五钱（先煎）。上落水沉香二分，真琥珀末二分，两味同研，小胶管装好，匀两次药送下。

8月11日四诊：喘逆较平，背脊疼痛，平心灼热，胃不思纳，舌苔白，两脉细弦而滑。拟再宣肃肺胃，调和气分。

处方：嫩前胡一钱，莱菔子二钱，白芥子五分（同炒），炙陈皮一钱，鲜枇杷叶三钱（布包），新绛屑钱五，牛蒡子一钱，象贝母四钱（去心），甜葶苈一钱（焙），黛蛤散四钱（布包），青葱须三钱，家苏子钱五，制半夏三钱，粉草一钱（同炒），生海石五钱（先煎），当归须三钱，秦艽钱五，丝瓜络三钱，桑枝一两（同炒）。上落水沉香二分，真琥珀末二分，两味同研，小胶管装好，匀两次药送下。

案3 牛某，15岁，4月14日初诊。

咳嗽气促，咽关有痰、不易咳，大便干结，苔垢厚浮黄，两脉弦滑。病属食后奔跑太过，伤及肠胃，病状已非一日矣。拟三子通络化滞，宜休养静摄。

处方：家苏子钱五，嫩前胡一钱，鲜枇杷叶三钱，保和丸四钱（布包），生海石五钱（先煎），连翘三钱，莱菔子三钱，苦杏仁三钱（去皮尖），焦麦芽四钱，方通草一钱，白芥子五分（焙），象贝母四钱（去心），鲜橘皮三钱（去白），瓜蒌皮四钱，枳壳钱五（同打）。

4月17日二诊：大便通而不畅，咳嗽渐减，痰不易咳，舌苔黄厚，两脉弦滑。肺胃痰浊尚未清楚，再以三子通络化滞，饮食宜小心。

处方：家苏子钱五，鲜枇杷叶三钱，保和丸五钱（布包），苦杏仁三钱（去皮尖），鸡内金三钱，莱菔子三钱，象贝母四钱（去心），冬瓜子一两，白芥子五分（焙），全瓜蒌五钱，小枳实钱五（同打），生海石五钱，大黄炭钱五（后下）。

4月20日三诊：大便通利，舌苔已化，咳嗽亦止，两脉弦滑。病已将愈，再以宣肃肺胃，饮食宜慎。

处方：生紫菀钱五，苦杏仁三钱（去皮），尖焦麦芽四钱，焦楂炭三钱，鲜杷叶三钱，保和丸五钱（布包），小枳壳钱五，苦梗七分（同打），家苏子钱五，莱菔子钱五（同包），新会皮钱五，象贝母四钱（去心），鸡内金三钱，方通草钱五。

案4 任某，61岁，4月26日初诊。

咳嗽吐痰如涎，右肺部痞闷不舒且痛，胃不思纳，两脉细濡且滑。老年肺络有痿痹之状，治以王海藏，延久恐有失音之虞。

处方：全瓜蒌五钱，薤白头三钱（同打），鲜杷叶三钱，莱菔子钱五（布包），陈胆星二钱（姜汁炒），新绛屑钱五，牛蒡子七分，生海石五钱（先煎），冬瓜子一两，生紫菀一钱，苦杏仁三钱（去皮尖），生蛤壳一两（先煎），象贝母四钱（去心）。

4月27日二诊：宣化通络之后，右肺部渐舒，吐痰颇多，大便已爽，舌苔白腻质绛，两脉细濡而弦。再以宣痹化痰，通导络分。

处方：全瓜蒌五钱，薤白头四钱（同打），鲜杷叶三钱，二陈丸四钱（布包），陈胆星二钱（姜汁炒），生海石五钱（先煎），牛蒡子七分，真新绛钱五，生蛤壳一两（先煎），生紫菀一钱，苦杏仁三钱（去皮尖），家苏子钱五，莱菔子钱五（布包），象贝母四钱（去心），橘子络钱五，丝瓜络三钱，当归须三钱。真琥珀二分，上上落水沉香一分，两味研末，以小胶管装好，匀两次药送下。

4月29日三诊：右肺掣痛已减，咳痰亦少，胃纳不开，大便通而不畅，两脉依然。病已见效，毋庸更张。

处方：全瓜蒌五钱，薤白头三钱（同打），苦杏仁三钱（去皮尖），真新绛钱五，鲜枇杷叶三钱，黛蛤散四钱（布包），生熟麦芽各三钱，家苏子钱五，莱菔子钱五（同打），陈胆星二钱（姜水炒），当归须三钱，炙陈皮钱五，象贝母四钱（去心），牛蒡子七分，生海石五钱（先煎），制半夏三钱。真琥珀二分，上上落水沉香二分，两味同研，装小胶管，匀两次药送下。

案5 冯某，52岁，4月14日初诊。

头痛且晕，咳嗽咽痒，大便泄泻如沐，色赤，气坠，舌绛，两脉细弦而弱。禀质虚弱，感冒留恋，逆传入里，当肺胃同治，宜静养，防增下痢。

处方：薄荷细梗五分（后下），金沸草钱五，鲜枇杷叶三钱，保和丸五钱（三味同包），生熟赤芍各钱五，鲜橘子皮三钱（去白），嫩前胡七分，生熟苡米各三钱，象贝母四钱（去心），煨葛根七分，干荷叶三钱（去蒂），焦麦芽四钱，白蒺藜三钱（去刺），马齿苋二钱。

4月18日二诊：头痛虽止，眩晕不已，鼻塞咳嗽，泄泻已止，气坠亦减，舌绛无苔，两脉细弦而弱。虚人感冒，内停饮水，拟再以轻宣表里。

处方：薄荷叶五分（后下），鲜杷叶三钱，加味保和丸四钱（布包），炒扁豆衣三钱，冬瓜皮一两，嫩前胡七分，生熟薏米各三钱，香稻芽四钱，白蒺藜三钱（去刺），干荷叶三钱，鲜橘子皮三钱（去白），方通草钱五。

案6 杨某，男，32岁，4月21日初诊。

咳嗽咽痒，痰不易咳，鼻塞声重，舌绛苔白，两脉细弦滑数。肺有内热，感受风邪。治以辛凉清解，肃降化痰。

处方：薄荷叶五分（后下），鲜杷叶三钱，金沸草钱五（布包），连翘三钱，苦杏仁三钱（去皮尖），嫩前胡钱五，忍冬藤三钱，苏子霜钱五，冬桑叶钱五，象贝母四钱（去心），鲜梨皮一个，瓜蒌皮三钱，枳壳片一钱，冬瓜子一两，鲜芦根一两（去节）。

案7 袁某，15岁，4月10日初诊。

头晕，形寒身热，咳嗽咽痒，气分短促，舌苔白、质绛，两脉弦滑而数。热为寒迫，治以轻扬宣化，药后不可以风。

处方：白蒺藜三钱（去刺），金沸草钱五，鲜枇杷叶三钱（布包），苦梗一钱，枳壳钱五（同炒），净连翘三钱，嫩前胡钱五，麻黄三分（同炒），家苏子钱五，象贝母四钱（去心），大豆卷三钱，苦杏仁三钱（去皮尖），新会皮钱五，冬瓜子一两，鲜芦根一两（去节），方通草钱五。

八、胃病

案 1 杨某，女，59 岁。

中脘不适，掣及两肋胀隐痛，畏寒，口干引饮，潮热汗出，眠佳，食可，便溏。已绝经，有美尼尔综合征（梅尼埃病）、浅表性胃炎病史。苔白腻，脉细弦。治以疏肝理气，育阴增液。

处方：柴胡 10g，茯苓 10g，川楝子 10g，高良姜 5g，黄连 10g，香附 10g，郁金 10g，青皮 10g，枳实 10g，厚朴 10g，延胡索 10g，沉香粉 2g（装胶囊，匀两次随药送下）。水煎服。

耳环石斛 10g，麦冬 30g。水煎，代茶饮。

二诊：中脘不适，掣及两肋痛减轻，畏寒亦减，潮热汗出。眠佳，食可，便溏，尿正常，苔净，脉细弦。

处方：柴胡 10g，茯苓 10g，鳖甲 10g，地骨皮 10g，杭芍 30g，白薇 10g，吴茱萸 5g，高良姜 5g，黄连 10g，郁金 10g，青皮 10g，砂仁 10g。水煎服。

耳环石斛 10g，麦冬 30g，水煎，代茶饮。

三诊：中脘不适显著好转，两肋仍胀，潮热汗出，头部不清，两目发涩，便溏，尿正常，苔微白，脉细。治以育阴醒脑，兼顾养胃。

处方：柴胡 10g，地骨皮 10g，鳖甲 30g，郁金 10g，吴茱萸 5g，黄连 10g，山栀 10g，玉竹 10g，香橼 10g，白术 10g，延胡索 10g，薄荷 3g（后下）。水煎服。

案 2 彭某，男，31 岁。

1 年来，容易疲劳，精神欠振。头部不清亮，中脘胀、矢气则舒，眠少，食一般，便溏，尿黄，尿有少量红细胞史。苔薄白，脉弦。治以滋补肝肾，佐以理气。

处方：黄芪 30g，花旗参 10g（另煎），茯苓 10g，山茱萸 10g，山药 10g，白术 10g，赤芍 10g，白芍 10g，香附 10g，香橼 10g，草寇 10g，五味子 10g，泽泻 10g。水煎服。

二诊：药后无不良反应，头亦见清亮。疲劳渐振，中脘胀已消，眠佳，食一般，大便仍不成形，尿正常，苔薄白，脉弦。治以前法。

处方：黄芪 30g，花旗参 10g（另煎），茯苓 10g，萹蓄 10g，石韦 15g，车前子 10g（布包），黄柏 10g，赤芍 20g，山茱萸 10g，苍术 10g，白术 10g，泽泻 10g。每剂琥珀 1.5g，装胶囊，匀两次随药送下。

三诊：诸症更觉好转，中脘胀已消失。近日视力不够清亮，眠可，食一般，便溏，尿正常，偶尔检查尿中有少量红细胞，苔白腻，脉细弦。治以前法。

处方：黄芪30g，花旗参10g（另煎），野灵芝10g，山茱萸10g，山药10g，枸杞子10g，萹蓄10g，石韦10g，白术10g，海金沙10g（布包），车前子10g，苍术10g。水煎服。石斛夜光丸两粒，日两次，每次1粒，随药送下。

案3 肖某，男，64岁。

中脘不适，偶尔泛酸、打嗝儿，眠浅多梦，食可，二便调，有头疼史，脑部有轻微栓塞，苔净，脉弦。治以养胃理气，安神定志。

处方：柴胡10g，茯神10g，川楝子10g，吴茱萸5g，高良姜5g，黄连10g，延胡索10g，枳壳10g，厚朴10g，香附10g，苏梗10g，砂仁10g。每剂西红花粉2g，装胶囊，匀两次随药送下。

二诊：药后中脘渐舒，偶尔少量漾酸，打嗝儿，眠浅，食可，大便不畅，尿正常，苔净，脉弦而浮。病虽小效，上下足恃。宜忌口，防反复。

处方：柴胡10g，茯神10g，川楝子10g，降香10g，枳壳10g，厚朴10g，高良姜5g，吴茱萸5g，黄连10g，神曲10g，香附10g。西红花粉2g，装胶囊，匀两次随药送下。

案4 蒲某，男，68岁。

中脘隐痛，晨起腹胀，偶尔泛酸、打嗝儿、酒后加重，眠佳，食可，二便调。有胃溃疡、慢性胆囊炎、慢性胃炎、前列腺增生、脂肪肝、右侧甲状腺瘤、左肾囊肿病史。苔薄白微腻，脉沉细。治以养胃理气，活血抑痛。

处方：柴胡10g，茯苓10g，川楝子10g，吴茱萸3g，高良姜3g，黄连10g，枳壳10g，厚朴10g，降香10g，香橼10g，砂仁10g。水煎服。西红花粉2g，装胶囊，匀两次随药送下。

二诊：药后无不良反应，诸症减轻。近日咳嗽，稀痰，苔白腻，脉沉细微浮。病虽小效，复感时邪。

处方：苏叶10g，前胡10g，连翘6g，桔梗10g，甘草10g，桑白皮10g，鲜姜2片，橘红10g，麦冬10g，半夏10g，砂仁10g，黛蛤散30g（布包）。

三诊：时感已去，中脘已舒，偶尔腹胀，苔白腻，脉沉细。

处方：柴胡10g，茯苓10g，川楝子10g，荜茇10g，延胡索10g，香附10g，益母草5g，高良姜5g，黄连10g，赤芍20g，白芍20g，枳壳10g，厚朴10g。水煎服。每剂西红花粉2g，装胶囊，匀两次随药送下。

案5 张某，女，49岁。

头部疼痛，恶心，中脘不适，打嗝儿，泛酸，潮热汗出，偶尔心烦急躁，心悸，左边被风吹后胳膊自我感觉发凉，眠浅，中途醒后入睡难，食可，二便调，已闭经两年，苔薄白，脉沉细。治以育阴敛汗，安神定志。

处方：生黄芪30g，防风10g，白术10g，银柴胡10g，地骨皮10g，杭芍20g，五味子10g，炒枣仁10g，黄连10g，丝瓜络20g，桑枝20g，砂仁10g。水煎服。

二诊：头部胀痛、恶心、中脘不适好转，偶尔潮热汗出，心烦急躁、心悸消失，颈部有摩擦音，双手指发麻，眠浅，食佳，二便调，苔薄白，脉沉细。治以前法。

处方：银柴胡10g，地骨皮10g，茯苓10g，杭芍30g，当归10g，川芎10g，香附10g，夜荷花10g，五味子10g，丝瓜络10g，桑枝10g，砂仁10g。水煎服。

三诊：诸症明显减轻，有颈椎小关节面硬化史，苔白腻，脉沉细。治以和胃，调理麻胀不适。

处方：天麻10g，沙苑子20g，白芷10g，川芎10g，杭芍30g，地骨皮10g，白薇10g，夜交藤20g，五味子10g，佛手10g，苏梗10g，砂仁10g。水煎服。

九、妇科病

案1 张某，女，27岁。

每次经期腹腰痛，量少色正常，无血块。偶尔空腹中脘不适。眠浅，多梦，食一般，二便调，经末期半月前，有反复性口腔溃疡史，苔白腻，脉弦。治以调达冲任，疏肝理气。

处方：柴胡10g，茯苓10g，川楝子10g，高良姜5g，黄连10g，当归10g，川芎10g，香附10g，乌药10g，赤芍20g，白芍20g，茜草10g，生地黄15g，砂仁10g，益母草10g。

二诊：月经将至，中脘渐舒。苔白腻，脉细弦。治依前法。

处方：牡丹皮10g，茯苓10g，柴胡10g，当归10g，川芎10g，高良姜5g，黄连10g，香附10g，赤芍20g，白芍20g，砂仁10g，络石藤30g，西红花2g（另煎分服）。

三诊：月经将净，少腹有轻度压痛，腰酸。眠可，食一般，二便调，面部少华，苔薄白，脉细弦。治依前法。

处方：丹参 10g，茯苓 10g，柴胡 10g，香附 10g，高良姜 3g，黄连 10g，当归 10g，川芎 10g，厚朴 10g，白花蛇舌草 15g，地丁 10g，地肤子 10g，玫瑰花 10g，川楝子 10g。

案 2 边某，女，23 岁。

每次行经第 1 天 3～4 小时后腹痛，重时则呕吐，面色苍白，畏寒，行经量少、偶尔色暗、伴小血块，带下色微黄，眠浅，多梦，食佳，二便调，经末期十余天前，苔薄白，脉弦。治以暖宫拈痛，渗湿止带。

处方：丹参 10g，茯苓 10g，柴胡 10g，川楝子 10g，吴茱萸 3g，高良姜 3g，当归 10g，川芎 10g，乌药 10g，延胡索 10g，生卷柏 15g，香附 10g，西红花 2g（另煎分服）。

二诊：药后无不良反应，诸症减轻，经末期 1 周前，苔薄白，脉弦。治依前法，效不更方。

十、哮喘

李某，男，19 岁。

近日咳嗽，咳吐黄白稠痰、重则喘，张口抬肩，眠浅，食可，二便调，苔净，脉弦滑。有过敏性哮喘史、鼻炎史。肺气失重，非易速效。治以益气固金。

处方：炙黄芪 20g，茯苓 10g，紫菀 10g，桑白皮 10g，知母 10g，川贝母 10g，五味子 10g，细辛 3g，干姜 5g，半夏 10g，冬虫夏草 1g，黛蛤散 30g（布包）。

二诊：药后咳嗽减，苔白微浮灰，脉滑。治依前法。

处方：炙黄芪 30g，太子参 10g，野灵芝 10g，干姜 3g，五味子 10g，细辛 3g，葶苈子 5g，大枣 6 枚，桑白皮 10g，知母 10g，川贝母 10g，蛤蚧 1 对（打碎，先煎），苍耳子 10g，砂仁 10g。

三诊：药后诸恙均减。苔净，脉弦滑。仍治以前法。

处方：炙黄芪 20g，茯苓 10g，紫菀 10g，桑白皮 10g，杏仁 10g，冬虫夏草 1g，半夏 10g，五味子 10g，苍耳子 10g，知母 10g，川贝母 10g，蛤蚧 1 对（打碎，先煎）。

四诊：哮喘已稳定，尚有余疾，有白稠痰，眠可，食一般，二便调，苔净，脉弦滑。颇见效，可依前法。

处方：炙黄芪 20g，茯苓 10g，紫菀 10g，橘红 10g，冬虫夏草 1g，葶苈子 5g，大枣 6 枚，桑白皮 10g，苍耳子 10g，知母 10g，川贝母 10g，蛤蚧 1 对

（打碎，先煎），杭芍 20g，砂仁 5g。

五诊：哮喘未发作，近日鼻塞，晨起咳嗽吐痰，眠可，食佳，二便调，苔净，脉弦滑。治见效可依前法。

处方：炙黄芪 20g，茯苓 10g，玄参 10g，冬虫夏草 1g，知母 10g，川贝母 10g，辛夷花 10g，苍耳子 10g，桑白皮 10g，白芥子 5g，杭芍 30g，蛤蚧 1 对（打碎，先煎）。

十一、肾病

赵某，女，15 岁。

容易疲劳，偶尔头晕。患者家属口述：今年 1 月 26 日曾发烧，发现尿蛋白，眠浅，食少，二便调。经末期 3 月 9 号。近日经医院检查确诊为肾小球肾炎。苔薄白，脉细弦。治以扶脾健肾安神。

处方：炙黄芪 20g，太子参 10g，茯神 10g，山茱萸 10g，山药 10g，白术 10g，菟丝子 10g，枸杞子 10g，金樱子 10g，荷叶尖 10g，泽泻 10g，石楠叶 10g。水煎服，日 1 剂。

二诊：药后经尿检蛋白消失，偶尔头晕，容易疲劳，苔白，脉细。前方化裁。

处方：炙黄芪 20g，红参 5g，茯神 10g，五味子 10g，麦冬 20g，山茱萸 10g，生地黄 10g，熟地黄 10g，山药 10g，狗脊 10g，白术 10g，石楠叶 10g，泽泻 10g。水煎服，日 1 剂。

十二、痹证

彭某，男，30 岁。

双膝关节及腘窝部痛，右侧较重，同时有轻度的关节摩擦音。中脘不适，泛酸，打嗝儿，眠可，食佳，二便调。否认有其他病史。苔薄白，脉沉弦。治以通经活络，兼顾肾气。

处方：羌活 5g，独活 5g，秦艽 10g，防风 10g，威灵仙 10g，延胡索 10g，松节 10g，炒薏米 10g，赤芍 30g，乌蛇肉 10g，海风藤 30g，络石藤 20g，砂仁 10g。水煎服，日 1 剂。

十三、上感

韩某，男，52岁。

嗓子疼20余天，咳嗽，咳吐黄白痰，眠可，食佳，二便调，脂肪肝，少量饮酒，吸烟，苔白腻，脉细弦。外邪留恋，内有蕴热。治以轻宣清解，润肺利咽。

处方：苏叶10g，白前10g，紫菀10g，知母10g，川贝母10g，半夏10g，杏仁10g，黄芩10g，黄连10g，瓜蒌30g，鱼腥草20g，胆草10g，黛蛤散30g（布包）。水煎服，日1剂。

十四、不寐

覃某，女，47岁。

失眠二十余天，心烦急躁，食可，大便结，尿正常。有乙肝史。停经两个月，生子1个，19岁，健康。苔薄白，脉弦。治以醒脑敛心，平肝安神。

处方：夜交藤30g，茯神10g，柴胡10g，熟大黄10g，黄连10g，山栀10g，浮小麦30g，甘草6g，炒枣仁10g，五味子10g，黄芩10g。水煎服，日1剂。琥珀1.5g（装胶囊，匀两次随药送服）。

十五、咳嗽

肖某，男，28岁。

感冒之后咽痛痒，咳嗽，咳黄痰，眠佳，食一般，二便调，苔薄白，脉沉弦滑。治以育阴折热，涤痰。

处方：沙参30g，牡丹皮10g，连翘10g，金银花20g，黄芩10g，石楠叶10g，山栀10g，知母10g，川贝母10g，瓜蒌20g，黄连10g，黛蛤散30g（布包）。水煎服，日1剂。

二诊：药后咽痛痒减轻，微而咳嗽，痰由黄变白稀，眠佳，食可，二便调，苔净，脉弦滑。依前法加减。

处方：沙参30g，石斛20g，牡丹皮10g，金银花20g，白芍15g，赤芍15g，桔梗10g，甘草6g，川贝母10g，知母10g，黄芩10g，瓜蒌20g，砂仁10g。水煎服，日1剂。

十六、眩晕

吴某，女，71岁。

头眩晕，甚时呕吐，吐清水，颈痛两手指胀，眠浅，食一般，二便调。有高血压史、颈椎病史、脂肪肝史，苔薄白，脉洪、时有间歇。肝阳上亢，经络遏阻。治以育阴潜阳，通经活络。

处方：天麻10g，苦丁茶10g，蒺藜20g，罗布麻10g，茺蔚子10g，赤芍30g，白芷10g，川芎10g，当归10g，苏木10g，青风藤30g，珍珠母30g（先煎）。水煎服，日1剂。羚羊粉1.2g，匀两次随药送下。

二诊：头部眩晕程度减轻，但偶尔气短，余无所苦，苔净，脉弦洪。治依前法。

处方：天麻10g，蒺藜20g，野菊花10g，钩藤5g，茜草10g，香附10g，当归10g，砂仁10g，紫贝齿30g，厚朴10g。水煎服，日1剂。 羚羊粉1.2g，匀两次随药送下。

十七、虫疾

刘某，男，64岁。

脐围隐痛，少腹胀。大便中似有红线虫，已三四年之久。眠可，食一般，尿正常，苔白腻，脉沉细。治以镇逆安胃，通导大肠，法以驱虫。建议做进一步寄生虫检查。

处方：柴胡10g，茯苓10g，川楝子10g，苦楝皮10g，使君子10g，胡黄连10g，熟大黄5g，焦槟榔10g，榧子肉10g，赤芍20g，苏梗10g，砂仁10g。水煎服，日1剂。

二诊：药后下虫甚多、形状呈红线，眠可，食一般，二便调，苔白腻，脉沉细。颇见效，依前法。

处方：柴胡10g，茯苓10g，川楝子10g，苦楝皮10g，使君子10g，胡黄连10g，熟大黄5g，生槟榔10g，榧子肉10g，赤芍20g，苏梗10g，砂仁10g。水煎服，日1剂。

三诊：虫仍下，余无所记。苔白腻，脉细弦。病在愈中，依前法治之。

处方：柴胡10g，茯苓10g，川楝子10g，苦楝皮10g，使君子10g，胡黄连10g，熟大黄5g，榧子肉10g，赤芍20g，苏梗10g，砂仁10g，枳壳10g，厚朴10g。水煎服，日1剂。

十八、肝硬化

肝硬化是临床常见病，凡肝脏因某种损害而致细胞变性或坏死，而结缔组织增生，并有肝实质细胞再生者皆称肝硬化。

1. 中医对肝硬化的认识

中医古籍没有肝硬化这个病名，但类似肝硬化的症状则早就有所认识和记载。本病属中医学"鼓胀""单腹胀"范畴。如《灵枢·水胀》云："鼓胀者，腹胀身皆大，大与肤胀等也，色苍黄，腹筋起，此其候也……先泻其胀之血络，后调其经，刺去其血络也……"危亦林谓："腹满得之未久，或胀或消，腹皮稍软，不泄不喘，随治随瘥。若脐心凸起，利后复腹急，久病羸乏，喘息不得安，名曰胃脾俱败，不治；腹满咳逆，不得小便，不治；腹大满而下泄，不治。"《医学入门》云："凡胀初起是气，久则成水，治比水肿更难。盖水肿饮食如常，鼓胀饮食不及常，病根深固，必三五年而后成，治肿惟补中行湿足矣，治胀必补中行湿，兼以消积，更断盐酱、音乐、妄想，不责速效，乃可万全。"《古今医鉴》云："夫中满腹胀者，其面目、四肢不肿，而肚腹胀起，中空似鼓者是也。"以上记载的鼓胀或单腹胀一般多指有明显腹水的肝硬化而言，不包括腹水不明显的肝硬化。对此古医籍称为癥瘕积聚，如《难经·五十六难》云："脾之积名曰痞气，在胃脘，覆大如盘，久不愈，令人四肢不收，发黄疸，饮食不为肌肤。以冬壬癸日得之，何以言之，肝病传脾，脾当传肾，肾以冬适王。王者不受邪，脾复欲还肝。肝不肯受，故留结为积，故知痞气以冬壬癸日得之。"

肝脏与其他器官不同，在功能和组织上有异常的再生能力。这使得肝实质的损害常常在临床上没有明显表现，故难以辨识。待肝硬化形成、症状出现，患者大多已进入晚期。此时治疗相当棘手，通常只能采取姑息疗法。

2. 中医治疗肝硬化的方法

（1）主要处方

①化坚丸：牡丹皮三钱，生桃仁三钱（制），杏仁三钱，桂枝尖三钱，化橘红三钱，炙甘草二钱。肝大酌加枳实二钱，厚朴三钱，郁金三钱，香附三钱，木香一钱，姜黄二钱等。脾肿酌加鳖甲三至五钱，牡蛎三至五钱，苦参三钱，三棱三钱，莪术二钱等。肝脾均大，根据具体情况，分缓急先后或同时并治。

②柴胡桂枝汤：北柴胡三钱，云苓三钱，法半夏三钱，党参三钱，桂枝尖三钱，杭芍三钱，炙甘草二钱，生姜三钱，大枣三枚。酌加砂仁一钱，牡丹皮三钱，桃仁三钱，陈皮三钱，水红花子三至八钱等。

肝硬化诊断成立后，即可应用化坚丸。化坚丸久服，如果食欲不佳，可换服柴胡桂枝汤，以上两个主要处方可交替服用。

（2）配合处方

①胃苓汤：桂枝三钱，茯苓三钱，白术三钱，猪苓三钱，苍术三钱，厚朴三钱，陈皮二钱，大枣三枚，生姜三钱，甘草二钱。腹水初起或腹水明显时均可应用。

②木香丸：木香一两，青皮一两，牡丹皮二两，姜黄一两，砂仁一两，阿魏二两，生桃仁二两，於术二两，水红花子四两，草豆蔻一两，荜澄茄二两。上药研细末，醋糊为丸，如桐子大小，每服三钱，1日2次，饭后生姜三钱煎汁送下，或用胃苓汤送下。肝硬化及腹水时均可应用。

（3）消胀泄水膏：此膏北京复元堂有售。商陆六两，芫花四两，大戟四两，穿山甲二两，厚朴二两，用麻油炸枯，黄丹收膏。先用生姜将贴处擦净，再将膏药烤化贴之。重者两张，贴肚脐与后腰；轻者1张，孕妇忌用。此膏有助于提高内服药之力，祛皮里肉外之水、肾经之湿邪，清膀胱，通小便。

黄疸者给服茵陈五苓散（茵陈一两，於术三钱，云苓三钱，猪苓三钱，泽泻三钱，桂枝尖三钱）。失眠或不能安睡者给服酸枣仁汤（炒枣仁五钱至一两，知母三钱，茯神五线，川芎二钱，甘草二钱）。

3.肝硬化的治疗

谢子衡在北京医学院附属平安医院工作期间，曾任中医科主任，并参与教学和科研工作。与他搭档的就是《毛泽东选集》中提到过的开明绅士李鼎铭先生的儿子李振三。李振三当时是调来筹备中医研究院（现中国中医科学院）的，后来到了平安医院。他们一起搞科研，参与中医方法治疗肝硬化。他们认为，治疗肝硬化必须从健脾入手，故采用健脾益气、补肝化坚之法治疗，使肝脏变软。另外对肝硬化腹水也有很好疗效。当时他们有20张科研病床，每天查房，他们都仔细观察患者，调换方剂。经过两年的研究，谢子衡与李振三、樊子良大夫一起完成了中医治疗肝硬化的学术论文——《中医学治疗肝硬化的临床观察》。

案1 紫某，男，40岁，1955年4月17日住院。

腹部膨胀，下肢浮肿7天，精神疲乏，食欲不振，小便减少。体温、脉搏、呼吸、血压正常，营养不良，皮肤及巩膜无黄染，心肺正常，腹围98cm，腹水明显，肝脾不能扪到。化验结果示血色素13g，红细胞$4.3×10^{12}$/L，白细胞$6.8×10^9$/L，中性82%，淋巴15%，酸性1%，大单核1%。粪尿正常。血沉第1

小时末为 27mm。腹水呈漏出液。

诊断：肝硬化腹水。

住院后给予肝脏病膳食，乙族维生素制剂，治疗半月余，虽反复注射汞撒利，但排尿量很少，腹胀、腹水丝毫不减，呼吸感觉急促，乃请中医治疗。中医主要给以化坚丸加减及柴胡桂枝汤加减治疗。服药 21 天，腹胀明显减轻，尿量增多，精神好转，食欲增加，腹水及下肢浮肿减退。服药两个月后，无自觉症状，下肢浮肿全消，尚有少量腹水。服药 3 个月，腹水全消，腹围减为 78cm，一般情况恢复如健康人。9 月 20 日（服中医后四个半月），测血浆白蛋白 3.26g%，球蛋白 2.93g%，麝香草酚浑浊度试验 32U。出院后仍继续中医治疗。

案 2 郭某，1955 年 5 月 24 日入院。

腹胀膨隆 1 个多月，食欲不振，软弱无力，下肢及阴囊浮肿，尿量少，大便次数多、1 天 3 ～ 5 次，体温、脉搏、呼吸、血压正常，营养差，皮肤、巩膜无黄染，心肺正常，腹高度隆起，腹围 102cm，腹壁静脉曲张，有明显腹水，肝脾未扪到，下肢及阴囊浮肿，反射正常。化验结果血色素 11.5g，红细胞 $4.0×10^{12}$/L，白细胞 $5.2×10^9$/L，中性 72%，淋巴 22%，酸性 4%，碱性 1%，大单核 1%；粪尿正常；血沉第 1 小时末为 21mm；血液康、华氏反应阴性。

诊断：肝硬化；腹水。

入院后给予无盐肝脏病饮食及一般支持疗法，并反复注射汞撒利，每次注射后当天尿量增至 3000mL，但第 2 天又恢复原状（1 天 500mL 左右），治疗 10 天病情没有明显进展。于是请中医治疗，先服胃苓汤加减，后以化坚丸、木香丸、柴胡桂枝汤加减，前后治疗两个月，自觉症状减轻不明显，腹水未消。

8 月 12 日（服上述药 68 天后），加贴"消胀泄水膏"于脐部和脊椎部，贴后第 4 天，尿量增至 1 天 1500mL；12 天后，尿量平均每天 3000mL，腹水及下肢、阴囊水肿消退大半，自觉轻快，精神好转，食欲增加。"消胀泄水膏" 10 ～ 15 天换 1 次，一个半月内共贴 3 次，尿量始终持续在 2000mL 左右。配合中医治疗三个半月后，腹水及下肢浮肿完全消失，腹围减为 78cm，除身体瘦弱外，余均恢复正常。9 月 1 日测血浆白蛋白 3.76g%，球蛋白 3.76g%。10 月 13 日测麝香草酚浑浊度试验 15U，血胆固醇 174mg%。

十九、急性阑尾炎

谢子衡对中医药治疗阑尾炎进行过深入研究，认为阑尾炎是常见的外科疾病，一般占住院患者的 10% 左右。

1. 中医学对急性阑尾炎的认识

中医学的肠痈与西医学的阑尾炎极为相似。《金匮要略》记载："肠痈之为病，其身甲错，腹皮急，按之濡，如肿状，腹无积聚，身无热，脉数，此为肠内有痈脓，薏苡附子败酱散主之。"巢氏《诸病源候论》对病因及发病机制又进行了进一步阐明，肠痈者由寒冷不适，喜怒无度，使邪气与营卫相干，在肠内遇热，加之血气蕴积，结聚成痈，热积不散，血肉腐败，化而为脓。

汉代名医张仲景把肠痈分为两个阶段，脉洪数者，脓已成，不可下也，薏苡附子败酱散主之。脉迟紧者，脓未成，可下者，大黄牡丹汤主之。但从中医古籍记载看，肠痈不仅是指阑尾炎，还指下腹部炎症，其中以急性阑尾炎多见。

西医学对阑尾炎的记载起于 1886 年费滋（Fitz）的一则尸检结果，而中医学对肠痈的认识，比西医学对阑尾炎的报告要早约两千年。

2. 急性阑尾炎的中医治疗

医院外科自 1958 年 8 月 20 日开始应用中药治疗阑尾炎，至 10 月 13 日共治疗了 28 例。男 20 例，女 8 例；年龄 17 ～ 54 岁；发病时间 12 小时以内 11 例，12 小时至两天 12 例，3 天 5 例。

所有病例均为急性阑尾炎，所有患者均右下腹有不同程度的压痛，以麦氏点最多。其中腹痛初起于右下腹者 17 例，全腹痛而后转右下腹者 6 例，脐周痛及并右下腹痛者两例，初起于上腹而后转右下腹者 3 例。性质多为持续性痛，少数为阵发痛，但不放射。

绝大部分患者有反跳痛和肌紧张，体温 36.4 ～ 39℃，白细胞计数均偏高，达 $78.5 ～ 202.5 \times 10^9$/L。

处方：杭白芍五钱，全当归三钱，粉丹皮三钱，冬瓜子五钱，广木香一钱，薏苡仁五钱，赤茯苓三钱，槟榔三钱，败酱草三钱，桃仁泥三钱。病重者 1 日两剂，分 4 次服；轻症者 1 日 1 剂，分两次服。除 1 例每天两三次腹泻外，其余无不良反应。嘱患者常进稀粥，食毋过饱，静养调摄，少活动，吃流食。

结果 28 例患者中，良好 25 例，较好两例，1 例因疼痛加剧采用手术治疗。

良好：指阑尾炎症状及体征消失，25 例中有 18 例 3 ～ 5 天治愈，最长 14 天治愈。疼痛一般 10 ～ 24 小时减轻，其中 2 ～ 3 天消失者占 19 例，最短消失者为 24 小时，最长者 7 天。肌肉紧张大部分 1 ～ 3 天消失，反跳痛 2 ～ 4 天消失，压痛 24 ～ 48 小时减轻。其中 15 例 2 ～ 4 天内消失。服药后 4 小时查白细胞，12 例显著减少（$20.0 ～ 70.0 \times 10^9$/L），18 例当日或 3 天内恢复正常。体温一般 3 日内恢复正常。

较好：其中 1 例入院时已腹痛 3 天，为阑尾炎穿孔、局限性腹膜炎、腹部（脐右方）有不显著肿块感，因不适于手术，故采取中药治疗。1 周后腹痛复发，经合用抗生素数日治愈。另 1 例出院时有轻度压痛。

手术：1 例因治疗期间腹痛加剧，体温升高，故改行手术。

3. 中医治疗急性阑尾炎的思考

中医治疗急性阑尾炎的优势在于能够免去手术之苦及可能发生的并发症，一般 3 ～ 5 天治愈，平均住院 1 周，而且费用低。

谢子衡

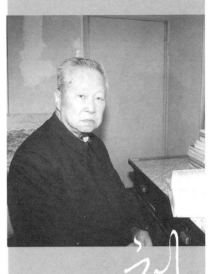

刘渡舟

擅抓主症，博采众家所长，并有创见

推崇经方，但知守善变，不落窠臼

医家简介

刘渡舟（1917—2001），原名刘荣先，我国著名中医临床家、教育家，《伤寒论》学术巨擘，北京中医药大学终身教授、博士研究生导师，首批全国老中医药专家学术经验继承工作指导老师，中华中医药学会仲景学说专业委员会首任主任委员。

1917年9月10日刘渡舟出生于辽宁营口，16岁正式拜师，先后受业于营口名医王志远、大连名医谢泗泉。凡7年之久，尽得二人真传。1938年出师后悬壶于大连。1945年携眷来京，挂牌行医于钱根胡同之南花园。1950年考入原卫生部中医进修学校深造，学习西医学知识及临床课程。毕业后分配到天坛华北人民医院工作，未及1年，又调到永定门联合诊所工作，后转至大红门联合诊所任所长。1956年，受聘于北京中医学院（现北京中医药大学），从事中医教学与临床工作，先后任古典医籍教研室主任、伤寒论教研室主任等。

刘渡舟从医60余年，始终致力于理论研究和临床实践，重视以《黄帝内经》为源本的传统中医基础理论，主张《伤寒论》的六经辨证是可广泛用于临床各科疾病的辨证论治体系，坚持"六经为百病立法"的观点，临证善用经方，尤擅诊治水气病、湿热病、肝胆病、脾胃病、心脏病、肾脏病及各种内外科疑难杂症。

他创制了众多有效方剂，如治疗各型病毒性肝病的柴胡解毒汤系列方剂。发表学术论文逾百篇，出版学术著作20多部，主要有《刘渡舟医学全集》《伤寒论校注》《伤寒论通俗讲话》《伤寒论十四讲》《伤寒论诠解》《伤寒论语译》《伤寒挈要》《新编伤寒论类方》《伤寒论辞典》《金匮要略诠解》《肝病证治概要》《肝胆源流论》《经方临床指南》《刘渡舟临床验案精选》等。其中《伤寒论校注》荣获国家科学技术进步二等奖，《刘渡舟医学全集》获1998年度北京中医药大学科技进步二等奖。日文版《中国伤寒论解说》及《中国伤寒论解说（续编）》在日本出版，对日本中医学界影响巨大。

刘渡舟积极参与社会事务，1956年加入中国农工民主党，1981年加入中国共产党，曾任国务院学位评审委员会中医评议组委员，中华中医药学会常务理事，仲景学说专业委员会主任委员，北京中医药促进会名誉会长，为全国第五、第六、第七届人大代表，我国第一批享受国务院政府特殊津贴的专家。

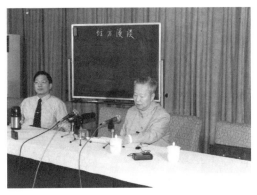

◎　刘渡舟在授课

学术思想

一、抓主症

　　刘渡舟在临床辨证方面是十分注重传统的。传统习用的辨证方法，如病因辨证、脏腑辨证、八纲辨证等都为他临床所常用。由于专攻《伤寒论》，受《伤寒论》辨证论治方法的影响较大，他更加重视六经辨证方法，坚持"六经为百病立法"的观点，认为六经辨证方法可以广泛地用于临床各科疾病的辨证论治。《伤寒论》总结了六经辨证的规律，并于每一方证中又厘定了主症、兼症、变症和夹杂症的层次，为正确进行辨证提供了先决条件。正是由于对仲景学说的深刻研究和受仲景学说的长期熏陶和影响，刘渡舟很重视和擅长运用"抓主症"辨证方法，临床应用中得心应手。他认为，"抓主症"是中医辨证的最高水平，是中医成熟临床经验的体现。他说："主症是辨证的关键，反映了疾病的基本变化，是最可靠的临床依据。主症是纲，抓住了主症就抓住了纲领，纲举而目张；抓住了主症，才能进一步认清兼症、变症、夹杂症，辨证才能秩序井然，论治也就迎刃而解。"在这样认识的基础上，他曾多次撰文论述抓主症方法的意义及其具体操作方法；在中日中医学术交流会上，他做了关于抓主症方法的学术报告。由此可见他对这种辨证论治方法的重视程度。

抓主症是他临床辨证论治实践的主要特点之一。如临床见脚挛急、舌质红、脉弦细即投芍药甘草汤；见口苦咽干、胸胁满结、大便溏泻或时腹自痛、小便不利、手臂麻木、脉弦而缓者即投柴胡姜桂汤；见心下痞满、恶心呃逆、大便溏稀者即投生姜泻心汤；见大病愈后虚羸少气、气逆欲吐即投竹叶石膏汤。主症是指决定全局而占主导地位的证候，是疾病的主要脉症，是疾病基本的、本质的病理变化的外在表现，是辨证之"证"的诊断标准。在临床辨证过程中，抓住了主症就是抓住了疾病的本质，依据主症治疗就是治本，就能获得好的治疗效果。

抓主症方法有两个最主要的特点：其一，抓主症一般不需作直接的病机（包括病因、病位、病势、病性）辨析，病机辨析潜在于主症辨析。其二，多与首选方剂联系在一起，抓主症具有"汤证辨证"的特点。

抓主症的意义主要体现在三个方面：一是实用性强。历代医家虽然总结提出了不少辨证施治方法，但比较起来，其中要数抓主症方法最为实用、最为常用、使用最为广泛。这是因为它使用起来更加具体、更加简捷、更少教条、更多灵活。二是治病求本。抓主症的方法能使中医治病求本的原则得到很好的实现。从表面上看，抓主症很有可能被理解为是一种"头痛医头、脚痛医脚"的肤浅的治标方法。其实抓主症不仅不是治标，而是治本。我们知道，疾病的"本"就是疾病本质的、基本的病变。中医对疾病之本质病理的认识主要是通过投方施治、依据疗效进行推理而间接获得的。如真武汤治之得愈者是阳虚水饮证、四逆散治之得愈者是阳气郁结证，这便是中医认识疾病本质的最主要同时也是决定性的方法。历代医生在长期的临床实践中，通过这样的方法，逐渐认识到了众多病证的本质病理及反映其本质病理的脉症，也就是主症。如我们所熟知的小柴胡汤证的"柴胡七症"、麻黄汤证的"麻黄八症"及热实结胸的"结胸三症"等，都是古代医生探索并总结出来的。抓住这样的主症，实施针对性的治疗，这就是治本。三是疗效理想。如上所述，抓主症体现了治病求本的原则，而且一般说来，主症又总是与最佳的方药联系在一起的。所以抓住了主症就同时选择到了对证的方药，因而也就可以取得理想的疗效。刘渡舟治病的效果极佳，这与他善于抓主症这一因素是有极大关系的。必须说明的是，抓主症方法是辨证施治与专病专方两种方法的有机结合，这当然也是理想疗效的保证。

刘渡舟的抓主症方法可以概况为"以主诉为线索，有目的和选择地诊察，随时分析、检合"这样一个程序。这句话的意思是，要围绕患者的主诉，通过四诊方法，有目的、有选择地收集有辨证意义的临床资料，并随时与自己记忆中的主症系统进行对照比较、分析检验，以判断二者是否吻合。在这种诊察和检合过程中，思维是十分灵活的，充分考虑了各种病证的可能性，而绝不是拘泥、刻板的。一旦收集到的脉症已经符合某个病证的主症，就应当机立断，迅速处治。举个典型案例加以说明。

患者张某，女，40岁，1991年12月18日初诊。患者主诉上腹部痞满不舒。这是一个常见症状，在很多病证皆可出现。刘渡舟首先考虑的是半夏泻心汤证一类的寒热错杂痞，故进一步询问呕恶、肠鸣、下利等症。当这些症状呈阴性时，刘渡舟转而又询问冲气、胸闷、心悸、头晕诸症，以判断是否属于水气上冲病证。患者回答头目眩晕，胸闷胁胀，但并无心悸、气冲感觉。从现有症状看，少阳胆气不舒之柴胡证的可能性大，故刘渡舟又追问口苦这一少阳病的特异性症状，并联想到太阳表气不开的合并病变，进一步询问项背强痛、四肢疼痛或麻木两大症状。诊察结果表明，这些症状都是阳性的。于是刘渡舟抓住心下痞结、口苦头眩、胸闷胁胀而肢麻的症状，确定张某所患为太少两感的柴胡桂枝汤证，处以柴胡桂枝汤，7剂，日1剂。1周后患者来述，服药1剂而通体轻快，7剂服尽诸症大减。

刘渡舟指出，运用抓主症方法时必须注意几点：一是不必悉具。一般说来，书本上记述的主症是典型的，而疾病的实际临床表现往往是变化的，多数情况下都不像书本上记述得那样完备。这就要求医生能够以少知多，以点见面，能够根据少数的主要脉症而作出诊断。刘渡舟强调，《伤寒论》"但见一证便是，不必悉具"是一个具有普遍意义的原则，也是抓主症方法的一条重要原则。临床抓主症时，不可强求全部症状的出现。否则就会作茧自缚，必致寸步难行。如他治一女性患者，口苦经年，此外并无他症。刘渡舟认为这是胆火上炎的反映，是少阳小柴胡汤证的主症，于是便抓住这个主症，投以小柴胡汤原方，服药3周，其病告愈。又如他治一患儿，身面浮肿而脉浮。刘渡舟抓住这两个主要症状，确定其病为水气外溢肌肤，遂用越婢汤加味发汗散水，1剂肿减，再剂肿消。二是芟繁就简。如果一位患者的症状很多，表里上下纷繁复杂，这时医生就不能"眉毛胡子一把抓"，而是要用"特写镜头"，抓住其中的几个主要症状，根据症状投方施治。刘渡舟谓之"于千军万马中取上将之首"。三是辨别疑似病证的主症大多是具有特异性的，但也有两两相似者，需要细心辨析。若辨之不明，轻易地依照表面上的"吻合"而"抓主症"，必然失之毫厘，差之千里。如一孙姓老妪，四肢逆冷，心下悸，小便不利，身体振振然动摇。某医辨为阳虚水泛的真武汤证，投真武汤，初服疗效尚可，续服不唯不效，反增烦躁。刘渡舟指出，真武汤证为阳气虚衰，水饮泛滥，必见舌苔水滑，神疲乏力。今患者性情急躁，舌红脉弦，当为阳郁之证，遂改投四逆散疏气解郁，药后诸症大减。刘渡舟常说，抓主症时要细心，要多考虑几种可能性，避免因主症相似而误诊。

抓主症的功夫是在临床经验成熟以后才形成的。刘渡舟指出，熟记并理解各种疾病的主症是运用抓主症方法的基础，是基本功。要善于抓主症就要多读书、多记书。如果医生的记忆中没有储存足够的"主症"，那临床抓主症就只能是一句空话。他认为，《伤寒论》《金匮要略》《医宗金鉴·杂病心法要诀》及金元四大家和温病学家叶、薛、吴、王的著作具有很高的价值，其中的重点内容应该反复学习并牢记于心。他对这些书中所载的各种疾病的主症烂熟于心，故在临床上能运用自如。例如一位患产后腹泻的女性求治于中医。有的医生辨以脾虚，投以补益脾胃剂而无效。又有医生见其下利口渴、舌绛、苔薄黄、脉沉滑，辨以厥阴下利证，予白头翁汤还是效果甚微。刘渡舟接诊后，详审其证，发现患者有小便不利、下肢浮肿、咳嗽、寐差等症。于是他抓住"小便不利"及"咳呕心烦渴不眠"的主症，参以舌绛脉沉，认为属于少阴阴虚、水热互结之证，以猪苓汤治之。患者服药 5 剂后，小便得利，腹泻诸症皆除。因此，只要临证时能够准确抓住主症，就可以取得如桴鼓之效。

二、气机论

刘渡舟指出，气机运动是人体生命活动的基本特征，其基本形式是升降出入。升降出入是维持机体健康的必要条件。《素问·六微旨大论》言："出入废则神机化灭，升降息则气立孤危。"人体的生理活动，包括人体之气与天地自然之气的交通、脏腑之间的生克制化、精微物质的流布代谢、正气对病邪的抵御驱逐等都依赖气机的升降出入。外界病邪侵入人体后，人体气机首先受到影响。在阴阳气血之中，气机受病最早，其受病的概率也最高。绝大多数疾病的病变在于气，未离于气。以气血而言，人身之病，其在气者十之七八，其在血者十仅二三。气病有不影响于血者，而血病每关乎于气。

刘渡舟还指出，人体气机的升降出入虽然是诸多脏腑功能的反映，但也是由诸多脏腑功能所维持的，其中与肝胆和脾胃功能的关系尤其重要。这是因为肝胆是人体气机出入的枢纽，脾胃是人体气机升降的枢纽。脾胃同居中焦，以膜相连，脾主升，胃主降，故脾胃是气机升降之枢纽。胆主少阳春升之气。胆气运行的特点是"发陈"，阳气初生，由里向外；肝为厥阴，阴气初生，由外向里，胆气出，肝气入，故二者为气机出入的枢纽。肝、胆、脾、胃四个器官的气机升降出入正常，则一身之气得以调畅；如果气机升降出入失常，则一身之气皆有可能受到影响。另一方面，肝、胆、脾、胃的枢纽作用也常常受到四者以外任何脏腑病变的影响。医生治疗疾病时，要注意顺从其性，促进和恢复它们的升降出入。

刘渡舟指出，善治病者重视调气，善调气者重视调畅肝胆之气和脾胃之气。他在临床善于用《伤寒论》柴胡剂和泻心剂调理肝胆和脾胃。他认为，张仲景用柴胡调畅肝胆，用泻心剂调理脾胃，此最堪为后世效法。柴胡善调畅肝胆之气，推动气机出入，并由此促进脏腑功能的正常运行。《神农本草经》言柴胡"主心腹，去肠胃中结气，饮食积聚，寒热邪气，推陈致新"，说明柴胡可促进六腑的新陈代谢，能推动少阳枢机，由此起到调和表里、消积化食的作用。在小柴胡类方中，柴胡辛散以助少阳胆气之出，黄芩苦寒以助厥阴肝气之入，柴、芩并用，则出入如常矣。然二者之中，关键在于柴胡的疏解。故《伤寒论》用柴、芩运转枢机时，黄芩或可减去，而柴胡却是必用之品。依仲景法，柴胡剂中还可以用白芍之酸收，柴、芍相伍，一出一入，一散一收，促进肝胆之气的出入。

调理脾胃升降主要是降胃升脾。胃气以降为顺，胃气不降每由火旺气实所致，故降胃他每用黄连、黄芩，清火即是降胃。三黄泻心汤之治吐衄、干姜黄芩黄连人参汤之治寒格吐逆皆属清火降胃。仲景亦习惯使用姜、夏降逆和胃。此大抵为痰饮所致者而设。脾气以升为常，脾气不升多兼里寒，故仲景升脾之清往往既用参、草益气，亦用干姜温中。脾胃升降之间存在相互促进、相互依赖、相互影响的关系，升清有助于降浊，降浊亦有助于升清，治疗时要善于利用。

根据刘渡舟的经验，运转枢机、疏利肝胆、调理脾胃是治疗疾病的重要途径。无论何种疾病，亦无论病情多么复杂，寒热夹杂，虚实疑似，表里不和，上下不通，看起来治之颇难，但只要表现出胸胁苦满、口苦纳差，其脉弦细，即可用柴胡剂调畅肝胆，枢机一转，病自向愈。只要表现出脘腹痞闷、胃不降而呕逆、脾不升而溏泻，即可用泻心剂调理脾胃，脾胃升降恢复正常，其病自能消除。

用调气方法治疗疑难杂病，如用四逆散治疗阳痿的经验就十分巧妙。一男子患阳痿不举，郁郁寡欢，情绪低落。刘渡舟辨证曰：阳痿一症，有阳虚者亦有阳郁者。阳虚者人多知之，而阳郁者人每有忽略。今患者郁郁寡欢，情绪低落，脉弦而舌红，是阳郁也。遂投四逆散，疏达肝气；配合以心理疏导，畅其情志，双管齐下，其病很快痊愈。

临床上刘渡舟亦善于主治方剂中加用调气之品，以增强疗效。如治疗肝病的方剂中使用理气药，以治疗肝区疼痛为主的柴胡止痛汤与治疗腹水为主的白玉汤皆用柴胡、紫菀、枳实，用五苓散治疗"水痞"时加生姜、枳实，使用小柴胡汤治疗少阳枢机不利所致胸闷气郁时加香附、川芎，或与越鞠丸联合运用。

女子善怀，故治妇女气郁之病，他常用逍遥散、柴胡汤、越鞠丸，方中常加用玫瑰花、绿萼梅等。临床上他使用的调气之品有青皮、陈皮、木香、砂仁、香橼、佛手、桔梗、枳壳、香附、川芎、紫菀、郁金、槟榔、厚朴、浙贝母、枣仁等，并往往根据具体病情及病位加味运用。刘渡舟强调，调气是治疗疾病的一个主要目的，但调气的手段并不仅仅局限于使用理气方药。针对引起气机不调的病因进行治疗，寒者温之，热者清之，虚者补之，实者泻之，发汗、吐、下皆是调气。当然，使用理气方药是调理气机最为直接的手段。

三、攻邪论

刘渡舟认为，从疾病发生学的角度来讲，正气不足是疾病发生的内在依据，邪气之所以能够侵犯人体、疾病之所以能够发生都是因为正气先虚，此即《素问》所谓"邪之所凑，其气必虚"。但这只是就邪正力量的比较而言，只是说明发病过程，而绝不是对病机的描述。如果从治疗学的角度看，疾病一旦发生，邪气即成为矛盾的主要方面，这就是古人所说的"虚处受邪，其病则实"。此时祛邪则成为治疗的首要任务。邪气祛则正气自安，虚弱的正气在邪气离开人体之后疾病即可自行恢复。因为人体正气的新陈代谢是一种自然本能，只要没有不利因素的影响，没有干扰和妨碍，正气即可生生不息。那些拘泥于"邪之所凑，其气必虚"理论、拘泥于"正气充盛则病邪自退"说法的人，不晓上述道理，在治疗中滥用补益，以期获得"正旺邪退"之效，殊不知，如此处理在理论上和哲学上虽有道理，但在治疗实践中却往往行不通。因为如果邪气未退而用补益，不仅可能滞邪留邪，还可能助邪；而由于有邪气阻碍，正气也得不到丝毫的补充。刘渡舟说，攻邪论并非金人张子和的发明，而是张子和根据张仲景《伤寒论》等著作提出来的。《伤寒论》治病就以祛邪为主，汗、吐、下、清、消诸法俱是攻邪，不唯三阳病治宜攻邪，三阴病因于邪实而用攻逐方法者也不少。基于这样的认识，他在临床诊断辨证时注重对病邪的辨认，治疗时注重祛除邪气。

有一位肾炎患者，浮肿少尿，他医作肾虚治之，不效。刘渡舟辨证曰：身面肿而脉浮，邪在表而肺气不宣，水之上源不清，当发其汗。于是用越婢加术汤，1 剂汗出肿减，再剂小便利而肿消。

他曾告诉学生，早年他在大连行医时，只知"腰为肾之府"，腰痛者，肾虚也。于是治腰痛每用六味类补肾，然效者有之，不效者更多。后来他渐渐悟到，腰痛多有湿热及水气所致者，从而改用清利湿热或化气行水之法，结果收效甚佳。

他还指出，就目前临床所见病证看，病证谱总的表现是阳证多而阴证少，实证多而虚证少，热证多而寒证少。形成这种病证谱的原因是多方面的，其中最主要的原因是人生活在天地之间，处于风、寒、暑、湿、燥、火之中，既得其益亦可能受其害。此正如《金匮要略》所言："风气虽能生万物，亦能害万物。"六淫侵入身体，治之便当攻邪。从内因讲，脏腑功能易于亢进，如心火过盛、肝阳上亢、胃热等。但脏腑功能低下又易导致继发病邪，如瘀血、痰饮、宿食等，而形成虚实夹杂之证。此外，如今人们生活富足、营养过剩，体内多有积热、蕴湿、痰饮、食滞。况且人们喜进补品，无病之时经常服用，既病之后亦用补益。不少医生亦迎合患者心理，或漫无主见者，患者欲补即补之，以致目前用补之风愈演愈烈。诸如此类，便使邪实之证更加多见。这是应该引起医生注意的一个问题。治疗时，实证自然要祛邪，即使虚实夹杂者亦要以祛邪为主。扶正以祛邪是间接祛邪，多宜于正虚不任攻逐之时使用，否则收效不佳，不如用药直接攻邪取效快捷，待邪退之后再议扶正。所以"攘外安内"较之"安内攘外"的方法更为常用。

刘渡舟说，临床医生要注意对假虚证的辨认。不少情况下，本为邪实之证却表现出一些虚弱症状，为医者不可被这种假象所迷惑，误认为虚而用补剂。如身体强盛之人，暴受邪气，或外感风寒，或内伤饮食，本气未必皆虚，受病之后，反而出现虚象，如动作衰乏、四肢无力、恶食、呕泻、少气、虚冒之类，此邪实为本，治之但当亟祛其邪，不必误认为虚证或顾虑虚其正气，用药牵制。如临床上常见的慢性病毒性肝炎，其主要症状之一是体疲乏力，不耐劳作，祛邪治之，患者即感身体轻快；补气治之，反而会使症状加重。刘渡舟临床上常用发表攻邪、清泄里热、通泄腑实、除湿化浊、疏肝解郁、攻逐瘀血、利水化饮、镇肝息风、化痰散结、行气导滞等法，所治疗的病证十分广泛。

四、火证论

刘渡舟专攻《伤寒论》，兼及《金匮要略》，对张仲景辨治火热病证的方法深有研究，颇多推崇。《伤寒论》中，凡病之属于阳明、少阳、厥阴而用清凉方法者十有七八，太阳变证之属热者亦甚多；在六经病中，其属虚寒而宜于温补者十仅三四，大多数病证兼有寒热，治宜凉温并用、攻补兼施。这说明，张仲景的《伤寒论》对火热病证是很重视的。

刘渡舟说，古人认识到人身五行各一，唯火有二；六气之中，火与热居二，故《素问·至真要大论》的病机十九条属火者五。这都说明了火热致病的重要性和广泛性。后世医家对火热致病予以了足够重视，最为著名者有刘完素等人。

刘渡舟对刘完素的火热论进行过较深入研究，认为其"六气皆可化火""五志过极化火"的学说很有道理。他晚年作有《火证论》，系统地论述了火证的医学源流，论述了火郁、火中、火痞、火狂、火痛、火衄、火泻等临床常见火证的脉因症治，是一篇十分成熟的医论。在这篇医论中，他论述了实火、虚火、郁火、阳火、阴火的概念，提出了实火宜泻、虚火宜补、郁火可发、阳火宜直折、阴火宜温导的治疗原则。不过，刘渡舟在临床上尤其重视的还是实火证治，常用大黄黄连泻心汤、黄连解毒汤、栀子金花汤、龙胆泻肝汤、化肝煎、泻青丸、清胃散、栀子豉汤、白虎汤、承气汤、导赤散、葛根芩连汤、白头翁汤等清热泻火之剂。鉴于目前火证未能得到人们足够重视的情况，他深以为忧，故在其《火证论》一文中有"微斯人，吾谁与归"的感叹。

刘渡舟专攻《伤寒论》，似乎古代寒证论的学说思想对他的影响较大。但他重视实际，根据当今火证多见的临床事实，提出了新的火证论。在研究寒证的同时，他更加强调火热致病及寒凉清火方法的重要性，这对于我们是很有启发意义的。例如一位42岁的男子患脂溢性脱发，头皮瘙痒，痛苦不堪。刘渡舟辨证后，一改前医养血滋肾之法，投以三黄泻心汤清热泻火。病人服3剂后，大便通泻，小便黄赤，头皮瘙痒遂止，脱发明显减少。他还用清热泻火的方法治疗面瘫，而不是如一般常规那样用风药祛风解痉；他用清热泻火的方法治疗身体疼痛麻木，而不是像一般常规那样散风湿、通络脉。凡此种种，超出常规之外又尽在医理之中，非有真知灼见，断无如此出奇制胜之法。他的这些经验在某种程度上发展了中医治疗学，为中医临床医学增添了新的内容。

五、水证论

水证是指人体水液代谢障碍，水液潴留而不能排出体外所形成的病证。水是人体重要组成部分，故《内经》言人体禀木、火、土、金、水五行而生成。水能载舟，亦能覆舟；有余不足，皆能致病；不足者是燥证，有余者即是水证。

水液在人体升降出入，循环不已，与肺、脾、肾三脏及膀胱、三焦有密切的关系，《素问·经脉别论》论之甚精。水液潴留，停蓄为病，也与此三脏二腑的功能障碍密切相关，此人皆尽知者。不过，刘渡舟指出，心脏属火，上居于胸，胸与火皆阳，为"阳中之太阳"。心脏阳气充足，则下焦寒水之气不能上冲为害；若心脏阳气虚弱，则下焦水寒之气便可能逆而上冲，致生诸病。这一方面的生理和病理现象为人所未能尽知者。水邪致病，范围甚广。诸种病邪之中，有两种善行易动，即风与水。水饮变动不居，上下表里，无所不到，在表为浮肿，在里为胀满，在上为眩晕昏冒、聋盲噎塞，在下为鹜溏腹泻、小便不利，在心为悸动，在肺为咳喘，在胃为呕逆……刘渡舟指出，水证的治疗方法，《内经》已提出了具体的原则，《伤寒论》《金匮要略》提出了很多行之有效的方法，包括许多至今在临床上广泛使用的方剂，为医者要谨记勿忘。其中需要着重提出的是，仲景是通过治心、采用温心脏之阳以治水的方法。刘渡舟在长期的临床实践中认识到，仲景苓桂术甘汤为温心阳、消水饮的代表方，用于现今临床上所常见的各种心脏病而具有水气上冲特征者，疗效十分可靠。刘渡舟总结出一系列能够准确反映水饮的症状和体征，如他所称"水舌""水色""水脉""水斑"者，还创制了相当数量的治疗水证的有效方剂，如"苓桂茜红汤""苓桂杏苡汤""白玉汤"等。刘渡舟发现，在苓桂术甘汤的基础上再加上仲景治疗寒饮所惯用的干姜、细辛、五味子，即在某种程度上能治疗小青龙汤功效所不及的寒痰冷饮疾病。他指出，苓桂术甘汤去桂枝加白芍即是苓芍术甘汤，亦即《伤寒论》桂枝去桂加茯苓白术汤。由于桂枝走表利于上，而芍药走里利于下；桂枝利于阳，而芍药利于阴，故此二方正好组成一个阴阳、表里对峙的方阵。刘渡舟临床上常将苓桂术甘汤与真武汤联合使用，他认为如此则表里并调，阴阳双补，更为全面。他十分重视水证证治，在水证辨证论治方面也十分精到。

六、湿证论

刘渡舟认为，湿证最多而治法最难。《素问·至真要大论》云："诸湿肿满，皆属于脾。"《伤寒论》的气化学说认为，太阴本湿而标阴，因其标本之气相同，故太阴病从本湿之化。从《黄帝内经》到《伤寒论》所论之湿病，无不与太阴脾家关系密切，所以应将太阴脾家作为辨治湿病的主线。《金匮要略》所论"肾着"一病，一个"着"字，点出其邪性属湿。脾主土，土之气为湿，土能克水湿，湿性黏着，湿能着肾，其从脾而来。"肾着"之证，在男子多见阴囊潮湿，甚者形同水渍；在女子，则多见带下淋沥。刘渡舟曾治一位 37 岁女性，诉腰部酸楚，白带淋沥不断，味臭秽难闻。切其脉沉缓无力，视其舌胖大而嫩，形体肥胖而乏力。辨之为寒湿下注，痹着于肾，属"肾着"一证。疏方：干姜、茯苓、白术、炒杜仲、续断、炙甘草。连服 7 剂，患者即愈。湿性黏着，又易腐化。寒湿下郁，带下有臭味，世人每以为热，孰知一曝脾阳则愈。

对于"寒湿脚气"及"脚气冲心"证，他非常推崇宋孝志的辨证论治经验，即初期以风、寒、湿三邪合而为病，尤以寒、湿为重。寒湿困阻肝脉，流注于四肢关节，久则经络痹阻，寒湿凝滞，气血失和，发为水肿。而肝为心之母，久病则母病及子，寒湿上冲于心，旁及于肺，见心悸、喘闷等。治疗应以开上导下、温经散寒、宣降湿浊为法，选用"鸡鸣散"为主方加减，疗效卓著。寒湿还可伤及血分而见肢体诸般疼痛，以"五积散"加减，有药到病除之妙。他曾治一位 76 岁男性，淋浴时水温过高烫人，急呼家人放凉水，结果水又过凉似冰。从此，左腿肌肉出现三块红紫色斑，且发斑处自觉肌肉拘急，痛不可耐，痛处遇风寒则加重。切其脉缓阔无力，视其舌苔白腻而润。辨为寒湿伤血，而非热邪之证。疏方：苍术、陈皮、厚朴、枳壳、桔梗、麻黄、桂枝、附子、干姜、当归、川芎、赤芍、葱白、生姜。服至第 2 剂而痛减，至第 3 剂出了一身透汗，从此病愈。对于寒湿客表而一身烦疼或由此导致三焦不利、肺主治节之令不行而发为水肿，他采用麻黄加术汤或越婢加术汤治疗，取效极佳。对于风湿一身尽痛，发热而日晡加剧者，他选用麻黄杏仁薏苡甘草汤治疗效佳，且此方治疗风湿，剂量宜轻不宜重。"轻能去实"，味淡则能化浊。

关于湿热为病，刘渡舟亦有自己独到见解。湿随热化，如油入面，难解难分。以三焦为界划分，在上则有湿热咳喘，在中则有湿热黄疸，在下则有湿热肾炎。对于湿热咳喘，如果按照风寒火热辨治，非但不见功效，往往越治越重。以湿咳为主者，痰多而黏稠，痰白或黄，胸中胀满，脘胀纳呆，身体酸倦，咽喉不利，兼有低烧晡热，小便黄，大便黏腻不爽，舌苔白腻，脉来浮濡，治疗首选甘露消毒丹与三仁汤合方，且必加紫菀、桔梗，去木通而以通草代之，临证可谓百发百中而得心应手。对于湿咳为主症者，"则非麻杏苡甘汤莫属也"。仅用半两麻黄，取其轻宣上焦，先开肺气而发微汗，此乃治湿之法。佐以杏仁、薏苡仁利肺气，导湿浊，使湿从三焦而出，临证以甘露消毒丹与麻杏苡甘汤合方，疗效颇佳。

关于湿热痹证，刘渡舟强调，首先要辨一个"热"字。自从《素问·痹论》指出"风寒湿三气杂至，合而为痹也"之后，后世医家咸遵其论，论治痹证，莫不以风、寒、湿三气为先。刘渡舟认为，对于湿热痹证，切不可一见身痛，便当寒邪之辨。此证实为热邪肆虐，肢节烦痛为剧也可见对称性结节红斑，多见口干而渴，小便黄赤而短，大便或干燥难解，脉象多滑数或滑大有力，舌红绛，苔黄白厚腻。治疗此病，禁用羌活、独活、防风等风燥之品，应首选加减木防己汤，且须注意几点：湿热纠缠，难以速除，应守法守方，不可操之过急；生石膏必须重用，热甚可加知母，痛甚可加大片姜黄、海桐皮，或加乳香、没药、炒山甲。其他兼症则随症加减：湿热内蕴，相蒸则黄，见巩膜、舌苔、小便色黄者，谓"三黄反应"，可测湿热痹之初萌；治疗湿热痹必须忌口，不得食肥甘酒肉，包括高脂肪、高蛋白食品及各种补药。湿热为病，除湿热痹证外，还多见湿热下注所致腰腿两足疼痛，治疗总以清热利湿、健脾导滞为法。若形气实而湿热盛者，用加味苍柏散；若形气虚或下肢麻木者，则用当归拈痛汤。

七、脾胃论

《伤寒论》非常重视脾胃，后世医家总结出"保胃气"是《伤寒论》的基本治疗思想之一。刘渡舟受张仲景"顾护胃气"学术思想影响甚大，同时受李东垣《脾胃论》学术思想的影响十分重视脾胃。

他认为，脾胃在人体生理、病理和疾病的治疗之中具有很重要的地位。原因有三。

其一，脾胃是人体后天之本，气血生化之源。天食人以五气，地食人以五味。人得五味之养，全赖脾胃功能健全；脏腑及躯体的营养都依靠脾胃的消化功能。脾胃功能正常则人体气血充足，正气旺盛；脾胃功能不振则人体气血来源匮乏，正气虚衰。

其二，脾胃居于中焦，是人体气机升降的枢纽，一身气机的升降调畅很大程度上取决于脾胃升降。脾胃升降失常则人体清气不升、浊气不降，上、中、下三焦之气相混，诸种病变由生。

其三，饮食劳倦是临床常见的病因，其伤亦在脾胃，故脾胃病及与脾胃相关的疾病临床上十分多见。正因为脾胃在人体生理、病理及治疗方面占有十分重要的地位，故临床医生应重视对脾胃的观察和治疗。

　　治疗脾胃不等于补益脾胃，仍然要遵循热者清之、寒者温之、实者泻之、虚者补之的原则。在补虚方面，刘渡舟常用四君子汤类、补中益气汤类、建中汤类和理中汤类方剂方剂。他说，张仲景四逆辈、建中汤及李东垣补中益气汤系列是治疗脾胃的好方剂，然两家在益胃养阴方面略显不足；叶天士等人的养胃阴之法可作为补充，羽翼圣贤。在调理脾胃气机升降方面，他较多使用仲景半夏泻心汤类方和东垣补中益气汤类方。他还常用承气辈通泻胃腑，对于杂病兼见胃肠实邪壅滞者，往往于主方中加少许大黄，以祛其壅滞，推陈致新，和降胃气。如用小陷胸汤清化胃中痰热，用大黄黄连泻心汤清降胃火，用枳实导滞汤清理胃肠、祛湿导滞，用泻黄散清泻脾家湿热，用平胃散除湿理胃，用桂枝加芍药汤理脾和络等。

　　对于李东垣的"甘温除大热"一说，刘渡舟也有深刻理解。他指出，《素问·五常政大论》曰："阴精所奉其人寿，阳精所降其人夭。""阴精所奉"是指脾胃调和，谷气上升，行春夏之令，得阳气长养，故健康而多寿。"阳精所降"是指脾胃失和，谷气下流，反行秋冬之令，故体衰而易夭。内伤脾胃，元气不足，则使清阳不能上升而反下陷。清阳下流则成湿浊，湿浊下行，郁遏下焦少阴肾水，导致阴不制火而阴火（水中之火）乃动，阴火沿少阴经脉上冲于心。《灵枢·邪客》曰："心者，五脏六腑之大主也……邪弗能容也，容之则心伤，心伤则神去，神去则死矣。故诸邪之在于心者，皆在于心之包络。"因此，心之包络代心君受阴火之袭，则心胸热而出现身热、烦渴、脉洪大等内伤发热证候。治疗时，要解救肾水之困，必须补脾升阳，使清阳不下陷而转为湿浊下流，如此则阴火自息，大热可去。若不从脾胃入手，反而专事滋补，必然助湿腻脾，加剧阴火上冲。

　　脾胃是紧密相联、阴阳互存的。结合临床观察和研究，刘渡舟提出了"阴虚型肝胃不和"的观点。一般的肝胃不和往往指肝气郁结犯胃，导致胃失和降而言。肝血和胃液都有节制肝胃气阳的功能。而阴虚型肝胃不和是指肝血和（或）胃液不足，形成肝胃阴虚，不能节制气阳，导致肝气横逆，使胃气不和，而出现胸胁满闷、胃脘痞胀或疼痛或灼热、嗳气或呃逆、口咽发干等证候。其临床意义在于，阴虚型肝胃不和与常见的肝郁型肝胃不和临床表现很相似，诊断时容易混淆，由于后者常用疏肝和胃法，用药偏燥，倘若不加甄别地用于阴虚型肝胃不和，则极易劫伤本来不足之肝胃之阴，导致变证丛生。为此他提出了阴虚型肝胃不和的治法，以肝阴虚为主者，当柔肝、滋胃、调气，自创"柔肝滋胃饮"（药如沙参、麦冬、玉竹、生地黄、白芍、川楝子、佛手、橘叶、丹皮）治之；以胃阴虚为主者，当滋胃阴、和肝气，自创"益胃和肝汤"（药如沙参、麦冬、玉竹、生地黄、白芍、枇杷叶、川楝子、郁金、荷蒂、丹皮）治之。

刘渡舟虽推崇《伤寒论》，但对于仲景学说并非固步自封，而是积极总结，勇于开创。例如，《伤寒论》中的生姜泻心汤证条文云："伤寒汗出解之后，胃中不和，心下痞硬，干噫食臭，胁下有水气，腹中雷鸣，下利者，生姜泻心汤主之。"此条文指出，本证的病机为胃中不和，胁下有水气。主症为心下痞硬、干噫食臭、腹中雷鸣、下利。但刘渡舟在临床屡屡发现，本证尚有心下高起、心下痛，或吐清水、小便不利等症，因此临证处方时常常在生姜泻心汤中加茯苓30g，疗效颇佳，弥补了《伤寒论》生姜泻心汤原方的不足。又如半夏泻心汤等方所治的"心下痞"证，《伤寒论》的描述是"但满而不痛者，此为痞""按之自濡者，但气痞耳"。刘渡舟临证发现，临床上"心下痞"虽以不痛多见，但有时也可伴见疼痛，或心下胃脘部可见一隆起软包，如鸡蛋大小，按之杳然而消，抬手随之又起，用泻心汤类方剂治疗同样有效。而这种情况也应是"心下痞"之一种，只是没能被《伤寒论》记载，临床上自当以"心下痞"论治。

八、古今接轨论

刘渡舟虽推崇经方，但知守善变，不落窠臼。他思想独立，尊古而又绝不泥古不化。对于古人的思想神而明之，又结合今时今地的具体情况和自身的客观实践灵活变通。对于时方，他兼收并蓄，很重视时方应用。其中，对于刘完素的寒凉泻火思想、李东垣的脾胃学说、张子和的攻邪论、朱丹溪的养阴论用心颇多；对温病学家叶天士的养胃阴理论，王孟英、薛生白、吴鞠通等人的湿热病理论，《医宗金鉴·杂病心法要诀》的治杂病方，《医宗金鉴·妇科心法要诀》的妇科诸方等临床运用尤多。

刘渡舟对清代吴谦等人编撰的《医宗金鉴》推崇备至。他认为，该书辨证精审，方药精炼，疗效可靠，为"御撰"的学习范本。他对同属外感热病的温病及温病学说也曾下过很深的功夫研究。他说："伤寒和温病，是治疗外感热病的两大系列，寒温迥异，证治各殊，切不可偏执或混为一谈。世之医家，有重伤寒而废温病者，有重温病而废伤寒者，更有甚者，以伤寒之法治温病，以温病之法治伤寒。寒热不辨，温清不分，以致延误病机，变证迭出。仲景之书为万世立法，其六经辨证论治体系不独为外感风寒而立，也能用治杂病。但温病证治大大有别于伤寒。所以，欲在临床立于不败之地，也需精研温病之证治。"

对于古方（经方）与今方（时方）的联合应用问题，刘渡舟晚年提出了方剂"古今接轨论"。他认为，方药不在古今，有效则行。医者如果偏执，倘以伤寒之学立于世则不再及于温病，或以时方立于世便不再及于经方，以至于临床道路狭窄，无回旋余地。这无异于作茧自缚，无益于己，更无益于人。方有古今之异，格调不尽相同，但它们都具有"血缘"的内在联系及不可分割的家族渊源关系。《伤寒论》为方书之祖、为方之源，后世时方如母之子孙，乃为方之流。有源才能有流，有流才能取之不尽、用之不竭。经方的实践性、科学性、创造性具有无穷无尽的潜力，而时方中亦不乏上乘之品，如《备急千金要方》《外台秘要》《普济本事方》等。经方、时方同气连枝，都是中医药宝库中的瑰宝，应当兼收并蓄，相互补充借鉴，既有淳朴古意，又有灵活新态，切不可厚古而薄今，更不要倡新而非古，应当积极主动地创造古今接轨的新方。

称其为"接轨"而不是"结合"，是根据历史实际情况出发的。经方早已有两方合用的先例，如麻桂合方、柴桂合方等。后世方的麻黄、桂枝、大黄、柴胡、茯苓、白术等药构成的多种方剂又多从《伤寒论》的麻黄汤、桂枝汤、大承气汤、小柴胡汤、五苓散等方演变发展而来，这也是古今接轨的内在联系。"方"由"药"组成，而"药"又由"证"所决定，但"证"受到客观环境的影响又有灵活多变的特点。举例而言，古今人异、气候变迁、体质强弱、生活习惯都能左右"证"的变化。如张仲景《伤寒论》所处的时代，风寒邪气伤人比较普遍，治疗上也是桂枝、麻黄、青龙三方鼎立。到了后世明清时期，由于自然界气候的变化，治疗由辛温解表变为辛凉解表，继而叶天士、王孟英、吴鞠通等温病大家在医坛相继崛起。从历史唯物主义的观点来看，这个变化是事物发展的必然规律。客观环境的变化，促进了医学的不断发展，推动了新旧事物的更替。所以，经方与时方接轨应当视为水到渠成之事。刘渡舟强调，从临床出发，用实事求是的态度，把时方与经方进行巧妙的联合应用，用"经方"补"时方"之纤弱，用"时方"补"经方"之不全，使经方、时方、古今接轨方成为当今的三足鼎立。

刘渡舟的医案中多有经方、时方接轨的案例。例如，治疗湿温病，若症见胸满心烦，夜不能寐，每到午后发热与心烦加重而"懊恼"，并兼有胸中窒、心中结痛等气血郁滞不利者，当辨为湿热上蕴、气郁火结的火郁之证。因其内有火郁为患，若仅选用三仁汤清利湿热，则效果欠佳。火当清之，郁当发之，因此他选用经方的栀子豉汤与三仁汤合方治疗。三仁汤能清利三焦之湿热，但不能疗胸中郁火，而芩、连苦降直折，有冰伏湿邪之弊。栀子、豆豉皆清中有宣，体轻上行，故能清热除烦、开郁理气，又不挠于湿热邪气，有利无害。

又如治疗"湿热伤肺之咳嗽"，若咳嗽频繁，痰多胸满，舌苔白腻，脉来濡缓，他每用时方甘露消毒丹获效。他曾治疗一位女性患者，观舌切脉属于湿热无疑，但患者除咳嗽外还兼见气喘之症，发病三日，头不接枕，痰声辘辘，周身疲惫，西医按肺炎论治而不效。切其脉浮濡，苔白厚而润，因思此证属于"湿咳"，然而肺失宣降，又出现喘不得卧，则又独非甘露消毒丹所能奏效。根据仲景方义，治喘当用麻黄，有寒者配以干姜、桂枝，有热者配以石膏辛寒之品。今湿邪为患，欲用麻黄治喘，再配以《金匮要略》中麻杏苡甘汤散寒除湿、宣肺平喘，既切中湿咳为病之病机，又无助湿生热之弊。故而他在甘露消毒丹方中加入麻黄 3g，杏仁 10g，薏苡仁 12g，炙甘草 3g。仅服 1 剂，患者当夜即喘定能卧，熟睡一宿。继以前方巩固，最终喘证大愈。

又如经方之苓桂术甘汤，治疗水气上冲之"水心病"疗效甚佳。然而临床常见水湿与痰热同行，症状表现除胸满心悸、气逆上冲之外，往往还可见心烦少寐、泛恶欲吐等症。若单用龙骨、牡蛎潜敛镇逆之法，效果不佳。他采用时方温胆汤与之联合应用，豁痰行饮，安心定悸，诸症霍然而愈。

临床经验

一、方剂创新

在长期的临床实践中，刘渡舟通过坚持不懈的探索和反复的临床试验，创制了很多有效方剂，其中有不少是对张仲景经方创造性地化裁而形成的。如治疗肝病的柴胡解毒汤（主症：各种肝炎见湿热证者，见 ALT 增高。药如柴胡、半夏、生姜、黄芩、茵陈、草河车、凤尾草、土茯苓）；柴胡活络汤（主症：慢性病毒性肝炎无明显肝功能异常，病毒标示物阳性，脉弦细，病入血分，证属阴血不足、肝络瘀阻者。药如柴胡、黄芩、茵陈、甘草、当归、白芍、凤尾草、草河车、土茯苓）；柴胡鳖甲汤（主症：肝炎后肝纤维化、肝硬化，阴血不足，证属肝郁气滞、瘀血内结者。药如柴胡、鳖甲、牡蛎、黄芩、茵陈、甘草、当归、白芍、土鳖、茜草、桃仁、红花）；治疗水肿鼓胀的白玉汤（主症：肝硬化腹水、水肿，证属肝络瘀阻、水气内停，兼有阴虚血热者。药如柴胡、黄芩、茵陈、白茅根、玉米须、白芍、牡丹皮、牡蛎、土鳖、茜草、白术、茯苓、泽泻、猪苓）；治疗心脏病的苓桂茜红汤（主症：各类心脏病所致心前区疼痛，见心阳弱、水饮停、络脉阻者。药如茯苓、桂枝、白术、甘草、茜草、红花）等，发展了经方系统，扩大了经方主治范围。

另外，也有对后世时方创造性地化裁而形成的有效方剂，如治疗高血压病的三草降压汤（主症：各类高血压病，辨证论治，随症加减。药如益母草、夏枯草、龙胆草、白芍、炙甘草）；治疗肾病的加味荆防败毒散（主症：各类肾脏病所致的尿蛋白见湿盛者。药如荆芥、防风、羌活、独活、柴胡、前胡、枳壳、桔梗、甘草、茯苓、川芎、半枝莲、白花蛇舌草）等。这些新创方剂，经过长期临床检验，疗效显著。

二、乙型肝炎

慢性乙肝的中医辨证论治方法往往因不同的医生而异。目前，人们对其病因病机的认识有一致处也有不同处。其一致处在于，都认为该病的主要病因为"毒"邪；不同处在于，对病变是否兼见湿热或气滞、血瘀、脾虚、肾虚的认识存在分歧。经过长期的临床实践，刘渡舟认为，慢性乙肝的原始病因为湿热夹毒，损伤肝脏，以及继发的肝气郁滞和血络瘀阻，治疗的关键是清利肝脏湿热、解毒、理气、活络。此外，根据具体病情，或兼用温脾、益气，或兼用滋阴、养血，随证治之。

刘渡舟认为，辨治慢性乙肝，其中辨气血最为关键。他将慢性乙肝分为"气分肝炎"和"血分肝炎"两种基本证型，分别创制了"柴胡解毒汤"和"柴胡活络汤"。气分肝炎的基本症状是肝区胀或疼痛、胸闷腹胀、食欲不振、恶心、厌油、烦躁、身体困重、不耐劳作、睡眠多、尿黄；舌体大、舌红，苔黄厚腻，脉弦滑或脉大、脉数。望诊尚可见面生粉刺、面如蒙油垢，或面潮红，或白睛黄赤等。血分肝炎的基本症状是肝区胀或疼痛、身体疲乏、不耐劳作、烦躁、饮食基本正常；舌苔薄腻，舌体不大或见瘦小，脉弦细。有时血分肝炎可以无明显的自觉症状，这是毒邪深伏血分，而不明显地表现于外的缘故。气分肝炎以清热利湿解毒、调理气机为主，兼以疏通血络；血分肝炎既要清热解毒、调畅气机，同时也要活络祛瘀、养血和血。这是因为肝脏主疏泄，喜条达，气机的畅达能促进血脉运行。加之肝脏又能藏血，故肝病多气血郁滞之病，因此治疗上要兼顾气血，视具体情况而各有侧重。

"柴胡解毒汤"组成：柴胡、茵陈、土茯苓、草河车、凤尾草各 15g，黄芩 12g，炙甘草 8g，土鳖虫、茜草各 10g。功能疏肝理气，清热利湿，凉血解毒，活血通络，用于气分肝炎。

"柴胡活络汤"是在"柴胡解毒汤"的基础上再加活血通络、养血和血的当归、白芍、泽兰、红花各10g组成，用于血分肝炎。

肝区疼痛明显者，合用金铃子散（延胡索、川楝子各10g），以疏肝活血止痛；脾气虚、大便稀者，加白术、茯苓各10g，健脾益气；尿黄明显者，加金钱草30g，虎杖10g；谷丙转氨酶居高不下者，加垂盆草20g；球蛋白升高、白蛋白降低、白蛋白/球蛋白（A/G）比值倒置者，重用土鳖虫、茜草各15g；小三阳或大三阳滴度高者，可加叶下珠15g。

对于湿热发黄，可用茵陈、栀子等清利湿热退黄，但治疗要有耐心。因为湿热缠绵，难以一时尽去，要缓缓图之，不可操之过急，务必使湿热邪气尽去才可罢手。若留有余邪，便可能出现反复，更加难治。

有一种湿热较重的病证，口渴喜饮，舌苔黄厚而腻，需用"三石柴胡解毒汤"，即"柴胡解毒汤"加生石膏、滑石、寒水石。有些慢性活动性肝炎病例转氨酶居高不下，用"柴胡解毒汤"往往效果不显，这时使用本方治疗，一般能够取得较好效果。若以肝区疼痛为主，或肝炎病痊愈后唯见肝区疼痛，可予"柴胡止痛汤"。此方亦为刘渡舟自制，药如柴胡、延胡索、川楝子、当归、白芍、刘寄奴、土鳖虫、茜草、皂角刺、片姜黄、海螵蛸、枳壳、紫菀等。如果胁下拘急疼痛，食少乏力，脉弦而缓，用柴胡剂不效，此为土虚木乘，宜选用小建中汤。待痛止后，根据病情需要，再用疏肝之剂。慢性迁延性肝炎右胁放射性疼痛，上达肩臂，下至腰部，或见右臂与手指麻木，腹胀，脉弦而缓，用本方有效。若阴虚血热甚，症见五心烦热、衄血，或遗精、舌红绛、脉细数者，用自制的"柴胡鳖甲汤"。方中玉竹、生地黄、麦门冬、沙参、白芍滋阴养血柔肝；土鳖虫、茜草活血通络；配合鳖甲、牡蛎软坚；少用柴胡疏肝理气，并引诸药入于肝。有湿热者，加茵陈清利湿热。据刘渡舟的经验，慢性乙肝要慎用补法，尤其在疾病初期要十分注意。此病湿热夹毒，邪气较甚，气滞血郁，患者往往因湿重和气滞而见身倦疲乏、不耐劳作之症，看似气虚，但断不可早早补气。由于热及血分，血瘀血热往往伴有五心烦热，看似阴虚，但断不可早早滋阴。只有到了疾病的中后期，正虚突出，始可补虚，但也不可单纯用补，还要兼顾其邪实的一面。

三、水气型心脏病

刘渡舟认为，心脏以阳气为本，《内经》称心为"阳中之太阳"。心脏其所

113

以能不息地搏动，从生到死，无有歇时，依赖阳气的运动。心主血脉与神志，也无不依赖阳气。由于心脏以阳气为本，故心之病亦恒多阳气之病，或阳盛而心火旺，或阳虚而心火衰。但从临床实际看来，心脏病又以阳虚居多。心阳不足，坐镇无权，不能降伏下阴，若脾肾之阳亦随而衰弱，则易出现寒水泛滥，发为水气上冲，故心脏病又多见水气上冲之证。

目前临床上往往多认为心脏病以瘀血为主，而有泛用活血化瘀的情况。平心而论，心脏病虽然有不少确属血瘀为患，但血瘀毕竟还不是心脏病的共性。在多数情况下，瘀血只不过是疾病的标实之征，心阳虚弱则为病之根本。病若为血瘀者，用活血化瘀之法诚然可以收到一定效果，但其病若瘀血不突出，或者根本不夹瘀血，那么一味活血化瘀，则徒然损伤正气，其"虚虚之害"，遗患不浅，这是需要临床医生留意的。

刘渡舟经常强调，临床辨证要着眼主症，把握关键。心脏病之属于水气上冲者，临床表现有以下一些特征：水舌，舌质淡嫩，舌苔水滑。这是由于阳气虚弱、水气从下而上、津液不化所致。水色，即面色黧黑或面见水斑。所谓水斑，即见于天庭、鼻柱两侧、两颧、两颐、颏部的棕褐色或黑褐色斑点，其色暗滞。由于水之色黑，水邪为患，故面色黧黑；且水寒久客，而心不华面，荣卫凝泣，故面生"水斑"。这种色象在临床上往往被认为是瘀血征象。脉沉弦，沉脉主水，弦脉主饮，二者皆属阴脉，反映水寒为病。在主观感觉方面，水气凌心则悸，阻闭心胸之阳则胸闷、短气、喘息。水为阴邪，阳虚为阴病，夜晚属阴而阳气减退，故胸闷等症有夜间加重之倾向。另外，水气上冲则头晕目眩、咽噎耳鸣、脸肿面浮，这是常见表现，故亦可作为辨证的重要指征。

刘渡舟主张，水气上冲性心脏病的治疗应以苓桂剂为主方。所谓苓桂剂，是指经方中以茯苓、桂枝配伍为主药的方剂，苓桂术甘汤为其基本方，是为苓桂诸剂之冠。该方取茯苓之淡渗，以利水邪之泛。用桂枝之温通，以制水气上逆。两药相伍，温阳化气，利水消饮，保心气而宁神。白术协同茯苓补脾以利水；甘草助桂枝扶心阳以消阴。诸药相合，与水气上冲性心脏病的病机甚为相符。无论是冠心病、风心病，还是肺心病或心肌炎，只要其表现具备水气上冲特征，皆可用苓桂剂化裁。

具体使用时，刘渡舟常有一些主要加减。以症而言，若头晕较甚，舌胖大，是为水湿阻碍清阳，加泽泻，合《金匮要略》泽泻汤之义；若胸闷脘痞、呕恶苔腻等症兼见，属痰湿内阻，加半夏、橘红；若肝气激扬，气冲作嗳，头晕目胀，加白芥子疏肝下气；若血压偏高，头目胀痛不已，加牛膝引而下行，或加石决明、夏枯草之类；若胸闷较重属于寒凝者，加重桂枝以通阳，或再加厚朴宽胸，并去白术之壅滞；若心前区疼痛彻背、手臂麻木，舌有瘀斑，脉弦迟，加红花、茜草活血脉而行瘀，是为苓桂茜红汤；若心悸明显，胸闷短气，入夜尤甚，加炮附子、人参、生姜、大枣；心悸而烦躁，加龙牡等药；心悸伴见冲气者，重用桂枝平冲降逆。刘渡舟指出，心悸明显者应慎用牛膝、丹参之类血药，以免心悸加重。自汗者，轻则化裁原方而合桂枝汤之义；重则仿桂枝加附子汤义而加味；耳鸣者重用龙牡，或更加磁石；若少气者，加太子参或人参；其重者，肾不摄纳，少气而喘，甚或面赤如醉，则去白术，加五味子，或加紫石英及补骨脂之属。以脉而言，若脉结代，属中气虚陷者，必须用参芪益气升提；兼见胸痛者，加用党参（或太子参）、沙参、丹参，是为苓桂三参汤；若不效，可加麦冬、五味子，含生脉散之义；亦可仿炙甘草汤组方之法。若脉结代而舌淡白如纸、下肢浮肿，则苓桂术甘汤合真武汤或两方交替使用，并再加党参；小便不利者，苓桂术甘汤去甘草，而取五苓散之法；气弱者再加党参，为春泽煎；若系水中蕴热，可酌加三石，即寒水石、滑石、生石膏，然此属权宜之计；若脉见迟缓，属阳虚寒凝且有水饮阻碍，当加参、附；若寒凝无汗者，可酌情暂加麻黄、细辛，以合麻黄附子细辛汤之意；然既已用参，则更加周备。脉沉迟、身疼痛者，可仿桂枝新加汤之法。脉数者，出现水气上冲证者仍以阳虚居多，乃阳虚阴逼、心阳虚浮所致，可酌加人参、附子；五味子敛阴潜阳，为必需之药；其他如龙牡潜镇之辈，亦可酌情选入。

四、医案举例

案1 陆某，男，42岁，因患冠心病住院。

经治两月余，病情未解。症见心前区疼痛，憋气，心悸，恐惧欲死。每当心痛发作，自觉有气上冲于喉，气窒殊甚，周身冷汗，舌淡，苔白，脉弦而结。此系心阳虚衰，坐镇无权，水气上冲，阴来搏阳，而使胸阳痹塞，引起心胸作痛。水气凌心，则心悸而动；心律失调，则脉弦而结；阴霾密布，胸阳不振，故胸中憋气而喉中室塞；水邪发动，肾阳失于约束（肾志为恐），则其人恐惧欲死。

治法：通阳下气，利水宁心。

处方：茯苓18g，桂枝10g，炙甘草6g，龙骨12g（先煎），牡蛎12g（先煎）。3剂，水煎服，日1剂。

药后心神得安，气逆得平，但脉仍结，并伴有明显的畏寒肢冷现象，转方

刘渡舟

115

用真武汤加桂枝、甘草而逐渐恢复，药后出院。

按语： 此案见于刘渡舟《伤寒论十四讲》。其病机分析甚精。心痛不用活血化瘀，以其症并无瘀血。苓桂术甘去术者，以症见胸窒气憋；加龙牡者，旨在安神定志。后转以真武与苓桂术甘合方，以其畏寒肢冷、阳虚生外寒也。如此加减、转方之法，堪资后学。

案 2 张某，男，61 岁，患风湿性心脏病多年，现病甚住院。

症见心悸头晕，面红如醉，自觉少腹有气上冲胸咽。冲时心悸与头目眩晕为甚，且手足发冷，而治疗无效。脉弦而结，舌质淡嫩，苔薄白。心阳上虚，肾气不得潜藏，故冲逆于上，诸症悉生。脉弦为阴，易动水饮；传为阳虚，反使阴邪上逆，此亦病情之常而势所必然。

治法：扶阳消阴，下气宁心。

处方：桂枝 10g，肉桂 3g，茯苓 12g，炙甘草 6g，五味子 10g，紫石英 10g，人参 6g。水煎服，日 1 剂。

共服 8 剂，诸症明显好转，出院返家。

按语： 此例以肾气不潜、虚阳上越为突出。刘渡舟用《金匮》苓桂味甘汤，复加人参补元气，加肉桂、紫石英纳冲气，收效甚佳。此案当结合《金匮》条文，可望体会更深。

案 3 燕某，男，59 岁，患肺源性心脏病住院。

症见咳逆倚息不得卧，心悸而气短，每日用地高辛等药治疗。面色黧黑，大便数日未行，舌苔白腻、根黄，脉数中有结。

证为痰热内结，腑气不利，肺郁则喘。然心虚夹饮，故其脉结而面色黧黑。此证本虚而标实。

治法：先清痰热以利肺，继以温阳而化饮。

处方：瓜蒌 30g（先煎），半夏 10g，黄连 6g。水煎服，日 1 剂。

服两剂，大便通畅，喘咳缓，能平卧。标病虽解，本虚未复，脉结与心悸犹在。转方用茯苓 12g，五味子 6g，炙甘草 6g，杏仁 9g，桂枝 10g，半夏 10g。6 剂。

药后咳喘平，心悸消，脉弦而不结，后出院调治。

按语： 此案识见精当，透过现象，看清本质，先标后本之序，先清后温之转，匠心独运，颇见功力。转方之后，温阳化饮，既可治心，又可肺肾同调，所用药物不蔓不枝，无一味不落到实处。

案 4 芦某，女，28 岁。

4年前患病毒性心肌炎，经中西药治疗，病情缓解，然心悸、短气、胸闷、头眩诸症不除，且疲乏无力，面色㿠白虚浮，舌淡胖，苔水滑，脉沉弦而结。此系心阳不足、水气上冲之证。因感受外邪，加之诸种治疗，使心阳受损，水寒之气上逆。

治法：温养心阳，降逆消饮。

处方：茯苓 18g，桂枝 10g，白术 10g，泽泻 10g，太子参 15g。

守上方出入，服药 12 剂，诸症基本消失，脉律整齐。继以苓桂术甘善后，巩固疗效。

按语：此证为水湿内盛，清阳不升，故去炙甘草，加泽泻；短气明显，疲乏无力，故增太子参。药简力专，体现了刘渡舟用苓桂剂的特点。太子参入心、脾、肺经，能补元气、治心悸、消水肿，故加入苓桂剂以治水气上冲性心脏病而气虚明显者，甚为合拍。刘渡舟在治心脏病用苓桂剂时每每加用此味，效果满意。

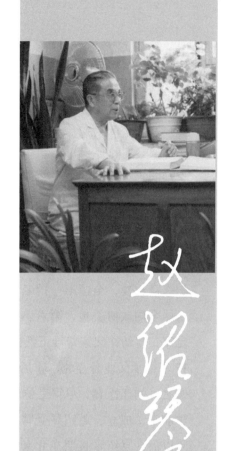

赵绍琴

传承前贤，博采众长，创新发展

治学严谨，擅治温病，用药平正轻灵

医家简介

赵绍琴（1918—2001），当代著名中医学家，中医教育家，北京中医药大学终身教授，全国第一批老中医药专家学术经验继承工作指导老师，第七、第八届全国政协委员，第六、第七届北京市政协常委。赵绍琴生于北京三代御医之家，自幼在父亲督导下熟读医学典籍，得家学传授，打下了坚实的医学基础。17 岁继承父业悬壶北京，后又拜师于太医院御医韩一斋、瞿文楼和北京四大名医之一的汪逢春，尽得三位名医之真传。1956 年北京中医学院（北京中医药大学前身）成立，赵绍琴受聘执教，主讲本草学，成为该校首批教师之一。1958年以后，赵绍琴长期在北京中医学院附属东直门医院负责中医内科教学、医疗和科研工作。1977 年调任北京中医学院基础部温病教研室主任。

1979 年以后赵绍琴以培养硕士研究生为主，先后培养中医温病专业硕士研究生 20 余名。他以年逾古稀的高龄临床带教，将自己宝贵的学术经验毫无保留地传授给弟子。在中医教育战线辛勤耕耘 40 余年，为培养中医人才呕心沥血，殚精竭虑，门生遍四海，桃李满天下。

赵绍琴在中医温病、内科、肾病、脉学等领域多有创新，学术上自成体系。先后发表论文百余篇，汇编为《赵绍琴医学文集》；出版学术著作《温病纵横》《温病浅谈》《文魁脉学》《赵文魁医案》《赵绍琴临证 400 法》《赵绍琴临证医案精选》《赵绍琴温病讲座》《赵绍琴内科学》，合编为《赵绍琴医学全集》。

赵绍琴医德高尚，心存仁慈，以普救生灵为己任，时刻把患者疾苦放在心上。他常常教诲弟子：患者是我们的衣食父母，作为医生应以真情相待。遇有急、危、重病患者，或老、弱、残、幼者，赵绍琴必定关照他们提前就诊；遇腿脚不便、高龄老人，或病重不能上楼者，他必亲自下楼为其诊脉。赵绍琴艺精德高，正是大医风范。

学术思想

一、传承前贤，博采众长

赵绍琴从曾祖父以下三代均供职于清皇室太医院为御医，家学渊源之深厚由此可知。其父文魁公曾任清末太医院院使（正院长），领衔头品花翎顶戴，民国初年出任北京中医学社名誉社长，医术精湛，冠绝一时。赵绍琴在独立行医的同时，又拜师学艺，从学于御医高手韩一斋、瞿文楼及京城四大名医之一的汪逢春，尽得其传，所以赵绍琴是京都御医学派学术传承的代表医家。韩师辨治痰郁的心法、瞿师辨析虚实真假的灼见、汪师辨治湿热病的经验均赖赵绍琴发扬光大。

赵绍琴传承前贤，博采众长，在诊断方面，注重合参脉、舌、色、症，去伪存真，以求辨证准确。辨证准确，才能准确地把握病机，在明确病机的前提下，赵绍琴又特别重视立法，即针对病机确立治法。他认为，一病必有数症，每症各有其病机，所以治法必与其病机丝丝入扣，遣方用药才能有效。以治法为指导，赵绍琴遣药组方，药不过七八味，看似平淡无奇，却能愈疑难重症，有四两拨千斤之效。著名中医学家秦伯未曾盛赞赵绍琴"平正轻灵"，这是对他医术、医德、医风的真实写照。

二、治学严谨，创新发展

赵绍琴一生所恪守的是中医的传统和特色，一生所追求的是中医学术发展和创新。

他关于脉学的真知灼见——四部诊脉法和新八纲领脉分类法，是对传统脉学的新发展。他强调脉分浮、中、按、沉四部，即把传统的浮、中、沉三部扩展为浮、中、按、沉四部，在温病中以应卫气营血，在杂病中反映标象与本质的关系。如浮、中部所得仅反映疾病的现象，沉、按部所得才反映疾病的实质。实践证明，这是把握疾病本质、确定治疗大方向的关键。

赵绍琴是当代著名的温病学家，擅长治疗温热病，对叶天士提出的温病的卫气营血辨治大法有独到的体会和认识。他认为，叶氏所说的"在卫汗之"并非应用汗法，而是指辛凉清解而达到汗泄透邪的目的。因此，温病初起治法不可言辛凉解表，只能是辛凉清解。这一字之差反映了赵绍琴在学术研究上的一丝不苟、严肃认真的治学态度。在温病治疗上，赵绍琴尤其善于运用叶天士"透热转气"法救治高热不退、昏迷等危重病证。他把透热转气引申为可以广泛地应用于温病卫气营血各个阶段的治疗大法，以透邪外出为指导原则，取得了很好的治疗效果，大大地发展了叶天士的温病辨治理论。

赵绍琴创造性地把温病的卫气营血理论应用到内科杂病治疗中，对一些疑难病证主张从营血进行辨证，如白血病、再生障碍性贫血、血小板减少性紫癜、病毒性心肌炎、系统性红斑狼疮、慢性肾小球肾炎、肾病综合征、慢性肾功能衰竭、尿毒症等，均从营血辨治，取得了满意的效果。尤其是对西医学中慢性肾脏疾病研究更为深入，他对中西医学关于慢性肾病的一些传统观点提出质疑，针对性地提出了一系列创新性理论。这些创新性理论不仅是赵绍琴学术特色的集中体现，而且也是对中医学术发展的重要贡献。

赵绍琴重视调护，特别强调忌口。例如，治疗慢性肾病时有一张专门的饮食调控单，上面开列着哪些忌食、哪些宜食。实践证明，治疗宜忌的意义十分重要，直接影响治疗的效果。另一个值得重视的问题是患者的运动锻炼，也是配合治疗的重要方面。赵绍琴认为，适度运动对于治病和养生都是十分重要的，临床上他常常给患者开出一张运动处方，以配合药物治疗，疗效良好。

三、坚持理论与实践相结合培育后学

赵绍琴研治医学最显著的特点就是重实践、重临床。他认为，中医学是一门实践的科学，来不得半点空谈。医学理论研究必须与临床实践紧密结合才有生命力。赵绍琴先后执教本草、内科和温病三门课程，始终贯彻理论联系实际的精神，以大量生动的病例丰富讲授内容，吸引众多的学生步入中医的神圣殿堂。赵绍琴所培养的研究生无一不是通过大量临床实践的磨炼成长起来的。他们既有较高的理论水平，又有较强的临床技能；他们中既有院士，又有国家部、局级领导；更多的是活跃在医疗、教学、科研一线的骨干。

临床经验

一、慢性肾病

赵绍琴晚年全身心地致力慢性肾病的临床研究，救治了大量难治性肾病患者，且都取得了较好疗效，充分展现了中医药治疗疑难病的巨大潜力。

（一）理论探讨

1. 慢性肾病非虚论

传统观点认为慢性肾病属于肾虚，中医理论中也确有肾主虚论，但此论仅仅针对肾主生殖发育而言，而西医的肾

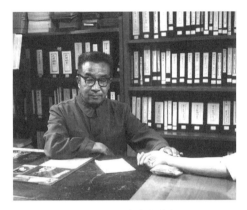

◎　赵绍琴为患者诊病

是泌尿排泄器官，二者不可混同。从临床角度看，这类疾病大多始于外邪侵袭，又每因外感因素而复发或加重，确属病由邪生。邪久留于体内，病愈久，邪愈深。其临床表现为心烦急躁，夜寐梦多，便干溲赤，面浊，舌红，苔腻，脉数，综观脉舌色症，均属热盛邪实。据此分析其尿蛋白阳性、镜下血尿等，可知其为热伤血络所致。至慢性肾衰阶段，其血肌酐、尿素氮的升高，更属邪蓄成毒、蕴郁血中之象，故慢性肾病的基本病机确定为热郁血分，络脉瘀阻。至于一些患者表现出神疲乏力及贫血貌等，可视为邪实阻滞、气血失运所致，正所谓"大实若羸"之象，不可认为虚而用补法。针对慢性肾病热郁血分的基本病机，他确定了凉血化瘀的基本治则，在此基础上随症加减，可获预期效果。

2. 慢性肾病忌食蛋白论

尿蛋白持续阳性是慢性肾病的重要特征。肾病综合征患者，因大量蛋白从尿中丢失，以致诱发低蛋白血症和水肿。对此，西医学主张进食大量高蛋白食物，以弥补蛋白丢失。长期以来，丢蛋白补蛋白成为医患共同恪守的饮食原则。临床表明，进食大量高蛋白食物会加剧蛋白从尿中流失。有鉴于此，赵绍琴从20世纪70年代初就采取限制蛋白饮食的方法配合治疗，取得了满意效果。同时，他还总结提出了丢蛋白忌蛋白的饮食原则，提出限制蛋白摄入能够减轻肾

脏负担，有助于消除尿蛋白。对此，国际上直到 20 世纪 80 年代才有类似报道，并从实验和临床方面得到了证实。

3. 慢性肾病宜动不宜静论

传统治疗慢性肾病的临床方案要求患者以休息静养配合治疗，轻者减少活动，重者绝对卧床。这种方法沿用已久，其利弊如何，从未有人探究。赵绍琴立足于临床辨析慢性肾病的基本病机为热入血分，络脉瘀阻，提出长期卧床静止有可能加重瘀阻程度，甚至诱发肾萎缩或加速疾病发展。他根据中医的恒动观，生命在于运动，提出坚持适度的运动有利于气血流通，减轻络脉瘀阻，增加肾脏血液灌流，对于肾脏功能的恢复是十分必要的。临床证实，坚持以步行为主的运动，有利于消除尿蛋白，减轻水肿，增强体力，改善肾功能，这是赵绍琴治疗慢性肾病综合措施的一个重要方面。

4. 慢性肾病可遗传论

西医学认为，慢性肾炎属于免疫性疾病，其发病与免疫功能异常有关。但对于与遗传的关系尚未进行深入研究。临床发现，相当多的肾病患者有家族史。母子、母女和兄弟姐妹同患肾病的情况较为常见，如陈姓姐妹七人中有四人先后患慢性肾病，追踪其祖母亦死于肾病。赵绍琴依据大量临床事实提出了慢性肾病可遗传论，并指出，正是这种遗传因素决定了慢性肾病患者的特异性体质。这一认识能够在一定程度上说明为什么慢性肾病大多数表现为血分郁热。其血热体质得之于先天，再感外邪而发病。赵绍琴的这一观点，为深入研究慢性肾病的病因病机提供了新的思路。

5. 慢性肾功能损害可逆论

西医学认为，慢性肾病一旦发展到肾功能衰竭就不可逆地进行性恶化，直到死亡。赵绍琴在临床上治疗了大量的慢性肾功能衰竭患者，效果显著。有的病情发展得以延缓，能保持长期稳定；有的肾功能得以恢复，接近或达到正常水平；还有已依赖血液透析的患者，经过治疗，逐渐延长了透析间期，最终停止了透析。据此，赵绍琴认为，慢性肾功能损害是完全有可能恢复的。他采用内服中药、控制饮食和加强锻炼的综合治疗措施，使患者的肾功能部分地得以恢复，充分显示了中医药学的巨大潜力。

（二）治疗方案

1. 药物治疗

赵绍琴针对慢性肾病的基本病机，确定了以凉血化瘀为主，佐以疏风胜湿、疏调三焦的治疗原则。慢性肾病的基本病机是热郁血分、络脉瘀阻，故以凉血化瘀为基本治则。本病多因外邪屡犯，深入血分，致湿热蕴郁，三焦不利，故又当辅以风药辛散通行，疏风胜湿，佐以疏调三焦，以助运化而通水道。临床当依法遣药组方。

（1）临床常用药物：活血化瘀常用生地黄、炒槐花、赤芍、丹参、茜草、小蓟、白茅根、凤尾草、鬼箭羽；疏风胜湿常用荆芥、防风、白芷、独活、苏叶、柴胡、葛根、白蒺藜、蔓荆子；疏调三焦常用焦三仙、水红花子、大腹皮、槟榔、使君子、雷丸、大黄、杏仁、枇杷叶；腰痛较重，加丝瓜络、桑枝、独活；确属肾虚腰痛，选用杜仲、川续断、补骨脂；血尿或镜下血尿，加干荷叶、藕节、白茅根、小蓟、云南白药、三七粉；浮肿较重，加冬瓜皮、茯苓皮、大腹皮、浮萍草；确属气虚水肿者，重用黄芪 30～100g；肝热多梦，加柴胡、黄芩、川楝子、胆草；阴血不足，加旱莲草、女贞子、生地黄；皮肤瘙痒，加白鲜皮、地肤子、草河车；恶心呕吐，加半夏、黄连、苏叶、灶心土；喘憋胸闷，加桑白皮、地骨皮、葶苈子；咳嗽痰多，加苏叶子、前胡、杏仁、浙贝母、枇杷叶。

（2）临床常用处方

肾炎 1 号：主治慢性肾炎尿蛋白持续阳性，舌红，苔腻根厚，脉濡滑数者，药如荆芥、防风、生地黄、赤芍、丹参、茅芦根、焦三仙、水红花子、大黄。

尿毒 1 号：主治尿毒症恶心呕吐，皮肤瘙痒，舌红，苔腻垢厚，脉弦滑数按之有力，药如荆芥炭、苏叶、生地黄、茜草、丹参、白鲜皮、地肤子、草河车、大黄、灶心土、黄连。

依法遣药，随症加减，法为定法，方乃活方，可称上工。

2. 饮食控制

饮食控制是治疗慢性肾病的重要方面，也是确保药物治疗取得预期疗效的重要措施。其内容包括以下几方面：①忌食一切高蛋白食物，动物性蛋白食物如鱼、虾、肉、蛋、奶及其制品，植物性蛋白如豆类、豆制品等均在禁忌之列。②忌食辛辣刺激性食物，如辣椒、蒜苗、韭菜、葱、姜、蒜、大料、胡椒、咖喱、香椿、香菜等。③忌食一切营养滋补品、滋补药及高热量食物。④宜食新鲜蔬菜、水果和饮茶。

上述饮食宜忌各有其意义。忌食高蛋白食物在于减轻肾脏负担，以利其修复；忌食刺激性食物和营养补品，目的在于防止增热上火，加重病情；新鲜蔬菜和水果含有人体必需的维生素，饮茶有助于肾脏排泄，皆于肾病有益。然也不可太多，贵在适度也。

3. 运动锻炼

坚持适度的运动锻炼，对于慢性肾病的治疗和康复具有积极意义，有助于增强体力，促进气血流通，防止和减缓肾脏萎缩，对于受损肾脏的修复和肾功能的恢复有促进作用。运动的形式以步行为主，体力强者可急如竞走，体力弱者可缓慢散步。选择空气清新的场所进行步行锻炼，每日早晚各 1 次，每次不少于 1 小时。循序渐进，逐渐增量，持之以恒，必见功效。

【验案举隅】

1. 肾病综合征

张某，男，22 岁，1990 年 12 月初诊。

1988 年患肾病综合征，用激素、环磷酰胺等无效。因进食大量高蛋白而致加重。症见尿蛋白（++++），高度浮肿，舌红，苔腻，脉滑数。

证属热入血分，络脉瘀阻。治以凉血化瘀。药用荆芥、防风、白芷、独活、生地黄、炒槐花、丹参、茜草、茅芦根、大黄。

服药两周，尿蛋白开始下降，3 个月后尿检转阴，浮肿全消。

随访至今，未见复发。本案患者治疗中能严格忌口，坚持锻炼，故得根治。

2. 氮质血症

褚某，男，29 岁，1992 年 8 月初诊。

1991 年秋体检时发现尿蛋白（+），血肌酐 3.1mg/dL，尿素氮 37mg/dL，B 超示双肾轻度萎缩。确诊为慢性肾功能不全，氮质血症期。经住院治疗、卧床休息、口服氧化淀粉等，未见好转。后按中医肾虚证治疗，服用六味地黄丸等补肾剂半年余，病情有所加重，血肌酐 3.4mg/dL，尿素氮 41mg/dL。症见心烦梦多，便干溲赤，舌红，苔白根厚，脉弦细滑数。尿蛋白（++）。证属热郁血分，络脉瘀阻。治以凉血化瘀。药如荆芥炭、防风、白芷、生地黄、炒槐花、丹参、茜草、茅芦根、大黄，并嘱严格控制饮食，坚持步行锻炼，每日不少于 3 小时。如此调治半年，复查肌酐、尿素氮恢复正常，尿蛋白（±），B 超示双肾较前有所增大。

3. 尿毒症

包某，男，28 岁，1993 年 4 月初诊。

1992 年 11 月发现尿毒症，1993 年初来京做血液透析。现每周行血透 3 次，已 3 个多月。透前血肌酐 6.7mg/dL，尿素氮 54mg/dL。症见尿少，下肢浮肿，便干，神疲乏力，呕恶肤痒，面色晦暗，舌淡，苔腻垢厚，脉弦滑数、按之有力，血色素 5g/dL。证属邪蕴成毒，深入血分。急投凉血化瘀、清泄邪毒之剂。

药如荆芥炭、防风、佩兰、藿香、生地黄、炒槐花、丹参、茜草、白鲜皮、地肤子、草河车、大腹皮、槟榔、大黄、灶心土，并嘱其严格控制饮食，坚持运动锻炼。

药后呕恶、肤痒止，尿增肿消，便通力增。在患者的配合下，两周后开始延长透析间隔，由开始的每周 3 次逐渐减为每周两次、每周 1 次，至 1993 年 10 月完全停止透析。

1993 年 12 月复诊时，已停止透析 67 天。面色较润泽，二便如常，自觉有力。近查血肌酐 2.3mg/dL，尿素氮 27mg/dL，血色素 10.3g/dL。药如荆芥、防风、白芷、生地黄、炒槐花、丹参、茜草、焦三仙、水红花子、大黄、大腹皮、槟榔，患者携方返里。1994 年 3 月，有患者同乡来京就医于赵绍琴，告知包某近况甚佳，已能下地干活，身体较前强壮，仍在依法治疗。

二、湿热病

赵绍琴以擅长治疗湿热病而名著于世。他曾说：当今之世，湿热为病，最为多见，而湿热之病又最为难治也。盖湿与热合，如油入面，难解难分，因其阻碍气机，闭塞三焦，故而缠绵难愈。赵绍琴总结出的临床辨治湿热证十法，皆能切中病机而获良效。

（一）辨治湿热证十法

1. 芳香宣化法（上焦）

暑热之邪袭于外，湿热秽浊蕴于中。症见头晕身热，周身酸沉乏力，胸中气塞，脘闷咳嗽，小便黄赤，舌苔白腻而滑，脉濡滑。此湿温初起之证，治以芳香宣化。

处方：鲜佩兰 10g（后下），大豆卷 10g，鲜藿香 10g（后下），嫩前胡 3g，川郁金 6g，白蒺藜 10g，姜竹茹 10g，制厚朴 5g，川黄连 3g（研冲），通草 3g。

2. 芳香疏解法（上焦）

暑热外受，表气不畅。症见形寒头晕，周身酸楚，身热肌肤干涩，中脘满闷，恶心呕吐，腹中不舒，舌苔白腻，脉濡滑、按之濡软略数。治以芳香疏解，退热定呕。

处方：佩兰叶 12g（后下），广藿香 10g（后下），陈香薷 5g（后下），大豆卷 10g，制厚朴 6g，白蔻仁 5g，煨鲜姜 3g，杏仁 6g，太乙玉枢丹 1g（研细分冲）。

3. 芳香化浊法（上、中焦）

暑热湿滞，互阻中焦。症见身热泛恶，呕吐痰水，心烦急躁，两目有神，口干不欲饮水，胸腹中阵痛，大便欲解不得，舌白苔腻，脉濡数、按之弦滑且数。治以芳香化浊，定呕降逆折热。

处方：佩兰叶 10g（后下），藿香 6g（后下），制厚朴 6g，半夏曲 12g，川黄连 3g，佛手 10g，大腹皮 10g，煨姜 3g，保和丸 12g（布包），赤芍 12g，焦麦芽 10g。沉香末 1g，白蔻仁末 1g。两味共研，装胶囊，分两次汤药送下。沉香末以降气逆，蔻仁末化开湿郁。治若不当，即可转痢。

4. 轻扬宣解法（上、中焦）

暑温蕴热，互阻肺胃。症见身热头晕，咳嗽痰多，胸脘痞闷，舌红，苔白腻，脉弦滑略数、右脉濡滑且数。热在肺胃，法宜宣解；湿浊中阻，又当轻扬。

处方：香豆豉 12g，炒山栀 6g，嫩前胡 3g，象贝母 10g，杏仁泥 10g，枇杷叶 12g（布包），保和丸 15g（布包），鲜芦根 30g。

5. 宣肃疏化法（上、中焦）

暑湿热郁，蕴阻肺胃。症见咳嗽痰多，胸中满闷，大便不通，小溲赤黄，舌苔黄垢而厚，脉濡滑、右关尺滑且有力。治以宣肃上焦，疏化畅中。

处方：前胡 3g，象贝母 12g，杏仁泥 10g，香豆豉 12g（布包），山栀 3g，炙枇杷叶 12g（布包），黄芩 10g，保和丸 15g（布包），焦麦芽 10g，枳壳 3g。

6. 轻宣清化法（上、中焦）

暑热偏多，湿邪略少。症见身热咳嗽，汗出口干，意欲凉饮，胸脘少闷，舌红苔黄，脉滑数略濡、右部有力。治以清解暑热，轻宣化浊。

处方：薄荷细枝 2g（后下），佩兰叶 10g（后下），连翘 12g，炙枇杷叶 12g（布包），白蒺藜 12g，前胡 3g，杏仁 10g，川贝母 5g（研冲），鲜西瓜翠衣 30g，鲜荷叶 1 角，益元散 12g（布包），竹叶 6g，黄芩 6g。

7. 辛开苦降法（中焦）

湿热病，热郁中州，湿阻不化。症见头晕且胀，胸闷而周身酸楚，漾漾泛恶，大便不畅，小便赤黄，苔白滑腻，脉濡滑而沉取有力。治以辛开其郁以利三焦，苦降其热以燥湿浊，少佐淡渗分消。

处方：白蒺藜 10g，佩兰叶 12g（后下），白芷 3g（后下），半夏 10g，黄芩 10g，黄连 3g（研冲），炒薏苡仁 12g，白蔻仁 12g，赤苓 12g，滑石 12g。

8. 宣化通腑法（中、下焦）

暑夹湿滞，互阻不化。症见恶心呕吐，腹胀矢气，大便不通，小溲艰涩，舌苔白腻、根部垢厚，脉濡滑关、尺有力。治以宣化降逆，展气通腑，一方两法，兼顾胃肠。

处方：鲜佩兰 12g（后下），鲜藿香 6g（后下），香豆豉 12g，山栀 5g，新会皮 5g，佛手片 10g，槟榔 10g，杏仁 10g，前胡 6g，通草 3g，煨姜 2g。酒大黄 0.5g，太乙玉枢丹 1g。两味共研，装胶囊，分两次用佛手片 10g、煨姜 3g 煎汤送下，先药服（此定呕法）。

9. 泄化余邪、轻通胃肠法（中、下焦）

湿温后期，身热已退，症状大轻，余热未除，湿热积滞退而不净。症见大便不通，腑气不畅，腹中不舒，舌苔腻根黄厚，脉濡滑、右侧关尺滑且有力。治以泄化余邪而通胃肠。

处方：白蒺藜 10g，粉丹皮 6g，青蒿 1g，枳实 3g，鲜杷叶 12g，保和丸 15g（布包），全瓜蒌 30g，知母 6g，炒薏苡仁 12g，山楂炭 12g，杏仁 10g，茵陈 12g。白蔻仁末 0.6g，生熟大黄末各 1g。上三味共研细末，装胶囊，分两次汤药送下。

10. 泄化余邪、甘润和中法（中、下焦）

湿温初愈，邪退不净，中阳未复，阴分亦虚，运化欠佳。症见胃纳不馨，周身乏力，舌胖而淡，脉濡滑缓弱、按之弱而无力。治以泄化余邪，甘润和中，以善其后。病势向愈，饮食寒暖切当留意。

处方：川石斛 12g，牡丹皮 6g，青蒿 0.5g，甜杏仁 10g，范志曲 12g，鸡内金 10g，冬瓜子 20g，茯苓皮 15g，生熟谷麦芽各 12g，香砂枳术丸 15g（布包）。

（二）湿热证辨治禁忌

赵绍琴指出，湿热病治法无多，而治禁不少。若见识不到，经验不足，往往误治者多矣。昔吴鞠通明言湿热病治禁有三：一忌发汗，"汗之则神昏耳聋"；二忌滋润，"润之则病深不解"；三忌攻下，"下之则洞泄不止"。此言甚当，宜遵循勿误也。然除此三禁之外，尚有一禁，吴氏未曾提及，即湿热病当忌寒凉，不可不知也。

湿热病当忌寒凉，包括忌食冷物，忌用寒凉之药，以及禁用以寒凉为用的物理疗法等。这是赵绍琴历经大量临床实践得到的结论。目前，临床上应用大剂寒凉药治疗湿热病的情况十分常见。这主要是因为湿热病多有热，而且久不能退，后者一见发热日久不退，便思"热者寒之"，而投寒凉大剂，冀以退热。患者不知晓寒凉之危害，病中嗜食寒凉冷饮及冰镇瓜果之类，家属不为阻止，反而鼓励，终致成害。此等寒凉，虽属食饮，多则为害，与寒剂无异也。又有西药抗生素类，抗菌消炎，其功不小，然其性皆寒凉，伤脾败胃。若盲目用于湿热病，其害尤甚于大剂寒凉中药，不可不慎。至于诸般物理降温方法，皆以寒凉为用，如敷冰袋、睡冰毯，与冬眠疗法合而用之，致寒凉之气自外内侵全身，闭遏阳气，以此为最。

盖湿为阴邪，其性黏滞，湿热相合，热伏于中，湿裹于外，致热邪外泄无路。故治疗当先化其湿，湿郁一开则热邪易于外透矣。若误用寒凉，寒则涩而不流，气机更加闭郁，湿邪得寒则为水为冰，热邪愈难外透，甚至因此而逼热入营内陷，导致神志昏糊。故寒凉大剂在湿热病不可轻投。赵绍琴总结其临床救误之经验，根据被寒凉所伤的程度不同，把湿热病分为湿阻、凉遏、寒凝、冰伏四个阶段，析其原因，列其证候，立其救治方法，举其当用药物，对于临床治疗为寒凉所伤的湿热病极有指导意义。

1. 湿阻

湿阻即湿邪阻滞气机。大凡湿热病初起多为湿阻，或本为湿热病而伤于寒凉，唯所伤程度较轻，仅致湿邪较重，闭阻气机，病在上焦。肺卫为湿邪所阻，营卫不和，腠理闭塞，症见身热不扬，周身困重酸楚；湿热闭郁，清阳不升，则头重如裹，沉重而晕；湿阻肺气失宣则咳嗽微喘，其声不扬，舌白，苔润，脉濡缓滑。治宜辛散轻扬，宣郁化湿。药如淡豆豉、炒山栀、前胡、杏仁、枇杷叶、浙贝母、茅芦根等。若湿阻于中，脾胃为湿邪所困，气机升降失司，症见胸脘痞闷，呕恶纳呆，便溏不爽；若热蒸湿动，弥漫周身，即见倦怠乏力，四肢沉重，面垢头晕，苔腻脉濡，治当辛开苦泄，芳香化湿。药如佩兰、藿香、陈皮、半夏、厚朴、杏仁、大腹皮、槟榔、焦三仙等。此等治法，意在先开其湿郁，俾湿郁开则热邪易于透。若治不如法，过用寒凉，则必湿郁增重而成凉遏也。

【验案举隅】

张某，男，65岁。雨后天晴，暑热湿动，起居不慎，感邪致病。觉身热头晕，胸脘满闷，周身酸楚乏力，微有恶心，胃不思纳。大便尚可，小溲不畅，舌白苔腻，脉象濡软略滑。病属暑热外迫，湿阻中上焦，气机不畅，法当芳香宣化，辛开苦泄。方为鲜佩兰10g（后下），鲜藿香10g（后下），大豆卷10g，制厚朴6g，陈皮6g，川连3g，六一散10g（布包），1剂。药后遍体小汗，身热渐退，头晕已减，身酸楚亦轻。但中脘仍闷，略有恶心，舌白苔腻，脉象濡滑，再以前方增损之。原方加草豆蔻1g，杏仁10g，连服3剂而愈。此案即典型的湿阻之证邪在中上二焦，故用药以芳香宣化与辛开苦降同投，气机畅行，湿邪自化而病愈矣。

2. 凉遏

湿热病湿邪较重，湿郁未开，又恣食冷饮凉物，或过服寒凉之剂，致寒凉凝涩，遏阻中阳，气机为之闭塞。症见胸脘痞闷增重，呼吸憋气，胸闷似喘，时时叹息，但引长息为快，周身酸楚沉重，大便溏而不爽，小便不畅，舌红，苔白腻滑，脉沉濡缓滑。治宜辛苦微温，开湿郁，理气机，畅中阳，以利三焦。偏于中焦者，药如半夏、陈皮、白蔻仁、苍术、藿香、草豆蔻等；偏于上焦者，药如苏叶梗、杏仁、防风、白芷、前胡等，待凉遏除，湿郁开，方可再议清热。

【验案举隅】

周某，女，57岁。平素脾胃虚弱，内停蕴郁之湿，复感暑热之邪，身热头晕，胸脘满闷，口渴。医不察内湿蕴郁而进白虎。服后即觉胸脘满闷异常，少腹因之不舒，舌苔白滑而腻，脉濡软力弱。素体阳气不足，辛凉重剂戕伤中阳，中焦运化失灵，腹中隐隐作痛。治以辛微温以化湿邪，佐芳香兼以缓痛。生冷皆忌。

处方：苏叶6g，藿香梗10g（后下），大豆卷10g，半夏10g，厚朴6g，白蔻仁3g，煨姜2g，木香5g，茯苓皮10g，两剂。药后中脘满闷渐解，腹中隐痛未作，脉仍濡软，力量略增，再以芳香疏调，治在中焦。

处方：苏梗6g，藿梗6g，半夏曲10g，陈皮6g，厚朴花6g，白蔻仁3g，鲜煨姜3g，焦麦芽10g，两剂而愈。此案患者本属内停蕴湿，复感暑热，医误用白虎寒凉重剂，致湿被凉遏，气机滞涩，胸闷异常，治以辛微温以化湿邪，佐芳香以畅气机。方中无一味凉药，其取"温则消而去之"之意，故投之即效。

3. 寒凝

此多见于素体中阳不足之人，复感湿热，邪从阳化，归于太阴，湿邪较盛，湿盛则阳微。患者过食凉物，医者妄投寒凉，湿为水类，遇寒则凝，闭阻气机。因其证本属阳气不足，又被寒凉所伤，故一身气机闭阻较重，症见胸脘痞闷堵满，呼吸气憋作喘，腹中阵阵绞痛，大便溏薄欲泻，一身沉重酸楚，时感畏寒，肌肤无汗，舌淡胖，苔白腻水滑，脉象沉软或涩。此为寒凝湿闭，气机痹阻，三焦不畅，非辛温不能驱寒开凝通闭，须投桂枝尖、苏叶梗、草豆蔻、淡干姜、煨生姜之属，辛温通阳，以解寒凝，通闭结。药后脉沉渐起，舌苔渐化，胸脘憋闷渐减，周身微似汗，为寒凝已开，即须随症转方。盖辛温之剂不可久服，防其增热故也。

【验案举隅】

鲍某，男，21岁。连日炎热，突患感冒，身热头晕，心烦口渴，暴吃冰棍六七支，又过多吃生冷瓜果，移时即觉胸中堵满、憋闷，呼吸粗促，腹中胀，小便短少，少腹作痛，遂来应诊。面色青暗，舌白淡腻、润津多液，两脉沉涩不畅。此暑热外受，暴进生冷，阳气郁遏，湿为寒凉凝涩。寒凝之证，宜先辛香微温，宣郁缓痛，温解寒凝，待寒化、凝开、湿祛，再行清化之法。处以陈香薷 15g（后下），藿梗 10g，苏梗 10g，白芷 6g，煨姜 6g，桂枝尖 2g，草豆蔻 3g，木香 6g，白蔻仁 2g，半夏 10g，两剂。药后遍体小汗出，身热、头晕皆减，胸满、憋气堵闷之症见轻，呼吸粗促解，面色略暗，小便甚畅。舌仍淡腻，两脉已渐转滑利。前方去陈香薷、桂枝尖、草豆蔻，又服两剂而安。本案二诊汗出症减，为寒凝已解，即去辛温之品，但用芳香宣化可也。

4. 冰伏

冰伏之证较寒凝更重。多见于素体阳虚而病湿热。湿盛阳微，复暴饮寒凉，致中阳更伤；或选用寒凉重剂，一误再误，湿热之邪为寒凉所凝而成冰冻之势。湿热深伏于内，寒凉包裹如冰冻状，故曰冰伏。其又有湿热病高热不退，医用冬眠疗法，置冰袋，卧冰毯，强制降温，冰伏其邪，逼邪入里。气机为寒冷所闭，阳气不得达于四末。症见面色惨白或青灰晦暗，神志昏蒙，胸脘痞闷已极，四肢厥冷，少腹绞痛，肌肤无汗，舌淡胖嫩，苔白水滑，舌面多液，脉沉伏或沉迟。冰伏既成，则非辛温燥烈之剂不能开之。须用辛温大热之法，破阴回阳，如四逆理中之剂，散寒温，开郁通闭。药如干姜、肉桂、吴茱萸、附片、川椒、草豆蔻等，待寒散冰释，见舌苔化、面色润、神志清、微汗出，是为得效，须即刻停服，不可过用，以防化燥伤阴增热也。

【验案举隅】

张某，女，40岁。近日患感冒，自觉头晕，身热，恶心，胸闷，全身酸软无力。昨日自服安宫牛黄丸两丸，次日即胸闷异常，呼吸气粗，下肢浮肿，全身无力，四肢逆冷，面色苍白且浮。刻诊两脉沉伏，按之涩而不畅，舌白质淡，苔滑润液多，小便不爽，精神萎靡。此暑湿蕴热，过服寒凉，邪被冰伏于中。急以辛温通阳，芳香祛湿，解冰伏，散寒邪，开郁通闭。

处方：桂枝 10g，干姜 6g，香薷 6g，半夏 10g，厚朴 6g，草豆蔻 3g，炒川椒 6g，生姜 6g，1剂，煎服。

药后遍体小汗，身热退，胸闷大减，呼吸正常，面目、四肢浮肿皆退，两脉渐起，脉象濡滑，四肢转温，舌润质略红。此寒祛冰解，改用芳香宣化法。

处方：藿香 10g，半夏 10g，厚朴 6g，草豆蔻 3g，陈皮 10g，苍术 6g，生姜 6g，茯苓 10g，冬瓜皮 20g，又服 3剂而愈。本案患者因误服安宫牛黄丸而成冰伏，及时应用辛温通阳方法，得遍体小汗，诸症向安，即改用芳香宣化，以清理余邪。

上述湿阻、凉遏、寒凝、冰伏四证是湿热病过程中因伤于寒凉而出现的4种变证，共同的病机为寒凉闭塞气机，主要的临床表现也有相同之处，如心胸憋闷、周身沉重等，所异者轻重不同而已。其脉象大多濡软而沉，舌苔多白腻水滑，俱是湿郁寒凝之象。再详询患病经过，必有服食或使用寒凉史。据此而辨，则可定其证矣。至于治疗当遵循《内经》"寒则涩而不流，温则消而去之"的原理，以温开湿郁、疏调气机为法。湿阻、凉遏二证，因所伤寒凉不重，故用药以宣化为主；寒凝、冰伏两证，因寒重阳伤，故用药辛温燥烈，以散寒开闭。一候脉沉起，面色润，胸憋减，身微汗出，为阴寒得散、阳气流通之征，可即时停药，依湿热病随证转方治之可也。

三、血液病

血小板减少性紫癜、再生障碍性贫血、白血病三者均为造血系统难治之病。出血倾向、贫血貌和一般虚弱症状是共同的临床表现。因此，依据传统观点常常将其辨为血虚证而用补法治疗。而赵绍琴则认为，中医临床强调审证求因，求本治疗，不可见证治证。一见虚弱症状，便谓其病属虚而投补剂，并非中医的辨证论治。因为任何一个症状或证候的出现其病机都存在虚实两方面的可能性，症状表现只是表面现象，必须透过现象，抓住病机本质，这就是《内经》"有者求之，无者求之，虚者责之，盛者责之"的辨证原则，是治病求本的治疗原则。就上述三病而言，其血虚表现固然明显，但导致血虚的原因究竟是什么必须辨析。赵绍琴根据其证心烦急躁，夜寐梦多，口苦口干，便干溲赤，脉之弦滑数而有力，舌质红，苔黄垢厚，脉证合参，综合分析，辨基本病机为血分郁热，热伤其血，新血不生而现血虚之象；热与血结，瘀阻脉络而致反复出血。其病本于血分郁热，热之不去，出血难止，血虚难复，故定基本治则为凉血化瘀。

1. 血小板减少性紫癜

血小板减少性紫癜临床表现为全身皮肤瘀点瘀斑、黏膜及内脏出血，常反复发作。其发病与血液中血小板数量减少和毛细血管功能障碍有关。因出血倾向伴见血虚症状较明显，临床常辨为虚证出血，属气不摄血、脾不统血或气血双亏。赵绍琴认为，本病虽可表现出一些血虚征象，但究其病机，乃血分郁热，热迫血妄行则出血，热与血结则成瘀，故多见脉数，舌红。治疗不可温补，只宜凉血化瘀，用升降散加凉血化瘀之品。

【验案举隅】

刘某，男，3岁。患原发性血小板减少性紫癜，于1993年3月住某院治疗。经用激素月余，效果不佳，遂出院就诊于赵绍琴。初诊时血小板$30×10^9$/L，全身散在瘀斑，双下肢尤多，有融合成片之势。伴见夜寐不安，小溲黄赤，大便干结，面色苍白，唇红且干。察舌红起刺，诊脉象弦滑，辨为热入血分，用凉血化瘀之法。方用蝉衣、片姜黄各6g，大黄1g，小蓟、僵蚕、炒槐花、白茅根各10g。7剂后复诊，紫癜渐消，未出新的瘀斑，血小板升至$80×10^9$/L。原方继进7剂，血小板上升至$150×10^9$/L。后依上方加减治疗3个月，全身瘀斑消失，血小板保持在$100～260×10^9$/L之间，可谓临床痊愈。

2. 再生障碍性贫血

再生障碍性贫血简称再障，是由于多种原因引起的骨髓造血功能障碍所致的一种综合征，特征是全血细胞减少，临床表现为严重贫血、反复出血和抵抗力低下所致的继发感染。由于本病贫血貌表现明显，如面色无华或萎黄，口唇、爪甲色淡无华，舌苔黏腻垢厚，脉弦细动数，并常伴见神疲乏力、心悸气短等虚弱症状，故常常被辨为血虚而用补法治疗。然而，无论补气、补血、补脾、补肾均鲜有效果。赵绍琴认为，本病之血虚仅是表面现象，病之本质乃肝经郁热灼伤营血，血伤则虚，血热则溢。因肝主藏血，又主疏泄，肝经郁热不得宣泄，则见心烦急躁、夜寐梦多等症；疏泄失职，三焦不畅，则舌苔黏腻垢厚；郁热伤血动血，则脉来弦细动数。因此，虽见血虚，亦不可温补。且热不祛则血难复，故治宜疏泄肝胆郁热，用升降散加清肝之品。

【验案举隅】

袁某，男，70岁，1993年3月初诊。患再障3年余，屡进温补，疗效欠佳。面色萎黄，神疲乏力，心烦急躁，夜寐梦多，舌淡胖，苔腻垢厚，脉弦滑细数。血色素5g%，红细胞$0.26×10^{12}$/L，白细胞$0.29×10^9$/L，血小板$60×10^9$/L。脉证合参，辨为肝经郁热兼湿热中阻，治宜清泄肝胆，疏调三焦。方用升降散加味：蝉衣、柴胡、片姜黄各6g，大黄1g，僵蚕、黄芩、川楝子、焦六曲、焦麦芽、焦山楂、水红花子各10g。7剂后复诊，患者自觉体力增加，血常规化验，血色素升至9g%，红白细胞及血小板数均有所提高，依上方加减治疗两月余，血色素稳定在11g%左右，自觉症状大减，面色渐现红润，精神、体力大增。

3. 白血病

白血病是一种原因未明的恶性血液病，临床上虽有急性和慢性、淋巴细胞性和粒细胞性之分，但总以骨髓中白细胞系列异常增生为特征，周围血液中的白细胞也出现质和量的异常改变。临床表现为出血倾向、贫血貌及继发感染。早先对本病的认识多因贫血及虚弱症状而辨为虚证，以补法治疗，然鲜有收效者。赵绍琴认为，本病或因遗传，或因中毒，或因邪毒深入，根深蒂固，由来已久，在于骨髓热毒，由骨髓延及血分，故临床表现为血分热毒之象，反复出血即是血热妄行的表现，绝无气不摄血之可能。故治疗大忌温补，只宜凉血解毒，可用升降散加凉血解毒之品。

【验案举隅】

崔某，男，16 岁。患慢性粒细胞性白血病 3 年余，经化疗虽有好转，但经常反复。服中药补剂则增重。1992 年 4 月从外地来京求治。当时周围血中幼稚细胞已有半年之久未曾消失，症见鼻衄齿衄，口苦咽干，心烦急躁，夜寐梦多，便干溲赤。舌红，苔黄根厚，脉弦滑细数、按之有力。全是一派火热之象，遂立凉血解毒为法。处方蝉衣、青黛（冲）、片姜黄各 6g，大黄 2g，生地黄、赤芍、丹参、茜草、小蓟、半枝莲、白花蛇舌草各 10g。服上方 7 剂，衄血渐止。继服 7 剂，周围血中幼稚细胞显著减少。后依上法加减治疗半年，诸症消失，周围血中幼稚细胞消失，病情稳定，未见反复，遂携方返里继续调治。

以上病例皆用升降散加减，赵绍琴取其疏调气机为胜。血之与气如影随形，气为血帅，血为气母，气行依血，血行随气。故欲宣散血分之郁热，必先疏调气机之郁滞。上述三者均为血分之病，然未有不致气机失畅肝胆郁滞者，故烦躁易怒，夜寐梦多，脉来弦数，诸症显见。赵绍琴选用升降散疏调气机为先，随症加入凉血化瘀、疏利三焦、清热解毒之品，因切中病机，而应手取效。《内经》所谓"必先五胜，疏其血气，而令条达"，此之谓也。

四、类风湿性关节炎

类风湿性关节炎属中医"痹证"范畴。发病多因素体虚弱、风寒湿热等外邪乘虚侵袭，内客经络骨节，久留不去，痹阻气血而成。赵绍琴对本病有独到见解，认为本病之初关节尚未肿大，可按一般痹证辨治，关节肿大疼痛一旦形成则应从痰论治。

凡关节肿大疼痛多属有形之邪留滞其间，痰浊、水饮、瘀血皆其类也。类风湿之关节肿大，或为梭形肿大，如指关节病变；或为漫肿凸起一块，如腕踝关节病变，然并无骨质增生，但有关节腔水肿或软组织增生。况肿胀可反复发作，故为痰饮甚明。此皆因外邪久留，经络闭阻，致气血津液停滞而为痰为饮。此等痰饮生于经络之中，留于关节之内，徒以健脾燥湿化痰亦不能速去。当治以涤痰通络之法，选用性滑利善走窜之品，组成开窍通关之猛剂，以涤除骨节间之留痰浊饮。方名五子涤痰汤（自拟），即三子养亲汤加冬瓜子、皂角子而成。方用苏子 10g，白芥子 6g，莱菔子 10g，冬瓜子 10g，皂角子 6g（或用皂角代皂角子亦可）。

若病在早期，表现为四肢关节游走性疼痛，关节并无肿胀，或略显微肿，其痛忽作忽止、倏忽往来，皆是痰饮流注欲作窠穴之象，治宜祛风胜湿通络剂中加入三子养亲汤，以祛除经络中流痰。方用大豆卷 10g，秦艽 10g，威灵仙 10g，丝瓜络 10g，桑枝 10g，苏子 10g，莱菔子 10g，白芥子 6g。方中白芥子用量虽小，却是重要的引经药。因其性通利透达，善祛皮里膜外之痰，走于经络之中，故为必用之药。

若病已成，四肢关节肿胀明显，疼痛较剧，触之痛甚，此为痰饮留蓄于骨节间，已成窠穴之势。舌苔白腻水滑、脉象沉细滑或濡滑皆是痰饮深伏之象。此时痰饮聚于骨节，聚成窠穴，难于速去，三子养亲汤已力所不及，可用五子涤痰汤加味。方用苏子 10g，莱菔子 10g，白芥子 6g，冬瓜子 10g，皂角 6g，海风藤 10g，络石藤 10g，天仙藤 10g，丝瓜络 10g，桑枝 10g。方中五子合用，善能涤除骨节间痰饮湿浊，合以三藤及桑枝、丝瓜络，更能通利经络，祛风胜湿，使痰饮不致复留为患。方中皂角一味至为重要，其味辛辣猛烈，走窜力强，善开窍通关，涤痰除垢，与白芥子协力，领诸药直达痰饮窠穴，而奏涤痰消肿之功。

若症见关节肿胀迅速增加，疼痛剧烈，手不可近，是痰饮之势猖獗，非峻剂无以遏其势，宜上方合控涎丹，装胶囊吞服 2～3 分，服后泻下痰水样便，即收肿消痛止之效。

若证属阳气衰微，寒痰凝滞，漫肿作痛，屈伸不利，面色㿠白，形寒畏冷，舌淡，苔白水滑，六脉沉微，是阳衰不能温化所致。上方合三淡汤，即淡干姜、淡附片、淡吴萸各 6g，重者各用 10g，以温阳逐饮。

若肾阳不足，虚弱症现，伴见腰膝酸软，神疲乏力，头晕耳鸣，腰以下冷感明显，舌淡胖大，苔白且润，脉沉弱无力者，可于方中加入杜仲 10g，川续断 10g，补骨脂 10g，以补肾壮骨。

病至晚期，症见关节肿大变形，周围肌肉萎缩，屈伸不利，运动受限，此属痰瘀互结，治疗较为棘手。治宜涤痰化瘀并举。上方参入补阳还五汤意，加生黄芪 30g，炒地龙 10g，再酌用乳香、没药、桃仁、红花、赤芍、当归、川芎、茜草等化瘀之品。或为丸服，以图缓效。

依赵绍琴之经验，从痰辨治类风湿可获良效，但临床上尚需要求患者加强患部功能锻炼和走路运动，避免寒冷刺激，注意清淡饮食等。

【验案举隅】

张某，女，29岁。病发两年余，双手指关节疼痛，遇寒加甚。近来发现指关节肿胀明显，以食指、中指和无名指关节肿大较甚，略呈梭形，触之疼甚，色暗红，屈曲不利。经查类风湿因子阳性。确诊为类风湿性关节炎。舌红，苔白略腻，脉弦滑而数。此外受风寒湿邪，留而不去，蕴郁化热，邪阻经络，津液不运，变生痰浊，四末气血不达之所，转为痰浊窠穴，故为肿胀。治以涤痰消肿为法。食忌肥甘，并防寒凉刺激。

处方：大豆卷10g，秦艽10g，威灵仙10g，苏子10g，莱菔子10g，白芥子6g，冬瓜子10g，皂角子6g，丝瓜络10g，桑枝10g。7剂，水煎服，日1剂。

二诊：药后疼痛有所减轻，肿胀未见明显消退。久病络脉痹阻，非旬日不足以见功。脉仍沉滑，为痰郁之征，继用涤痰通络方法。

处方：苏子10g，莱菔子10g，白芥子6g，冬瓜子10g，皂角6g，丝瓜络10g，桑枝10g，海风藤10g，络石藤10g，天仙藤10g，片姜黄6g，7剂，水煎服，日1剂。

三诊：关节肿胀见消，疼痛大减，脉仍沉滑，舌白苔润。前法进退。

处方：苏子10g，莱菔子10g，白芥子6g，冬瓜子10g，皂角6g，生薏苡仁30g，丝瓜络10g，桑桂10g，海风藤10g，络石藤10g，天仙藤10g，焦三仙各10g，水红花子10g。7剂，水煎服，日1剂。

四诊：药后关节肿痛消之大半，舌白苔润，脉濡软亦滑。继以前法涤除余痰，嘱患者谨防冷水刺激。

处方：苏子10g，莱菔子10g，白芥子6g，冬瓜子10g，皂角6g，生薏苡仁10g，丝瓜络10g，桑枝10g，海风藤10g，络石藤10g，焦三仙各10g。7剂，水煎服，日1剂。

五、活用经方

赵绍琴临证运用经方，或单投，或合用，或师其法而随症加减，皆能切中病机而获良效，确有独到之处。

（一）栀子豉汤治发热日久不退

栀子豉汤原本主治胸中懊恼、心烦、不眠等症。赵绍琴常用以治疗各种原因引起的发热日久不退。他认为，久热不退的病机在于阳气内郁，不得宣散于外。无论高热低热，凡发热日久不退者，莫不如此。或因湿阻，或因寒凝，或因误用滋腻，或因食滞痰浊，使气机窒塞，三焦不利，营卫不和，腠理闭塞，以致火热邪气外泄无路，内郁而成发热之源，刘河间所谓"阳气怫郁"在里是也。此时唯以宣阳解郁为首要治法，使三焦畅、气机利、营卫和、腠理开，给热邪外出有路，则自然汗出而解。栀子豉汤中淡豆豉善能宣发陈腐之气，栀子能泻三焦之火，两药合用，共奏宣阳解郁之功，故为治疗久热不退之良剂。临床应用可配以前胡、杏仁、枇杷叶、浙贝母、焦三仙等宣肺气、畅三焦之品，而收透热外出之效。

【验案举隅】

张某，女，19 岁，患胆道感染、高热低热间作达 1 年半之久，遍用抗生素及中药清热解毒之剂，体温始终在 37.5 ～ 39℃之间波动。诊见舌红，苔白厚腻，脉沉濡且数。辨为过用寒凉，湿遏热伏。治以宣阳解郁，疏调气机。

处方：炒山栀 6g，淡豆豉 10g，前胡 6g，杏仁 10g，枇杷叶 10g，浙贝母 10g，茅根 10g，芦根 10g，焦三仙各 10g，水红花子 10g。上方服 7 剂后，体温恢复正常。后虽小有反复，但始终以上方加减出入，共调治 3 个月，病告彻底痊愈。

（二）葛根芩连汤治五更泄

葛根芩连汤是治疗阳明热利的主方。五更泄又称肾泄，传统认为属肾虚而需用四神丸治之。赵绍琴用葛根芩连汤治疗五更泄有独到之处。他认为，五更泄发生于黎明之时，以晨起即泄为特征。其泄势急迫，刻不容缓，泄下如注，顷刻而毕，《内经》所谓"暴注下迫，皆属于热"是也。或有腹痛者，泄后痛减；或无腹痛者，泄后亦感舒适。此皆邪实之征，何虚之有！况黎明为阳气发动之时，于四季为春，肝胆所主之时，病发于此时，岂非木旺克土，又有何疑哉！故定其病机为肝胆郁热下迫阳明，方用葛根芩连汤合痛泻要方为治。葛根芩连汤泻阳明之热而坚阴止利，痛泻要方抑木扶土，二方合用，用治五更泄疗效甚佳。

【验案举隅】

李某，患五更泄 3 年余，屡服四神丸之属不效。赵绍琴询其心烦急躁，夜寐梦多，泻势急不可待，泻而后快。观其舌红，苔黄，诊其脉弦数，故辨为木郁乘土、热迫阳明之证。疏葛根芩连汤合痛泻要方加灶心土、荆芥炭。3 剂而愈。此法不独治疗五更泄，凡泄泻如暴注下迫者，无问远近，皆当作热利治之，用此法必效。

（三）四逆散治肝硬化腹水

肝硬化腹水属中医学"癥积""鼓胀"范畴，治疗比较棘手。本病乃病久入络，气滞血瘀，至腹水大量出现后，恐土败木伤。一般主张攻补兼施，或攻逐水邪以治其标，或扶土培木以治其本。赵绍琴认为，肝硬化腹水多起于情志抑郁，所欲不遂，气机不畅。气滞则血瘀，气滞则水停，遂成肝硬化腹水之症。其病由来已久，治疗不可图速效。攻之邪难骤去而徒伤正气，补之反易增邪而正气难以受益。补攻两难，只可从疏调气机入手，缓缓调理，使郁渐解、气渐通，则三焦利、水道通，而病可向愈。他常用四逆散合升降散为方，随症加减治之，并辅以节饮食、戒恼怒、慎房事、多运动之法，综合调理，常可取效于数月之间。

【验案举隅】

张某，病已3年，腹水出现半年，日渐增多，医用滋补、保肝、输蛋白等法均不见效，乃请赵绍琴会诊。观其面苍色晦，察其舌暗苔腻，切其脉沉弦且滑。辨为肝郁日久，气血失畅。先以疏调气机之法。药用柴胡、赤芍、枳实、炙甘草、蝉衣、僵蚕、片姜黄、焦三仙、水红花子等，随症增损治疗3个月，患者腹水全消，各项化验指标恢复正常。

（四）小柴胡法治肝郁失眠

失眠一症古称不寐，为临床常见病，也是西医学称神经衰弱症的主要临床表现。中医辨证多责之为心肾不交、心神失养，或心气不足，治疗多采用交通心肾、养血安神之法。赵绍琴对失眠症多从肝胆辨治，认为失眠一症并非都是由于血不养心或心气不足，更多的是因为肝胆郁热，心肝火旺。现代生活的快节奏所造成的精神压力，复杂的人事关系所导致的种种不愉快，对某些人来说，郁怒不能及时发泄，势必形成肝胆郁热，木盛火亦旺，故形成心肝火旺之势，乃至失眠。这种类型的失眠往往伴见心烦、急躁易怒、噩梦、舌红、口苦、脉弦数等一派肝热之象。此等失眠皆由肝胆郁热不得疏泄所致，治疗宜运转枢机，疏调气机，郁热泄，则失眠多梦自愈。在治疗上他宗小柴胡法，取小柴胡汤中主药柴胡、黄芩二味，疏肝清热并举，加川楝子入肝胆，泻火热郁结，合升降散疏利气机，枢机运则魂安其舍，气机畅则郁热不生。

【验案举隅】

陈某，女，因职务职称变动而自觉压力重，渐至夜不能寐，伴心急烦躁，闻声则惊，舌红且干，脉弦而数，难以工作已半月余。辨为肝胆郁热，扰动心神。拟用疏调气机、清泄肝胆法。方用柴胡、黄芩、川楝子、蝉衣、僵蚕、片姜黄、大黄、竹茹等。7剂后眠安梦减，一夜能睡6小时左右。再宗上法调理而愈。

（五）白虎汤合承气汤治重症中消

消渴一症表现为多饮、多食、多尿，称为"三消"。西医学中的糖尿病多见此症。因渴欲饮水，饮不解渴，故多伴见一身疲乏、无气以动、舌胖淡嫩、脉象虚大等，辨为气阴两虚，气不化津。赵绍琴治疗糖尿病消渴常用益气补中法，药如黄芪、沙参、麦门冬、五味子、生熟地黄、杜仲、金樱子等。若症见多食易饥，渴欲凉饮，便干溲赤，形体消瘦，舌红且干，脉洪滑且数、按之有力。此为中消，属胃火炽盛，火盛则消谷善饥，故以多食为主症。此时不可补气养阴，只宜直泄胃火，用釜底抽薪法，用白虎汤合承气汤重剂投之，以折炎炎之势。

【验案举隅】

田某，女，22岁。发现糖尿病半年，现口渴引饮，多食易饥，常常食毕即饥，饥而再食，1日食量可达2500～3000g主食。伴见心胸烦热，大便干结、数日一行，小便黄赤，舌红，苔黄燥干，脉弦滑数、按之有力。此属胃火炽盛灼津。急予釜底抽薪法，投白虎汤合大承气汤7剂。药后诸症略减，然减不足耳，药虽对证，分量不足故也。再以原方重剂，用生石膏100g，知母20g，大黄10g，芒硝10g，枳实10g，厚朴10g，生地黄20g，麦门冬20g。药后大便畅通，日行数次，口渴及食量大减，胸中灼热亦平。继而小制其剂，调理数周，血糖亦稳步下降。终用养阴生津法收功。

（六）四逆汤治艾迪生病

艾迪生病又称慢性肾上腺皮质功能减退症，是由于多种原因引起的肾上腺皮质严重损害时出现的一种综合征，其特征性临床表现为显著的色素沉着（中医描述为面色黧黑），并伴有恶心、呕吐、纳差、消瘦、疲乏、眩晕等多系统症状。西医采用激素治疗，有一定效果。本病中医古代文献中无确切对应病种，治疗无成法可依。赵绍琴根据中医理论对本病进行辨析，认为主症面色黧黑属元阳衰微，命门火衰，故伴见神疲乏力、腰膝酸软、眩晕耳鸣等症，男子可见阳痿不举，皆阳衰之征。治疗以温肾壮阳为法，以仲景四逆汤为基础，加入淡吴萸，名三淡汤，再酌加肉桂、杜仲、川续断、补骨脂、熟地黄等温补下元之品，常常收到明显效果。

【验案举隅】

彦某，男，40岁。患艾迪生病两年余，激素治疗效果欠佳。初诊时面色黧黑如漆，神疲乏力，恶心纳差。辨为阳虚水泛。先温肾阳以治其本，方用淡干姜、淡附片、淡吴萸、肉桂子、杜仲、川续断、补骨脂、熟地黄为剂。药后精神转佳，继增大用量，依法进退，治疗月余，面色黧黑明显消退，食欲增加，精力大增，收到了西药激素治疗未能达到的效果。

（七）升降散的双向调节

升降散方出自清·杨栗山《伤寒温疫条辨》一书，由蝉衣、僵蚕、片姜黄、大黄组成。该方苦辛并用，升降同施，功可调畅气机，升清降浊，宣散郁火，活血通络。赵绍琴善用此方对人体进行多方面的双向调节。

1. 升压与降压

高血压与低血压是西医两种相反的病理状态，但赵绍琴诊治时，不为病名束缚，而是辨证求因，凡因肝经郁热、气机阻滞所致之血压偏高或偏低皆用升降散加减治疗。

【验案举隅】

案1　李某，男，36岁，1992年6月7日初诊。自述血压偏低近两年，现头目眩晕，神疲乏力，心烦急躁，夜寐梦多，心慌气短，饮食无味，大便偏干，舌红，苔厚且干，脉沉细滑数，血压80/50mmHg。证属湿热郁滞，气机不畅。治以芳香宣化，疏调气机。

处方：蝉衣、片姜黄、川楝子各6g，僵蚕、藿香、佩兰、大腹皮、槟榔、焦三仙、水红花子各10g，大黄1g。嘱停服一切营养补品，饮食清淡，每天散步两小时。

服药7剂后，诸症减而大便偏稀，血压100/70mmHg。原方加荆芥炭10g，防风6g，灶心土30g（先煎）。此方加减服用20余剂后，精神爽，纳食香，血压维持在100～120/70～80mmHg，而告病愈。

案2　韩某，男，39岁，1992年8月14日初诊。患高血压病半年，一直服用复方降压片、心痛定等，血压仍180～195/110～125mmHg。症见头痛目眩，心烦急躁，失眠梦多，大便干结，舌红，苔白，脉弦滑且数。证属肝经郁热，气机阻滞。治以清泻肝经郁热，调畅气机。

处方：蝉衣、片姜黄、白芷、防风各6g，僵蚕、苦丁茶、蚕沙、炒槐花各10g，大黄2g。服药7剂后，血压135/100mmHg，余症减轻，停用西药。原方加川楝子6g，服药7剂后，血压正常。又以前方加减每周3剂，连服3周巩固疗效。1993年2月12日复诊，血压稳定在120/82mmHg，未再升高。

2. 止泻与通便

泄泻与便秘为相反的两种临床表现。赵绍琴认为，其表现相反，然其脾胃升降失司则一，临证皆可用升降散加减治之。泄泻者去大黄，加灶心土、陈皮、白芍等，便秘者加瓜蒌、枳壳、大腹皮、莱菔子等。

【验案举隅】

案 1 牛某，女，50 岁，1992 年 6 月 26 日初诊。患者晨起即泻已年余，曾用四神丸、黄连素、参苓白术散等药治疗均无效。伴中脘堵闷，两胁胀痛，心烦急躁，夜寐梦多，舌红，苔白厚腻，脉弦滑且数。证属肝经郁热，木郁克土。治以疏调木土，以泄肝热。

处方：蝉衣、片姜黄、防风、白蔻仁各 6g，僵蚕、荆芥炭、陈皮、白芍、猪苓各 10g，冬瓜皮、灶心土各 30g（先煎）。服药 7 剂后晨泻止，大便成形，中脘堵闷见舒，仍心烦梦多。上方去冬瓜皮、猪苓，加川楝子 6g，调服 1 周，巩固疗效。

案 2 陆某，女，26 岁，1992 年 6 月 30 日初诊。患者 1992 年 1 月初产后，大便一直 3～7 日一行，常服麻仁丸、润肠丸等。症见体形肥胖，头目眩晕，心烦急躁，脘腹胀满，纳食不佳，下肢轻度浮肿，大便近两周未行，舌红，苔白腻，脉濡滑且数。证属湿热积滞胃肠，升降失常。治以疏调气机升降，除湿清热通便。

处方：蝉衣、片姜黄、枳壳、防风各 6g，僵蚕、大腹皮、槟榔、焦三仙各 10g，瓜蒌 30g，大黄 2g。嘱忌食肥甘厚腻。服药 7 剂后，大便日行两次、偏稀，余症皆减。原方改大黄 1g，去瓜蒌，加莱菔子 10g，隔日 1 剂。连服 3 周，诸症皆愈，体重减轻。

3. 醒神与安眠

赵绍琴认为，嗜睡与失眠虽症状截然相反，且病因亦各异，但究其病机，多与气机不畅有关。因而临证以调畅气机之升降散加减治之，常可获桴鼓之效。若嗜睡，加藿香、佩兰、苏叶等芳香宣郁化湿之品；不寐者，加竹茹、柴胡、川楝子泻肝清热安眠之属。

【验案举隅】

案 1 吕某，男，45 岁，1992 年 7 月 13 日初诊。自述春节期间酒后嗜睡，现每日昏昏欲睡，时而低热，反应迟钝，面色晦暗，大便不畅，舌红，苔白，脉濡数。证属湿阻热郁，气机不扬。治以芳香宣化，宣展气机。

处方：蝉衣、片姜黄、炒山栀、前胡、苏叶各 6g，僵蚕、淡豆豉、藿香、佩兰、大腹皮、槟榔各 10g，大黄 1g。服药 7 剂后，嗜睡减轻，发热未作。上方去藿香、前胡，加防风 6g，白蔻仁 4g。服药 20 余剂，嗜睡愈，精神爽，饮食、二便如常。

案 2 伶某，男，46 岁，1992 年 7 月 6 日初诊。患失眠症 20 余年，每晚需服安眠药方能入睡。现面色发青，头晕目眩，心烦急躁，夜寐梦多，纳食不香，舌红，苔白且干，脉弦滑且数。证属肝胆郁热，气机阻滞，热扰心神。治以泄肝热，调气机，以求寐安。

处方：蝉衣、片姜黄、柴胡、黄芩、川楝子、枳壳、竹茹各 6g，僵蚕、焦三仙、水红花子各 10g，大黄 1g。服药 3 剂后，失眠好转；服 10 剂后，不服安眠药亦能入睡。原方加减调治 30 余剂，睡眠基本正常。

4. 兴阳与抑阳

一般认为，阳痿为肾阳虚衰，阳强为阴虚阳亢。赵绍琴则认为，因肝经郁热而致阳强者并不少见，因湿热郁滞而致阳痿者更为多见。二者均以郁为主，因此均可以升降散加减治之。阳痿偏湿郁较重者，可加荆芥、防风等；偏热郁重者，可加柴胡、黄芩、生地黄等清热之品；阳强属肝经郁热者，可加炒山栀、龙胆草、川楝子等泻肝清热之属。

【验案举隅】

案 1 李某，男，42 岁，1992 年 4 月 2 日初诊。患前列腺炎 10 余年，近半年来阳事不举，尿中白浊。现体形肥胖，大便不畅，心烦失眠，夜寐梦多，舌红，苔白厚腻，脉弦滑数。证属湿热蕴郁，气机阻滞，升降失常。治以清热，疏调气机，升清降浊。

处方：蝉衣、片姜黄、柴胡、黄芩、川楝子、荆芥、防风各 6g，僵蚕、大腹皮、槟榔各 10g，大黄 1g。嘱忌烟酒辛辣、肥甘厚腻，加强体育锻炼。服药 7 剂后，阳痿好转，仍心烦梦多。原方去荆芥，加钩藤、川萆薢各 10g，枳壳、竹茹各 6g。服药两周，阳事复常，余症皆除。

案 2 赵某，男，39 岁，1992 年 1 月 9 日初诊。患者 4 个月前因阳痿服用阳起石、巴戟天、附子等补肾强阳方药后，致阳强不倒，已服中药近百剂均无效。现面红目赤，心烦急躁，整夜不能入眠，头晕乏力，会阴及睾丸作痛，大便干结，小便黄赤，舌红起刺，苔白且干，脉弦滑且数，皆肝经郁热之象。治以清泄肝经郁热。

处方：蝉衣、片姜黄、柴胡、黄芩、川楝子、炒山栀各 6g，僵蚕、茅芦根、青陈皮、炒槐花各 10g，龙胆草 2g，大黄 1g。服药 3 剂，阳强好转，能入睡，服 10 剂后症状基本消失。

　　以上列举了 4 组互为对立的病证，均以升降散为基本方加减治疗。究其机理，症状表现虽不相同，甚至截然相反，但析其病机则一，即以肝经郁滞、气机失调为主，故治以疏调气机法，以升降散加减而获效甚佳。

　　总之，赵绍琴对经方的运用每以辨证为准则，既不拘于原方的主治，又不拘于经方不宜加减之说。临证运用多与时方相合，或随症加减，而其法度依然明晰可见，是师其法而不泥其方也。

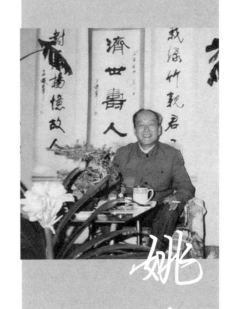

姚亚达

擅温病，创立治疗六法，用药精研细酌
治妇科，主张截流开源，重肝脾肾及气血

医家简介

姚五达（1921—2001），京城名医，北京市通州人，中国共产党党员，中医主任医师，享受国务院政府特殊津贴，擅长中医内科和妇科病治疗，北京"四大名医"孔伯华先生的学术传承人，北京市老中医药专家学术经验继承工作指导老师。曾任第五、第六届北京市政协委员，中华中医药学会妇科委员会委员，《北京中医药》杂志编委，北京市建筑工人医院中医科主任，首都医科大学（原北京第二医学院）客座教授。

姚五达 1921 年 2 月出生于北京通州，幼年跟随父亲学习中医，15 岁便随父佐诊，后考入北京国医学院研读医术 5 年，于 1940 年以优异的成绩毕业。毕业后又拜北京"四大名医"之一孔伯华先生为师，深得孔师真传，在秉承宗师学术思想的基础上，不断创新发展，在温病和妇科病的治疗上形成了自己独特的中医诊疗体系。

姚五达 1941 年在国医学院任医师，兼妇科、儿科助教。同年在北京市原崇文区北芦草园三十六号成立"姚五达医馆"，正式应诊。新中国成立前夕，在国民党政府"取缔中医"政策的压制下，姚五达不畏迫害，率先发起成立"北京市新照中医福利促进会"，并被推选为会长，带领北京执业中医抵制国民党的腐朽政策，维护了北京中医执业的合法地位。新中国成立后先后受聘于同仁堂、永安堂、沛仁堂、西庆堂等药店应诊。

姚五达 1956 年响应党的号召，毅然关闭医馆，进入医院工作，先后在北京市第三医院、北京市妇产医院、北京市建筑工人医院等单位从事中医临床、教学、科研工作达数十年。1983 年在第六届北京市政协会议上姚五达提出了四点建议：一是中医队伍后继无人，要尽快培养中医队伍；二是在综合医院开设中医病房；三是帮助老中医总结他们的行医经验，他们的经验是我们国家极为宝贵的财富；四是选拔一批事业心强的年轻中医人员拜师，让老中医在有生之年为人民培养一批中医人才，使中医学得以传承。1985 年姚五达在北京市建筑工人医院主持成立了第一家综合医院的中医病房，组织开展中西医综合治疗和临床科研工作。日常工作中他承担门诊、病房与外出疑难病证的会诊，曾接受协和医院、北京医院、海军总院、解放军304医院等邀请会诊，解决疑难病证。1992年他被北京市中医管理局遴选为北京市老中医药专家学术经验继承工作指导老师，现已培养北京市级继承人4名，拜师学习的留学生、研究生、进修生、实习生达200余人，为中医药事业的传承和发展做出了突出贡献。

退休后他依然忙于为患者诊病，先后应邀在北京炎黄国医馆、北京同仁堂、北京京城名医馆、北京中医专家门诊部等处为中外患者诊病。多年来，他的足迹遍及各地工厂、农村、工地和军营等，晚年还曾赴香港为驻港部队官兵义诊。

从医60多年，姚五达始终致力于临床工作，对医学事业孜孜以求，淡泊名利，多年潜心研究，撰写学术论文30余篇。著有《妇科治疗经验》《温病治疗经验》《诊法·伤寒要诀》等。《诊法·伤寒要诀》是在孔伯华先生教诲的基础上，结合《黄帝内经》《难经》《伤寒论》《温病条辨》《金匮要略》《濒湖脉诀》的学习心得，择其精粹，提纲挈领，以歌诀的形式汇编而成。它囊括了姚五达毕生的诊疗经验，集中体现了他严谨、精炼、灵活、务实的治学学风。

学术思想

姚五达在《黄帝内经》"正气存内，邪不可干；邪之所凑，其气必虚"的影响下，更强调内因在疾病发生发展中的作用，提出"内无患则外无忧"。在《素问·至真要大论》病机十九条及孔伯华先生学术思想的指导下，他擅长温热和湿热病的治疗，对其发病强调体内素有蕴热，易感外邪，提出"内不热外不感"的观点。在《素问·上古天真论》"女子七岁，肾气盛，齿更发长……"《河间六书》"妇人童幼天癸未行之间，皆属少阴，天癸既行，皆从厥阴论之，天癸已绝，乃属太阴经也"的启迪下，更重视肾、肝、脾三脏在女性生理和病理上的重要作用。尤其是肾脏在女性生长发育中的重要地位，强调治疗妇科疾患应益肾调肝，补脾养血。姚五达结合几十年的临床经验提出了"温病治疗六法""截流开源法""月经病治疗三则"和"轻可投实法"等，广泛用于临床，效果甚佳，为中医学的发展做出了一定贡献。

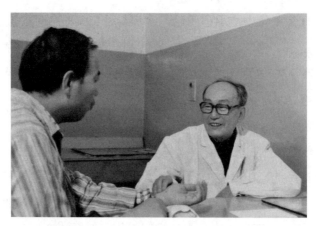

◎　姚五达为患者诊病

一、温病治疗六法

温病治疗六法是姚五达治疗温病常用的 6 种方法。他在孔伯华先生善用"清"法的基础上，结合几十年的临床经验创立了温病治疗"清"字六法，即"清解、清透、清化、清渗、清和、清扶"。六法之所以均冠以"清"字，是因为"清"有洁净、纯洁、清热、宁静之意，治疗中引申为清除邪气以达体内纯净之意。根据邪气侵犯部位及疾病演化过程的不同，需采用不同的治疗原则，借助药物的力量清除体内邪气，以达安宁。

他善于用生石膏清热达表，透邪外出，而不伤津；用竹茹清诸经之热，清热化湿，开发中焦；用六一散清利六腑，通利小便，给邪以出路。

1. 清解法

解者，分开、除去也。清解即清热解表、祛除邪气之意。适用于风热之邪初袭肺卫，肺失宣降，卫失开阖。症见发热，微恶风寒，头痛，轻咳，口干喜饮，咽红或痛，苔薄白，舌边尖红，脉浮数，方选桑菊饮、银翘散加减。咽痛者加麦门冬、胖大海；咳嗽者加杏仁泥、炙枇杷叶；小便黄加六一散；头痛者加杭菊花、香白芷；高热者加生石膏、知母；全身关节疼痛者加羌活、茯苓块。

2. 清透法

透者，透过、穿透也。清透即清热透邪外越之意。适用于外感风热，太阴受邪，内迫于营，外发红疹，或外感风热治疗不当，邪入气分，表病传里。症见身热，咳嗽气逆，胸闷气短，肌肤红疹，舌红，苔白，脉浮数，方选银翘散合白虎汤加减。肌肤红疹加生地黄、粉丹皮；咽喉肿痛加锦灯笼、胖大海；持续高热不退时加紫雪散。

3. 清化法

化者，融化、消除也。清化即清热化湿之意，针对湿热之邪致病，湿与热，一为阴邪，一为阳邪，两者相和，形成湿热胶滞，缠绵难祛，故热邪宜清，湿邪宜化。适用于暑湿秽浊之气郁闭于里或湿热之邪阻滞中焦，气机被困。症见头痛头胀，胸脘痞闷，烦躁呕恶，大便溏，舌苔白腻，方选藿香正气散加减。恶心呕吐者加炒薏苡仁、伏龙肝、青竹茹，清热和胃，降逆止呕；胃脘疼痛者加盐橘核、台乌药、炙没药行气止痛。

4. 清渗法

渗者，下沥、泄小便也。虞抟所谓"治湿不利小便，非其治也"。清渗，即清利湿热、通利小便之意。适用于水湿内停、湿热下注、癃闭、淋浊、水肿等病。症见眼睑或面部浮肿，下肢浮肿，小便不利，舌苔白腻或黄腻，脉沉缓或沉数，方选五苓散加减。加冬瓜皮、大腹皮、六一散利水行气，清利湿热；若湿热较重加萹蓄、瞿麦；若肾虚腰痛加川续断、杜仲炭、盐橘核、台乌药等。

5. 清和法

和者，调、谐也。清和即调理各脏腑功能关系，以祛除病邪为目的。若温病中期或后期及其他原因造成的肝胃不和、脾胃不和、肠胃不和等，方选葛根芩连汤、加味逍遥散加减。湿热内蕴于肠，热邪较重，致使肠胃失和，身热下利，肛门灼热，腹痛下坠，恶心纳呆，舌苔黄腻，方选葛根芩连汤加减。肝郁气滞，横逆犯胃，胃脘及胁部胀痛，呃逆嗳气，纳呆厌食；脾失健运，清阳不升，浊阴不降，腹痛恶心，大便溏薄等肝胃不和、脾胃不和，方选加味逍遥散加减。

6. 清扶法

扶者，佐、益也。《素问·阴阳应象大论》曰："形不足者，温之以气，精不足者，补之以味。"通过滋养，补益气血阴阳，提高机体的抗邪能力。清扶即扶助正气，增强体质，清除邪气。适用于病后正气受损或平素体质较弱正气不足者。若症见腰痛乏力、口干舌燥、四肢酸软，方选六味地黄丸加减；心悸气短、胸闷憋气、夜寐不安者，方选补心丹加减；面色苍白、四肢无力、语声低微、大便溏薄者，方选四君子汤、香砂养胃丸加减。

二、截流开源法

截流开源法是姚五达在古人"塞流、澄源、复旧"治疗崩漏的基础上，结合自己的临床经验，提出的治疗崩漏的法则。

"截流"是用大剂量止血药截住流失之血，以治其标。若不急止其血，势必血下愈多，阴血愈亏，更增亡阳之势。唐容川有"止得一分血，保得一分命"之说，姚五达临床常用大蓟、小蓟、仙鹤草、生地黄炭、茅根炭、血余炭、地榆炭、三七粉、升麻炭等止血药。其中他善于将大小蓟合用（31～45g）作为主要止血药。两药味甘，性凉，凉血止血，活血散瘀，使血止而不留瘀。他还善用少量升麻炭（2g）升举清阳，轻轻上浮，以达止血目的。《东垣试效方》云："妇人血崩，是肾水阴虚，不能镇守胞络相火，故血走而崩也。"对于阴血不足，胞络相火妄动，出血量多，则用生地黄炭、地榆炭、茅根炭以清热止血养阴。用炭类药是姚五达治疗崩漏的特点。他认为，黑属水，血红属火，水能制火，故多用炭类药止血。截流并非单一止血治标，而是于止血中寓固本之法。

"开源"是补脾固肾、调肝养血之剂，以治其本。脾统血，肝藏血，肾藏精，精血互生，治本以资血之源，安血之室，约制经脉，摄血归经，使肝为之封藏，脾为之统摄，肾为之安固，从而病愈如常。临床上姚五达常选用川续断、杜仲炭、菟丝子、桑寄生益肾补精，使封藏之功得固。其中川续断、杜仲炭既可调补肝肾，和谐冲任，又可行血脉，引血归原；用生黄芪、党参、白术健脾补气，使后天得旺，血生有源；用全当归、杭白芍、阿胶珠扶助正气，益生血之源，调血归肝；用盐橘核、台乌药梳理气机，与前药共求"气以通为补，血以和为补"之意。"截流""开源"，固本培元，标本皆治，不能截然分开，视病缓急，各有侧重。

对阴血不足、肝气偏盛、胃气上逆者，用青竹茹、砂仁、伏龙肝、茯苓和胃止逆化浊，调理中焦；对心悸失眠者，用远志、干百合养心安神；对伴有心烦急躁、脏躁不安者，配以甘麦大枣汤；对相火较盛成毒，出血数月不止，甚或半年以上，久治不愈，常加土茯苓30g，以清胞宫相火，清热解毒；对气虚不摄血，加党参、生黄芪、藕节炭补气升提，摄血于脉中；对气血失调、气滞血瘀、血不归经而致崩漏，见有少腹痛、乳胀痛、有血块者，加香附、泽兰、佩兰行气活血。

三、月经病治疗三原则

孔伯华的教诲、妇产医院的诊疗经验和刻苦学习，使姚五达对妇科病的认识不断加深，并逐渐形成了独特的诊疗风格。

月经病是指月经的周期、经期、经量、经色、经质的异常，或伴随月经周期出现的异常症状为特点的疾病，包括月经不调、崩漏、痛经、闭经等，多因内伤七情、外感六淫、肾气不足或肝肾脾功能失常，气血失调致冲任两脉损伤而发。

姚五达非常重视肝肾、脾胃、气血、冲任等功能在女性生理上的作用和病理上的影响。如肝肾不足、脾胃失调、气血失和、冲任虚损均可引起月经病，故治疗月经病重视三大原则。

1. 调补肝肾

姚五达认为，女性以血为本，肝藏血，具有储藏血液和调节血量的作用，其储藏之余下注血海而为月经。肝主疏泄，肝气条达则血脉流畅，经候如常，且肝脉循少腹络阴器。肾主藏精，精能生血，血能化精，精血同源而互相资生，成为月经的基础物质。肾气盛实，天癸成熟，任通冲盛，月事以时下。古人云"冲为血海""任主胞胎"而"冲任之本在肾"。肝肾同源，同属下焦，亦相互影响。姚五达常选用桑寄生、川续断、杜仲炭、菟丝子、女贞子、枸杞子诸药入肝、肾二经，以调补肝肾，和谐冲任。

2. 调理气血

《难经·二十二难》云："气主煦之，血主濡之。"气和血关系密切，"气为血之帅""血为气之母"。女性以血为本，气血是不可分割的，血赖以气行，气血充沛，互相协调，经脉通畅，冲任充盛则月事以时下，如气血失调，气虚统血失职则经多、月经先期。气血虚衰则出现经少、闭经、月经先期或愆期等。气滞血瘀则出现痛经、月经延长或先后不定期等。姚五达抓住气血的密切关系，在治疗中选用盐橘核、台乌药、延胡索、香附、佩兰叶疏肝理气；黄芪、党参扶正益气；全当归、杭白芍、阿胶珠、龙眼肉补血调经；泽兰叶、益母草活血化瘀；大小蓟、茅根炭、生地黄炭凉血止血。总之使气血充足，血流通畅，补血而不滞，理气而不燥。其中，佩兰叶与泽兰叶是姚五达常用之药对，佩兰叶芳香化浊，调理气机；泽兰叶可行气和血，两者同用，既和血又调气。

3. 健脾和胃

《女科经纶》曰："女人经水与乳，俱由脾胃所生。"脾胃为后天之本，气血生化之源，冲脉与胃经之气冲穴相交会，受后天水谷精微的供养。胃中水谷盛，则冲脉之血亦盛，血海满盈，月事以时下。如脾胃虚弱，生化不足，经血亏少，脾虚失摄则崩漏不止，胃气上逆则经期恶心呕吐。姚五达在治疗中选用大腹皮、茯苓块、炒白术、砂仁米、伏龙肝健脾和胃，调理中焦；党参、黄芪补脾益气。

姚五达治疗月经病在调理肝肾、气血、脾胃时注意参考患者年龄。女子在不同年龄有不同的生理特征，治疗的侧重点也有不同。少年时期正值青春萌动期，肾气初盛，机体发育不完全成熟，如肾气被损，易引起月经疾患，故以固肾为主；中年女子因经带胎产乳而数伤于阴血，又因所处环境、家庭因素易于肝郁气滞，肝为藏血之脏，女子以血为本，故治疗侧重在肝；老年女子经断之后肾气已衰，全赖后天水谷滋养，脾为后天之本，故以健脾为主。

在辨证的基础上他根据寒热虚实的不同而进行不同的配伍。血热月经先期、量多色红常，加细生地黄、粉丹皮；血寒月经后期、量少色黑，腹痛肢冷，加片姜黄、嫩桂枝；血虚经血量少、色淡，加龙眼肉、黑桑椹；血瘀痛经，经血色暗、夹有血块，加苏木、益母草；气滞经行不畅、先后不定，小腹胀痛，加柴胡、生郁金；气逆倒经，加生牛膝、旋覆花、代赭石、白茅根、大小蓟、仙鹤草。

四、轻可投实法

姚五达行医 60 余年，形成了自己独特的治疗风格，在谨慎观察临床的基础上，探索治疗法则与选药规律，强调用药重在"把握关键，拨动枢机"，善于斟酌用药剂量，其中"轻可投实"法在临床中灵活多用，收效甚佳。

"轻"原意是分量小、数量少，本法中则指药物的分量小、质地轻微、价格低廉。"投"即抛、掷，引申为祛除之意，"实"在这里指病邪，"投实"即切中要害，辨证用药。"轻可投实"是用小剂量、质地轻或低价格的药物，据病之所，拨动枢机，祛除病邪的一种治疗方法。

1. 质地轻的意思是轻扬和质轻之意

姚五达多用轻扬发散之剂解除在表之邪。外感六淫之邪多侵犯肌表或从口鼻而入，而肺卫首当其冲，患者会很快出现卫表及上焦肺系症状。此时，邪气轻浅，必须及时采取解表达邪的治法使外邪从肌表而出。姚五达多用辛散轻扬、质地较轻的银翘散、桑菊饮加减，以祛除风热表邪；用荆防败毒散加减，以祛除风寒表邪；用新加香薷饮加减，治疗暑热之邪，均显示出"轻可投实"之意。脾胃失和、中气不利多用青竹茹 12～18g，在讲解用药意旨时他说："现代人多因生活节奏紧张，贪图安逸，嗜酒厚味，违反自然规律，中焦多有伏火，竹茹质地轻扬，走肺、胃，兼心、肝、胆，有清上中焦的妙用。"

2. 小剂量用药可祛除较重的病邪

根据轻者上浮之意，姚五达多用小剂量药物治疗上焦心肺疾患，并可起引经上行作用。临床中病邪多有阴阳表里、虚实寒热夹杂，药物也多有毒性，剂量小则用其之能，防其性烈。姚五达治疗上焦胸阳不振或胸阳痹阻所致的胸痹多用薤白 1～2g，台乌药 6g 以行气止痛，通阳散寒。肺失宣降或肺气上逆喘息者，用麻黄 1g，以宣肺平喘。阴虚消渴病，用葛根 2g，以解热生津。治疗寒湿阻滞经络所导致的痹证，用川羌活 2g，以通阳止痛、祛风散寒、胜湿通络。治疗脾虚崩漏，用升麻炭 2g，以升举脾胃清阳之气。气滞寒凝、胃脘疼痛多用白檀香 2g，以散寒和胃、行气止痛。姚五达常说："点到为止，恰到好处，不可太过，亦不可不及，太过则伤正气，不及则邪难祛。"

3. 价廉药物可治较重之病

如肺热加入紫草可提高疗效；消除肺部阴影或咽痒咳嗽用白鲜皮、地肤子甚妙；小儿肾炎鲜茅根常有效；脘腹胀满莱菔子疗效较好；清热解表蒲公英随地可取；降逆止呕灶心土家家均有；冬瓜皮乃寻常之物，水湿泛滥服之可立见其效；小儿痄腮，绿豆芽捣烂，用金黄散外敷，可消肿止痛。这些药物价格便宜，容易取得，又可减轻患者负担。

临床经验

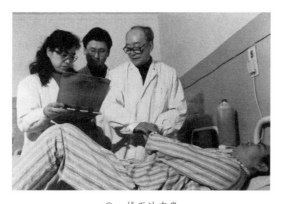

◎　姚五达查房

一、痛经

痛经是女性经期或行经前后，以小腹疼痛为主要临床表现的一种常见妇科病，亦称"经行腹痛"。姚五达认为，痛经不外虚实两类，其中又有虚中夹实、因实致虚者。虚者正气不足，常见肝肾亏损，气血两虚。虚者多因肝肾素虚或房事不节而阴精暗耗，或经后血海更虚，冲任、胞宫失于濡养，或大病久病之后气血虚弱而致，即"不荣则痛"。实者邪气过盛，常见肝郁气滞，胞宫血瘀，寒湿凝滞，多由七情所伤，肝气不舒，气机不利，血因气滞，阻于胞宫而引起；或气郁日久血脉瘀滞，或素有血瘀痼疾，致使经血瘀滞而引起；或寒湿客于冲任而引起，使胞宫经血流通受阻以致"不通则痛"。无论何种原因，发病均是建立在经期或经期前后冲任、气血变化出现一时薄弱的基础上。姚五达认为，痛经患者全实者少，虚实并见者多。

根据痛经的病因病机特点，姚五达治疗时非常注重扶正祛邪。扶正意指补益肝肾，调和冲任；祛邪意指温经散寒，疏肝理气，活血化瘀，使气血运行通畅而达到治疗目的。常用药为川续断、杜仲炭、全当归、杭白芍、盐橘核、台乌药、大腹皮、茯苓。川续断、杜仲炭补益肝肾，扶助正气；盐橘核、台乌药入肝、肾二经，有温经散寒、行气止痛作用；全当归、杭白芍养血活血，调经止痛；大腹皮、茯苓行气宽中，健脾利水，顾护脾胃之气，调理后天之本。姚五达亦常用两药配合盐橘核、台乌药治疗腹痛。

临床辨证以虚为主者，扶正兼祛邪；表现为肝肾不足者，补益肝肾兼理气止痛，上药加菟丝子、枸杞子、香附；气血两虚者宜调经养血，益气扶正兼行气祛瘀，加党参、黄芪、阿胶珠。临床辨证为实证者，祛邪为主兼以扶正，肝郁气滞者宜疏肝理气，止痛调经，加香附、延胡索、没药、佩兰；胞宫血瘀者宜化瘀生新兼调经养血，加佩兰、泽兰、益母草；寒湿凝滞者宜温经散寒，理气止痛，兼调和冲任，加片姜黄、川羌活、香附、延胡索。对于痛经伴恶心、呕吐等胃气上逆者，加竹茹、砂仁、伏龙肝降逆止呕。夏季痛经，加藿香梗。

【验案举隅】

窦某，女，23岁，未婚，1994年8月24日初诊。

患者12岁月经初潮，痛经史10年，痛甚时恶心呕吐，汗出，面色苍白，小腹下坠，欲解大便，每个月经期均不能坚持工作。此次来诊时正值经期第二天，腹痛难忍，恶心呕吐，冷汗出，服两片止痛片后无效，由其父扶着就诊。患者面色苍白，痛苦病容，舌质暗红，苔薄白，脉沉弦。考虑为寒凝气滞之痛经。追问患者自幼喜冷饮，近两年因痛经已很少吃冷食，但因寒积已深，治宜散寒行气，和胃止痛。

处方：藿梗9g，大腹皮9g，茯苓块9g，盐橘核9g，台乌药9g，青竹茹18g，砂仁9g，伏龙肝12g，延胡索9g，老苏梗9g。6剂，水煎服。

药后腹痛消失，无恶心呕吐，现月经已净，继以前方加调经养血之药。

处方：川续断9g，杜仲炭12g，盐橘核9g，台乌药9g，佩兰叶9g，泽兰叶 9g，香附米 9g，延胡索 9g，青竹茹 18g，砂仁 9g。18 剂，水煎服。

9 月 28 日来诊述月经来潮无明显腹痛，无恶心呕吐，虽有些不适尚能忍受，并能坚持工作。随访两个月，无明显经期腹痛。

二、闭经

闭经古称"女子不月""月事不来""经水不通"等，女子年逾 16 周岁月经尚未来潮，或月经来潮后又中断 6 个月以上即可诊断为闭经。《金匮要略》对其病因已有记载："妇人之病，因虚、积冷、结气，为诸经水断绝。"姚五达认为，其病机分为虚实两个方面，虚者多为阴血亏损，血海空虚，无血可下；或肝肾两亏，精血不足，冲任失于充养，无以化为经血。实者多为气血瘀滞，瘀血内阻，胞脉不通，血不下行；或痰湿阻滞，气血不畅，冲任受阻，脉道不通，经血不得下行导致。病机无论虚实，均与肝、脾、肾、气血功能失调有关。

治疗闭经，姚五达强调重点在于调理肝、脾、肾的气血功能，使冲任调和，而不至过度滋补或过于破气破血。女子属阴，以血为本。冲为血海，任主胞胎。脾生血，肝藏血，肾藏精，精血同源，精血互生，均与女性的月经有着密切联系。

对于虚证者姚五达常说："血海空虚，无血可行，和以通之？"因此，治疗闭经他首先从养血健脾、补肾养肝、调理冲任着手，配合理气行血，使血生有源，精血互生，冲任充盛，血海满盈，胞络通畅，则经水自行。若不先扶正，单纯用大量破气破血药，只图一时经血来潮，则损伤了冲任之血海，伤及了肾精及肝血，不但经血不能按期来潮，反会致冲任更加虚损。即使是必用通经之药者，姚五达也寓养血于通经之中，绝不取于一时，暗伤人之正气，待血海充盈而经血自溢。

姚五达治疗闭经常用川续断、杜仲炭、菟丝子、全当归、杭白芍、阿胶珠、佩兰、泽兰、大腹皮、茯苓。其中川续断、杜仲炭、菟丝子补益肝肾，调和冲任，滋养阴精；全当归、杭白芍、阿胶珠养血调经，调和冲任；佩兰芳香化浊，调理气机；泽兰活血化瘀，为血中气药，佩兰、泽兰相配，行气活血是姚五达治疗妇科病常用药对，一入气分，一入血分，两药均为温和之剂，行气不破气，活血不破血，使气血处于平和状态，血在正常气机的推动下循其经脉而行；大腹皮、茯苓健脾化湿。另外，姚五达常用丝瓜络通经活络，使经血通畅。同时根据临床辨证的不同，瘀血明显者加益母草、紫丹参、草红花、苏木活血化瘀；气滞明显者加柴胡、延胡索、香附米疏肝理气；痰湿阻滞明显者加陈皮、法半夏健脾燥湿化痰。

【验案举隅】

姚某，女，32岁，1995年8月9日初诊。

闭经1年，经常腹痛腹胀，腰酸疼痛，面色萎黄，形体较瘦，舌淡红，苔薄白，脉沉细。

诊断：闭经。

辨证：肝肾不足，冲任不调。

治则：滋补肝肾，调经养血。

处方：川续断9g，杜仲炭12g，杭白芍9g，盐橘核9g，台乌药9g，佩兰叶9g，泽兰叶9g，大腹皮9g，茯苓块9g，香附米9g，炒薏苡仁9g，丝瓜络9g。12剂，水煎服。

8月23日二诊：服10剂后月经来潮，经量中等，经色鲜红，现值经期第4天，无明显不适。舌淡红，舌苔白，脉沉细。治疗继以滋补肝肾、调经养血为主。

处方：杭白芍9g，全当归9g，阿胶珠9g，菟丝子9g，川续断9g，杜仲炭12g，盐橘核9g，台乌药9g，香附米9g，佩兰叶9g，泽兰叶9g。6剂，水煎服。

9月6日三诊：药后腹痛腹胀、腰酸疼痛明显减轻，上方略作加减，继服12剂。9月17日月经来潮，经量、经色正常，无腹痛腰痛。

3个月后随访，月经按期而至，经期无不适。

三、崩漏

崩漏是指经血非时而下，或阴道突然大量出血，或淋沥下血不断者。崩是月经周期、经期、经量严重失常的病证，是妇科常见病、多发病，又属疑难急重病证。如程门雪《妇科讲义》说："崩漏，重症也。轻者缠绵成损，重者立致陨生。"《诸病源候论》说："血非时而下，淋沥不断，谓之漏下。""忽然暴下，谓之崩中。"其临床表现虽不同，但在病机发展中常互相转化："久崩不止，气血耗竭，必致成漏。久漏不止，病势日进，亦将成崩。"两者互为因果，互相转化，不易截然分开，所以在临床上常崩漏并称。

姚五达认为，崩漏的发病原因不外六淫、七情所伤，但内无患则外无忧，病人长期的精神抑郁、饮食失调、劳累过度致使冲任不调，肝、脾、肾功能失常是发病的主要内在因素。如情志不舒，肝郁化火，或暴怒伤肝，怒动肝火，火灼经络，冲任受累则出血不止；如劳累过度，久思多虑，饮食不节，伤及脾气，中气虚衰，以致脾不统血，血海不固，经血崩漏而下；如先天肾虚不足或早婚、多产、房劳伤肾，以致肾虚不能温煦胞宫，精血不固或元阴不足，虚火妄动，精血不守则经血量多或淋沥不断。

据此，姚五达临床以"截流开源"为大法治疗崩漏。他常用大小蓟、仙鹤草、生地黄炭、血余炭、茅根炭、三七粉、升麻炭等止血药截流。其中他善用大剂量大小蓟（31～45g）为主要止血药；善用少量升麻炭（2g）升举清阳，以达止血目的；"血见黑则止"，善用炭类药增强止血作用。但"截流"并非单一止血治标，须于止血中寓固本之法。他常用川续断、杜仲炭、菟丝子益肾调和冲任；用全当归、杭白芍、阿胶珠养血柔肝；用生黄芪、党参补脾益气，并根据临床辨证做到法中有法，方中有方，灵活用药。血热崩者，加细生地黄、丹皮、栀子炭；气虚崩者，加生黄芪、藕节炭、党参、炒白术；气滞血瘀崩者，加三七、香附；气血不调崩者，加香附、全当归；顽固性出血不止者，加棕榈炭、土茯苓。另外，他常在方中加盐橘核、台乌药行气温肾，散寒止痛，使止血而不留瘀，补气而不留滞。

对于崩漏的预防姚五达提出要注意饮食搭配，合理膳食，月经期忌辛辣刺激性食物；注意心情舒畅，保持气机调达，忌恼怒忧伤，尤其是在月经期；注意劳逸结合，劳则耗气，久思伤脾，无论是体力劳动过度还是脑力劳动过度，均可引起气虚不摄血而出血不止；要注意计划生育，节制房事，以求肾气充足，冲任调和。做到以上几点，就可减少崩漏的发生。

【验案举隅】

张某，女，31岁。1994年4月12日因月经淋沥不断40余日以崩漏收入中医病房。

患者月经不调10余年，每15～60天来潮1次，每次持续15～20天，经量较多，伴有血块，腰腹疼痛。曾在外院做B超提示子宫肌瘤，先后服用妇宁片、妇康片，病情均未见好转。入院时，月经已来潮40余日，经量多色红、有血块，腰酸作痛，伴头晕乏力，胸闷心悸，虽服妇宁片血量略有减少，但药物减量后出血增多。舌淡，苔薄白，脉沉细。B超示子宫肌瘤。辨证为脾肾气虚，冲任不固。治以止血调经，调和冲任。

处方：川续断10g，杜仲炭12g，阿胶珠10g，杭白芍10g，大小蓟各31g，仙鹤草12g，茅根炭12g，血余炭10g，地榆炭10g，升麻炭2g，盐橘核10g，台乌药10g。4剂，水煎服。

药后出血量减少。加三七粉4g，分两次冲服。服药3剂后出血停止。但仍头晕乏力，胸闷气短。加杭菊花 10g，以清利头目；加夏枯草 12g，生薏米 18g，软坚散结，以化肌瘤；去升麻炭辛温之剂。服药 7 剂后，头晕、乏力明显减轻，又服 10 剂，自觉症状消失，病愈出院。

患者于止血后 1 个月（1994 年 5 月 20 日）月经来潮，经量较前几次明显减少，持续 3 天后干净，经期无不适。又以益气养血、调和冲任之剂巩固疗效。

随访 3 个月，月经基本正常。

四、逆经

"逆经"又称"倒经""经行吐衄"，是指行经期间或行经前后出现有规律的吐血或衄血。患者多为月经初潮后少女，年龄 12～15 岁。姚五达认为，少女逆经的根本原因是肾阴不足、肾气未充。吐衄为标，肾虚为本。少女时期正直气血未充之年，肾气初盛，天癸发育未完全成熟，如果受了病邪侵袭最易伤及肾气，影响冲任二脉，而导致月经疾患。尤其是肾阴难充易亏，肾水不足，相火内炽，肝阳偏亢以致热伤血络，血不能从冲脉而下，反逆经而上，出现吐血、衄血。另外姚五达认为，除肾阴不足、肝热气逆外，肝气不舒、木克土者也较多见。《类经》曰："冲脉者，经脉之海也……与阳明合于宗筋。"冲脉与足阳明胃经、足少阴肾经在经络上存在相互交汇、循经相属的关系。胃、肾功能正常，胃气下行以镇冲气，肾气蛰藏以摄纳冲气，一镇一摄则冲气自安，经血不会上逆。如肝郁气滞、肝气横逆，则阳明胃气不得下行，少阴虚则肾气不得闭藏而失其镇摄之权，于是冲气上逆，血随气逆，上溢而吐衄。

治疗逆经，姚五达认为应以固肾为主，配合柔肝平木、清热凉血、引热下行之法。肝气横逆、胃气受伐者应配合疏肝和胃、健脾和中之剂，以使肾阴充，肝气平，胃气和，气血调畅，阴平阳秘。临床上他常用川续断、杜仲炭、生地黄、牡丹皮、白茅根、大小蓟、杭菊花、杭白芍、生牛膝、旋覆花等。其中川续断、杜仲炭益肾强腰，调理冲任，使肾阴得充，肾气得复，冲任之脉得以协调；生地黄、牡丹皮滋阴清热，泻血中伏火；白茅根、大小蓟凉血止血，是姚五达治疗衄血常用药对；杭白芍、杭菊花柔肝平木以制火；生牛膝引血下行、旋覆花和胃降逆，两药合用，以降上逆之火。诸药可使肾气充足，肝气平和，气调血顺而吐衄止，月经正常。若恶心呕吐，加竹茹、砂仁以清热和胃止呕；两胁胀痛，加延胡索、香附米疏肝止痛；腹胀下坠，加大腹皮、茯苓以健脾和中。

【验案举隅】

张某，女，14 岁，学生，1983 年 5 月 6 日初诊。

患者 1 年前月经初潮，近 3 个月每逢经前 1 ～ 2 天出现鼻衄、血量较多，同时出现乳房胀痛，心烦急躁易怒，头痛，纳呆，腰腹疼痛，二便正常。望之患者体瘦，面色无华，苔薄黄，脉弦数。此属肾阴不足、水不涵木、虚火上炎、迫血妄行所致逆经，治以滋阴清热、柔肝止血之法。

处方：生地黄 12g，杭白芍 9g，牡丹皮 9g，干百合 9g，白茅根 12g，杭菊花 9g，青竹茹 12g，大蓟 24g，小蓟 24g，川牛膝 9g。水煎服。

患者服药 4 剂后鼻衄愈。随访 3 个月无复发。

五、先兆流产

先兆流产是西医学病名，是指妊娠 28 周之前，阴道少量出血，腰酸下坠，小腹疼痛，盆腔检查宫口未开，胎膜完整，无妊娠物排出，子宫大小与孕周相符，如症状加重，可能发展为难免流产。中医学根据不同症状，称之为"胎漏""胞漏""胎动不安"或"妊娠腹痛"等。一般怀孕后阴道不时少量出血，或时出时止，或淋沥不断称为"胎漏""胞漏"，伴有腹痛下坠、腰痛者称为"胎动不安""妊娠腹痛"。

姚五达认为，导致疾病产生的原因主要是气血不调，冲任不固。《黄帝内经》云"冲为血海，任主胞胎"。冲任之气固，则能载胎、护胎；冲任之血旺，则能养胎荫胎，其胎无不安之理。"肾者，主蛰，封藏之本，精之处也"。肾与冲任二脉相关联，胎系于肾，故保胎者先以强肾为主。肾为先天之本，主藏精系胞，肾强则冲任脉亦强，如此则胎能巩固。又因脾为后天之本，气血生化之源，脾气虚弱不能运化水谷精微而生血，以致冲任虚损，妊娠后则胎失所养，如此最易引起流产。

姚五达认为，治疗此病当补肾健脾，益气养血，调理冲任，以固胎元。补肾水实为固胎之本，培脾土乃益血之源，胎固血充，冲任气血充盛，则胎有所养，从而正常发育。姚五达常用药为川续断、杜仲炭、桑寄生、菟丝子、阿胶珠、生黄芪、党参、白术、黄芩炭。其中川续断、杜仲炭、桑寄生、菟丝子滋养肝肾，固冲任而安胎；生黄芪、党参、白术益气健脾而安胎；阿胶珠既养血又止血；黄芩炭既安胎又止血。伴恶心呕吐，加竹茹、砂仁和胃止呕安胎；若兼外感咳嗽咽痛，加紫菀、炙枇杷叶、杏仁、麦冬；病情缓解后出血停止，腹坠腰痛消失，再以保胎丸 20 丸，早晚各 1 丸巩固疗效。

【验案举隅】

刘某，女，32 岁，1979 年 6 月 5 日初诊。1 年前（1978 年 4 月）妊娠 60

天时自然流产，出血量较多。现在第二胎妊娠已两月余，近1周阴道有少量鲜血流出，腰痛，腹痛下坠，头晕，乏力，心悸，面色㿠白，精神萎靡，纳差，二便如常。妇科检查诊为先兆流产，经肌肉注射黄体酮，口服甲羟孕酮、维生素E等药，效果不佳，故前来求治。舌淡红，苔薄白，脉滑数。

诊断：先兆流产。

辨证：脾肾两亏，胎元不固。

治法：健脾益肾，养血安胎。

处方：菟丝子9g，党参9g，阿胶9g，炒白术9g，血余炭9g，酒黄芩6g，杜仲炭12g，砂仁9g，炙甘草9g，生黄芪5g。3剂，水煎服，日1剂。

6月12日二诊：药后阴道出血止，腹痛亦愈，头晕、乏力、心悸症状有所减轻，纳食较前好转，时而腰痛，苔薄白，脉滑数。上方加桑寄生6g，台乌药3g，藿香梗6g。5剂，水煎服，日1剂。

7月2日三诊：药后腰痛基本痊愈，有时自觉腰酸、倦怠，余无不适，苔薄黄，脉滑数。继服上方10剂，水煎服，日1剂。

8月2日四诊：药后腰酸不适感减轻，妊娠已4个多月，面色红润，体健，纳食正常，苔薄白，脉滑数。上方加川续断9g，5剂，水煎服，日1剂。

8月14日五诊：药后腰酸不适症状消失，无其他不适，苔薄白，脉滑数。嘱患者继服保胎丸20丸，早晚各1丸。

随访，1980年1月18日足月正常分娩一子，母子健康。

六、产后恶露不尽

产后血性恶露持续两周以上，淋沥不断者称为"恶露不尽"。药物流产或人工流产所致阴道出血不止也可归于本病。恶露是指胎儿分娩后胞宫内的余血浊液。姚五达认为，恶露为血所化，出于胞中，源于血海。产后冲任虚损，气血失于固摄，血不归经，或气虚致血瘀，使得恶露不绝。本病与西医学的药流后子宫收缩无力、残留物或瘀血积于宫腔，难以排出相似。《胎产心法》亦云"产后恶露不止……由于产时伤其经血，虚损不足，不能收摄，或恶血不尽，则好血难安，相并而下，日久不止。"

治疗上，姚五达根据产后多虚多瘀、虚瘀并存的特点，多采用补益肝肾、调和冲任、益气养血、活血止血之法，重视调理肝肾冲任气血，补虚祛实并用，使补虚不留瘀，祛瘀勿伤正。他指出，若一味活血化瘀，则新血反伤。他常用药如川续断、杜仲炭、全当归、杭白芍、阿胶珠、菟丝子、生黄芪、大小蓟、仙鹤草、血余炭、地榆炭、三七粉、盐橘核、台乌药。其中川续断、杜仲炭补肝肾，强筋骨，调血脉，固冲任，川续断又可生新血，破瘀血，两药是治疗妇科病的常用药对。全当归、杭白芍、阿胶珠、菟丝子养血止血，以调冲任。其中当归既补血又活血，补中有动，行中有补，最适合产后养血祛瘀。生黄芪益气升提，摄血于脉中，与当归同用，为当归补血汤，最适合产后血虚者。大小蓟、仙鹤草、血余炭、地榆炭、三七粉止血祛瘀不伤正，使血止而不留瘀；盐橘核、台乌药温肾散寒，理气止痛，助川续断、杜仲炭使肝肾调和，精血条达。

【验案举隅】

沈某，女，27 岁，1998 年 7 月 24 日初诊。

患者 20 天前行药物流产，当天排出完整胎囊，后阴道出血不止，量时多时少，多时似月经量。诊时阴道少量出血、色暗，腰酸，时腹痛，纳差，二便调，舌淡暗，苔薄白，脉沉细涩。

诊断：产后恶露不尽。

辨证：气血两虚，瘀血停滞。

治法：益气养血，祛瘀止血。

处方：生黄芪 9g，杭白芍 9g，全当归 9g，阿胶珠 9g，川续断 9g，杜仲炭 12g，盐橘核 9g，台乌药 9g，菟丝子 9g，仙鹤草 12g，血余炭 12g，地榆炭 12g，三七粉 4g（分冲）。6 剂，水煎服，日 1 剂。

连服 6 剂后，阴道出血净。之后拟安坤赞育丸以善其后，月经正常。

七、乳汁不足

哺乳期内，产妇乳汁甚少或全无，称为"缺乳"，亦称"乳汁不足"。本病多发于产后 2～14 天，也可发生在整个哺乳期，以乳汁分泌少、不足以喂养婴儿为特点。乳汁由气血所化生。《景岳全书·妇人规》说："妇人乳汁，乃冲任气血所化，故下则为经，上则为乳。"其来源于脾胃水谷之精气，受肝脏调节。

姚五达认为，乳汁不足可分为两类，即气血两虚和肝郁气滞。气血两虚者多因平日脾胃虚弱，气血化生乏源，或分娩时失血、耗气，以致气血两虚，冲任气血不足，无以化乳，故产后乳汁甚少或全无。症见乳汁稀少，乳房柔软、无胀满感，面色无华，神疲纳呆，舌淡少苔，或舌体胖大有齿痕，脉虚细。肝郁气滞者则因情志内伤，肝失条达，气血失畅，以致冲任经脉涩滞，阻碍乳汁运行，导致缺乳。症见乳汁减少，乳房胀硬疼痛，胸胁胀满，精神抑郁，饮食不振，舌质暗或有瘀斑，苔薄黄，脉弦。两种类型常相互影响，故很多乳汁稀少患者既有气血两虚症状，又兼见肝郁气滞症状。女性胎产时期身体抵抗力较低，情绪上也容易波动，从而影响五脏功能的正常进行，以致气血失调。据此姚五达自拟"复方催乳饮"，通过补气养血、肝脾同治之法调理脾胃功能，兼以疏肝解郁，以调畅气机，使脾胃化生之精微上行化乳。

"复方催乳饮"以补气养血、疏肝理气、通络下乳为主。药物组成：生黄芪20g，当归20g，川芎10g，穿山甲10g，柴胡6g，通草6g，王不留行10g，漏芦10g，路路通10g。水煎服，日1剂。方中黄芪味甘，性微温，补中益气，是补气健脾之要药；当归味辛、甘、微苦，性温，补血活血，为补血之要药；黄芪、当归两药相配，补气生血，使气血化生有源；川芎味辛，性温，可行气活血，搜风开郁，为血中气药，上行头目，下行血海，辛温走窜，一往直前；柴胡味苦，性平，可和解少阳，疏肝解郁，畅达气血；通草味甘、淡，性微寒，可利小便，下乳汁，泻肺热，舒胃气，使胃气上达而下乳汁；漏芦味苦、咸，性寒，可清热解毒，通乳利经；穿山甲味咸，性微寒，可通经络，下乳汁，性善走窜，能直达病所；王不留行味苦、甘，性平，其性走而不停，故名不留，功能通血脉，下乳汁，入阳明经冲任血分，乃下乳之要药。"复方催乳饮"共9味药，能使阳明经精气升发上达而化乳入络使乳下。

姚五达还认为，由于产后生理变化较大，产妇容易精神紧张、情绪低落。因此需要家属给以更多关爱，本人亦需调节情绪，保持良好心态，如此也有利于气机调畅，乳汁自出。

八、产后关节痛

产褥期间出现肢体、关节酸痛、麻木、重着者，称"产后关节痛"，或称"产后身痛"。产后关节痛的临床表现主要为肢体关节酸痛、麻木、重着，其症虽与痹证相似，但因病起产后与产褥有关，故不可等同。本病日久不愈，超过产褥期，则属痹证。《沈氏女科辑要笺正·遍身疼痛》云："此证多血虚宜滋养，或有风寒湿三气杂至之痹，则养血为主，稍参宣络，不可峻投风药。"

姚五达常说，月子病非月子治不可，本病若调治及时常能痊愈。并认为，本病的发生多因生产时耗气伤血，百节空虚，气血不和，营卫失调。邪之所凑，其气必虚。若摄生起居不慎或贪凉薄衣，风寒湿邪乘虚侵入，留滞筋脉、关节，则气血阻滞，拘急而痛。如《女科经纶》曰："去血过多，虚而风寒袭之，亦为疼痛。"产时劳伤肝肾，损伤脉络，虚未平复，寒湿客之，肝肾愈伤，腰膝、筋脉气血痹阻，不通则痛。治疗上姚五达坚持"勿拘于产后，勿忘于产后"的原则，以补养肝肾、扶正祛邪为大法，标本同治，顾护正气。忌一味驱邪，妄图收效于一时，而邪未祛正愈伤。他常选用川续断、杜仲炭、川牛膝、桑寄生补益肝肾，强壮筋骨，通行血脉；盐橘核、台乌药行气止痛，取"气以通为补"之意，此为姚五达止痛常用药对；川羌活、茯苓块二者配伍，共奏祛风湿之效，为姚五达祛风除湿、治疗风湿性关节疼痛常用药对，其中川羌活用量宜小，取轻可投实之意；芥穗炭、炮姜炭既入血分，又可驱邪外出，祛风胜湿、温经散寒，二者既祛邪又扶正，为治疗产后关节疼痛之要药、妙药；宣木瓜舒筋活络，强筋骨。若湿郁化热，加青竹茹、金银藤、金银花；气虚甚，加生黄芪，益气扶正固表；肝气郁滞，加柴胡，疏肝理气；乳汁不足，加王不留行、路路通，通络下乳。

【验案举隅】

张某，女，28岁，1998年7月3日初诊。

产后两个月，关节疼痛月余，产后贪凉，睡卧当风，即感手、肩、膝关节痛，腰酸，足跟痛，昼轻夜重，遇寒加重，头晕乏力，纳寐尚可，二便调，舌淡苔白，脉沉细。

诊断：产后关节痛。

辨证：肝肾不足，寒湿痹阻。

治以补肝肾，强筋骨，散寒除湿。

处方：川续断9g，杜仲炭12g，盐橘核9g，台乌药9g，川牛膝9g，茯苓块9g，羌活2g，炮姜炭2g，黑芥穗2g。6剂，水煎服，日1剂。

药后关节疼痛好转，继服30剂，诸症消失。

九、温病

温病之说起源于《黄帝内经》，至明清时，经叶天士、薛生白、王孟英等医家潜心研究，其理论体系不断完善，相关著作至今甚为实用。姚五达潜心研究古医籍，又尽得孔老真传，尤擅长温热病的治疗。

温病是感受四时不同的温热病邪而引起的急性热病，如风温、春温、暑温、湿温、伏暑、温疫、温毒等。温病不外乎两种，一种为传染性瘟病，即"一人有病侵犯他人"，谓之传染性瘟病，是感受六淫之外的一种自然疠气或疫疠之毒，即古人所讲的"山岚瘴气"而发病的。一种为非传染性温病，即《内经》所云的"冬不藏精，春必病温"，是指人体内在虚弱，感受风、暑、湿、燥等时邪后而发病。姚五达认为，温热病患者皆因体内有郁热伏邪，后感于天地疠气而成。内无患，外无忧，里无内热，病无外感。

温病是以发热为主要特征的一类外感病，包括西医学的急性发热性疾病和急性传染病。临床辨证以"卫气营血"和"三焦"所属的脏腑功能失和而出现的证候为依据，辨病位之深浅、病邪之进退和病势之轻重。姚五达治疗温病非常重视其传变和转归，强调辨证分阶段，即初起阶段、化热阶段、激化阶段和慢性阶段。

初起阶段是温邪上受、首先犯肺阶段。症见发热恶寒，头痛，咳嗽，咽痛口渴，无汗或少汗，脉浮数，舌红，苔薄白，此称之卫分症状。

若初起治疗不当，病邪深入，继而进入化热阶段。症见高烧不退，口渴，舌红，苔黄，脉弦数有力。此为邪入气分，表病传里，热邪进而壅满肺肠胆胃，这时辨别疾病位置、性质最为关键。

正邪交争易出现正虚邪进之势，进入激化阶段。此时症情险恶，可出现入营、入血、伤阴、气脱的不同。

入营是气分之邪未解，病邪深入发展，症见午后发热，心烦不寐，神昏谵语，舌质红绛，脉象细数，称为气营两燔证。若初起卫分症状未经化热传气而直接进入营分，可见高热、神昏、痉厥、抽搐等逆传心包证。

入血是温邪深入，血液受劫，临床表现为高热，烦渴，神昏谵语，斑疹隐隐，吐血，衄血，舌紫绛，苔黄焦燥，脉洪数。此为热迫血行、耗血动血之气血两燔证。

伤阴是激化阶段的一个变证，主要指热邪灼伤肝肾阴液，临床表现为潮热、盗汗、五心烦热、耳聋、口舌糜烂、脉细数等热灼真阴证，也可因失血而形成。

气脱也是激化阶段的又一个变证，多出现于疾病的后期，临床表现为面色苍白，汗出肢冷，目合口开，脉微欲绝，为正虚气不固的脱证。

温病在恢复阶段，若因初起化热，后期易出现余热未清、余邪未尽之症。若激化阶段入营入血，伤阴气脱，恢复阶段会表现出阳虚气亏之症。

根据上述辨证，治疗原则不外乎热者寒之，燥者濡之，湿者燥之。风淫于内治以辛凉，佐以苦甘；热淫于内，治以咸寒为纲。姚五达在温病治疗中多用清热养阴、芳香化解之药。温病初起，复兼外感，邪在肺上，给以辛凉清解之剂，以银翘散、白虎汤加减。常用药生石膏24g，知母9g，酒黄芩9g，连翘18g，炒栀子9g，蒲公英12g，大青叶18g，金银藤18g，鲜芦根18g，益元散18g；顺传阳明者，加全瓜蒌24g，生郁金9g，炒枳壳9g；逆传心包者，加紫雪丹2～4g（分冲）；神昏谵语、循衣摸床者，加至宝丹或安宫牛黄丸1粒（分吞），加龙胆草 9g，莲子心 9g，九菖蒲 9g；痉风抽搐者，加生石决明 24g，钩藤 9g，羚羊角粉 0.9g（分冲）；郑声者，加十香返生丹 1 粒（分吞）；脱症者，加生脉散。

姚五达对温病凉开三宝的灵活使用更具特点。安宫牛黄丸是三宝中最为寒凉的，长于清热解毒，豁痰开窍，在热邪内陷心包、痰热蒙蔽心窍、高热烦躁、神智昏迷、糊涂不清时选用。紫雪丹长于清热解毒，镇痉安神，在热邪内陷心包、高热神昏、惊厥抽搐时选用。至宝丹长于清热解毒，芳香开窍，在痰热壅盛、痰浊蒙蔽心窍、高热神昏沉闷、九窍闭塞时选用。

温病恢复期主要以清扶之剂扶正祛邪、益气养阴为原则。常用药麦门冬 12g，润元参 9g，玉竹 9g，党参 9g，金银藤 12g，茯苓块 9g，干石斛 9g，远志 9g。

以上方辨证施治，姚五达治疗病毒性感冒、大叶性肺炎、中毒性痢疾、肠伤寒、败血症等温热病，疗效满意。

【验案举隅】

冯某，女，24 岁，1984 年 5 月 2 日初诊。

患者发烧 13 天，体温 39℃左右，咽部微痛，曾用青霉素、链霉素治疗，体温不降，遂来住院。查体扁桃体 I°肿大，澳抗 1：256，血沉 81mmHg/h，类风湿因子弱阳性。初步印象发烧待查。入院后静点抗生素乏效。入院后第 6 天体温升至 40.4℃，急请姚五达会诊。症见面红赤，痛苦病容，肢节窜痛，体表散在点状充血红疹，身热无汗，咽痛纳呆，便干，舌红，苔黄腻，脉浮数。

西医诊断：疑为病毒感染；风湿性关节炎；反应性网状内皮系统增生症。

中医诊断：春温（气营两燔）。

治法：清营转气，透邪外越。

处方：青竹茹 12g，金银藤 18g，蒲公英 24g，葛根 3g，酒黄芩 9g，川黄连 6g，板蓝根 9g，大青叶 12g，生决明 18g，生石膏 12g，杭菊花 9g，佩兰叶 6g，川羌活 3g，茯苓块 9g，炒栀子 9g，干苇根 18g。2 剂，紫雪两支冲服，嘱停用西药。

5 月 10 日二诊：药后微有汗出，体温降至 38℃，咽痛稍减，其他症状仍在。上方生石膏加至 24g，蒲公英加至 31g，另加净连翘 24g，锦灯笼 9g。继服两剂。

5 月 12 日三诊：体温 37.5℃。咽痛减，肢节痛减，有微汗出，大便稀软，皮疹渐退，未出新疹，食纳好转，苔薄白，脉弦数。血沉 67mmHg/h。继以清化之剂。

处方：银柴胡9g，生石膏31g，大青叶18g，青竹茹12g，金银藤18g，蒲公英31g，酒黄芩9g，川黄连6g，生决明18g，杭菊花9g，佩兰叶6g，川羌活3g，茯苓块9g，炒栀子9g，干苇根18g，锦灯笼9g，净连翘24g。2剂，水煎服，日1剂。另局方至宝散5瓶，每次1瓶分冲。

药后体温正常，皮疹完全消失，复查血沉22mm/h，澳抗（－），二便调。5月25日出院。

十、外感发热证

外感发热是指感受六淫之邪或温热疫毒之气，导致营卫失和，脏腑阴阳失调，出现体温升高，伴有恶寒、面赤、烦躁、脉数等为主要临床表现的一类外感病证。其特点为突发高热，发病急，病程短，变化快，或热势缠绵持续不解。

姚五达对其病因有自己独特的见解，认为外感发热者多体内蕴热较盛，经常说"没有内热，引不来外感""内无患则外无忧"，强调内因在发病中的作用。患者体内蕴热，易感外邪，邪气袭表，内外相合均能化火，而生成外感热证。治疗外感热病他常用清热解毒之品，以平息"壮火"，以免壮火蚀气，祛邪以扶正，减少正气的耗散，以防伤及阴津，杜绝外感热病的传变。

他采用清解之法治疗外感发热证，以银翘散、白虎汤加减为基本方。金银花18g，连翘18g，蒲公英31g，板蓝根12g，大青叶18g，鲜苇根24g，生石膏18g，杏仁泥10g，炙枇杷叶12g，酒黄芩10g，青竹茹12g，六一散18g。方中金银花、连翘清热解毒，透热达表；蒲公英、板蓝根、大青叶清热解毒，利湿祛邪，祛邪即扶正，增强抗病能力，缩短病程；生石膏清热达表，透邪外出且不伤津；鲜苇根解肌透热达表，二药合用，可养阴清热，透邪外越；生石膏为矿石类，入药宜先煎，鲜苇根缺货可用干苇根代替，苇根的用量视病情而定，如有汗用12g，如无汗宜多用，可用至24g，量大可发汗解表；杏仁、炙枇杷叶、黄芩肃降肺气，清热止咳；青竹茹清热除烦，止呕和胃，调和诸药，用以替代甘草为使药；六一散能清利六腑，通利小便，给邪以出路。全方清解里热，兼透表邪，使邪有出路，通过荡涤内热内火，达到表里双解。如全身关节疼痛，加羌活3g，茯苓块10g，轻可投实；咽喉肿痛，加锦灯笼6g，胖大海10g，清热解毒利咽；如持续高热不退时，加紫雪散，每日1支，分两次冲服，紫雪散须与汤药同时服才能收到良好的退热效果。姚五达临证60余年，每多用此方治疗外感发热证，尤其是病毒性感冒疗效显著。

【验案举隅】

张某，男，28 岁，1968 年 1 月 13 日初诊。9 天前自觉低热不适。3 天后出现高烧，体温最高达 41℃，外院诊为病毒性感冒。经肌注青霉素、柴胡注射液、口服扑热息痛、感冒冲剂等体温仍不降，症状逐渐加重，遂来就诊。患者神志恍惚，头痛，全身关节发紧、疼痛，口干思冷饮，纳呆，小便黄，大便干，体温 39.5℃，苔黄厚少津，脉浮数。

诊断：外感发热。

辨证：风热侵袭，发为冬温。

治法：清热疏表，泻火解毒。

处方：青竹茹 18g，金银花 18g，净连翘 24g，板蓝根 12g，大青叶 18g，生石膏 24g，炒栀子 10g，酒黄芩 10g，干苇根 24g，葛根 6g，川黄连 10g，全瓜蒌 18g，杭菊花 10g，生决明 24g，蒲公英 31g。3 剂，紫雪散早晚各 1 瓶冲服。

1 月 16 日二诊：药后体温降至 37.6 ～ 38℃，微有汗出，胸部自觉有灼热感，膝以下关节作痛，纳呆，大便三日未解，尿痛溲黄，舌苔黄腻，脉浮数。证属余热未尽，上方加银柴胡 6g，地骨皮 6g，佩兰叶 6g。再进 3 剂，日 1 剂。

1 月 20 日三诊：药后热退，但动则汗出，下肢肌肉酸痛，乏力，二便调，口干欲饮，食欲亢进，苔薄黄，脉沉细。证属热病津伤，治以滋阴清热。

处方：青竹茹 18g，生地黄 18g，黑元参 10g，麦门冬 10g，干百合 6g，六一散 12g，杭菊花 10g，肥知母 10g，金银藤 12g，耳环石斛 6g，浮小麦 12g。

服 3 剂后病愈。

十一、大叶性肺炎

大叶性肺炎为西医学病名，是由肺炎双球菌等细菌感染引起的呈大叶性分布的肺部急性炎症，多发于冬春季节，青壮年男性多见。常见诱因有受凉、劳累或淋雨等，症见突然寒战、高热、咳嗽、胸痛、咳铁锈色痰等。姚五达认为，大叶性肺炎属中医学"温病"范畴，应按温病治疗。治疗原则辛凉清解，驱邪外出，兼以止血。病在卫气，以银翘散、白虎汤为主，根据病情变化，区别邪之深浅随症加减。咳铁锈色痰者，加白茅根，清热解毒，凉血止血兼利尿。该药清热解毒不伤阴，止血不留瘀，清热利尿给邪以出路，用量上有很大的灵活性，一般 12 ～ 31g，视病情酌情调量。重症并用安宫牛黄丸、紫雪丹、犀黄丸。如伴腹泻，加葛根芩连汤；恶心呕吐，加代赭旋覆汤；咳嗽气喘者，加麻杏石甘汤；温邪侵入少阳经，加小柴胡汤（去人参、姜、枣）；胸痛，加台乌药、广郁金；咳嗽气逆，加鲜杷叶；咳而气短者，加黛蛤散；痰稠不易咳出，加竹沥水；头痛，加白菊花、川牛膝、生决明；小便短赤，加六一散；津液消耗，加鲜石斛、元参、麦冬。在恢复期，姚五达重视热病后津液恢复，常用麦冬、元参、玉竹、石斛。

【验案举隅】

某男，24岁，1959年2月7日住院。

恶寒发热两天，咳嗽、吐铁锈色痰，右侧胸疼，伴头晕，周身疼痛，食纳不佳，小便短黄，舌尖红，苔淡黄，脉弦数、两关尤剧。住院检查体温39℃，血压110/60mmHg，急性高热面容，颜面潮红，右上肺叩诊音质浊，呼吸音减低，语颤增强，白细胞13.15×10^9/L，中性粒细胞96%，淋巴细胞10%，痰培养可见肺炎双球菌和甲型链球菌，胸透见右上肺大片状阴影。

诊断：右上肺大叶性肺炎。

辨证：春温袭肺，肺失清肃，故发热咳嗽；热邪灼伤肺络，故咳痰铁锈色。

治则：辛凉清解。

处方：金银藤24g，蒲公英9g，板蓝根12g，生石膏24g，净连翘24g，大青叶24g，酒黄芩9g，青竹茹24g，焦栀子9g，鲜苇根31g，龙胆草9g，莲子心9g，全瓜蒌24g，炙枇杷叶9g，台乌药9g，盐知柏9g。水煎服，日1剂。

服药第2天，汗出，体温降至正常，咳嗽、胸痛减轻，尚四肢乏力，胃纳欠佳。再服药1剂，第2天铁锈痰消失，仅有轻度咳嗽及胸疼，舌苔淡黄，脉数有力，得知邪虽由里达表，然尚有余势未清。前方焦栀子改为18g，全瓜蒌18g，蒲公英12g，鲜苇根24g。药后第4天仅轻微头晕，其他症状消失，白细胞恢复正常，胸透阴影吸收，痊愈出院。

姚五达曾于1959年对58例大叶性肺炎患者进行了中药治疗的临床观察，并与西医青霉素对比，结果两组疗效大致相似，中药治疗免除了患者输液的痛苦，而且未出现过敏反应，效果满意。

十二、急性细菌性痢疾

急性细菌性痢疾为西医病名，是一种急性传染病，多因外感时行疫毒、内伤饮食而致邪蕴肠腑而引起，多发于夏秋季节，临床以发热、腹痛腹泻、里急后重、排赤白脓血便为主要症状，亦有发病急骤，很快出现高热惊厥、厥脱昏迷者。中医学治疗痢疾方法众多，医家多根据辨证结果采取解表、导泻、清热解毒、行气、和血等法治疗。姚五达推崇雷少逸的清痢荡积法，即用葛根芩连汤化裁（药如广木香、黄连、大黄、枳壳、黄芩、白芍、甘草、葛根），去大黄、白芍、甘草治疗痢疾兼有表证者，收到了良好效果。

对呕吐者，先服八宝红灵丹 0.45g，再呕再服；高热神昏抽搐者，用紫雪丹 0.6 ~ 0.9g 或局方至宝丹半丸口服，很快退烧；滞盛者，加炒莱菔子、姜厚朴、陈皮；热盛者，多加黄芩、黄连、金银花；湿盛者，加藿香叶；汗不出者，加薄荷。表解之后，继续导泻清热解毒，行气和血，采用吴鞠通加减芩芍汤（药如白芍、黄芩、黄连、厚朴、木香、陈皮）。下坠者，加槟榔；脓血多者，加当归、桃仁；舌苔浓垢厚、有食积者，加山楂肉、神曲、枳壳；口湿重者，加黄蒿或茵陈、滑石；腹痛下坠甚，用加味白头翁汤。慢性痢疾急性发作者，用茵陈白芷汤；老年衰弱者，重用当归、白芍；体胖面白，消导之品不能多用；有心肾病或高血压病者随症加减，不能千篇一律。对妊娠者的痢疾治疗，消导之品不可过量，应当用当归、白芍、茯苓；产后不久，忌用苦寒之品，如黄连、黄芩等，可首选生化汤加减治疗，以后再用香连丸治疗即可。

【验案举隅】

患者，女，32 岁。

因产后 1 天腹痛、脓血便、高烧，由产科病房转入内科病房，体温 39.6℃，急性病容，左下腹轻度压痛，大便呈脓血样、有大量红细胞及脓细胞，脉弦数有力。入院后即进行中医治疗，同时静脉输入 5% 葡萄糖盐水 2000mL。

处方：神曲 6g，全当归 12g，赤芍 6g，炮姜炭 0.6g，陈皮 6g，枳壳 6g，酒川芎 3g，黑芥穗 6g，焦山楂 6g，炒丹皮 9g，紫苏叶 3g，藿香 7.5g，葛根 0.6g。

服药后第 2 天，体温降至正常，腹痛减轻，大便仍有脓细胞。上方加减。

处方：当归 15g，焦山楂 6g，槟榔 6g，川芎 3g，广木香 3g，姜厚朴 3g，粉丹皮 9g，赤芍药 9g，陈皮炭 6g，茯苓 15g。

第 3 天腹痛进一步减轻，大便无脓血，仅稀便两次。仍服前方，另加苏叶 1.5g，黄蒿 9g。第 4 天一切症状消失，前方加神曲 9g，服两剂后痊愈出院。

姚五达曾于 1957 ~ 1958 年采用中药治疗了 260 例急性细菌性痢疾患者，疗效满意。

十三、高血压

高血压病为西医学病名，主要表现为头晕、头痛、烦热耳鸣、乏力等症，可同时伴有血压升高。本病属中医学"眩晕""头痛"范畴。姚五达认为，本病除属"眩晕""头痛"外，也涉及"风痰""中风"。通过临床观察他认为，高血压病往往是中风的先兆，而中风则往往是高血压病的后果。

高血压发生的病因不外乎内外两个方面。姚五达认为，现代人们工作节奏加快，竞争激烈，精神长期处于紧张状态，加之生活水平日益提高，饮食不节，嗜酒肥甘，伤及脾胃，化湿生痰，阻于经络，郁久化热；或七情内伤，忧郁恼怒，肝气失和，郁而化火，肝火上炎；或劳逸无度，久而伤及精血，肾水亏少，肝枯木动，复夹相火，上居高颠而致眩晕。根据《素问·至真要大论》病机十九条"诸风掉眩，皆属于肝"的理论，本病病变部位主要在肝脏，又与心、脾、肾三脏有关。临床辨证大多为阴虚肝热，阴阳失调，兼有湿热内蕴。

在治法上，姚五达常采用清肝滋阴、调和阴阳兼以清化湿热为主，自拟"姚氏决明钩藤汤"治疗。

药物组成：生决明 30g，杭菊花 10g，钩藤 10g，生牛膝 10g，川石斛 10g，龟甲 10g，远志肉 10g，首乌藤 15g，青竹茹 10g，六一散 18g，生铁落 20g，金银藤 12g。方中生决明入肝经，清肝潜阳，质重镇降，用于肾阴不足、肝阳上亢之眩晕十分有效，《医学衷中参西录》称其"为凉肝镇肝之要药"；杭菊花质轻气薄，可上升头部平肝息风，与生决明相配，一升一降，共奏清肝养阴之功；钩藤清肝热，平肝阳，对于肝风内动、肝火上炎之眩晕效果较佳；生牛膝功擅苦泄下降，能引血下行，以降上炎之火，与钩藤相配，可升可降，平肝息风，调和气血；石斛、龟甲养阴滋肾，益精补血；远志、首乌藤交通心肾，调和阴阳，安神定志；竹茹清诸经之热，清热化湿，除烦止呕，开发中焦，调畅气机；金银藤清经络中风湿热邪，疏通经络；重用生铁落辛凉入肝，《本草纲目》称其有"平肝去怯，治善怒发狂"之功，为平肝镇热之良药；六一散畅利二便，给热邪、湿邪以出路。

此方临证可化裁应用，视病情加减。眩晕重症，加羚羊角粉，入肝经，以平肝息风，清肝明目。清代医家陆九芝说"在肝之病，必用羚羊角"；虚火上炎导致的高血压头晕、耳鸣、耳聋，加盐知母、盐黄柏，以滋阴清热，滋水涵木；口干舌燥，加元参、麦门冬，以滋阴清热生津。

【验案举隅】

黄某，女，41 岁，1986 年 8 月 14 日初诊。

高血压病史 19 年，服中西药物血压控制不理想，遂来就诊。症见头晕，视物不清，心悸，时有一过性全身麻木及失聪，手足逆冷，舌淡红，苔黄，脉弦细数。血压 190/110mmHg。

诊断：眩晕（高血压病）。

辨证：阴虚肝热，经络失和。

治以清热平肝，疏通经络。

处方：生决明 24g，生牛膝 10g，杭菊花 10g，双钩藤 10g，地龙 10g，生海蛤壳 18g，竹茹 18g，金银藤 18g，蒲公英 18g，六一散 18g。

以上方为基础，或加入远志、炒枣仁、首乌藤、炒山楂等，共服药 110 剂，症状基本消失，血压稳定在 150/90mmHg，能够正常工作。

随访两年，病情基本稳定。

十四、胸痹

胸痹病名最早见于《内经》。胸痹是指以胸部闷痛甚则胸痛彻背、喘息不得卧为主要表现的一种疾病，相当于西医学的心绞痛；重症即真心痛，相当于西医学的心肌梗死。本病多因正气亏虚，痰浊、瘀血、气滞、寒凝痹阻心脉所致。轻者偶发短暂轻微的胸部憋闷或隐痛；重者疼痛剧烈，或呈压榨样绞痛，手足青至节。每因劳累、饱餐、寒冷及情绪激动而诱发，亦可无明显诱因而发病。

姚五达认为，现代人对欲望少有节制，不知持满养精，不知克制心神，一味损耗真阴，以致心血亏虚，心脉失养，不荣则痛；心气不足，鼓动无力，因虚致瘀，不通则痛，故胸闷且痛，或胸部刺痛、心烦气短等。随着生活水平的日益提高，饮食不节，嗜酒肥甘，造成脾胃损伤，运化失健，生湿生痰，痰湿久郁化热，痰热内蕴，阻遏胸阳，心脉不畅，不通则痛，故出现胸痛、胸闷、心悸、背部酸胀等。据此姚五达提出了心血不足、心脉瘀阻、痰热内蕴导致胸痹的观点。

根据多年临床经验，他总结了具有自己特色的基本方，以养心安神，活血化瘀，清热化湿，使气血调和，心脉通畅，胸痹可愈。

方药组成：远志 9g，百合 9g，丹参 6g，瓜蒌皮 12g，炒枣仁 9g，薤白 2g，台乌药 6g，青竹茹 12g，金银藤 12g，生郁金、炒枳壳、茯苓块各 9g。方中远志、百合为姚五达养心安神常用药对。远志辛散、苦泄、温通，可助心阳，益心气，宁心安神，祛痰开窍，一药多功。丹参活血化瘀，以通心脉；瓜蒌皮清肺化痰，宽胸理气，两药相配，使瘀血能去，痰热得消，心脉通常，再配合前两药，更是锦上添花，为姚五达治疗胸痹常用的一组药。炒枣仁宁心安神，养肝益血，加强养心作用。小剂量薤白、台乌药以宽胸理气，通阳止痛，体现了姚五达轻可投实的学术思想。青竹茹、金银藤清热化痰通络，入心络，清除痰湿郁久所化之热，为姚五达治疗胸痹用药的特色。生郁金、炒枳壳活血行气止痛。茯苓配合前药宁心安神，又健脾和胃，渗湿利水，给邪以出路。

辨证加减：胸闷疼痛突出、气机受阻较重者，加白檀香 2g，更甚者再加服苏合香丸，以宽胸理气；肝胆火盛，伴头晕耳鸣、肝阳上亢者，原方加双钩藤 9g，杭菊花 9g，生石决明 18g；心肝火盛，加服牛黄清心丸，以清心平肝；心脾血虚，伴有腹胀纳差、脾胃虚弱者，原方加焦谷芽 9g，炒麦芽 9g，炒神曲 9g，以健脾和胃，鼓舞中气；气虚甚者，加党参 6g，生黄芪 6g；心肾不交、腰酸腰痛、腿软无力、失眠多梦、心肾两虚者，原方加川续断 9g，杜仲炭 12g，柏子仁 9g，莲子心 9g，以协调水火，交通心肾。

十五、胃溃疡

胃溃疡是西医学病名，是指发生在胃角、胃窦、贲门和裂孔疝等部位的溃疡，是消化性溃疡的一种，临床多表现为慢性、周期性、节律性上腹疼。疼痛多发生于餐后 0.5～1 小时，至下次餐前缓解，疼痛性质可为空痛、隐痛、灼痛、胀痛等，可伴有呕吐、食欲不振、便秘等症。严重者甚至出现黑便、呕血，并可诱发消化道出血、穿孔等并发症，甚至危及生命。本病属中医学"胃脘痛""心痛""肝胃气痛"等范畴，呕血、便血属"血证"范畴。本病最早见于《黄帝内经》，并指出了胃脘痛与其他脏器的关系，如《素问·六元正纪大论》谓："木郁之发……民病胃脘当心而痛。"

姚五达认为，"六腑以通为用，腑病以通为补"。本病发病原因多由于饮食不节、暴饮暴食伤及脾胃，使脾胃虚弱，运化失常，或情志不遂，肝郁气滞，气机不畅，甚或气滞血瘀，导致中焦失和，胃络受阻而产生胃脘疼痛。胃主受纳，脾主运化，肝主疏泄。脾胃五行属土，肝五行属木。木旺克土，土虚亦致肝木乘脾。因此，肝、脾、胃功能失调在胃部溃疡性疾病发病中起着主要作用。据此姚五达治疗时注重对肝、脾、胃的调治，以温中健脾和胃、疏肝理气止痛为治则。

常用基本方：藿香梗 9g，茯苓块 9g，川厚朴 6g，炒枳壳 9g，香附米 9g，盐橘核 9g，台乌药 9g，范志曲 9g。方中藿香梗、炒枳壳、川厚朴辟秽浊而温中，消除堵闷而健脾，疏肝理气，除两胁胀满；范志曲补中益脾，行气消食；香附米、盐橘核、台乌药理血气而止痛，散里寒而燥湿，又可扶命门之火暖脾。凡脾胃虚寒、胃脘疼痛，用本方皆有明显疗效。

胃脘疼痛伴呕吐清水者，加姜半夏 9g，吴茱萸 3g，陈皮炭 9g，炒薏苡仁 9g；畏寒而痛，加白檀香 3g，片姜黄 9g，生黄芪 9g；气滞窜痛，加生郁金 9g，醋柴胡 9g；胃脘疼痛伴柏油便，加鲜茅根 9g，藕节炭 9g，大小蓟各 24g，白茯苓 9g，黄芩炭 9g；伴便血、呕血，加三七粉 3g（冲服）；溃疡日久不愈，加乌贝散（乌贼骨、川贝母各 60g，共研细末，每服 3g，日服 2 次）；胃脘痛属虚寒者，加片姜黄 9g。

十六、常用药对、组药

1. 川羌活—茯苓

川羌活辛、苦，温，入膀胱、肾经，具有散寒、祛风、除湿、止痛作用。茯苓甘、淡，平，归心、肺、脾、肾经，具有利水渗湿、健脾宁心作用。羌活与茯苓同用，用于风寒湿痹、骨节酸痛、项强筋急者。姚五达用此药对，主要取二者散寒除湿功效，相须相助，治疗风湿性关节疼痛。常用量川羌活 2g，茯苓 9g。

2. 盐橘核—乌药

乌药辛，温，归肺、脾、肾、膀胱经，具有温通行气、温肾散寒功效。橘核苦，平，归肝、肾经，主要功效理气，散结，止痛。两药合用，乌药入肾，橘核入肝，共同发挥温通散寒、行气止痛作用，使肝肾调和，精血调达，用于治疗痛经、腰痛、胃脘痛等。常用量盐橘核 9g，乌药 9g。

3. 杏仁—炙枇杷叶

杏仁苦，温，有小毒；入肺、大肠经，功效祛痰止咳，平喘润肠。炙枇杷叶苦，平，入肺、胃经，功效化痰止咳，和胃降气。两药合用，同类相须，共同发挥止咳化痰功效，用于治疗咳嗽、喘满、痰多。常用量杏仁 6～9g，炙枇杷叶 12g。

4. 紫丹参—远志肉—干百合

丹参味苦，性微温，入心、肝经，具有活血祛瘀、安神宁心、通经止痛功效。远志味苦、辛，性温，入心、肾、肺经，具有安神益智、祛痰消肿功效。百合甘，寒，入心、肺二经，功效滋阴润肺，清心安神。三药相须为用，发挥活血、养心、安神作用，用于治疗胸痹、心悸、虚烦健忘、失眠多梦者。常用量丹参 9g，远志 9g，百合 9g。

5. 金银花—金银藤—竹茹

金银花甘，寒，入肺、心、胃三经，具有清热解毒、凉散风热功效。金银藤甘，寒，入肺、胃二经，具有清热解毒、疏风通络功效。竹茹味甘，微寒，入肺、胃二经，具有清热化痰、除烦止呕功效。三味药均入肺、胃二经，均可治疗外感热病，相须为用，取其清热作用，用于痰热咳嗽、烦热呕吐、风湿热痹、温病发热、关节红肿热痛及胸痹者。常用量金银花 12～18g，金银藤 18g，竹茹 12～18g。

6. 桑寄生—川续断—杜仲炭

桑寄生苦、甘，平，入肝、肾二经，具有补肝肾、强筋骨、祛风湿、安胎元功效。川续断苦、辛，微温，入肝、肾二经，具有补肝肾、强筋骨、续折伤、止崩漏功效。杜仲炭甘，温，入肝、肾二经，具有补肝肾、强筋骨、安胎作用。三药相须为用，利用其均入肝、肾二经，以发挥滋肝、补肾、助阳功效，益肾强腰，主要用于治疗腰痛、痹证、月经病、胎动不安。常用量桑寄生 9g，川续断 9g，杜仲炭 12g。

7. 藿香梗—苏梗

藿香辛，温，入脾、胃、肺经，具有芳香化浊、开胃止呕、理气止痛、发表解暑功效，姚五达常用藿香梗，取其长于和中止呕作用。苏梗辛，温，入肺、脾二经，具有理气宽中、温中止痛、安胎功效。两药合用源于《太平惠民和剂局方》之藿香正气散。姚五达将两药合用，主要发挥其和胃化湿、理气止痛作用，用于治疗湿浊中阻、脾胃湿滞引起的胃脘痛、脘痞呕吐、胸闷不适、头晕目眩等。常用量藿香梗 9g，苏梗 9g。

8. 大腹皮—茯苓

大腹皮辛，温，入脾、胃、大肠、小肠经，具有下气宽中、行水消肿功效。茯苓甘、淡，平，具有利水渗湿、健脾宁心作用。姚五达取大腹皮下气行水宽中功效，用于治疗脾胃不和之气滞湿阻证；用茯苓发挥其健脾利湿功效，用于中焦湿阻、脾虚便溏之证。两者合用，具有健脾和胃、行气宽中兼可利湿浊功效，用于治疗腹胀腹痛、水肿胀满、小便不利等。常用量大腹皮 9g，茯苓 9g。

9. 佩兰—泽兰

佩兰辛，平，入脾、胃、肺经，具有芳香化湿、醒脾开胃、发表解暑功效。泽兰苦、辛，微温，入肝、脾二经，具有活血化瘀、行水消肿作用。姚五达用佩兰主要发挥其入气分的作用，以理气化浊，调节气机；用泽兰发挥其入血分的作用，既可行气活血，又可和血养阴，使气血流通顺畅，血海充盈，进而冲任调和，则月事正常。两药相须为用，旨在理气化浊，和血通经，用于治疗痛经、闭经、月经失调等。常用量佩兰 9g，泽兰 9g。

10. 全当归—杭白芍

当归辛、甘，温，入肝、心、脾经，功效补气和血，调经止痛，润燥滑肠。对于当归的作用姚五达常说，"头止血而上行，身养血而中守，梢破血而下流，全活血而不走"。杭白芍酸、苦，微寒，入肝、脾经，功效养血调经，柔肝敛阴，缓急止痛。两药相须为用，能增强养血止痛之功，可用于血虚血瘀所致的各种月经病、不孕症、产后病、头痛眩晕、血虚便秘等。常用量全当归 9g，杭白芍 9g。

11. 夏枯草—生薏米—蒲公英

夏枯草辛、苦，寒，入肝、胆二经，可清火明目，散结消肿。生薏米甘、淡，凉，入脾、胃、肺经，具有健脾渗湿、除痹止泻、清热排脓功效。蒲公英苦、甘，寒，归肝、胃二经，具有清热解毒、消肿散结、利尿通淋作用。三药相须为用，取其消肿散结、清利湿热之功，用于治疗子宫肌瘤、卵巢囊肿、乳腺增生、甲状腺结节等。常用量夏枯草 24g，生薏米 24g，蒲公英 24g。

12. 生决明—菊花—钩藤—牛膝

生决明咸，寒，入肝、肾经，具有平肝潜阳、清肝明目功效。菊花甘、苦，微寒，归肺、肝经，具有散风清热、平肝明目功效。钩藤甘，凉，入肝、心包二经，具有清热平肝、息风定惊功效。牛膝苦、酸，归肝、肾二经，具有补肝肾、强筋骨、活血通络、引火下行功效。四药相须为用，利用其共同归经入肝的特点，发挥其清肝平肝、引火下行功效，用于治疗肝火上炎、肝阳上亢引起的头痛、眩晕、中风等。常用量生决明 12 ～ 24g，菊花 9g，钩藤 9g，牛膝 9g。

13. 大乌枣—连翘

大乌枣甘、微酸，性平，归心、肾、脾、胃经，具有滋补肝肾、补中益气、养血安神、通九窍功效。连翘味苦，微寒，入肺、心、小肠经，具有清热解毒、消肿散结功效。两药合用，大乌枣滋补，连翘清利，异类相助，补泻兼施，既发挥了大乌枣补益的作用，又利用了连翘入心经清心利尿、清热解毒功效，主要用于湿热下注、热毒损络导致的肾病蛋白尿。常用量大乌枣 3 枚，连翘 18g。

14. 白头翁—秦皮

白头翁苦，寒，归胃、大肠经，具有清热解毒、凉血止痢功效。秦皮苦、涩，寒，入肝、胆、大肠经，具有清热燥湿、收涩明目功效。两药同用首见于《伤寒论》中的白头翁汤，用于治疗热痢。姚五达利用二药共同归经入大肠的特点，相须为用，取其凉血解毒、燥湿收涩之效，用于治疗肠炎痢疾、胃溃疡出血、湿热蕴结所致的带下及其他炎症出血。常用量白头翁 9g，秦皮 9g。

15. 白鲜皮—地肤子

白鲜皮苦，寒，入脾、胃、膀胱经，具有清热燥湿、祛风解毒功效。地肤子辛、苦，寒，入肾、膀胱经，具有清热利湿、祛风止痒功效。两药相须为用，利用其苦寒特性，清热凉血，燥湿解毒，用于各种皮肤瘙痒。因其具有清热解毒功效，常用于治疗咽痒。常用量白鲜皮 6 ～ 12g，地肤子 9 ～ 18g。用于咽痒剂量偏小，取其轻轻上浮之意。

16. 菟丝子—阿胶珠

菟丝子甘，温，入肝、脾、肾经，具有滋补肝肾、固精缩尿、安胎、明目、止泻功效。阿胶珠甘，平，入肺、肝、肾经，具有补血滋阴、润燥止血功效。姚五达利用菟丝子填精益肾的作用，使肾气得温，肾精得养；用阿胶珠补血滋阴功效，补而不躁，养血而不伤阴。两药配对，用于治疗肝肾不足及血虚引起的月经失调、经少、闭经等。常用量菟丝子 9g，阿胶珠 9g。

17. 白茅根—大蓟—小蓟

白茅根甘，寒，入肺、胃、膀胱经，具有凉血止血、清热利尿功效。大蓟甘，凉，具有凉血止血、散瘀消肿功效。小蓟甘、苦，凉，入心、肝二经，具有凉血止血、祛瘀消肿功效。三药相须为用，共同发挥凉血止血功效，用于治疗鼻出血。常用量白茅根 15 ～ 31g，大蓟、小蓟各 15g，也可各取少量代茶饮。

18. 贯众—板蓝根—大青叶

贯众苦，凉，入肝、胃经，具有杀虫、清热解毒、凉血止血功效。板蓝根苦，寒，入心、胃经，具有清热解毒、凉血利咽功效。大青叶苦，寒，归心、胃经，具有清热解毒、凉血消斑功效。三药相须为用，清热解毒之效倍增，用于抗病毒及预防各类流行性感冒。常用量贯众 9g，板蓝根 12g，大青叶 18g。

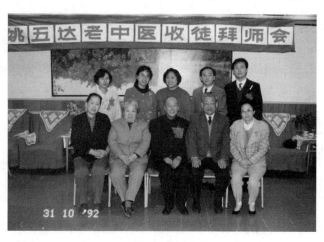

◎ 姚五达喜收徒弟

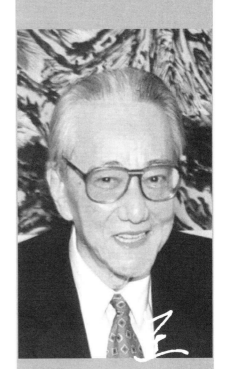

王绵之

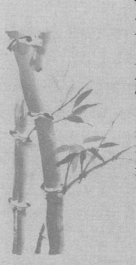

熟稔古方，驾驭有权，创方剂学科

临证求本，立足脾胃，治法灵活

医家简介

王绵之（1923—2009），教授，江苏省南通市人。我国著名中医药学家，中医教育家，北京中医药大学终身教授、中医方剂学专业博士研究生导师，国家级重点学科方剂学学术带头人，中华中医药学会顾问，方剂学会名誉主任委员，中央保健委员会会诊专家。2007年10月，被确定为"国家级非物质文化遗产传承人"。2008年12月，被北京市授予"首都国医名师"称号。2009年5月，由人力资源和社会保障部、原卫生部、国家中医药管理局联合授予首届"国医大师"称号。

王绵之出身于中医世家，为第19代传人，自幼酷爱中医，有志继承家学。抗日战争期间被迫辍学，在此期间，自学《汤头歌诀》《药性赋》《医学心悟》等医籍。1938年初，日军占领南通城，道路不靖，复学无望，王绵之正式从其父受业学习，时年15岁。

其父王蕴宽，天资聪颖，幼承家学，13岁即从其祖胪卿公习医，精心敬业。因时疫流行，王蕴宽16岁正式悬壶，救人甚多，驰名乡里。曾受知于南通地区享有盛名的老中医刘淑敏等人，尽得其心传。同时结交了一些西医有识之士，积极学习西方医学知识，这种"不排外、不自大、实事求是"的态度对王绵之有着很深的影响。他深明"庸医杀人"之害，每以"学医必精，为医必仁"自律，故教子甚严，几近于苛。

在熟读大量经典医籍后，王绵之随父侍诊、襄诊、试诊。期间，父亲经常结合典型病例，联系所学进行讲解，并提出问题让他回答，对复诊患者还要求答出前诊方药及舌脉等重要诊断依据。这种口传心授、点滴积累的教学方法，使王绵之学到了书本上难以学到的"活"知识。

新中国成立前，王绵之家自营药店，年幼闲暇时，他常看柜上药师抓药。学医后，他遵其父"不知药不可为医"的教导，不仅仔细研读中药古籍，还在实践中下功夫，认药、采药、尝药，家中逢有老药工制作丸药、膏剂、丹剂，他更是跟随左右，认真学习。因此，对于古老的制药工艺他也十分熟悉。对这段经历，他一直认为对日后能随心运用药物有很大帮助。

王绵之家学渊源，在父亲的严格要求下，从读书开始，他便继承了"读好书，活读书"的优良家风，数十年如一日，披卷不息，学而不厌，刻苦攻读了《黄帝内经》《伤寒论》《金匮要略》《医经原旨》《本草从新》《温病条辨》《济阴纲目》等医籍，为他日后的业医生涯打下了坚实基础。从事中医教学后，王绵之深知"欲施人一升，必先有一石"之理，更是博览群书，广采百家之长，融会贯通。尤其在治疗疑难病证时，对理论灵活圆通，已臻化境。

中医流派可谓"诸子百家"，王绵之对仲景甚是推崇，他以《内》《难》二经及仲景理论为本，于各家学说不拘一格，择其善者而从之，用坚信而不迷信的方法阅读古籍。在"专家"辈出之际，他常自谦为"杂家"。尝言："中医之学，博大精深，各家学说，自有其长，但拘泥于一家，难免有偏，必须综合参悟，方的齐全。验之临床，自然胸有圆机活法，方能临危不乱，处惊不变。"作为方剂学科的创始人，王绵之多次主持、参与方剂学教学大纲、教材的编写和修订，在多年的教学过程中，广涉经典和各家学说，提高自己的中医理论水平，总结出丰富的教学经验。

学术思想

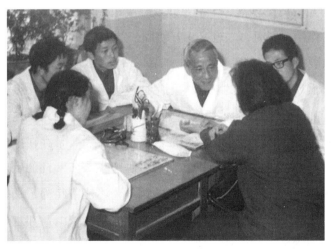

◎　王绵之带教为患者诊病

一、整体论治，辨证求本

整体观念是中医理论的一个主要特点，是中医学关于人体自身完整性及人与自然、社会环境的统一性认识。本，即疾病的本质，正确认识人体整体与局部的关系是辨证求本的前提，因此，在辨证论治过程中，绝不能孤立、片面地去观察疾病整体和局部的症状，应因人制宜、因时制宜、因地制宜，三者缺一不可。

1. 辨证论治与遣方组药相统一

王绵之认为，治疗疾病要辨证论治与遣方组药相统一，要与人相统一。"不仅要辨证，还要根据各种因素来考虑，因人而施"。"'病为本，工为标'，病人永远是主体，医生是服从病人的。要论治，不是说在表之汗就闭着眼睛用发汗药，甚至只用辛温，辛温是治疗表寒的，下面还有更细的东西"。

2. 视患者对象不同而治疗有异

治疗老年人感冒，王绵之认为此类患者普遍存在精亏血虚、脾胃虚弱、肺气不足等特点，对此治疗时应充分考虑，如果只是一味发汗，则会变证百出。

对于小儿咽痛，王绵之认为不可因为西医诊断为扁桃腺炎，就用大队苦寒之品，丝毫不考虑小儿"五脏六腑，成而未全，全而未壮……易虚易实，易寒易热"的生理病理特点。这样的话，不但病不除，还会苦寒中伤脾胃，变生腹痛、纳呆等拒食之症。咽痛多因感受寒邪，寒性收引，入里化热而致。病之本是因寒邪未发散透彻，只要解表散寒，酌情佐以清热利咽之品，病即得愈。王绵之认为，小儿的病比较单一，主要涉及呼吸道和消化道，并且二者在生长过程中起着重要作用。同时，二者又相互协同，"肺与大肠相表里"，消化道通畅，则呼吸道得以顺畅。

对于妇人血瘀气滞导致的疾病，医生往往行经时用活血化瘀药，但王绵之指出，久瘀干血之证，瘀自内生，多一分瘀则增一分虚。人体之"血"必须在循环流动的情况下，才能发挥正常功能。瘀血为患者常常存在血虚或气虚的情况。同时，人是一个统一的整体，其他一些脏腑也参与女性的生理病理，故用药需兼顾补血、补气、疏肝，甚至脾胃的调理，不能一味为了祛瘀而活血，甚至求好心切，久服、过用活血逐瘀之品，如此必徒伤气血，加重病情，犯虚虚之戒。临床若遇本虚标实之证，遣药宜缓宜曲。缓者，不可猛攻，应根据邪正之虚实，治以扶正祛邪，周全兼顾。曲者，因时制宜，即按经前、经期、经后三个阶段分期论治。经前攻多补少，意在利用经期因势利导，排除瘀血而不伤好血。经期若无明显气虚不摄、出血过多现象，一般不宜多用补药，以免壅遏血行，而应促其经行瘀祛。经后重在补益，调和气血，从本图治。女子生理上以血为用，经、孕、产、乳均离不开血，故治疗妇科病，应将月经考虑其中。

3. 顺应四时气候选药

王绵之主张根据四时气候对疾病的影响而选择针对性药物，治疗某些病证时，应充分考虑时令气候与脏腑的变化，提出四时的升降沉浮与人体是相应的，治疗时应顺四时升降之气。

春夏应肝心之病，治宜用"辛甘温热之剂及味之薄者，诸风药是也"，以"助春夏之升浮"，发散阳郁之热。秋冬沉降，应肺肾之病，治宜用"酸苦寒凉之剂，并淡味渗泄之药"，以"助秋冬之沉降"。春季万物生发，为防阳气升发太过，导致头晕、目昏，可加清凉风药，如菊花。但他明确指出经前及经期禁用。夏季湿邪易困脾，他常用藿香、佩兰等芳香化湿之品，使脾运，中焦健。秋季多燥，若为咳嗽，肺热与肺阴不足需明辨，误治则迁延不愈。冬季寒邪易袭人，当归生姜羊肉汤亦食亦药，可酌情服用。但若非大虚寒者，立春之后应停服。春夏用温热药治病，选药宜温和，或剂量轻投，或以寒凉兼制，以"热无犯热"。秋冬用寒凉药治病亦遵此原则，以"寒无犯寒"。

4. 讲究服药时间

对于服药时间，王绵之也有独到见解。如解表药，药性发挥作用的最佳时机是半夜，即亥子之交，阴阳之气的转折点，而人体的气化作用时间与此相应，因此一般要求下午三四点服用头煎，晚上服二煎。若相隔时间过长，则头煎、二煎药力无法衔接，其意在利用天地阴阳交替之机，即子时，以助邪外出。

王绵之治疗疾病强调将"人放到环境中去"，对患者一定要询问所属地理位置及居住环境，因为一些疾病的造成往往与"地"有很大关系，用药时"因地制宜"往往会收到事半功倍的效果。

王绵之常常强调，"治病不能单纯顾病，要时时刻刻牢记是在治病人，这个人不仅是生物人，更是社会人"。"三因制宜"之理易知，但要在临床中予以运用则难度很大，需要多年临证的积累。王绵之治病往往考虑社会病因，方中常常加入疏肝理气、调节情志之品。

5. 注重四诊合参，尤重舌脉

王绵之诊治疾病始终注重四诊合参，尤其对舌诊、脉诊有独到的体会。王绵之强调，舌诊、脉诊绝不能孤立看待，因为它们会辅助反映疾病情况。他诊脉重视寸、关、尺六部的脏腑分配，他曾说："脉有专书，仅是示人以规矩，若能读活，并在实践中反复参悟，方能活用。譬如脉多有兼象，或弦而兼滑，或虽弦劲挺指但不耐重按；详分三部，或关部独弦，或两尺少力，或左寸斜出，俱当仔细体会。"

他曾诊一心动过缓患者，患者还未开口，他便判断患者安了心脏起搏器。原因是浮取脉率均匀、徐和，无明显缓象，沉取之后则脉难寻、无根。王绵之形象地说"不是自己的心在跳"，脉势常来盛去衰，缺乏弹性。

对于患有心血管疾病者，如冠心病、高血压等，通过诊脉，便可得知，几无差矣。左右两部寸脉弱者，多为宗气不足之象；左寸脉弱，兼见舌红、苔上少津者，多系失眠为患；一部或两部尺脉弱，甚则触不到的女性患者，多为子宫、卵巢等妇科术后。王绵之特别注重左右脉象的对比，尤其对中风后遗症患者，往往能反映其气血情况，对于准确判断具有重要意义。

对于舌诊，王绵之认为，苔腻与否不是由舌苔薄厚决定的，关键要看苔的质地是紧致还是疏松。若苔紧致，即使不厚也应诊为腻苔。若苔质疏松，虽厚但易除，用药上要有轻重缓急。舌苔之干、润往往表示津液多少，有的患者就诊前如果进行了静脉输液，这时舌苔干、润提示的病情不够准确，对此他常常用验齿来确诊。因为静脉输液可以补充人体的体液不足，使舌苔产生白滑苔，但不能根本改善人体津液亏损、阴分不足的情况，而验齿则可见"前板齿燥"，甚则"干枯如骨"。由此诊病更全面、精确。

二、脾胃为后天之本

王绵之治疗疾病常立足于脾胃，且疗效明显。

对于慢性胰腺炎，王绵之指出，"西医学之胰腺疾病的诸多症状与中医学脾主运化、主四肢、主升清、斡旋中焦气机等功能失调引起的病证相似，因此，治当从脾"。脾胃的运化功能，体现在脾胃之气的升降相因，平衡协调，与肝气的疏泄功能关系密切。肝主疏泄，调畅气机，协调脾胃升降，并疏利胆汁，促进脾胃对饮食物的消化吸收和转输。脾气健旺，运化正常，水谷精微充足，气血生化有源，肝体得以濡养，则肝气条达，有助于疏泄功能的发挥。张仲景在《金匮要略》中提出"见肝之病，知肝传脾""夫肝之病，补用酸，助用焦苦，益用甘味之药调之……此治肝补脾之妙也。"肝脾在生理上相互影响，在病理上相互依存，王绵之采用健脾和肝治疗慢性胰腺炎，取得了良好效果。

对于慢性肝炎，王绵之认为其成因除了外邪与七情致病也有正虚的一面。慢性肝炎病程多迁延，日久木壅土更郁，致脾失健运，而成肝脾两虚证。因此，对于症见肝区隐痛，身倦乏力，午后腹胀、入夜更甚，二便不畅，舌嫩红，苔薄白，脉弦细而缓者，王绵之多使用逍遥散，既养肝体，又疏肝郁。方中当归气香醒脾，最适合肝脾两虚之证。

王绵之治疗诸多小儿疾病均从脾胃入手。如婴幼儿湿疹，小儿生长旺盛，发育迅速，非气血无以成形体之基，非气血无以成形体之壮，对水谷精微的需求十分迫切，常常超过其脾胃运化能力。王绵之认为，母乳喂养，若母体摄入过多脂肪，乳汁含脂量过高，婴幼儿因脾胃薄弱，难以消化吸收，或后天喂养不当，均可导致脾胃失运，湿邪内蕴而发湿疹。治当健脾助运，以化湿邪，顾护脾胃。脾胃健运，正气充足，可驱邪外出。

王绵之在平日起居中也十分注重顾护脾胃，他主张"谷肉果菜，食尽养之，无使过之，伤其正也"。他三餐定时定量，认为胃是人体的重要器官，要保持其良好的动力，饮食定时尤为重要。要使其形成特有的生物节律，偶尔加餐，以不影响正餐为前提，饮食以温热易消化之品为主，绝不可暴饮暴食，并强调细嚼慢咽。

三、同病异治，异病同治

同病异治，即同一种疾病，因发病时间、地域不同，或所处疾病的阶段或类型不同，或患者体质有异，故反映出的证候不同，因而治疗也就有所区别。异病同治是指几种不同的疾病，在其发展变化过程中出现了大致相同的病机和大致相同的证，可以用大致相同的治法和方药予以治疗。同病异治和异病同治很好地体现了中医辨证论治的精神。

以"痰"为例，中医之"痰"是指某些疾病的病理产物或致病因素。王绵之指出，痰可分为7种，即湿痰、寒痰、热痰、风痰、燥痰、食痰和郁痰，燥湿理气是治痰的主要方法。治痰用药与治湿用药和行气用药分不开，其他如散风、祛寒、清热、温阳均依痰的性质不同而使用。既注意治标，又注意治本，有痰除痰，化痰不忘治本是王绵之治痰的总原则，临床还需根据具体情况灵活运用。

祛痰之后，健脾最重要，以杜生痰之源。对于咳嗽有痰者，王绵之特别强调，之所以咳是因为痰，如果一味降逆止咳，往往达不到治疗效果。只有采用宣肺化痰之法，帮助排痰，则痰除咳自止。

对于高脂血症、高血压病、糖尿病、冠心病，王绵之往往辨为本虚标实。其中痰瘀阻滞为实，心、脾、肾三脏虚为本，治以化血中之瘀，补脏腑之虚，杜痰瘀之源。治疗脑干肿瘤、肺脓疡、多发性上皮钙化瘤、脑室肿瘤等疑难杂症时，他均采用化痰佐以活血、益气等法治疗，说明病之本若为一源，则可遵异病同治之法。

四、熟稔古方，驾驭有权

作为方剂学的创始人，王绵之多次主持、参与方剂学教材的编写和修订，从事方剂教学40余载，阅读了大量医书古籍。王绵之认为，学习中医，古方是基础，也是精髓，要透彻地领悟古方的配伍法则、君臣佐使、精确的用量比例，乃至特殊的煎煮和服用方法。他坚持要搞清方剂出处，并循着这条线深究原著和有关方论，以理解不同时期医家的用药风格、原方主治的本意及精神实质。他常常教导后辈："经方固然要学，但是要学的更多的是精神。人不可能按照书上描述的症状得病，因此，只有学到'变'的方法才能应'万变'"。通过大量积累，他对方剂的认识和理解有许多独到之处。

麻黄去桂枝加生姜后成三拗汤，主治感受风邪，鼻塞声重，语音不出，或伤风伤冷，头痛目眩，四肢拘挛，咳嗽多痰，胸满气短。本证属外感风寒不甚，主要症状在肺，因此，无须峻药发汗。方中已有麻黄、甘草、杏仁，此时加生姜五片合煎意在何？王绵之认为，一般《伤寒论》方中，温肺止咳多用干姜和五味子，但"形寒饮冷则伤肺"。"生姜入胃经，能够鼓舞胃气，解表散寒兼以行水"。《内经》认为，形寒伤于皮毛，饮冷伤于胃。皮毛与肺相合，胃与肺相通，所以用生姜，可以帮助解表，温散肺中风寒。

王绵之认为，将桂枝汤单纯理解为太阳表虚证不够确切。"当卫气不能顾护人体，汗出则不是正常的汗出，而是一个症状，与恶风发热同见"。肌肤毛腠感受风寒邪气，毛窍不能正常开阖，与卫气相争，时而卫气胜，毛窍得开，即汗出；时而卫气却，毛窍闭合则无汗。"同时，兼见恶风，说明素体表虚，因此，准确地说，应该称为太阳表虚证兼有风寒"。由于"阳加于阴谓之汗"，因此，汗出不仅伤阴精，而且伤阳气。在表素有虚的情况下，"用桂枝温通血脉，和营散风，即所谓的解肌发汗"。对于芍药的作用，王绵之认为此处用白芍是考虑到"卫气虚，不能保护营气，所以营气随卫气外泄而自汗。加之汗出表更虚，用白芍可以补营之不足，加强君药治表虚、表寒证的效果，又能防止汗出而更伤津液"。尤其是白芍不仅入肝经，还可以入脾，酸收之中还有行的作用。"姜枣合用，可以升腾脾胃升发之气，蒸液以为汗，不但可以调和营卫，更主要的还能助脾胃之气将津液上输于肺，而作为汗源"。

再造散用于素体阳虚之人感受风寒外邪，以助阳解表。方中药物之间的配合不仅考虑到阳气虚，又考虑了发散风寒，而且使汗出而不至耗伤阳气和阴血。再造散汲取了《伤寒论》之麻黄汤、桂枝汤、麻黄附子细辛汤、麻黄附子甘草汤的组药原则和配伍特点，理解了这几个方剂的精神便组成了本方。一见表寒证无汗，便认为应用麻黄，但"考虑到素体阳气虚，虽用麻黄可以鼓舞阳气，但是发汗力过大，可能造成亡阳的现象，因此，舍弃麻黄不用"。素体阳气虚，寒邪必伤人较深，"所以要用少阴经药物，即细辛"，与附子合用，代替麻黄的作用，配伍桂枝以更好地发汗。这些药物协同使用，既可达到辛温发汗目的，又可防止药后有亡阳之弊。对于川芎和芍药的运用，王绵之解释为"补阳气以后，用川芎和赤芍这样的和血药，能够更好地通调血脉使汗出，因为血汗同源，二者的物质基础是一致的"。

温经汤中用半夏，很多人不解。王绵之认为："阳明经和冲脉在气街相合，所以，降阳明则可以降冲任。半夏是足阳明胃经药，可降逆，散结而下行。无论是月经不至抑或月经至而不断者，均属血虚而又瘀血不得去、血脉不通畅，因此，使用半夏不仅可以鼓舞胃气，使补气养血药更好地治虚，而且半夏通阳明，冲任二脉一通，则瘀血祛。"

对于补中益气汤中用陈皮，王绵之认为，气虚之时易导致胸中气乱，升降无序，加陈皮是在补气的基础上，使清浊之气当升则升，当降得降。

王绵之在方剂教学中常常采用方剂、药物间对比进行讲解，通过分析比较，体现以辨证为核心，指导遣药组方的原则性和灵活性，从而突出方剂的使用特点。

（一）同一味药物在不同方剂中配伍作用不同

王绵之常说：方剂的组成，总的原则是治法，而立法是根据证来的。所以辨证立法，才是组方的原则，即方从法出，法随证立。药物通过配伍，既可以产生协同作用，也可以产生拮抗作用，减轻毒性等，所以，虽然是同一味药物，但配伍的细微差别，可以起到不同的治疗作用。

例如大黄，很多方剂中都有，如大黄附子汤，治疗寒积实证。本不可用大黄，但与附子三枚，并佐以细辛，附子大辛大热，温阳祛寒，为君药；大黄开闭泻结，通下大便，以除积滞，二者相配，大黄借附子之大热，其寒性去而走泻之性得存，即"去性取用"，共成温下剂。大黄䗪虫丸用于治疗正气虚损、瘀血内停之干血痨。瘀血不去，新血不生，瘀血日久而化热，不但用大黄配伍䗪虫攻下逐瘀，而且用其苦寒之性并黄芩一起清瘀热。大黄苦寒降泄，尤善泻火

王绵之

解毒，荡涤肠中热毒，并能活血化瘀以通滞；配伍桃仁，苦平入血，二者共用，血热逐瘀，解毒散结中又能通降下行，使瘀热之邪从下而解。《伤寒论》第260条云："伤寒七八日，身黄如橘子色，小便不利，腹微满者，茵陈蒿汤主之。"由于湿热交蒸，气化不利，小便不通，大便自然也不正常，即"腹微满"。大黄不仅可以泻肠中积滞，亦可利小便，取利前后二阴之效。与茵陈配伍，使湿热从小便和大便一起排出。

再如桂枝，桂枝汤用于治疗伤寒表虚证。由于表虚自汗，即伤气与津液，遂用桂枝配伍白芍，二者一收一敛，既可达到解肌发汗的目的，又照顾到了原有的表虚自汗情况。当归四逆汤中用桂枝，取当归温通血脉，与芍药相合，调和营卫。五苓散中用桂枝，既解外邪，又通过温阳作用帮助气化，起到了利小便的作用。苓桂术甘汤治疗中阳不足之痰饮，由于中阳不足，水寒之气上逆，故用桂枝平冲降逆，与茯苓一起，共奏温阳化饮之效。

（二）同一药味剂量不同起到的作用不同

剂量是药性的基础，也是决定药物配伍后药效、药性变化的重要因素。柴胡在经方中有一系列的方剂，主要通过它来疏透外邪。如在小柴胡汤中，其用量达到了半斤。王绵之提示我们："这里柴胡的用量一是根据少阳证寒热往来的严重程度，如果寒热重，可加大量；另一方面是根据患者的体质，如果体质偏阴虚，不宜用量太大，量大发散太过，易劫肝阴，例如逍遥散，而且要配伍养血药。"若要达到"火郁发之"的目的，如普济消毒饮中则用小量，再配伍清热泻火之品。补中益气汤中仅用柴胡三分，配伍升麻三分，意在补气药的基础上升提清阳之气。

小承气汤与厚朴三物汤的药物组成相同，但是药物用量、君臣佐使均发生了变化。小承气汤是治疗阳明腑实证之痞、满、实显著者，因此用大黄四两为君，目的是清热，泻有形之积。枳实为臣，厚朴为佐，通腑气，并加强大黄的作用。厚朴三物汤中虽然也用大黄四两，但分3次服，其主症为腹胀满，内无有形之邪，因此减少了大黄的用量，反而加大了枳实和厚朴的药量，意在行气为主。可见，药物用量一变，其主要作用亦随之变化，组方之妙，可见一斑。

（三）同一药物煎煮方法不同则作用不同

实验证明，各类大黄炮制品的泻下作用强弱依次为生大黄片 > 酒大黄 > 熟大黄 > 大黄炭。大承气汤由大黄、厚朴、枳实、芒硝组成，主治阳明腑实证、热结旁流及阳明腑实证所引起的热厥、痉病等。大陷胸汤由大黄、芒硝、甘遂组成，具有泄热逐水、破结等功效，主治结胸证。大承气汤与大陷胸汤虽同为寒下峻剂，但大承气汤专攻肠中燥粪，大黄的主要作用为泻下，入汤药时，应先煎枳实、厚朴而后下大黄，取其"气锐而先行"。大陷胸汤主治水热互结之结胸证，水食在胃，必取破饮之长，入汤药时，应先煎大黄而后纳芒硝、甘遂。上两方主药均为大黄，由于入汤药时的煎煮方法不同，使得大黄在两方中所起的作用不一样。茵陈蒿汤中的大黄和茵陈则同煎。

（四）同类方剂的对比

四君子汤、参苓白术散、补中益气汤均属补益剂，都有益气健脾之效，主治脾胃气虚证。但四君子汤甘温益气，温而不燥，补而不滞，为补气的基础方，可广泛用于脾胃气虚证。参苓白术散主治脾虚夹湿之证，故在四君子汤益气健脾的基础上，用白扁豆、薏苡仁、山药等健脾渗湿之品，尤其是加一味桔梗，载药上行，开肺气，使水谷之精气上归于肺，水道得通，使健脾益气、和胃渗湿之功更著，并且可以治疗脾虚引起的宗气不足、胸脘闷胀。补中益气汤主治脾胃气虚、清阳下陷之证，故在益气健脾基础上，加升麻、柴胡升阳举陷，使中气足，清阳升，诸症自愈。三方既有共性，又各具特点，通过比较，自可了然于胸。

又如小柴胡汤与蒿芩清胆汤同属和解剂，均能和解少阳，为何两方中的柴胡、青蒿不可互易？小柴胡汤主治邪犯少阳，病在半表半里，故方中重用苦平升散之柴胡为君药，透解少阳半表之邪为主。又以苦寒清热之黄芩为臣药，清泄少阳半里之热，共奏和解少阳之功。蒿芩清胆汤主治少阳热重寒轻又兼痰湿之证。吴鞠通曾言青蒿"虽较疏达腠理之柴胡力缓，而辟秽宣络之功比柴胡尤胜"。故蒿芩清胆汤中易青蒿苦寒清热、芳香化湿，兼以疏透为君药，再配以黄芩清泄少阳之热为臣药。可见病机有不同，病证有侧重，则遣方组药自当有别。

再如六味地黄丸与大补阴丸，二者同属补阴剂，均有补肾降火之功，用治阴虚火旺之证。但阴虚与火旺孰轻孰重，用药也就不尽一致。六味地黄丸所治阴虚而致相火不安于下，所以只需补水即可以降火，所谓"壮水之主，以制阳光"。而大补阴丸所治是相火有余，所以在滋补肾阴的同时，须配伍知母、黄柏苦寒之品，以直清下焦之火，所谓"培本清源"，朱丹溪之意，降火即为滋阴。

五、中医为体，西医为用

对于西医学，王绵之一直秉持客观、科学的态度，"并不是说我们对西医就视而不见，或者说是对立。我想我们都不要意气用事，都是科学，各有各的依据，各有各的优点，各自都还在发展，都在提高，而在提高当中有的时候还能够殊途同归。特别是在没有殊途同归之前相互借鉴，启发思路，很有好处，所以我这个人，像刚才讲的那样，极其之保守。可是讲到西医的问题，就走到另一面去了。我很欣赏仲景的两句教导，一句是'勤求古训，博采众方'，通过求、采之后该如何做，那就是后一句'思经求旨，演其所知'"。

王绵之在 20 世纪 50 年代初即学习过西医理论，近年来，通过不断更新西医学先进知识，并坚持以中医为体，西医为用，在临床和教学中取得很大成绩。他坚信，对患者好的就是有用的。西医的物理、化学检查手段，是补充视、触、叩、听，为望、闻、问、切的延伸。借用西医的检查结果分析、判断，能够补充和拓宽辨证论治的思路。王绵之运用这些理论时，不仅是参考统计学意义，而是强调人的个体差异性，在不背离中医理论和辨证论治原则的前提下，以此作为中医辨治疾病和疗效判定的辅助，从而使疗效得到更大提高。

在参考西医检查结果时，对于参考值为一区间的检查结果，王绵之常强调不能只单纯看结果是否属于正常范围，数值在区间位置也极有参考意义。若数值在正常范围内，位于高限或低限都具备参考价值。对中医来说，治疗时应加以考虑，从治未病出发，常可收到防患于未然的效果。

然而，西医对于中医的一些错误理解，王绵之也是明确提出。早年王绵之就叶橘泉的《中西病名对照表》提出了自己的观点。对书中"西医的病名是根据脏器病变的性质以及病原微生物等而定的""中医的病名大都依据症状而命名"的提法，他认为不全面，并以"破伤风"这一病名予以证明。书中将"癖饮"对照为"胃扩张、胸膜积水"，又将"饮癖"对照为"慢性胃炎、胃弛缓、胃癌一症"，王绵之引经据典，认为其说法多有偏颇。他认为，中医治病的依据，主要是"证"而不是"病"，即"辨证论治"而不是"辨病论治"。

王绵之对西医学始终保持客观的态度，他常说，中西医双方应在坚持科学态度和对患者高度负责的情况下，摒弃门户之见，精诚合作，以达到治疗目的。

临床经验

一、难治性感冒

老年或禀赋薄弱，或大病后正气未复，大都抵抗力较弱，卫气不固，外邪易袭，正虚不能抗邪外出，故可见全身酸楚不舒，恶寒，发热或热势不高，自汗或少汗，体倦乏力，懒言，舌胖，苔薄白，脉浮弱。对这类病人，王绵之常予扶正解表治之。基本方：苏叶 6g，防风 6g，桔梗 6g，前胡 10g，炒枳壳 10g，香附 12g，茯苓 15g，甘草 9g。

该方包含了诸多经典方剂的组方原则和用药特点。加味香苏散是治疗四时感冒的基本方，四时感冒是指四时感受了风寒之邪，病证较轻，方中紫苏叶、荆芥芳香辛散，发汗解表作用较和缓。苏叶可以入血，不仅可解表还可理胸中之气。人体汗出依靠的是气与津液，《素问·阴阳别论》曰："阳加于阴谓之汗。"吴鞠通认为，汗"以阴精为材料，以阳气为运用"，只有阴精或只有阳气都不行，两者缺一不可。反过来，凡汗出，必伤及阴精与阳气，因此，在加味香苏散的适应证下汗法宜轻。

参苏饮是益气解表方，用于素体有痰、老弱虚人之感冒、咳嗽。为了防止汗出过多，伤人阴气，而用苏叶和葛根解表。方中还有二陈汤和枳桔散用以化痰。此方还用木香宣脾气，帮助陈皮、桔梗、枳壳化痰，并加人参，以扶正祛邪。"只有这样，再加上补气药，气在内才更加活泼，才能更好地祛痰、解表"。

败毒散中有桔梗和枳壳，即枳桔散，用于治疗胸中有痰而致胸满不痛。两味药一个宽中下气，一个宣通肺气；一个上行，一个下行，升降相配，使胸中郁气得散，既能宽胸又能祛痰；再加茯苓和前胡，辅助祛痰。败毒散全方共九两半，其中人参一两。败毒散中扶正药只占了十分之一的量，所以扶正解表，扶正药是次要的。它不同于补益剂，这里人参有特殊用法。人参用于任何药的配伍，均可以增强其作用，如用于补气药中可以增强补气作用，用于补血药中可以增强补血效果。但并不意味所有方剂都要加人参，人参作为从属，用量一般较小。

王绵之强调，败毒散是"借人参之大力，而后能逆挽之耳"。"虚人而有表证，当扶正解表，扶正是为助药力以祛邪，须适量而用，不可认为扶正之力愈大愈好。特别是素体多痰湿者，尤当注意，防止扶正不成，反助病邪。正因为这时扶正不是单纯补虚，而是为了更好地祛邪解表而不伤正，故人参败毒散中人参用量极小，按原方每次服量计算，还不足一克，只是'培其正气，败其邪气'之意"。王绵之主张："对于老年人，不能用强烈发汗药，不能用峻药，另外用人参扶正，用量绝不能大，或者可以用党参，甚至加大甘草的量，以温中益气。"

方中用苏叶、防风散寒邪，发汗但又不使汗出过多；桔梗、枳壳宽中祛痰；

前胡、茯苓宣肺气而化痰；香附入肝经，疏肝解郁，入三焦，除气滞，为理气佳品，助茯苓、前胡祛痰；佐以甘草扶正，使正气足，祛邪外出。咳嗽痰多或素患呼吸系统疾病者，加紫菀 6g，浙贝母 12g，化橘红 12g，或半夏 10g；体虚身疼腰痛者，加桑寄生 15g；夏季湿盛、周身酸楚者，加丝瓜络 12g；动辄汗出者，加炒白术 12g。王绵之对古方融会贯通，师古而不泥古，自制方立意明确，药物精确，配伍严谨。

王绵之认为，治疗外感中医有很明显的优势和特色，很多疾病完全可以不使用抗生素。如感寒重而体实的外感患者，症见恶寒、发热、无汗、身疼痛、舌苔薄白、脉浮紧者，基本方为荆芥穗 9g，薄荷 9g（后下），桔梗 6g，焦山栀 6g，淡豆豉 9g。王绵之认为，临床上不可一见发热便用辛温，一见咽痛就用辛凉。风寒初客于人，传变迅速，加之体质、地域的不同，单纯风热或风寒者甚少，要认清寒热标本。因此，治疗风寒感冒时，他常在辛温解表药中佐以辛凉，解表的同时宣散内热。

在讲解银翘散时，王绵之强调，"温热之邪是一种天地之间的不正之气，往往具有一定的传染性，治疗时要考虑芳香辟秽，以辛凉解表清热为主，并配合一点辛温药，以增强辛凉解表作用"。方中金银花、连翘凉而能透，芳香避秽；荆芥配豆豉，发汗解表；薄荷尤善祛风；桔梗宽中利气。凡一切阳虚者，皆宜补中发汗；一切阴虚者，皆宜养阴发汗。夹热者，皆宜清凉发汗。夹寒者，皆宜温经发汗。伤食者，皆宜消导发汗。

王绵之治疗外感病，无论是否咳嗽都会用桔梗，原因在于桔梗可以利咽喉，宣肺，开肺气，有助于增强解表药的作用。根据临证再做加减，往往三副药不尽，则热退症平，且药力缓和，性质轻盈，无论风寒、风热，甚至虚实夹杂，都离不开"解表"的特点。

【验案举隅】

患者，男，72 岁，1999 年 4 月 12 日就诊。

前日降温，因未及时添加衣物，自觉受风，入夜体温升高。刻下体温 37.8℃，畏寒，恶风，咳嗽，少痰，全身倦怠不舒，时有汗出，纳差，二便尚调，舌胖，苔薄白，脉浮弱。拟方疏风散寒，宣肺止咳。

处方：苏叶 6g，防风 6g，桔梗 6g，前胡 9g，紫菀 9g，浙贝母 12g，炒枳壳 10g，茯苓 12g，生甘草 9g，制香附 12g，生姜 3 片。4 剂，水煎服，日 1 剂。

两剂后，体温正常，咳嗽减而未平；又两剂，咳嗽有痰，痰出咳平。

二、高脂血症

目前，高脂血症的发病率呈上升态势，且发病年龄趋于低龄化，逐渐成为多发病。王绵之认为，生活水平的提高、工作节奏的加快、饮食结构的改变、脂肪的过量摄入，以及社会、精神压力的加大，均可导致情志不舒，脏腑功能失调，从而发生膏脂代谢异常，"痰瘀"停留在血管，则会出现"血浊"现象。

王绵之认为，本病属气血津液范畴，与痰浊、瘀血等证相似。虽然病机复杂，但不外乎虚、痰、瘀、滞四字，并可以虚实两端概括。虚乃脾弱气虚，实即痰瘀气滞，并创立了"王氏降脂方"。该方药物有生黄芪、党参（气虚甚者用人参）、半夏、泽泻、丹参、何首乌、当归、怀牛膝、制香附等。方中重用生黄芪脾肺并补，补而不守；人参大补脾肺之气，补而不走，两者相须为用，走守结合，培补后天以治生痰之源；泽泻、茯苓、半夏燥湿化痰，渗利水湿，使邪有出路；丹参、怀牛膝、当归、何首乌相配，活血祛瘀，通利血脉，补血养血，祛瘀不伤正；制香附疏肝理气解郁，调畅三焦气机，与补药相合补而不壅，与化痰药相伍气顺痰自消，与活血药相配气畅血行。治气在血与瘀相合之时尤为重要，而气的配伍必须是升降并用的。诸药相合，标本同治，消补兼施，消不伤正，补而不滞，组方严谨，遣药精当，立意深明。

【验案举隅】

患者，女，57岁，1996年11月20日就诊。

1周前体检，血清 TC、TG、LDL–C、HDL–C 均异常。诊为高脂血症。患者自觉近1年体重增加4kg，常感乏力，不耐劳累，时而头晕、休息后可缓解，口中黏腻，颈部后侧、右手肘部皮下可见脂肪瘤，大便1日1～2次、常黏腻不爽，小便调，舌胖色不鲜，苔白腻，脉弦滑。拟方益气和血，健脾化痰。

处方：党参20g，炒白术12g，茯苓18g，半夏9g，浙贝母12g，泽泻6g，丹参12g，当归18g，怀牛膝12g，制香附12g。7剂，水煎服，日1剂。

患者在外地居住，此方间断服用3个月，化验各项指标均正常。

三、糖尿病

糖尿病属中医学"消渴"范畴，历代医家多以阴虚燥热论治。王绵之临证发现，痰瘀阻滞型糖尿病患者占到大多数，出现典型"三多一少"症状者则甚少，而出现身体皮肤痛痒、感觉迟钝甚则麻木症状者多见。这类患者口服降糖药，血糖控制往往不理想，形体丰硕，常自觉乏力，胸膈痞闷，口淡或口苦，甚则口中有异味，大便溏稀不爽，舌色红而不鲜，甚则舌尖边见瘀点或瘀斑，苔多白腻，甚则腻苔满布，脉滑略弦、多见两尺部脉弱。

王绵之认为，这一类型的糖尿病属于代谢不利，痰瘀内阻，又多伴虚象，证属虚实夹杂。饮食内伤脾胃，使运化失司，湿蕴成痰，他常用二陈汤化裁治疗而获效。基本方药如炒白术、半夏、陈皮、茯苓、甘草、赤白芍、泽兰、决明子、香附、鸡血藤。方中用白术健脾，脾胃健，可游溢精气，杜生痰之源。由于半夏、橘红均性燥，故用陈皮减其燥烈之性，"但不会影响燥湿化痰作用"。半夏、陈皮燥湿化痰又能行气，"陈皮理气是向上而散，半夏行气是向下而行，半夏还能散结。水湿聚而成痰，一个是脾肺药，一个是胃药，这两个药对痰之所生、痰之为病在行气方面也有好处。在此基础上加茯苓，通过渗利水湿，减轻生痰之源，使已成之痰化，未成之痰祛。未成之痰就是湿，祛湿就等同于祛痰，故选茯苓、甘草主要是益气。茯苓不仅可渗湿利水，还具有先升后降的特点，还可以补益心脾之气，通过益气，增强运化水湿作用"。盖补脾则不生湿，燥湿渗湿则不生痰，利气降气则痰消，可谓体用见赅、标本两尽之药。这里赤芍、白芍同用，取赤芍活血行滞，取白芍滋润肝脾；香附利三焦，消饮食积聚，痰饮痞满；泽兰入血分，治水肿，且可破瘀血；鸡血藤入肝肾，补血行血。诸药合用，共奏健脾化痰、活血祛瘀之效。王绵之指出，此方以祛痰为主，若患者表现为气虚明显而痰湿不甚时，就应使用六君子汤或香砂六君子汤加减，既可祛痰又可益气健脾。脾运化水湿，吸收精微的力量强大，则痰无所生，即"脾旺湿自消"。

【验案举隅】

患者，男，44岁，2001年5月11日就诊。

7个月前诊断为2型糖尿病，近日自测血糖，空腹血糖8.4mmol/L，餐后血糖164mmol/L。常自觉精神不济，指尖麻木，口中黏腻甚则有异味，大便1日2～3次、不成形，食欲尚可，夜寐多梦，舌胖色暗，苔白腻、中后部尤甚，脉滑。

处方：瓜蒌皮9g，炒白术12g，半夏10g，陈皮12g，茯苓18g，生甘草9g，赤白芍各15g，泽兰9g，决明子12g，鸡血藤15g。7剂，水煎服，日1剂。

服药1个月后，患者自测空腹及餐后血糖均下降。

四、冠心病

冠心病患者以中老年居多，常症见心前区憋闷时伴疼痛，头晕、头疼或肢体麻木，甚则恶心干呕、胸闷，不耐劳累，或伴气短、心律不齐，或伴畏寒、腰膝酸软，舌胖，苔多白腻而润，脉滑常见寸、尺两部弱。心主血脉，血脉的通畅依赖于心气、心阳的鼓动推行。心气资始于肾气，资助于宗气。心气在一定程度上依赖脾胃生化的宗气以资助，心血赖脾胃化生的营养以充养。

王绵之对此类冠心病多辨为痰浊内阻而致心脾两虚或心肾两亏，治以益气化痰，和血通脉。方药如生黄芪、当归、白术、决明子、茯苓、橘红、贝母、枳壳、香附、丹参。方中黄芪、白术健脾益气，肺脾双补；枳壳理气宽中，使脉道得利；当归活血养血，补而不滞；橘红、贝母燥湿化痰；茯苓利水渗湿，以助祛痰；决明子润肠通便，给痰浊以排放渠道；香附入血分，利三焦；丹参活血化瘀，与当归相配，活血补血。头痛、头晕甚，可加菊花、白蒺藜、牛膝化痰平肝；苔厚腻，加半夏、神曲；腰膝酸软，加桑寄生、杜仲；胸闷明显，加香橼；瘀重，加川芎、鸡血藤。

五、恶性肿瘤化、放疗副反应

王绵之认为，对于恶性肿瘤的治疗中医学有着独到的理解，概括起来，无外乎邪气作用于机体的损害与正气抗损害之间的斗争过程。而正气的充盈取决于精、气、血、津液等精华物质的充沛及呼吸功能的完好。

对于肿瘤的治疗，王绵之指出，不要寄希望于用哪种药物直接作用于肿瘤细胞，将其杀死而治愈疾病，只有将正气固护好了，才能驱邪外出。很多患者放化疗后会出现很多副反应，如恶心、厌食、口淡，严重者可频繁呕吐、腹泻，伴见口腔溃疡经久不愈，全身乏力，失眠，舌胖色淡，苔薄白、有剥脱，脉沉细而弱，更甚者无法继续放化疗。对此王绵之采用益气健脾以扶正的方法，增强患者的免疫力，提高其生活质量，将副反应降到最低。主方药物如生黄芪、党参（偏气阴两虚用太子参）、炒白术、茯苓、木香、砂仁（后下）、生麦芽、炒枳壳（便秘改陈皮）、橘红、半夏。方中生黄芪、党参补益脾肺之气，使水谷精微的运输渠道得以畅通；白术、茯苓与党参相配，遵四君子汤之意以健脾；麦芽、木香、砂仁醒脾气；枳壳通畅气机；脾胃气虚易生痰湿，故用橘红、半夏燥湿化痰，以助脾胃运化。王绵之常以此方为基本方进行加减，若患者身体状况尚可，且处于疾病早期，常配伍活血化瘀、软坚化痰之品；若疾病发展至晚期，患者体质虚弱或化放疗后机体损伤严重，无法耐受攻邪，则顾护正气，调整脾胃功能，避免一味攻邪，而致机体衰退加速。

【验案举隅】

患者，男，67岁，2004年3月27日就诊。

患者系直肠癌术后，化疗第1周期的第4天，胃肠道副反应严重，白细胞计数仅为$3.2 \times 10^9/L$。为了使化疗继续进行，医院采用注射化学制剂以提升白细胞数，但使用后患者周身疼痛难以耐受，后服中药以减轻所致副反应。刻下恶心，呕吐，纳差，口淡，食后腹胀，乏力，不耐劳累，夜寐多梦，畏寒，大便溏稀，舌淡，苔薄白不均，脉弱。

处方：生黄芪20g，党参20g，炒白术12g，茯苓15g，广木香5g，砂仁5g（后下），生薏苡仁18g，炒枳壳10g，防风6g，炒白扁豆15g，当归20g，制香附12g。4剂，水煎服，日1剂。

药后恶心、呕吐明显好转，食欲稍增；又5剂后复查血常规，白细胞计数上升至$4.1 \times 10^9/L$，继续化疗。期间仍继续服中药，化疗副反应明显减轻，大便次数减为1日1次、偶尔稀便，查血常规，白细胞计数未见异常，为化疗的正常进行提供了有利条件。

六、方药运用经验

王绵之时刻牢记人是一个整体，"三因制宜"贯穿治疗始终，对药物间的细微差别了然于心。

对于麻杏石甘汤的运用，王绵之提示我们，如果患者脾胃素虚，或后天不足，尤其是大便多稀溏者，出现肺热咳嗽时，虽适用麻杏石甘汤，但方中的石膏需要减量。为了避免清泄肺热的力量不足，可酌加桑白皮。若用该方治疗麻疹，"将麻黄的量减少后，除用桔梗外，还可加入一些辛温解表发汗而不燥的药，例如荆芥、防风，或者少用一点苏叶。因为苏叶入血分，所以不能多用，这样对麻疹病人有好处。还有石膏用量要少，可加桑白皮，是因为原本脾胃不好，又加上后天失调，故热盛的时候，肺移热于大肠，尤其是麻疹患儿常见"。若见鼻中有血，或痰中带血，可适当加入凉血而又散血的药，如赤芍、牡丹皮。对于阴伤的问题，王绵之指出，温热之邪容易伤阴，春温之邪多伏邪为害，自内而发，更容易伤阴，所以在清热、保津方面应特别重视。若见薄白苔，则为温邪兼夹他邪，一是夹湿，一是素来多湿痰，或是过食生冷，因此使用滋阴药时要注意，要选甘淡生津之品。

对于阴血不足、肝火旺的患者，王绵之强调运用柴胡时要注意，肝藏血而寓相火，体阴而用阳，柴胡升散，疏肝太过则会挑动相火而伤肝阴。因此，他在临床运用时常用川楝子。川楝子能疏肝气以下行，可以佐治柴胡。

治疗大头瘟医家首选普济消毒饮，但具体应用时，王绵之主张升麻、柴胡的量一定要严格控制。痄腮属少阳，用此方治疗时，柴胡需注意"升降并用"，不仅配芩、连，还用少量焦山栀或怀牛膝佐之。痄腮邪气轻于大头瘟，故咽肿不甚时可不用板蓝根，可根据情况适量选用僵蚕。痄腮多见于小儿，王绵之认为，小儿为"稚阳"之体，治疗时要配"阴"以制"阳"，清热泻火药可以用，但应时时注意顾护小儿阳气。

用清骨散"清虚热、退骨蒸"时，随着蒸热的减轻，王绵之常适当增加滋阴益气药，为的是帮助患者早日康复。但不可急于求功而用峻补，尤其滋腻之品的药量更要注意。

在夏天运用清络饮预防中暑时，他常配青蒿。香薷有"夏月麻黄"之称，麻黄配桂枝是为了增强发汗之力，但香薷配伍辛散药物，即使是辛凉辛散之品，发汗力也会比麻黄还要强。因此，用于小儿时要把握好用量。以逍遥散为例，治疗妇女月经不调，非经期时用全当归，血虚时用当归身，月经前用当归尾，当归行血可治疗痛经，还可配伍赤白芍。葶苈子配大枣可泄肺中之邪热，但苦葶苈子伤人，故用于小儿时应选用甜葶苈子。

治疗脾胃虚寒有伏火之顽固性口腔溃疡，症见舌质淡，舌体胖，脉不数，王绵之常用泻黄散，根据兼症的寒热情况，适当调整剂量，加健脾之品，如苍术，鲜有不效。清胃散可治疗牙痛牵引头脑者，王绵之用其加石膏或珍珠母治疗三叉神经痛，若头痛明显，加地骨皮。用玉女煎治疗牙龈出血时，若兼见吐血或鼻出血则加女贞子、地骨皮。若兼见脾虚，则不用本方，因为有时既有肾阴虚，虚火上炎致出血，又有脾阳虚、脾气虚大便溏稀，这时王绵之指出，"至少原方中的石膏、知母的量要注意"。治疗多饮多尿，但小便颜色未见异常之消渴，他常用本方加天花粉。

对于回阳救逆汤的加减，王绵之认为需要在无脉时，加胆汁以反佐。若见呕吐涎沫或少腹痛，则提示中焦虚寒，此时宜加盐炒吴茱萸，因为吴茱萸辛热，虽可温中下气降逆，但多服可挑动相火，易见白睛充血、嘴角溃烂，盐炒可制其辛热之性。若见下利、泄泻不止，为清阳下降所致，可配伍升麻、黄芪，益气升阳以止泻。呕吐不止，可用少量生姜汁以止呕。对于判断此类危重证候的预后，王绵之常用触患者鼻尖的方法，若鼻尖皮温低，预后多不良，方法独特。

夏季暑湿伤人，临证应用王氏清暑益气汤时，若出现气短懒言、汗出过多，王绵之常加五味子、西洋参，以生脉饮而敛心阴。若小便难，加滑石，与方中甘草相配即六一散。若见恶寒，加鸡苏散或薄荷。若见舌苔白腻，为夹湿或夹滞，或白滑苔乃有寒邪之象，则不适宜用本方。见白头翁汤证，若下痢血多则加甘草、阿胶，既止血又补血；若热证明显，脉有力、舌红苔黄而干，则加金银花炭、生地黄炭、牡丹皮、赤芍、地榆；若兼表证，则以金银花、连翘为主，以荆芥、葛根为辅。

对于脏器脱垂，中医多辨证为中气不足、气虚下陷，多用补中益气汤为基本方进行治疗。王绵之认为，补中益气汤对胃下垂、脱肛等效果显著，加枳实或枳壳及车前子三钱，则对子宫脱垂效果尤显。在药物配伍上他常常提示，治疗中气不足证时，不能一味使用升提药，中气下陷究其根本是气虚所致，因此，补气是关键，要在补气的基础上进行升提。

王绵之用乌梅丸治疗久泻、久痢、过敏性结肠炎；用生脉散治疗气阴两亏之病毒性心肌炎；用养阴清肺汤治疗咽喉炎、扁桃体炎、鼻咽癌等；用补中益气汤治疗气虚型低血压和气虚型脑供血不足等，这些都是古方新用。但王绵之强调，切不可将中西医病名绝对等同进行治疗，一定要坚守辨证论治。

升麻葛根汤用于麻疹初起未发，或发而不透，身热头痛，王绵之通过临床观察认为，原方在药物配伍上，升麻配干葛容易升发太过，而且"越是麻疹不得外透，里面的热郁越高"。这时需要佐加一些清热、辛凉的药，必要时加一些清淡而不滋腻的甘寒生津药，如芦根、竹叶，甚至少量的石膏。麻疹的突出症状是咳嗽，因此必须加入少量宣肺药，但用量是关键，过用会使"麻疹出得太密"，伤人元气，需要相当长的时间来恢复。"需要注意的是麻疹出后咳嗽的情况，往往跟治疗中的用药有关。如果清热的药用得不够准确，过量了，肺里的热邪没有完全透出去，就会进一步变成痧毒，留在肺里，容易继发一些其他肺部疾病"。一首升麻葛根汤，仅四味药物，看似简单，但使用过程中包含了大量的引申与发挥。

七、研制"太空养心丸"

晚年的王绵之应邀参与了我国宇航员的保健工作。面对宇航员这一特殊职业人群，王绵之认为，他们都是亿万中挑一的精英，从身体素质上来说都是极为优秀的。对他们的保健，就是运用中医学的辨证论治思想进行身体调节，使身体达到理想的平衡状态。

世界载人航天领域存在着三大医学防护难题，其中空间运动一直困扰着许多国家的医务工作者。空间运动病并不是真正的"生病"，而是空间失重环境引发的心血管功能失调、骨盐丢失、红细胞下降等反应，是健康人在不正常条件下的生理应激反应。王绵之指出，对这一特殊人群的特殊作业地点，医生是未知的，只有坚持中医理论，对宇航员的身体进行判断，用治未病的眼光，用中药强身固本，才能提高宇航员的生理功能储备，使其在特殊环境下的适应性和耐受性得到提高。

经过长时间对宇航员训练前后身体变化的总结及多年临床经验，王绵之以中医理论为指导，创立了带有规律性的处方——"太空养心丸"。2007年，中国宇航中心和比利时鲁汶天主教大学共同对宇航员返回地球后的身体状况进行了检查。结果显示，中国宇航员的健康状况最佳。欧洲、俄罗斯和美国的宇航员返回地球后，脉搏、血压、心血管等身体功能均显示非正常状态，而中国宇航员大部分是正常的，秘诀就在于中医学所强调的身体的"阴阳调和"。

王绵之研制"太空养心丸"，旨在向世界证明将中医药用于航天事业在世界航天史尚无先例，在中医药史上亦是一次创举，大大提高了中医的学术地位，为中国航天事业做出了杰出贡献。

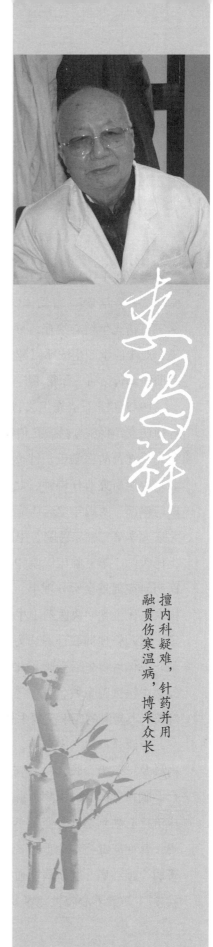

李鸿祥

擅内科疑难，针药并用
融贯伤寒温病，博采众长

医家简介

李鸿祥（1924—2017），男，回族，北京市人，字弘庠，别号"第十一人"，堂号"一庐草堂"。自幼体弱多病，十余岁时即罹患肺痨，病势危重，经京城名医王石清先生精心治疗，妙手回春，病体逐渐痊愈。治疗养病过程中，耳濡目染，对中医学产生浓厚兴趣，遂于1939年开始拜王石清先生为师学习中医。学习期间刻苦钻研，深得王石清先生真传。

1945年王石清先生去世，次年李鸿祥大夫开始独立行医，为求继续深造，寻师访友，得施今墨、孔伯华、金书田、赵心波等诸位前辈教诲。1952～1956年先后在预防医学班、针灸研究班、中医进修学校学习并毕业。此期间受聘于北京中医研究所任讲师、北京中医学会针灸专门委员会任干事，并在怀仁堂中医门诊部、西鹤年堂药店应诊。1958年起任职于北京医学院第三附属医院（现北京大学第三临床医院）中医科，先后任北京医科大学教授兼学术委员会委员、主任医师、第三临床医院中医科主任、北京市中医药研究促进会理事、中国中医药研究促进会常务理事、国家教育委员会卫生技术职称评审委员会委员、中国农工民主党中央医药卫生工作委员会顾问。1990年被原人事部、卫生部、国家中医药管理局联合遴选为第一批全国老中医药专家学术经验继承工作指导老师。退休后曾先后受聘于北京饭店东方传统医学门诊部、炎黄国医馆、北京市鼓楼中医医院京城名医馆等医疗单位，并被加拿大温哥华北京医学院聘为名誉院长，其精湛的医术受到中外患者的青睐。

李鸿祥行医六十余年，博采众长，针药并用，有丰富的临床经验。以中医内科及针灸为专长，对心脑血管病、伤寒病、温病有一定的研究，尤其擅长治疗心脑血管病、风湿病、肝病、肺病、肾病等疑难杂症，对妇科、小儿科的临床治疗有独到之处，经常参与抢救乙型脑炎、不明原因高热、脑卒中、心脏衰竭、急性尿毒症等危重患者，曾解决诸如风湿、类风湿、肝肾综合症、心脑血管病、肺心病、胶原病、血液病及妇科、儿科等疑难杂症。研制出"铃黄清脑胶囊""三参养心胶囊"等多种中药制剂，经临床应用，疗效显著。

李鸿祥曾在北京中医研究所及北京医科大学执教四十余年，可谓桃李满天下，曾自编《中医学讲义》《中医学概论》等多种中医教材。除完成北京医科大学教学工作外，还经常应邀参加北京市有关部门组织的医学讲座，并以智力支边的形式到宁夏、河南等各地讲学。为传承中医药事业，不惜余力，培养中医药作为首批有独到学术经验和技术专长的中医药专家，1990年10月应邀参加在人民大会堂举办的全国老中医药专家学术经验继承工作拜师大会，所收弟子均成为三甲医院的中医学术骨干。

李鸿祥曾先后主持或参加"脑血栓临床的治疗研究""风证论治计划电脑程序研究"及专题"中风"计划专家系统电子计算机研究、卫生部"七五"计划科研项目——"寒热辨证的实质"等各级中医药课题研究，公开发表的论文及著述主要有《金匮要略类解》《祖国医学方剂的成就》《祖国医学对消化性溃疡病的发病机制和论治》《王石清先生的学术思想和临床经验》《发热二则治验》《流行性乙型脑炎治验》《泄泻的临床体会》《外感病证》《中风论治》《时疫偶感》《说石膏》《话慢惊》《辨证难》等。

世界红十字会、中央电视台、北京电视台、台湾电视台、ZDF德国电视台等媒体先后对李鸿祥的事迹做过专题报道或访谈。其事迹被载入《中国少数民族专家学者辞典》《中国名医良药实用辞典》《中国人才辞典》《当代名老中医专家风采》《共和国专家成就博览》等辞书。

学术思想

一、养血宣痹，推陈出新

李鸿祥认为，心病因火刑金而伤于肺，故以肺气宣通而散肝木之郁。然平肝必养血，以心生血，肝藏血，故养血而平肝，但养血必化瘀，是推陈出新之义，因而郁久则血瘀、水瘀、痰饮瘀阻而为胸痹。所以养心活血而宣痹为法，创立"养心宣痹汤"，并曾在《中国中医药报》1992年10月30日《名医名方录》栏目发表。

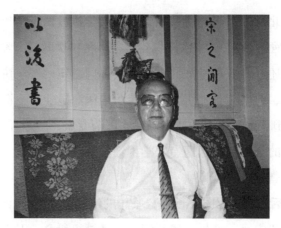

◎ 李鸿祥先生

此方由丹参 25g，鸡血藤 15g，夜交藤 15g，远志 10g，石菖蒲 10g，川郁金 10g 等六味药组成。其功能为养心通窍，解郁宣痹。李鸿祥对药味的选取原则进行了阐述：重用丹参以养心阴。方中丹参具有化瘀生新之功效。一味丹参可代四物，因此为君，以鸡血藤、夜交藤为辅。鸡血藤活血通脉而不伤正，夜交藤安神定志而通经络。再用石菖蒲、远志为佐，开心窍以宣痹，郁金为使，平肝解郁而化瘀，随症加减，以扶正养心解郁，其扶正而不使中满，化瘀而不破血，既养阴又扶正，既化痰又解郁，使气血和，经络通畅，开窍豁痰而具养心宣痹之功，使胸痹得以向愈。

二、法宗《内经》，治疗中风

中风是指猝然昏倒，不省人事，同时出现半身不遂、口眼㖞斜、舌强语謇等症，轻者有不经昏仆，即发现口眼㖞斜或半身不遂，重者则兼见"五绝"（指心绝、肝绝、脾绝、肺绝、肾绝）之候。中医学对中风的记载最早见于《素问·风论》。云："风中五脏六腑之俞，亦为脏腑之风，各入其门户所中，则为偏风。"故中风又有偏枯之称。《金匮要略》云"夫风之为病，当半身不遂，或但臂不遂者，此为痹……"遂将中风与痹病截然分开，复以中络、中经、中腑、中脏，分别言其受邪的深浅轻重，其临床症状当亦不同。至唐代，《备急千金要方》《外台秘要》均对中风有所论述，要之，总以外风所中为病因。金元以后，对中风的认识有了进一步提高。

关于中风的辨证，《金匮要略·中风历节病》云："邪在于络，肌肤不仁；邪在于经，即重不胜；邪入于腑，即不识人；邪入于脏，舌即难言，口吐涎。"为便于临床辨证，李鸿祥曾就中经、中络、中腑、中脏分别加以阐述。

1. 中经、中络

此属中风轻症，多见肌肤不仁，步履沉重，或不经昏仆而突发口眼㖞斜。半身不遂，偶有猝然昏仆者，亦有昏迷不深，或兼寒热、肢体拘急等。

2. 中腑、中脏

患者猝然仆倒，昏不识人，轻症不经治疗可逐渐苏醒，重症续见鼾睡，口眼㖞斜，半身不遂，舌强语謇或不语，吞咽困难等。此时须辨明"闭证"与"脱证"。

（1）闭证：两手紧固，牙关紧闭，声如拽锯，面赤气促，舌苔黄腻，脉洪数强劲，为闭证中之阳证。若静而不烦，鼻起鼾声，舌苔白滑而腻，脉沉缓，为闭证中之阴证。

（2）脱证：目合、口开、鼻鼾、手撒、遗溺，谓之"五绝"，又称"五虚"。甚则面赤如妆、汗出如油、手足逆冷、舌卷、囊缩，舌苔多白滑，脉微细欲绝，此为阳气暴脱之象，最为危急。

此外当辨别风盛者，多见身有寒热而眩晕，脉浮而弦缓。火盛者，多见面赤头痛而便秘，脉洪而弦数。气虚者，多见神倦气短而心悸，脉弱而弦细。痰盛者，多见肢麻沉重而痰壅，脉滑而弦盛。如此辨证，则虚实寒热可以鉴别。

中风之症，远古统以外风为论，证有经络脏腑之分。金元以后，则认识到内风之因，但以火、气、痰三字而重于发挥，名为"类中"。此与清代医学家吴谦所著《医宗金鉴》所分"类中"有八，即火中、虚中、温中、寒中、暑中、气中、食中、恶中一说迥然不同。

李鸿祥认为，所谓外风多系诱因；内风乃属机制，因而发病，时有寒热，半身麻木、拘急等症，故致半身不遂。治当祛风散邪为主。因"邪之所凑，其气必虚"，体内阳气随即变动，内风使然，治当柔肝息风，潜阳育阴，清火化痰，继以补虚，即"损有余而补不足"之意。邪之既深，留于经络，气血不和，营卫失调，用药以疏通经络、活血化瘀、补气合营为善后调理之法。

总之，中医学对中风病证早就有所认识，每每将其列为首篇，各医家也有不少专论，对发病机制的认识逐渐深入，并积累了丰富的治疗经验。

总之，祖国医学在临床上早就重视了"中风"这一病症，而且每每把"中风"列为首篇，各家专论也在不断的发挥和研究，在治疗上积累了丰富的经验，从而对其发病机制的认识也就日益深入完整。

李鸿祥曾著文《中风论治》予以论述，该文收于中国医药科技出版社1993年5月出版的《名医奇方秘术——中国农工民主党名老中医经验荟萃》一书之中。

三、倡导未病先防

《黄帝内经》确立了养生以防病之理念，即"治未病"的养生思想，主张外避邪气，内守精神，中养形体。例如《素问·四气调神大论》提倡顺应自然，效法四时阴阳消长规律，如起居作息、精神调摄等，着意于顺应四时之序养生，即春养生、夏养长、秋养收、冬养藏，亦关联奉长、奉收、奉藏、奉生之道。再如《素问·上古天真论》提出外避邪气，内以养神，调护正气之法则。情志方面倡导"恬惔虚无""精神内守"；饮食方面主张"食饮有节""谨和五味"；劳作方面力求"形劳而不倦"，避免"醉以入房，以欲竭其精，以耗散其真"，并提出应用导引按跷等修身养性之术。

李鸿祥根据多年临床经验，总结心脑血管病预防的5个注意事项。

1. 要劳逸结合，无论脑力还是体力劳动都应有劳有逸，切忌过于紧张而不休息，积劳成疾而发病。

2. 要保持心情舒畅，生活要乐观，有病要达观，不要悲观，要正确对待疾病，安心医治，不可有急躁情绪，"既来之则安之"。

3. 饮食要有节制，不可多食肥甘厚味，要多吃蔬菜，不可偏食，不可过食辛辣、酸、甜、咸，忌吸烟、喝酒，可常吃莲子、百合、龙眼肉、大枣等。

4. 要适当锻炼，做轻微运动，如散步、做操、练太极拳等，不可剧烈运动，或盲目运动。

5. 要顺应四时，一年春夏秋冬四季，由于时序的变化而形成生、长、收、藏的正常发展规律，所以《素问·四气调神大论》说"四时阴阳者，万物之根本也"。又说"阴阳四时者，万物之终始也，死生之本也。逆之则灾害生，从之则苛疾不起"。生物的生存和自然界是一个不可分割的整体，如果人体的调节功能不能适应自然界的变化，就不可避免地要受病邪的侵袭。这便是"人与天地相应"的整体观念。

总之，无论起居休息，还是精神思维，都应随时随地适应外界环境，这样才能保持身心健康。简单而言，就是要适应四时寒热温暖，提高免疫力，以预防疾病的发生。

同时，李鸿祥还强调，患有心脑血管病，首先要注意治疗。如突然发病，要抢救及时。最好及早预防，就会防止病的发生。这样有一个好身体，才能健康长寿。

四、融贯伤寒温病，辨证治疗瘟疫

明代吴又可著《温疫论》，云："崇祯辛巳，疫气流行，山东、浙省、南北两直，感者尤多，至五六月益甚，或至阖门传染，始发之际，时师误以伤寒法治之，未尝见其不殆也……因而失治，有不及期而死者，或有妄用峻剂，攻补失序而死者，或遇医家见解不到，心疑胆怯，以急病用缓药，虽不即受其害，究迁延而致死，比比皆是。感邪之轻者，有获侥幸；感邪之重者，而加以失治，枉死不可胜计。嗟乎！"可见瘟疫之症自古就有，且来急势迅猛，大有防不胜防之势。

至清代，《温热经纬·余师愚疫病篇》载："乾隆甲申，余客中州，先君偶染时疫，为群医所误，抱恨终天，曷其有极！思于此症，必有以活人者，公之于世，亦以稍释予怀，因读本草，言石膏性寒，大清胃热，味淡气薄，能解肌热。体沉性降，能泄实热。恍然大悟，非石膏不足以治热疫，遇有其症，辄投之，无不得心应手。三十年来，颇堪自信，活人所不治者，笔难罄述。窃思一人之治人有限，因人以及人无穷，因不揣鄙陋，参合司天、大运、主气、小运，著为《疫疹一得》，欲以刍荛之见，公之于人，使天下有病斯疫者，起死回生，咸登寿域，余心庶稍安焉。"从此，清瘟败毒饮传之于世，"热疫"之法立之。

李鸿祥少年时，因患肺结核（肺痨），病已垂危，西医束手（当时尚无青霉素、链霉素），幸蒙其先师北京名医王石清治愈。李鸿祥为此而从医。那时正值日本侵略，北京沦陷，瘟疫流行。当时肺炎、猩红热、白喉、霍乱、鼠疫等疾病比比皆是，且无防范措施。日军在各城门设一大水缸，泡以石灰水，声称消毒。无论进出城门，所带食物，无论水果、蔬菜、鱼肉一律投入缸中消毒，遇有发热呕吐倒于街头者，则用白石灰掩埋，或以火焚化，此景此情，惨不忍睹。

当时有患者急邀王石清先生往诊，先生不顾个人安危，去诊后，开药一两剂，患者立即回生，愈后不再发病，且无后遗症。当时王石清用麻杏石甘汤治愈肺炎、猩红热、白喉等急症者不胜枚举，并自备"时疫丹"免费急用。

因清末有太医赵某在各药店张贴告示，禁用麻黄，延至民国，恐其辛燥发汗，致后学望而生畏，不敢一试。故王石清初用此方，便遭非议，或惊而咋舌。王石清秉济世活人之心，放胆用之，每每获效，并将使用情况刊于《医药月刊》，由是此方倡行而创于世。可惜当时因各种原因未能立案，处方经战乱浩劫付之一炬。李鸿祥曾于 1985 年在《中医杂志》第二期撰文《王石清先生的学术思想和临床经验》一文记述此事。

根据中医学理论，瘟疫之病究其原因由空气污染即疠气、外感、饮食污染、内伤所致。临床可见恶寒发热或高热、头痛身痛、咽痛咳嗽、呕吐不食或泛恶欲呕，或胸闷憋喘，或心悸不安，更有下利不止等，变化多样，患此病者有潜伏不发而相染，有发则急病而猝死，中医谓之"伏邪"或"伏气"。

李鸿祥认为，若以预防而论，现行种种措施，诸如戴口罩、穿隔离衣、室内空气流通、器皿消毒，凡一切接触物品，包括居室用品、餐饮用具等均需彻底消毒。遇有疑似者，则隔离观察，切断传染途径，控制传染。若注射疫苗，产生抗体，有助于免除感染，即中医"上工治未病"之意。

追溯至春秋战国时期，伊尹调和五味，每做饭菜则加葱、姜、蒜、花椒、胡椒、辣椒、醋、酒等，现在看来均为杀菌、解毒之品，人食之可预防疾病。又如明初，洪武以贩乌梅，巧治暑温，因而流传至今的酸梅汤夏季多饮以解暑。又如春季多食青蒜以解毒；夏季多饮绿豆汤、多食西瓜（西瓜清热利水，中医称之为"天生白虎汤"）以清暑热；秋季多食冬瓜，以健脾化湿；冬季多食山药，以补脾肾。又如种牛痘，预防天花，我国宋代就已发明。随着时代的进步，中西医并用，不断改进和发展，而有益于人类。

李鸿祥指出，瘟疫的治疗，即所谓消灭传染源，而免去死亡威胁，即《内经》所言"治病必求其本"。中医治疗须四诊（望、闻、问、切）合参，八纲辨证（阴证、阳证、表证、里证、寒证、热证、虚证、实证），选药处方更需谨慎，做到方必有从，药必有据，必须根据中医理论指导用药，以四气（香、臭、腥、臊）、四性（寒、热、温、凉）、五味（酸、咸、辛、苦、甘）、七方（大方、小方、缓方、急方、奇方、偶方、复方）、十剂（宣剂、通剂、补剂、泄剂、轻剂、重剂、滑剂、涩剂、燥剂、湿剂，后加寒剂、热剂称12剂）为指导，灵活选用八法（汗法、吐法、下法、和法、温法、清法、补法、消法），经方、时方合用。

临床经验

一、胸痹

"痹"乃不通之意，或称"真心痛"，因痰饮阻滞、气血失畅所致。中医学早在东汉时期张仲景所著的《金匮要略》中就将"胸痹、心痛、短气"列为一篇，即是此证。

李鸿祥认为，此病大多因劳碌过度，久郁不解而发病，以致肝郁而心郁，气郁则血瘀。临床可见胸闷气憋，胸痛彻背，或兼头晕，或兼手麻，或心悸怔忡，或喘息短气，脉象多弦紧而涩，或参伍不调而结代，舌质多见赤紫而暗，舌苔薄而津少。西医谓之冠状动脉供血不全，又称为冠心病、心肌劳损，或心律不齐、早搏、房颤、心绞痛，甚则心肌梗死。病因为动脉硬化，血脂增高，导致循环不利。

李鸿祥认为，此病当以养心而宣痹为治。《内经》云："诸气郁，皆属于肺。"因木火刑金而伤于肺，故治以宣通肺气，散肝木之郁。李鸿祥根据数十年临床经验，创制"养心宣痹汤"用于临床，效果甚佳，并于1992年10月30日《中国中医药报》名医名方录栏刊登。

"养心宣痹汤"组成：丹参25g，鸡血藤15g，夜交藤15g，远志10g，石菖蒲10g，川郁金10g。水煎服，每日两次，早晚各1次。

功能：养心通窍，解郁宣痹。

方中丹参有化瘀生新之功，重用以养心阴，一味丹参功同四物，为君药。鸡血藤活血通脉不伤正，夜交藤安神定志通经络，共为臣药。石菖蒲、远志开心窍以宣痹，为佐药。郁金平肝解郁而化瘀，为使药。临床随症加减，以扶正养心解郁，扶正而不使中满，化瘀而不破血，既养阴又扶正，既化痰又解郁，使气血经络通畅，开窍豁痰而具养心宣痹之功，使胸痹得以向愈。

二、中风

李鸿祥认为，脑血栓、脑梗死、脑出血、脑血管意外等，概因脑动脉硬化所致，属中医学"中风"范畴。本病发则偏枯，或左或右，半身不遂，或舌强不语，或口眼㖞斜，或肢体顽麻不仁，或行走不利，均乃肝风内动、痰涎壅盛、气滞血瘀、经络受阻所致。李鸿祥在临床中发现，近年患脑血管病证者甚多，不拘老年或中年，甚至有年轻人发病，血压高与不高均罹此症，为中老年人的常见病，尤以40岁以上肥胖者居多。

本病古今医学书籍各有高论及方药。其论证精细、准确者莫过于《黄帝内经》。《素问·调经论》云："血之与气并走于上则为大厥，厥则暴死，气复返则生，不返则死。"《素问·生气通天论》云："阳气者，大怒则形气绝而血菀于上，使人薄厥。"其所论与西医学之脑出血极相吻合。大凡人类之生存，不外乎气血，气与血不可分离，"气行则血行，气滞则血滞"，所以"气为血之帅，血为气之母"，因而"治风先治血"。

本病上古时期均以外风为治，金元以后对中风的认识有所提高，金代医学家刘和间认为病机为"火盛"，李东垣认为病机为"气虚"；元代医家朱丹溪则认为乃"湿痰"；明代张仲景强调中风并非风邪，创立"非风论"，薛立斋、赵养葵均认为真水枯竭，不可再用风药。清代叶天士认为主要是因肝阳化风所致。张伯龙著《类中秘旨》，创立"内中风"和"外中风"之说，言"真中风"即"外风"，"类中风"即"内风"。近代张山雷的《中风斠诠》及张锡纯的《衷中参西录》等亦以此为说。唯《医宗金鉴》以症状辨别"真中风"与"类中风"，谓俱见忽然昏倒，不省人事，但"真中风"必兼见口眼㖞斜，醒后半身不遂，偏废不仁；"类中风"则无口眼㖞斜醒后如初，亦无偏废不仁。各家治法大多离不开小续命汤、大秦艽汤、愈风汤之类。

关于中风的治疗，李鸿祥认为，可分为中经中络、中腑中脏而治。

1. 中经、中络

主要在于养血祛风，疏通经络，可用大秦艽汤、大活络丹。如兼寒热，有表证，可用小续命丹。如属气虚，可用补阳还五汤。口眼㖞斜，可用牵正散。语言謇涩，可用资寿解语汤之类。

2. 中腑、中脏

属闭证者，宜豁痰开窍，阳闭用局方至宝丹、牛黄清心丸、安宫牛黄丸。阴闭用苏合香丸。急救可用关散，吹鼻得嚏。倘牙关紧闭，可用乌梅搽牙法。属脱证者当以回阳固脱，急用参附汤回阳救逆。

凡经急救而苏醒，若内风动者，则应育阴潜阳，镇肝息风，药用镇肝熄风汤。若内火盛者，当清肝热而降火，用羚羊角汤；若痰多，加竹沥、姜汁，或用导痰汤加减。若阴阳两虚，则应育阴培阳，用地黄饮子或桂附地黄汤。

要之，闭证宜开，脱证宜固；外风宜散，内风宜潜；势急变缓，治当平肝息风，化痰活络。善后可服再造丸。如此随症制宜，可望痊愈。

【病案举隅】

病例一 刘某，女，60岁。

患者早年患高血压（血压 180～200/100～140mmHg），经常头晕头痛，面赤如醉，心烦易怒。1976年春忽患中风，猝然昏厥，不语，口眼㖞斜，右半身不遂。速服苏合香丸一粒，未顷而见遗尿、汗出，遂停药，邀李鸿祥前往诊治。症见患者口开，目合，鼻鼾，手撒，遗溺，五绝俱现，且面赤如妆，汗出如油，手足逆冷，正势濒于危笃。诊脉寸盛尺沉、两关俱弦。乃"格阳"，上盛下虚之象。急以育阴培阳之法，1剂而苏。后进大剂归芪之品，补阳还五汤而愈。后10年中复发两次，均以上法得救。

处方一：生地黄30g，山茱萸25g，怀山药25g，牡丹皮10g，云茯苓15g，淡泽泻10g，黑附子10g，桂枝10g。

处方二：生黄芪120g，当归15g，赤芍15g，川芎10g，净地龙10g，桃仁10g，红花6g，牡丹皮10g。

按语：此证属虚，是为"脱证"。应禁服苏合香丸及一切芳香之剂，以防虚虚不救，应以归附参芪为治，回阳而固脱。

病例二 白某，男，70岁。

患者乃友人白某之父，虽至年高，但平素身体甚健。1981年3月26日忽于晚饭后昏仆，不省人事。抬至市立某医院，经检查血压过高，诊为脑出血，不治。因于夜间，邀李鸿祥往诊。及至见患者牙关紧闭，不语，口眼㖞斜，左半身不遂，且面赤气促，诊得六脉弦滑有力。遂以开窍息风为治。

处方：桂枝尖10g，杭白芍10g，炙甘草6g，防己12g，粉葛根15g，大秦艽10g，威灵仙6g，防风10g，石菖蒲10g，天竺黄15g，净地龙10g，钩藤12g，明天麻10g，桃仁泥10g。

另用苏合香丸两粒、羚羊粉2g，合化分两次先服。

第二天往诊：患者坐起，能语，神志已清，继用上方加减。

共诊3次，服药约10剂，患者恢复如初，步履如常。

按语：此证属实，乃为闭证。虽患者年高，但仍宜开窍，以镇肝息风、调和营卫为法。

病例三 崔某，女，60岁，小学教师。

1993年8月20日忽患此症，曾住某医院3个月，诊为脑血栓；高血压病。出院后家属搀扶前来就诊。症见右侧半身不遂，行走不利，面赤，口㖞，舌强语謇，脉弦紧而涩，舌偏而苔少。遂投以潜镇之剂。服3剂后豁然而瘥，连服7剂言语清晰，步履如常，行动自如。复诊时连连称谢不已。

处方：生石决明25g，石菖蒲10g，生牡蛎10g，生代赭石25g，川郁金10g，清半夏10g，生珍珠母25g，灵磁石15g，净地龙10g，怀牛膝15g，双钩藤15g，宣木瓜10g。3剂。水煎服，日1剂，分两次服。

按语：此病治法当分别为内风与外风。此例为内风，取镇肝熄风汤，投以介类之品及育阴潜阳之剂，莫不应手奏效。

病例四 郭某，男，72 岁，退休干部。

1998 年 3 月 15 日忽患头晕头疼，发烧，气促气喘，左半身不遂。住某医院，诊为脑血栓；高血压；河北肺炎。因请会诊。症见口眼㖞斜，舌强不语，气喘促痰盛，发热，寒战，舌苔偏垢，脉浮紧而数。亟以宣解开窍、镇肝清热之法，拟麻杏石甘汤加减。

处方：生石膏 60g，麻黄 3g，桃杏仁各 10g，葶苈子 10g，苏子 10g，粉甘草 3g，天竺黄 15g，薄荷 5g，忍冬花藤各 15g，石菖蒲 10g，远志 10g，大秦艽 10g，青连翘 15g，芦根 15g。4 剂，1 日 1 剂，水煎服，1 日两次。

另紫雪丹 4 瓶，每日先服 1 瓶。

药后发热退，体温正常，能语，诸症悉减。再以上方加减，患者痊愈。

按语： 此例为外风，时有寒热或合并"肺风"（肺炎），治以宣解开窍、镇肝清热之法而愈。

三、瘟疫

瘟疫乃中医学病名，是一切急性传染病之总称。以疫疠之气而传染者，是为瘟疫。

此病最早见于《黄帝内经》。《素问·刺法论》云："五疫之至，皆相染易。"《难经》载："伤寒有五，有中风、有伤寒、有湿温、有热病、有温病。"至东汉，医圣张仲景因族人多死于伤寒而著《伤寒论》。其中载有"发热而渴不恶寒者为温病，若发汗已身灼热者，名曰风温"，并载有霍乱，以立辨证大法，启迪后世，成为经典。至清代，吴鞠通所著《温病条辨》载温病有九，"有风温、有温热、有温疫、有温毒、有暑温、有湿温、有秋燥、有冬温、有温疟"。

凡属瘟疫则必传染，或一门相染，均从接触，或饮食，或呼吸，亦有从皮肤、血液而传染者。

李鸿祥师从王石清，行医近 70 年，任北京大学第三医院（原北京医科大学第三临床医院）中医科主任期间，治疗流行性病毒性感冒、病毒性肺炎及流行性乙型大脑炎等多种传染性疾病，均以麻杏石甘汤或清瘟败毒饮加减，并重用生石膏退烧而取效。

新中国成立后，我国有过多次举全国之力与瘟疫做斗争的事例。其一为血吸虫病流行于江浙及湖南、湖北一带，政府发动广大群众，群防群治，取得了显著效果，毛泽东主席因此挥笔写下《送瘟神》诗作。其二为 20 世纪 50 年代突发的病毒性感冒，其流传甚猛，采用板蓝根冲剂和感冒清热冲剂治疗，取得了一定效果。其三为病毒性乙型脑炎，简称"大脑炎"，取石家庄中医治疗经验，大量用生石膏制成清瘟败毒饮而奏效，同时号召消灭蚊蝇、老鼠，防其传染，消灭传染源。其四为非典型性肺炎，简称"非典"，世界卫生组织名为SARS，即呼吸综合征。其五为甲型流感，以H1N1命名。以上各次流行性传染病，中医广称为"瘟疫"。

李鸿祥在H1N1甲型流感流行期间，大力提倡用中药清热解毒，对瘟疫进行预防，尽量减轻其流行蔓延，认为所选中药处方应以无副作用方为妥善，并拟如下之方。

金银花30g，大青叶30g，薄荷叶20g，竹叶30g，贯众30g，草河车30g，板蓝根30g。共合匀，分10份，开水泡，代茶饮，不必煎熬，可加糖或绿茶，日服3次，连服1个月。

方中金银花清热解毒而走气分，大青叶凉血解毒而清血分，薄荷清凉以散郁驱邪（由汗排除毒素），竹叶清热利水（使病毒从小便排出），贯众清热解毒而祛污浊之气，草河车、板蓝根清瘟败毒，预防时疫，泡饮取清轻之意。

李鸿祥认为，治疗瘟疫同治疗其他疾病一样，进行诊断和处理即治病处方必先立法，也就是中医所称"八法"（汗法、吐法、下法、和法、温法、清法、补法、消法）辨证后还要根据"人与天地相应"的整体观念，甄别病情和患者身体素质的强弱，及天气寒、热、燥、湿的变化，才能立法、选方、用药，这才是具备"脉、因、证、治，"和"理、法、方、药"。大部分瘟疫属"热疫"，因主证发热，甚至高烧、咽痛而烦渴，证系表里俱热，气血两燔，感受时邪所致，因此立法，用辛凉清解法以退热。李鸿祥提供以下数方作参考。

①银翘散加减：治初起而发热，为辛凉平剂。②白虎汤加减：治高烧而烦渴，为辛凉重剂。③普济消毒饮：治瘟毒而发热。④清热败毒饮加减，重用生石膏：为大剂辛凉甘寒法以退高烧。⑤紫雪丹：必须按古方配制，不能擅改为白雪，否则服之无效。此药退烧有奇效，是中医临床急救药，号称中药"三宝"之一。

李鸿祥根据多年经验，曾拟辛凉清解之剂轻重二方，临床应用颇有效果。

其一，病初起，发热，身酸，咽痛，口渴。

处方：板蓝根25g，大青叶10g，薄荷叶3g，青连翘10g，忍冬花藤10g，淡豆豉10g，淡竹叶10g，生石膏30～60g，芦根15g。水煎服，日服两次，头煎、二煎温服。

其二，病重，高热，身痛，心烦口渴，可加紫雪丹1瓶冲服。

本方生石膏不可先煎，若先煎辛散之力已无，纯用甘寒而影响疗效。此方乃是"祛邪扶正"之法，邪去而正自复，凡属于瘟疫时邪侵袭而患病，切勿用"祛邪扶正"之法，若以辛温燥热而伤阴，以致阴虚而热炽，亦不可养阴滋腻过早，早则阻邪外出，邪无出路必内燃，易转他疾而多变，或病势缠绵而不治。此病来势甚急，必须急治，中医中药可速投，更不可误认为中药不能治急病，只能缓补。还引用"正气存内，邪不可干"而论喻，此《内经》所言，身强体壮，不容易受外邪侵袭，是养生预防之义，或年老体弱，不胜药力，方可攻补兼施。总之，医生用药必须"保胃气、存津液"，这也是《伤寒论》用药之精髓。所以临床治病要胆大心细，不能姑息养奸，遗留后患。如《伤寒论》中，桂枝汤用芍药养阴以养汗源，用姜、枣以保胃气，白虎汤用粳米，麻黄汤见汗即止一服而愈等经验为后辈临床之指南。千年以来立此大法，急症急治。李鸿祥行医数十年，无数次参加危重患者抢救，有高热昏迷者，有大面积烧伤而昏迷者，均急投中药救治，活者无数。

总之，瘟疫来势凶猛异常，必须迅速切断传染途径，消灭传染源。中西并重，医护合作，控制疫情，消除瘟疫，方可达到造福人类之目的。李鸿祥的疫病预防治疗观对当前抗击新型冠状病毒肺炎也具有重要的借鉴意义。

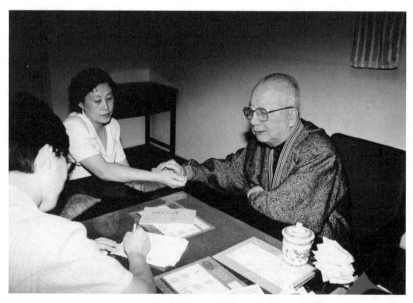

◎　李鸿祥先生给患者诊病

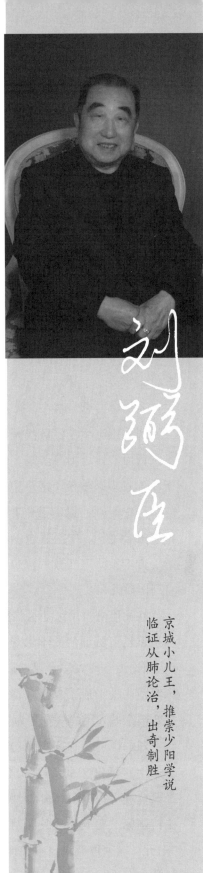

刘弼臣

京城小儿王，推崇少阳学说

临证从肺论治，出奇制胜

医家简介

刘弼臣（1925—2008），江苏扬州人，主任医师，教授，首批享受国务院政府特殊津贴的专家，是原国家教委确定的全国9位中医终身教授之一。全国第一批老中医药专家学术经验继承工作指导老师。曾任中华中医儿科学会名誉会长，全国中医药高等教育学会儿科分会终身名誉理事长，全国高等中医药院校教材编审委员会委员，北京科技会堂专家委员会委员，第八届全国政协科教文卫体委员会委员，第八、第九、第十、第十一届北京市人大代表。

刘弼臣出生于江苏扬州，少年时期即跟随姑父孙瑾臣学习中医，曾先后师承张赞臣、钱今阳等名医。1951年毕业于上海复兴中医专科学校。1956年毕业于江苏省中医学校（南京中医药大学前身）首批师资培训班。曾任南京市中医院特约中医师、卫生工作者协会主任、工商联主任、抗美援朝委员会主任、建桥委员会主任、中医联合诊所主任。1957年奉调北京中医学院（北京中医药大学）方剂教研室任教。1959年调入北京中医学院（现北京中医药大学）附属东直门医院儿科。

刘弼臣从事中医儿科临床、教学、科研70余载，师承新安学派，秉承儿科鼻祖钱乙五脏证治的学术观点，兼容历代儿科医家之长，提出"体禀少阳"和"从肺论治"两大学术观点，成为近代中医儿科"调肺派"的创始人。在儿科临床实践中他形成了自己独特的中医儿科学术思想，其精湛的医术和良好的临床疗效被京城人民群众赞誉为"京城小儿王"。

刘弼臣勇于临床实践，善于总结，勤于笔耕，在各级杂志上发表及国内外会议上宣读论文百余篇，出版《医宗金鉴·幼科心法要诀白话解》《中医儿科经典选释》《刘弼臣临床经验辑要》《幼科金鉴刘氏临证发挥》等10余部著作。主持国家"七五"攻关课题——小儿眼肌型重症肌无力的临床研究等。曾荣获"七五"国家重点科技攻关计划项目三等奖、北京市科技进步奖，以及国际人体科学大会论文金质奖、国际21世纪中西医结合研讨会金杯奖、香港国际学术交流大会金质奖、美国东方医学会学术交流会金质奖、国际远程医疗大会金质奖、

99 国际学术交流会金质奖，被美国柯尔比科技情报中心授予"国际著名替代医学专家"，被美国 ABI 学会评为"20 世纪 90 年代世界 500 名人之一"。2007 年 10 月由北京市中医管理局批准，在北京中医药大学东方医院儿科成立了北京中医药薪火传承"3+3"工程项目"刘弼臣名老中医工作室"，2008 年刘弼臣去世后更名为"刘弼臣名家研究室"。2017 年 9 月经北京市中医管理局批准，河北廊坊市中医医院儿科挂牌"刘弼臣名老中医项目传承推广基地"，介绍刘弼臣学术经验，传承中医药治疗小儿常见疾病的中医理论和经验。

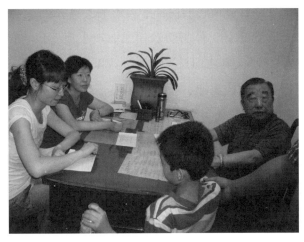

◎　刘弼臣带教

学术思想

一、从肺论治

重视五脏论治、突出从肺论治、抓住要害、从肺论治是刘弼臣学术思想的精华和主体。

五脏分证最早见于《内经》的"风论""痹证""痿证""咳论"等篇章，在《难经》《中藏经》《备急千金要方》诸书中均有所发展。宋代钱乙观察到小儿脏腑娇嫩、易虚易实、易寒易热的发病特点，根据《内经》的五脏学说和五行学说理论，并结合实践经验，创立了"五脏证治"理论体系。

人体是一个有机的整体，脏腑之间在生理上相互协调为用，在病理上则相互影响为病。钱乙强调,五脏分证但并不意味着割裂五脏之间的相互关系,而是非常重视五脏之间的相互影响。《小儿药证直诀·五脏相胜轻重》曰"肝脏病见秋,木旺,肝强胜肺也,宜补肺泻肝""肺病见春,金旺,肺胜肝,当泻肺",体现了钱乙五脏证治的学术思想。

刘弼臣崇尚钱乙的学术思想,并予以总结和发展。他十分重视五脏苗窍的诊治,认为五脏的病变不仅能够影响所对应的苗窍,并且能够通过苗窍的表现,推测五脏病证,从而施以相应治疗。随着五脏病的治愈,所对应苗窍的症状亦同时得以消除。另外,五脏苗窍的病证亦可影响所属脏腑,引起五脏的系列病理变化。例如,肺开窍于鼻,鼻与咽喉相通而连于肺。鼻与喉是呼吸的门户,故有"鼻为肺之窍""喉为肺之门户"的说法。肺主一身之气,肺气失和,宣降功能失常,则可引起鼻塞、流涕、喷嚏、咽痒、音哑或失音、咳嗽等;反之鼻咽部的病变也常影响肺的功能,导致肺气不利,变生诸症。

刘弼臣根据"幼儿娇肺易遭伤"的特点,注重调理肺脏功能,采用调外(窍)以治内(脏腑)的方法,逐步形成了"精于五脏证治,突出从肺论治"的学术思想。临证时,他善从肺论治小儿疑难重症,且疗效显著。

1. 力倡小儿气机紊乱与肺密切相关

小儿疾病因于情志者甚少,因于内伤七情致气机紊乱者更少。刘弼臣认为,小儿的气机紊乱与肺密切相关。这主要与肺主气、主治节的功能及宗气的生成分不开。《素问·五脏生成》曰:"诸气者,皆属于肺。"喻昌《医门法律》云:"肺气清肃,周身之气莫不服从而顺行,肺气壅浊,则周身之气易致横逆而犯上。"因此,肺司呼吸,主一身之气。肺吸入的清气与脾胃运化的水谷精气相合而成宗气,走息道而行呼吸,贯心脉以行气血。肺主治节,治理调节气的升降出入运动。正如《丁甘仁医案》所云:"肺病,则气机窒塞。"小儿肺常不足,极易为外邪所伤,引起气机紊乱。

2. 小儿娇肺邪易伤,五行生克论传变

"肺位最高,邪必先伤"。小儿肺常不足,卫外不固,外邪从皮毛或口鼻而入,肺首当其冲,导致许多时行疾病和肺脏病证发生。肺为邪侵,易致传变。若肺金有病,则肝木有余,木乘脾致使脾土虚弱;肺金有病,则肾水不足,水不制火而心火有余。由于病理上相互影响,导致一系列五行生克制化的异常循环,故刘弼臣提出"从肺论治"小儿疾病的学术观点,强调以调肺利窍、祛邪逐寇外出为主,不仅将疾病消灭在萌芽阶段,还可清除病灶,避免滋生变证,强肺固卫,抵抗外邪。从肺论治的学术观点并不是单独调肺,而是重视肺与其

他脏腑之间的关系，从治肺入手，达到治疗其他脏腑疾病的目的。

3. 宣肺通窍畅气机，祛邪护肺安内宅

刘弼臣认为，治小儿病不仅治病之脏腑，还应调畅一身气机，调整人体的功能状态，特别是肺的功能状态。从肺论治属于调外（在志、在液、在体、在窍）以治内（脏腑）。"鼻为肺之窍""咽喉为肺之门户"，临证时他习用辛夷、苍耳子宣肺通窍畅气机，玄参、板蓝根、山豆根清热解毒利咽喉，通过宣肺通窍以畅气机，祛邪护肺以安内宅。

4. 从肺论治四法

刘弼臣从肺论治的方法不仅用于肺部疾患的辨证论治，在儿科其他疾病的治疗中也经常应用。

（1）调肺养心法：此法常用于小儿病毒性心肌炎的治疗。肺主气，朝百脉，心主血，心肺相邻，同居上焦，合主一身之气血。外邪从皮毛或口鼻而入，侵犯心脉，影响血行或扰动心神，症见心悸、胸闷、脉结代等。病程日久，耗伤肺气，易外感而加重病情，或使疾病迁延难愈，治疗当调肺养心。

（2）调肺平肝法：此法常用于治疗小儿癫痫、多发性抽动症、多动症。此类患儿经常因感冒、发热、咳嗽、鼻塞等感染性疾病引起抽动症状反复或加重，使治疗周期延长。刘弼臣认为，这都源于复感外邪，外邪引动内风，导致肺窍不利，治疗当调肺平肝，祛邪止抽。

（3）调肺健脾法：此法常用于治疗小儿厌食症。小儿肺常不足，复因脾虚不运，气血生化无源，正气不足，易为外邪所伤，致肺脾合病。调肺有利于健脾，健脾有利于护肺，达到正气存内、邪不可干的效果。

（4）调肺固肾法：此法常用于肾病综合征的治疗。刘弼臣认为，小儿肾病与成人不同，阳水居多。小儿为纯阳之体，水液代谢异常，所生之水湿邪毒易从阳化热，致湿热弥漫三焦，治疗当清热利湿。只有病变日久，脾肾气虚，方可用调补之法，否则补反病甚。肺为水之上源，咽喉之病灶不除，则会使肾病复发或激素减量失败，故调肺势在必行。

二、"少阳学说"

"少阳学说"源于《内经》的阴阳学说。少阳在天，象征东方，在季节上象征春季，在脏象征肝，在腑象征胆，在人体象征少火。少火即少阳之火，是生命之源，维系着小儿生长发育的生生之气。刘弼臣主张运用明代万密斋《育婴家秘》"春乃少阳之气，万物之所资以发生者也。儿之初生，曰芽儿者，谓如草木之芽，受气初生，其气方盛，亦少阳之气方长而未已"的理论，探讨小儿的生理、病理特点。清代张锡纯《医学衷中参西录》曰"盖小儿虽为少阳之体，而少阳实为稚阳"。"少阳学说"在生理方面既突出了小儿生机蓬勃、发育迅速的一面，也显示出小儿脏腑娇柔、形气未充的一面；在病理方面既突出了小儿脏气清灵、易趋康复的一面，也显示出发病容易、变化迅速的一面。

中医儿科历来有"纯阳"与"稚阴稚阳"的学术之争，治疗也有"偏凉"和"偏温"之别。刘弼臣认为，小儿在生长发育过程中往往表现出易寒易热、易虚易实的两重性，因此"纯阳"和"稚阴稚阳"两种观点是对立统一的辩证关系，不能强调某个侧面，持割裂之义，必须从实际出发，从整个机体的同一性来认识。刘弼臣认为，"少阳学说"可以概括"纯阳"和"稚阴稚阳"学说，是小儿生理、病理特点的全面体现。

小儿在病变发生发展过程中易寒易热，易虚易实，往往险象丛生。刘弼臣认为，小儿体禀少阳，少阳为枢，枢是机枢、枢纽、输转之意，具有表里寒热虚实转归变化的功能。小儿发病后轻则太阳，重则阳明，少阳居于三阳之中，起着主导作用。如有的小儿肌瘦骨削，甚至一年体重不增，身高不长，发育不良，但只要调理得宜，一旦少阳机枢作用得到发挥，即能自行调节阴阳消长的变化，保持阴平阳秘的稳定状态，维持正常的生长发育。

刘弼臣认为，中医理论的肾藏精、主骨生髓，髓充骨而通于脑，脑为髓之海，故肾精足则令人智慧聪明，骨髓充则筋骨坚强的论述十分精辟，为后人辨治脑系疾病提供了理论依据。如果先天精气虚衰，后天脾气失调，则小儿会出现"五迟""五软"等禀赋不足之病。小儿赖阳以生，依阴而长，阴既不足，阳尚未盛，故治疗先天之病不仅应补肾阳，亦应滋肾阴。小儿肝常有余，且先天之本有赖后天之本的充养，故补肾的同时不可忘记健脾与平肝。如刘弼臣在治疗癫痫、脑发育不良等先天疾患时，十分注重补肾滋阴，益精填髓，常选六味地黄丸补肾，八珍汤益气养血，四逆散平肝。

小儿外感热病变化多端，刘弼臣常以"少阳学说"为指导，根据小儿疾病的传变规律，审时度势，重视疾病的邪正消长，虚实转化，以病有千变、药亦千变的原则来审因论治。

"少阳学说"是刘弼臣对小儿生理、病理特点的精辟概括和总结。该学说不仅从理论上将小儿的"纯阳"和"稚阴稚阳"学说进行了全面解析，而且对小儿各种疾病的诊断和治疗提供了科学的辨证论治依据，对儿科临床实践具有重要的指导价值。

鞠躬尽瘁不悔篇

临床经验

一、病毒性心肌炎

病毒性心肌炎是由病毒侵犯心肌，引起心肌细胞的变性坏死或间质性炎症。本病属中医学"心悸""怔忡""胸痹"等范畴。外因为感受风热、湿热邪毒，内因为正气不足。刘弼臣将病毒性心肌炎归属于"温病"范畴，并进行了长期的临床研究，经历了从心论治、从脾论治、从肺论治的探索过程，总结出一套完整而独特的辨证论治体系，并从整体观念出发，提出了"治心不止于心，调理他脏以治心"的学术观点，突出"从肺论治"，研制出"调肺养心冲剂"治疗本病，疗效显著。

（一）从心论治

小儿脏腑娇嫩，形气未充，抗御外邪的能力较弱，易为外邪所伤。外感邪毒侵犯心脉、气血阴阳受损是本病的基本病机。小儿病毒性心肌炎心脏听诊可有第一心音低钝，或有早搏，轻者无自觉症状，仅在做心电图和化验心肌酶时发现。临床可表现为或发热，明显乏力，面色苍白，多心悸气短、胸闷、头晕、心前区不适、手足凉、肌痛或腹痛等（至少两项），婴儿可有拒食、发绀、四肢凉等表现。

病毒性心肌炎急性期以邪毒侵心为主要特征。邪毒侵犯人体可由鼻咽或皮毛而入，袭肺损心；或从口而入，损伤脾胃，蕴湿郁热，上犯于心；或外邪袭表，导致营卫不和，侵及血脉，先伤心体，继损心用。刘弼臣主张从心论治，直达病所，提出了"清热解毒护心"是治疗病毒性心肌炎的基本大法之一。

1. 风热袭肺侵心

常见发热、微恶寒、鼻塞流涕、咳嗽、咽痛，可兼见面色苍白、多汗。较大患儿可自诉乏力、心悸、胸闷、气短等不适，舌质红，苔薄黄或薄白，脉浮数。证属风热邪毒袭于肺卫，郁而不解，内侵于心。治以疏风清热、解毒护心为法，方选银翘散加减。药如金银花、连翘、荆芥、牛蒡子、竹叶、薄荷、桔梗、玄参、板蓝根、丹参、苦参、芦根、甘草等，随症加减。

2. 湿热上扰心神

多见于夏秋季节，常见寒热起伏、全身酸痛、恶心呕吐、胸闷心悸、倦怠乏力、腹痛腹泻、纳呆、舌红、苔黄腻、脉濡。治以清热利湿、宁心安神为法，方选葛根芩连汤加减。药如葛根、黄芩、黄连、甘草、藿梗、佩兰、苏梗、丹参、苦参、半夏、泽泻、木香、厚朴等，随症加减。

3. 痰热内蕴扰心

常见发热咳嗽、痰多色黄、心烦失眠、胸闷心悸、乏力、舌质红、苔黄厚腻、脉滑数或促，或外感余热未净，低热起伏。治以清热化痰、宁心安神为法，方选柴芩温胆汤加减。药如柴胡、黄芩、黄连、陈皮、半夏、茯苓、枳壳、竹茹、郁金、瓜蒌、丹参、甘草等，随症加减。

4. 气滞血瘀阻脉

多见于病程日久、以胸痛为主的患儿。常见心悸气短、胸痛如针刺或胸胁胀痛、舌见瘀点瘀斑、脉弦或涩结。治以疏肝理气、活血止痛为法，方选血府逐瘀汤加减。药如桃仁、红花、当归、川芎、赤芍、丹参、枳壳、郁金、柴胡等，随症加减。

5. 气阴两虚

病久迁延不愈，临床常见心悸、胸闷气短、心烦失眠、盗汗或自汗、舌红、少苔、脉细数或结代。治以益气养阴、养心复脉为主，方选炙甘草汤合生脉散加减。药如炙甘草、太子参、麦冬、五味子、生地黄、阿胶、桂枝、白芍、炒枣仁、丹参等，随症加减。

6. 心阳不振

多见于病毒性心肌炎后期，心动过缓的患儿。临床常见面色苍白、胸闷心悸、倦怠乏力、畏寒肢冷，或肢体浮肿、大便溏泄、舌淡苔白、脉沉缓无力。治以温振心阳为法，方选苓桂术甘汤加减。药如茯苓、桂枝、白术、炙甘草、丹参等，随症加减。

7. 心阳虚脱

多见于病毒性心肌炎心功能衰竭，病情危重的患儿。临床常见突然面色青灰、口唇青紫、呼吸困难、冷汗淋漓、心悸气短、四肢不温、脉微欲绝或促代。因邪盛正虚，正气不支，心阳暴脱，故治疗急以温振心阳、救逆固脱为法，方选参附龙牡救逆汤加减。药如红参、炮附子、龙骨、牡蛎、白芍等，随症加减。需要注意的是，一定要选择上好的红参，药味不宜太多，文火煎，时间最好长一些，可采用鼻饲的方法，这样效果才会好。

（二）从脾论治

病毒性心肌炎的发病原因不但与感受外邪有关，还与患儿正气的强弱密切相关。《内经》云"正气存内，邪不可干""邪之所凑，其气必虚"。感受湿热邪毒，一方面先伤脾胃，而后损心；另一方面，脾胃受损后，母病及子，最终致肺脾两虚，卫外不固，更易为外邪所伤，形成恶性循环。小儿生机蓬勃，发育迅速，所需水谷精微较成人更为迫切。但由于小儿脾常不足，脾胃消化功能相对较弱，因此更易为饮食所伤。"脾为后天之本"，脾胃虚弱，气血化源不足，故疾病迁延不愈或病情反复甚至加重。"饮食自倍，肠胃乃伤"。小儿饮食不能自节，脾胃受损，运化失职，水谷饮食不能化生精微，而成为水湿、痰饮、食滞等有形之邪，进而阻滞脉络，心脉失养，出现胸闷心悸、气短乏力等症。

刘弼臣认为，调理脾胃，升清以养心复脉，可以提高机体的抗病能力，防止疾病的复发，控制疾病的发展，有利于促进早日康复。调理脾胃法多用于病毒性心肌炎的恢复期和迁延期，对于急性期平素脾胃虚弱复感外邪者，可配合使用。

1. 脾胃虚弱

症见四肢倦怠、面黄形瘦、食少纳呆、大便溏软、腹部胀满，或胸闷气短，或反复感冒、舌淡或舌体胖大、苔薄白、脉虚软无力或结代。治以健脾益气为法，方选四君子汤加减。药如太子参、茯苓、炒白术、白芍、炙甘草、丹参、黄芪等，随症加减。

2. 胃阴不足

症见食少纳呆、口干不欲饮，或胃脘隐隐作痛、性情急躁，或兼见心悸，或胸闷气短、舌质红、少苔或无苔、脉细数。治以养胃益阴为主，方选益胃汤加减。药如沙参、麦冬、玉竹、花粉、白扁豆、石斛、五味子、白芍、丹参、太子参等，随症加减。

3. 乳食积滞

症见不思乳食、嗳腐吞酸、腹胀腹痛、大便臭秽，兼见胸闷气短、舌红、苔黄厚腻、脉滑数或结。治以消食导滞为主，方选保和丸加减。药如焦山楂、神曲、麦芽、法半夏、茯苓、陈皮、连翘、莱菔子、丹参等，随症加减。

4. 脾胃湿热

症见发热身痛、汗出热不解、口渴不欲饮、脘闷纳呆，或心悸、大便溏泻不爽、舌红、苔黄腻、脉濡数或结代。治以清热化湿为主，方选黄芩滑石汤加减。药如黄芩、滑石、黄连、半夏、干姜、藿香、佩兰、荷叶等，随症加减。

（三）从肺论治

心肺相邻，同居上焦。"诸血者皆属于心""诸气者皆属于肺"。心主一身之血，肺主一身之气，百脉朝会于肺，肺气可以贯心脉。而气为血之帅，气行则血行；血为气之母，血滞气亦滞，血虚气亦虚。肺气的输布滋养五脏六腑、四肢百骸，有赖于心血的载送。心血的循行如环无端，有赖于肺气的助运。因此，在生理上心与肺之间关系极为密切，二者合主一身之气血。在病理上，小儿脏腑功能和卫外功能均较差，不仅容易罹患疾病，而且病程中最易传变。疾病急性阶段，邪毒侵袭，首先侵犯肺卫，之后由肺袭心而变生诸症。疾病慢性阶段，病程日久，肺虚卫弱，极易外感而加重病情或使病程迁延。

刘弼臣认为，小儿五脏六腑成而未全，全而未壮，正所谓"幼儿娇肺易遭伤""天地之寒热伤人也，感则肺先受之""肺为娇脏，难调而易伤"。小儿肺常不足，且肺为娇脏，不耐寒热，极易被外邪所侵，或从皮毛而入，或从口鼻上受，肺首当其冲。邪初则伤及肺卫，肺络失和，肺失宣肃；继则邪毒深入，侵犯心脉，影响气血的运行，或扰动心神，故出现胸闷气短、心悸或胸痛、脉结代。另外，肺为贮痰之器，痰浊阻滞脉络亦可影响气血运行，痰瘀阻络，心脉失养，可发生胸闷气短、心悸或胸痛。因此，从肺论治，急性阶段宣肺祛邪，切断病邪入侵及传变的途径；慢性阶段则补益肺气，增强机体的防病和抗病能力，以利于病毒性心肌炎的康复。从肺论治的实质即调肺养心复脉，具体治疗方法如下。

1. 宣肺通窍畅气机，祛邪护肺安内宅

病毒性心肌炎患儿经常出现咽喉不利、鼻塞流涕等肺气不宣的证候。"肺开窍于鼻""咽喉为肺之门户"。刘弼臣认为，鼻咽部的病灶不除是病毒性心肌炎缠绵难愈和病情反复或加重的主要因素，只要鼻咽部的隐患存在，心神就无安宁之日。所以，有效治疗和控制鼻咽部病灶、保持肺宣窍利是治疗病毒性心肌炎的关键环节，亦是取得远期良效的保证。刘弼臣常用的治法有辛凉解表法，方选银翘散加减；清热解毒利咽法，方选玄参升麻汤加减；宣肺通窍法，方选苍耳子散加减。临证之时，根据病情，可一法独施，或数法并用，灵活掌握。

2. 益气固表防外感，敛汗护卫免伤心

（1）益气固表防外感：病毒性心肌炎患儿中后期大多会出现体弱表虚不固，即易感儿，很容易因反复上呼吸道感染而使病情加重或反复或病程迁延。因此，益气固表防外感显得尤为重要，刘弼臣常选用玉屏风散加减。

（2）敛汗护卫免伤心：临床上经常可以见到有些病毒性心肌炎患儿的某一

个时期，自汗或盗汗，面赤唇红，舌红，苔黄或少苔，脉细数或结。"汗为心之液"，血汗同源。长期多汗，一方面会耗损营阴，出现心阴不足；另一方面在耗损营阴的同时，阳气会随汗液外泄，日久会出现心阳不振。因此，敛汗护卫免伤心同样非常重要，刘弼臣常选用当归六黄汤加减。

刘弼臣认为，病毒性心肌炎系外感风热或湿热邪毒所致，临证应根据病邪致病特点，灵活辨证施治，及时治疗病之初始阶段，防病传变，如此才能取得较好疗效。

二、抽动-秽语综合征

（一）肝风证的病名确立

抽动－秽语综合征是儿科临床常见的神经精神发育障碍性疾病。中医尚无此病名，根据古医籍记载，本病可归于"瘛疭""筋惕肉瞤""慢惊风""抽搐"等范畴。刘弼臣根据抽动－秽语综合征的症状与六淫之风邪致病产生的病理现象类似，且病起于内，认为其属"内风"。临床表现以头面部的运动性抽动为首发症状，且常常表现为一组抽动症状缓解或消失时又出现另一组症状，或在原有基础上又增加新的症状。无论哪个部位抽动，中医统称为"风"，而风的特性是流动急速，变化莫测，或上至颠顶，或下到四肢，符合"风为阳邪，善行数变"的致病特点。宋代钱乙的《小儿药证直诀·肝有风》指出："凡病或新或久，皆引肝风。风动而上于头目，目属肝，风入于目，上下左右如风吹，不轻不重，儿不能任，故目连扎也。"由于内风与肝的关系密切，故又称肝风内动或肝风。证是机体疾病发展过程中某一阶段的病理概括，包括病变部位、原因、性质及邪正关系，反映的是疾病发病过程中某一阶段的病理变化本质，因此能够比症状更全面、更深刻、更正确地揭示疾病的本质。刘弼臣根据抽动－秽语综合征的特点，确立本病属中医学的"肝风证"，从而为本病的研究奠定了基础，同时亦使中医辨证规范化研究成为可能。

（二）病因病机分析

本病的发病原因为先天禀赋不足，尤以肺脾虚弱常见，或因五志过极，过食肥甘厚味或外感六淫之邪，内外相合而成。刘弼臣认为，本病机理关乎五脏，本源在肝，病发于肺，系风痰鼓动，横窜经隧，阳亢有余，阴静不足，阴阳平衡失制所致。病理表现颇为复杂，实证多与风、痰、气、火密切相关，虚证又兼有阴、血之变。病程中可由实致虚，也可由虚致实，出现虚实夹杂之候，故主张辨证论治首辨虚实。

1. 关乎五脏，本源在肝，病发于肺

《素问·至真要大论》云："诸风掉眩皆属于肝。"张山雷《中风斠诠·中风总论》云："内风之动，皆由肝木之旺，木火生风。"本病临床表现类似风邪致病的特点，与肝关系密切。无论感受外邪，饮食不节，或情志失调，皆可诱发肝风内动，出现摇头、耸肩、眨眼、咽喉发声等。

小儿肝常有余，如情志所伤，所愿不遂，肝失疏泄，木失条达，郁而化火生风，肝亢风动，则抽动不已。肝主筋，开窍于目，故眨眼为最常见的首发症状。

小儿心常有余，心为五脏六腑之大主，五志过极，极易造成心火内生，心火炽盛，母病及子，则肝火亦盛，火易生风，肝风遂动。

小儿肾常虚，若先天禀赋不足，或因久病失治，肾阴不足则水不涵木，阴虚于下，阳亢于上，亦可导致肝风内动。

脾属土，为至阴之脏，其性静而藏意，在志为思。小儿脾常不足，易为饮食所伤，饮食不节，或过食生冷、肥甘厚味，致脾失健运，痰湿内生。脾虚则肝亢，肝风夹痰上扰清窍则秽语。肺若悬钟，木摇痰叩肺金，则喉中怪声连连，出现吭吭有声或清嗓等。脾主四肢、肌肉，脾开窍于口，其华在唇，脾虚肝亢，则噘嘴、口唇蠕动、四肢抽动、挺胸鼓腹。

小儿肺常不足，易为外邪所伤。肺开窍于鼻，咽喉为肺之门户，肝亢风动则出现耸鼻、喉中出声等。刘弼臣认为，肺金功能失调，不能克制肝木，引起肝亢风动，此亦是本病发于肺的道理。

2. 风痰鼓动，横窜经隧

刘弼臣认为，本病与风痰密切相关。《素问·骨空论》曰："风者百病之使也。"《素问·风论》云："风为百病之长。""风盛则动"，且中医有"怪病责之于痰""百病皆由痰作祟"之说。痰是水液代谢障碍所形成的病理产物，形成之后又能直接或间接地作用于人体某一脏腑组织，从而引发各种病证，故又属致病因素之一。痰不仅是指咳出来有形可见的痰，还包括停滞在脏腑经络和瘰疬痰核等组织中而未被排出的痰液，临床上可通过其所表现的证候来确定，这种痰称谓"无形之痰"。

痰的形成多由外感六淫，或饮食及七情内伤等，使肺、脾、肾、三焦等脏腑气化功能失常，水液代谢障碍，以致水津停滞而成。常态下"饮食入胃，游溢精气，上输于脾，脾气散精，上归于肺，通调水道，下输膀胱，水津四布，五经并行，合于四时五脏阴阳，揆度以为常也。"若脏腑功能失调，水津不布，

必致津液停蓄而生痰。如肺气失宣，水不布散，则气壅为痰；肝气郁结，疏泄失职，则气滞生痰；脾失健运，则津凝为痰；肾气虚衰，蒸化失职，则水泛为痰；三焦气化失司，则气结为痰。风与痰在病理上关系甚为密切，常常风动则火生，火盛则风动，风火相煽，则蒸灼津液为痰，临床所见既可因风生痰，亦可因痰生风。正如叶天士《临证指南医案》指出的"三阳并而上升，故火炽则痰涌，心窍为之闭塞"。风痰鼓动，横窜经隧，则抽动不已；风摇痰叩肺金，则怪叫有声。

3. 阳亢有余，阴静不足，阴阳平衡失制是根本

阳主刚躁，阴主柔静。《素问·阴阳应象大论》云"阴净阳躁""阴在内，阳之守也；阳在外，阴之使也"，说明阴阳之间互根互用，相互制约，动静平衡，机体协调无病。小儿为"纯阳之体"，生长发育迅速，阴液相对不足，阳常有余，易致阴伤阳亢而动，出现阴静不足、阳亢有余的证候。正如《临证指南医案》指出的"内风乃身中阳气之变动"。因阴静不足，阴不制阳，而阳动有余，静宁不足，故病变多表现为心、肝、脾、肺、肾的功能失常。《灵枢·行针》云："岐伯曰：重阳之人，其神易动也，其气易往也。黄帝曰：何为重阳之人？岐伯曰，重阳之人，熇熇高高，言语善疾，举足善高，心肺之脏气有余。"说明阳亢有余、阴静不足、阴阳失衡是本病发病的病理基础。

（三）辨证论治

1. 肝亢风动

肝亢风动多由五志化火或六淫引发，以致风阳暴张，木失条达，郁结不疏，化火生风，风盛则动，表现为摇头、耸肩、挤眉、眨眼、噘嘴、喊叫、踢腿频繁有力，伴有烦躁易怒，胁下胀满，面红目赤，大便秘结，小便短赤，舌质红，苔黄，脉实有力。治疗当清泻肝火，息风化痰。方选泻青丸加减。药如龙胆草、山栀、制大黄、防风、羌活、当归、川芎、钩藤、菊花、白芍、全蝎、蜈蚣。如咽喉不利，佐以清热利咽之品，肝风一平，诸症自可减轻。

2. 痰火扰神

小儿过食肥甘厚味，湿热痰浊内生，痰热郁久，痰火扰动，扰动心神，故起病急骤，头面、躯干、四肢不同部位的肌肉抽动，甚或骂人，喉中痰鸣，烦躁口渴，睡眠不安，舌红，苔黄或腻，脉弦滑数。治当清热涤痰，宁心安神。方选礞石滚痰丸加减。药如青礞石、黄芩、制大黄、沉香末、菖蒲、郁金、陈皮、半夏、钩藤、天竺黄、全蝎、竹沥水。痰火一清，则神自安宁，抽动、秽语自平。

3. 脾虚肝亢

素体脾虚或久病体弱导致脾虚肝亢，从而出现肌肉抽动无力、时发时止、时轻时重，精神倦怠，面色萎黄，食欲不振，睡时露睛，神疲性急，喉中时有吭吭声、声低力弱，大便溏薄，舌质淡，苔薄白，脉细弱无力。治疗当扶土抑木，缓肝理脾。方选钩藤异功散加减。药如太子参、茯苓、白术、白芍、炙甘草、钩藤、陈皮、半夏、焦三仙、鸡内金、香稻芽、全蝎、生姜、大枣。脾胃渐强，肝风自已。

4. 阴虚风动

抽动日久，或热病伤阴，阴血内耗，水不涵木，阴虚风动，症见形体憔悴，精神疲惫，五心烦热，挤眉弄眼，耸肩，肢体震颤，时而喉中吭吭声，大便秘结，舌质红，少苔，脉细数。治当滋水涵木，育阴潜阳。方选三甲复脉汤加减。药如制鳖甲、龟甲、生牡蛎、白芍、炙甘草、茯神、钩藤、全蝎、阿胶、鸡子黄。育阴潜阳，以平风动。

三、肺炎喘嗽

肺炎喘嗽是小儿肺部疾患中常见的一种病证，多继发于感冒之后，或并发于其他疾病过程之中，一年四季都可发生，以冬春两季常见。3岁以下的婴幼儿更易发病，年龄越小发病率越高，而且病情越重。刘弼臣认为，本病主要因小儿脏腑娇嫩，抵抗力较差，外邪侵犯于肺，使肺气闭阻，郁生痰热，壅塞气道，不得宣通，上逆于肺所致。

刘弼臣通过大量病例观察认为，小儿肺炎的发病机理多因肺气郁闭，化热生痰，痰随气逆，故而喘咳多痰。凡喘有声便是痰，痰壅气盛便是喘。痰与喘在病理上关系密切，气喘可导致痰之上壅，而痰盛又能加重气息喘急。脾为生痰之源，肺为贮痰之器，故本病病位主要在肺，常累及脾，严重者可内窜心肝，甚至引起阳气暴脱的变证而危及生命。因此，治疗小儿肺炎，解除"热、痰、喘"是关键，有助于控制病情发展，防止变证丛生。

小儿肺炎发展到高峰阶段，常表现为痰热内羁，症见发热较高，呼吸困难，咳嗽而喘，气急鼻煽，口唇发绀，面赤口渴，喉中痰鸣，舌红，苔黄，脉滑数。此乃热毒壅盛，痰闭肺窍。治宜清热宣肺，化痰定喘。方用麻杏石甘汤加味：麻黄3g，苏子10g，杏仁10g，生石膏25g（先下），生甘草3g，黄芩10g，半夏3g，黛蛤散10g（包），炙枇杷叶10g，枳壳5g。水煎服，以泄热涤痰平喘。

有些小儿肺炎常因外受非时之感，内有壅塞之气，膈有胶固之痰，三者相合，引起气动痰升，而出现咳逆急，发热不高，面色青白，喉间痰如拽锯，胸闷胀满，泛吐痰涎，舌苔白腻，脉象弦滑。此乃肺气阻塞，清肃失司，痰堵胸宇，胃失和降之证。虽属痰热内羁，但绝非麻杏石甘汤方能解决。因肺胃同病，故必须苦辛开降，豁痰宣闭，上病中取，用半夏泻心汤合苏葶丸、莱菔子散加减。可用黄连1g，黄芩10g以苦降；干姜1g，半夏3g以辛开；苏子10g，葶苈子3g以降气平喘；枳壳5g，川郁金5g以开郁宽胸（也可整块磨汁冲服）；或以生白萝卜汁半酒盅加少许姜汁临时兑服，以开中焦之痰实，收通宣肺气之闭之效。刘弼臣用此法治之，屡试屡验。

有少数小儿肺炎病情凶险，来势急暴，可迅速出现胸高气急，撷肚抬肩，痰壅如潮，面唇、指甲青紫，闷乱烦躁，便秘溲赤，苔黄厚腻，脉象滑数，甚至发生惊，此即所谓"马脾风"重症。此时急需泄热降火，涤痰通下，方用牛黄夺命散合五虎汤化裁。二丑末3g（冲服），制大黄10g，通腑泄热；麻黄2g，杏仁10g，生石膏25g（先下），生甘草3g，宣肺定喘；细茶叶1撮，清神化痰；配以葶苈子5g，增强泻肺定喘之力。刘弼臣认为，此时不宜单用开肺之法，因痰热壅盛，肺气胀满，气机将绝，开之则愈促使肺气闭绝之险，等于扬汤止沸。由于病势严重，火势沸腾，若不行釜底抽薪之法，则阴液难存。因此，必须上病下取，实则泻之，通利大肠，方可减轻肺之痰热壅塞，缓解临床症状。但是上病下取、引而夺之乃不得已而用之的法则，不宜久用，以免攻伐太过，而伤生生之气。

对于体虚外感风寒所致的肺炎喘嗽，他常用参苏饮加减。太子参10g，紫苏叶5g，橘皮3g，半夏3g，五味子10g，桔梗3g，苏子10g，枳壳5g，莱菔子3g，干姜1g，大枣5枚。此乃常法中之变法，临证之时不可不知。

刘弼臣治疗肺炎常用六法。

1. 清热宣肺、化痰止咳平喘法

王某，男，10个月，2003年1月6日初诊。

患儿1周前开始咳嗽，曾多处就诊，服数种抗生素无效。症见发热，体温38.5℃，咳嗽，喉中痰鸣，喘促，轻度鼻煽，唇周发青，咽红，双扁桃体Ⅱ°肿大，双肺可闻及干鸣音，双肺底可闻及细湿啰音、左肺为甚，舌红，苔薄黄，指纹浮紫滞至风关。白细胞$10.6×10^9/L$，中性粒细胞0.70，淋巴细胞0.28。X线示双肺纹理增粗，可见小斑片状阴影。

西医诊断：支气管肺炎。

中医诊断：肺炎喘嗽。

辨证：热毒壅盛，痰闭肺窍。

治以清热宣肺，化痰止咳平喘。

方选麻杏石甘汤化裁：麻黄 3g，杏仁 10g，生石膏 25g（先下），黄芩 10g，苏子 10g，生甘草 3g，蝉衣 3g，芦根 15g，竹叶 10g，枳壳 5g，紫菀 10g，贝母 10g，黛蛤散 10g（包）。

服上方 3 剂后，体温降至正常，咳嗽减轻，喘促、鼻煽消失，仍喉中痰鸣，舌红，苔薄黄。改泻白散合三子养亲汤加减。10 天后患儿咳嗽大为减轻，仅有轻微痰鸣，舌淡红，苔薄白，双肺可闻及少许鸣音，继以上方治疗 1 周后痊愈。

2. 辛开苦降、上病中取法

杨某，男，11 个月，2004 年 3 月 1 日初诊。

患儿高热 5 天不退，体温持续在 38℃以上，咳嗽喘促，喉中痰鸣。近两日食欲不振，伴腹泻，大便黏腻不爽、日行 4 次，小便黄少，面色红赤，咽红，扁桃体Ⅱ°，未见分泌物，心（－），双肺可闻及中小水泡音、以两下肺明显，腹胀满、无明显压痛，肝脾未及，舌质红，苔黄腻，脉滑数有力。X 线检查示双肺纹理增强，可见小斑片状阴影。

西医诊断：支气管肺炎。

中医诊断：肺炎喘嗽。

证属湿热内蕴，上泛于肺，炼液成痰，痰热互结，壅阻气道则发热不退、咳嗽喘促。肺与大肠相表里，湿热下注于大肠，则大便黏滞泻下。

治以辛开苦降，化痰定喘。

方选大小苦辛汤加减：黄芩 6g，黄连 1.5g，干姜 1g，半夏 3g，桑叶 10g，牛蒡子 10g，桔梗 3g，炙枇杷叶 10g，生石膏 25g（先煎），莱菔子 10g，焦三仙各 10g，厚朴 3g。5 剂，水煎，日 1 剂，分多次频服。

3 月 6 日二诊：药后体温逐渐降至正常，痰去，咳喘平，大便正常，纳食转佳，舌质偏红，脉略滑数。上方化裁，服 5 剂后诸症消失。

3. 行气解郁、宣畅肺气法

张某，女，4 岁，1998 年 2 月 8 日入院。

1 天前开始发热，咳嗽喘息。刻下体温 38.6℃，喘息，喉中痰鸣，咽部充血，口唇略青紫，纳差，大便干，溲黄，舌质红，苔薄黄，脉滑数。双肺呼吸音粗糙，右肺底可闻及中小水泡音。白细胞 19.3×10^9/L，中性粒细胞 0.84，淋巴细胞 0.16。胸透两下肺纹理增多模糊。

西医诊断：支气管肺炎。

中医诊断：肺炎喘嗽。

证属外邪袭肺，肺气不宣，宣降失常上逆而咳喘。

治以清热宣肺，化痰止咳，佐以行气开郁。

处方：麻黄 5g，生石膏 25g（先煎），杏仁 6g，生甘草 3g，山栀 3g，黄芩 6g，枳壳 10g，炙枇杷叶 10g，牵牛子 10g，大贝母 10g，紫菀 10g。3 剂，水煎服，日 1 剂。

药后病情明显好转，热退，仅晨起轻咳，痰较前减少，睡眠佳，唯纳差，大便干，尿黄，咽部充血，两肺未闻及干湿性啰音，舌红，苔薄黄腻。此乃余热未净，继拟清宣肺热，方选泻白散加减。

处方：桑白皮 10g，地骨皮 10g，南沙参 10g，麦冬 10g，枳壳 10g，莱菔子 6g，连翘 10g，制大黄 10g，黄芩 10g，炙枇杷叶 10g。7 剂，水煎服，日 1 剂。

药后诸症消失。

4. 涤痰通腑、上病下取法

王某，男，5 岁。

患儿于昨夜突然发热，无汗，惊惕不安，今晨起体温增高至 40℃，伴咳嗽气急、呕吐、烦躁不安。某医院急诊收住院治疗。入院查体体温 40℃，呼吸急促，鼻翼煽动，面色苍白，口唇发绀，心率 180 次/分，心音低钝，两肺满布细小水泡音。X 线检查示两侧肺野可见大小不等的点片状阴影。白细胞 0.9×10^9/L，中性 0.58，淋巴 0.42。西医诊断为肺炎合并心衰。给予抗感染、镇静、吸氧、强心及对症等治疗，效果不显，病情危重，遂邀刘弼臣会诊。

患儿身热，体温 39.8℃，有汗，热不解，咳嗽喘促，鼻翼煽动，手足逆冷，哭无涕泪，腹胀而满，大便秘结，舌红绛，苔糙腻，脉弦滑数大有力。

证属温邪化火，形成热深厥亦深之证。

治以通腑泄热，急下存阴。

方选犀连承气汤加减。

处方：犀角粉 1g（冲服），生地黄 10g，黄连 1g，风化硝 5g（化服），生大黄 10g（后下），生甘草 3g，连翘 10g，赤芍 10g，淡竹叶 10g，生石膏 25g（先下）。1 剂，水煎，分 3 次服。

二诊：药后大便畅泻两次，体温逐渐降至 38.3℃，手足转温，喘促明显平定，咳嗽转爽，舌苔薄黄，舌尖仍红赤，脉象弦滑。证属温邪痰热渐化，余热尚蕴肺胃。治当清热化痰，宣肺止咳。方选桑叶石膏汤加减。治疗 1 周，痊愈出院。

按语： 本例来势急暴，邪热不得外泄，因而旋即气营两燔，出现哭而无泪、喘憋不已、抬肩撷肚、呼吸短促不匀等肺气垂绝现象。此时化源将竭，若宣提肺气，则愈促肺气闭绝，故治当釜底抽薪。风化硝、生大黄、甘草调胃通下以泄热；犀角、生地黄、赤芍、黄连、石膏凉营解毒以泄热。药后身热趋降，热深厥深亦解除，收到"急下存阴"之效。

小儿形体娇柔，使用攻下法宜慎重，必须正盛邪实方可使用，而且要中病即止，否则，将有损伤胃气之虞。本例主要抓住了舌苔糙腻、脉象弦滑、高热不退、大便秘结的腑实证，当机立断，下后效如桴鼓。若津伤明显，舌质红绛而少津，可用沙参、鲜石斛、鲜生地黄、鲜芦根以养阴生津，佐以少量苦寒泄热的大黄、黄连、黄芩清热通下，亦能达到"清热而不碍胃、通下而不伤正"的目的。

5. 扶正祛邪、肃肺涤痰法

马某，女，2岁零1个月，2004年12月9日初诊。

3天前发热咳嗽、鼻流清涕，形寒，曾服阿奇霉素、美林退热糖浆、小儿肺热止咳口服液等未见好转，体温38.5℃来院治疗。症见咳逆，鼻煽，咽红，两肺有细小密集水泡音，血白细胞15.8×10^9/L。西医诊断支气管肺炎。给以退热剂及头孢对症处理，并服用中药麻杏石甘汤加味。用退热药后体温可降至正常。昨日由于复感外邪，体温复升，气喘，痰涎壅盛，胸透示两肺炎症未见吸收，遂邀刘弼臣会诊。

症见身热不解，汗出肢端微凉，咳痰不爽，气喘不已，面色发青，倦息嗜睡，不思纳食，大便稀溏，舌苔白而微腻，脉细而无力。

中医诊断：肺炎喘嗽。

证属病久体虚，阴阳稚弱，湿痰内蕴，肺失宣肃。

治以扶正祛邪，肃肺涤痰。

方选参苏饮加减。

处方：太子参10g，紫苏叶5g，橘皮3g，半夏3g，五味子10g，桔梗3g，苏子10g，枳壳5g，莱菔子3g，干姜1g，大枣5枚。3剂，日1剂，水煎，分3～4次服。

药后痰化喘平，身热已解，面转红润，精神佳，食纳振，唯咳嗽气弱，苔白脉缓，宗原方加减。

处方：党参10g，苏子5g，茯苓10g，炙甘草3g，橘皮3g，半夏3g，砂薏苡仁1.5g（打），桔梗3g，杏仁10g，生姜2片，大枣5枚。5剂，日1剂，水煎，分 3 ～ 4 次服。

药后咳嗽除，体温正常，纳食佳，二便调，病告痊愈。

按语： 肺炎喘嗽的形成原因主要是外邪侵犯于肺，使肺气郁闭，痰阻气道，不得宣通，因而上逆所致。由于年龄、体质的不同，感邪有风寒、风热之区别，病情有轻重浅深的悬殊，临床上有常证也有变证，贵在审证求因，灵活施治，不能执一方以应无穷之变。此例肺炎喘嗽，初起本属感受风寒之邪，肺气郁闭，水液输化无权，凝聚为痰，阻塞气道而作喘。若病初投以辛温开肺，如华盖散加减，则寒散表解，肺开喘定。而此例一味投以麻杏石甘汤，乃至患儿阳虚体弱，湿痰内生。加之卫外不固，复感表邪，致邪毒内陷。若再迁延，必将导致心阳不振之变。故用太子参、干姜、大枣益气温阳；苏叶、莱菔子、橘皮、半夏降气止咳化痰；五味子定喘，扶正祛邪，表里兼顾。药后诸症告平，胸透肺部炎症明显吸收，继以益气理脾和中之剂，调理半月而愈。

6. 养阴清肺、善后调补法

梁某，女，2 岁半。主因发热、咳喘 4 天收住院。

两天前，因发热加重、咳嗽频作、时有喘憋而来就诊。刻下症见发热，体温持续在 38 ～ 39℃，咳嗽阵作，喘憋，汗出，口周无发绀，咽充血，呼吸稍促，纳差，大便稍干。双肺可闻及细湿啰音、以左肺为甚。白细胞 13.6×10^9/L，中性粒细胞 0.48，淋巴细胞 0.32。两肺纹理增粗，可见散在的点片状阴影。舌质红，苔黄，脉滑数。

西医诊断：支气管肺炎。

中医诊断：肺炎喘嗽。

证属痰热壅肺。

治疗：清热宣肺，化痰止咳平喘。

方选麻杏石甘汤加减。

处方：麻黄 3g，杏仁 10g，生石膏 25g（先下），生甘草 3g，桑白皮 10g，地骨皮 10g，黄芩 10g，芦根 10g，竹叶 10g，牛蒡子 10g，大贝母 10g。

6 剂后，患儿病情好转，体温正常，两肺湿啰音较前明显减少，舌质红，苔剥脱而少津，脉细数。因邪热羁留日久，伤阴之象已现，故治拟养阴清热，润肺止咳，以善其后。方选沙参麦冬汤合泻白散加减。

处方：沙参 10g，麦冬 10g，生地黄 10g，地骨皮 10g，桑白皮 10g，炙枇杷叶 10g，杏仁 10g，生谷麦芽各 10g，香稻芽 10g。7 剂，水煎服，日 1 剂。

药后诸症消失，痊愈出院。

四、"火郁发之"治疗外感发热

1. 外感风热

李某，男，5岁，1994年11月24日初诊。

患儿3天前"受凉"后开始发热，体温最高达39℃，伴鼻塞流涕、喷嚏，家长予服小儿感冒冲剂和百服宁等治疗，体温可降至正常，但每于午后体温复升，夜间尤高，遂来就诊。症见发热，鼻塞流涕，咽痛，轻咳，大便干燥，舌红，苔薄黄、脉浮数。

证属风热壅郁肺卫。

治以辛凉解表，清泄郁热。

方选麻杏石甘汤合栀子豉汤加减。

处方：生麻黄3g，杏仁10g，生石膏25g（先下），生甘草3g，栀子4g，淡豆豉10g，黄芩10g，芦根15g，竹叶10g，牛蒡子10g，薄荷3g（后下），制大黄10g。3剂，水煎服，日1剂。

二诊：药后体温降至正常，大便通畅，唯感咽部不适，轻咳有痰，舌质偏红，苔薄白，脉细数。证属余热未净，治以清泄余热。方选柴芩温胆汤化裁。

处方：柴胡5g，黄芩10g，陈皮5g，半夏5g，茯苓10g，芦根15g，竹叶10g，牛蒡子10g，枳壳5g，竹茹10g，甘草3g。3剂，水煎服，日1剂。

药后诸症消失，病告痊愈。

按语： 本例病初为外感风热，邪尚在卫分，属肺经郁热之火郁证，治疗宜遵"火郁发之"的治疗原则。所谓"发"就是宣郁清热。正如王冰所云"发……令其疏散也"。张景岳指出："发，发越也，故当因其势而解之、散之、升之、扬之，如开其窗，如揭其被，皆谓发。"宣郁就是开发火郁，宣畅气机，令郁热外达。郁热证乃火郁之轻证，其热虽未化火灼阴，但是内闭不出，郁不开而热亦清之不去。若徒用苦寒，更加凝湿气机，而致郁热化火灼阴或者冰伏难解。开热外达之路，重在恢复肺的宣降功能。临证宜用质轻性凉、味薄之轻清之品，以直达上焦，轻扬走上，所谓"上者，上之也"，亦即"治上焦如羽，非轻不举"之意。临证之时，刘弼臣喜用麻、杏、石、甘合薄荷辛凉清解，开郁宣肺；栀子配淡豆豉为清解郁热之要药；芦根甘、寒，生津、利小便，畅下焦，导肺部热毒下达于肾，从小便排出；制大黄通腑泄热，使热从大便而出。由于配伍精当，一般外感发热3剂则热退神安。二诊之时，因余热未净，故刘弼臣用柴芩温胆汤化裁以清余热。

2. 外感暑湿

田某，女，7岁，1995年8月12日初诊。

患儿3天前因天气太热，睡眠时吹电扇过度，次日晨起感周身乏力不适，发热，体温最高达39.3℃，家长予服百服宁、小儿感冒冲剂等药，体温可降至正常，数小时后体温复升，遂来就诊。症见发热，周身酸痛不适，倦怠纳呆，头昏重，小便短赤。体温38.8℃，咽红，双扁桃体不大，心肺（-）。舌质红，苔白腻，脉滑数。

证属外感暑湿，治以清暑解表。

方选香薷饮加减。

处方：香薷10g，藿香10g，厚朴5g，白扁豆10g，生石膏25g（先下），山栀5g，淡豆豉10g，芦根15g，竹叶10g，苏梗10g。3剂，水煎服，日1剂。

二诊：药后体温降至正常，周身酸痛明显减轻，神情转佳，头昏重、倦怠乏力症状基本消除，唯感不思饮食，口渴喜饮，小便短赤，舌质红，苔薄白少津，脉细数。证属暑湿碍脾伤阴，治以清暑益气，滋阴养胃。

处方：西瓜翠衣30g，太子参10g，麦冬10g，玄参10g，竹叶10g，芦根15g，生谷麦芽各10g，生山楂10g，天花粉10g，五味子10g，茯苓10g，白扁豆10g。5剂，水煎服，日1剂。

药后诸症消失，胃纳转佳，二便调，病告痊愈。

按语： 本例患儿正值暑令外感，暑为阳邪，其性炎热，暑性升散，易耗气伤阴，故发热、小便短赤；暑多夹湿，故而出现周身酸痛不适、倦怠纳呆、头昏重。舌质红、苔白腻、脉滑数均为外感暑湿之象。治疗以香薷、藿香、苏梗芳香化湿解表；湿易阻遏气机，故以厚朴、白扁豆健脾理气；暑邪伤人直至气分，故以生石膏、山栀、淡豆豉清解气分热；芦根、竹叶轻清郁热从小便而解。诸药合用，使郁热得解，热退身凉。由于暑邪易耗气伤阴，故用清暑益气养阴之剂以善其后，消食健胃以调后天之本。由于诊治抓住了疾病要害，故药后病愈。

五、婴儿湿疹

婴儿湿疹是一种好发于婴儿头面部的渗出性伴有明显瘙痒的皮疹，多于出生后1～2个月发病。初起多自面颊部出现细沙样小红丘疹散在或密集分布，随后融合成片，逐渐波及整个头部，甚至延及胸背部乃至全身。有的皮疹表面附着白色鳞屑，有的形成水疱、渗液、糜烂，最后结成淡黄色薄痂。皮肤瘙痒难忍，患儿哭闹不宁，常反复发作，缠绵难愈。由于本病多发于 1 岁以内的哺乳儿，故中医称之为"奶癣"。刘弼臣认为，本病的病因病机乃禀胎热胎毒，复被风邪所侵，风热相引，发于皮肤所致。

林某，男，6 个月，人工喂养。出生后 1 个月即出现面部、四肢细小红丘疹，继而形成水疱、渗液、糜烂，最后结成淡黄色薄痂。患儿皮肤瘙痒难忍，烦躁，夜眠不安，大便干燥。多方治疗，效果不明显，今慕名前来。舌红，苔黄腻，指纹紫滞至风关。

证属湿热内蕴，复感风热邪毒而发于肌肤。

治以清热利湿、活血解毒、祛风止痒为法。药用自拟荆翘散加减。

处方：芥穗 5g，连翘 10g，露蜂房 3g，刺猬皮 10g，白蒺藜 6g，防风 10g，苦参 3g，半枝莲 5g，蝉衣 5g，当归 10g，泽泻 10g，制大黄 10g。7 剂，水煎服，日 1 剂。

二诊：皮肤瘙痒减轻，夜眠较前明显好转，大便已调。耳后皮损呈黄白色鳞屑，仍有痒感，局部有搔痕，舌仍偏红，苔白，脉细数。湿热已清，病久血虚生风，治以养血祛风，佐以清泄余热，方选三黄四物汤加减。

处方：黄连 1.5g，黄芩 10g，黄柏 5g，当归 10g，生地黄 10g，赤白芍各 10g，川芎 5g，芥穗 5g，连翘 10g，防风 10g，蝉衣 5g，白蒺藜 10g。7 剂，水煎服，日 1 剂。

药后耳后皮损愈，皮肤瘙痒除，纳食可，二便调，睡眠好，家长电告痊愈。

六、荨麻疹

梁某，女，8 岁，北京市人。

患儿皮肤反复出现红色斑丘疹 3 个月，瘙痒难耐，曾多方求治，效果不明显，今请刘弼臣诊治。查体见全身散在红色斑片状丘疹，或呈风团样，或有搔痕，舌红，苔薄黄，脉浮数。

西医诊断：荨麻疹。

中医诊断：瘾疹。

证属风热怫郁，外发肌表。

治以疏风清热，凉血止痒。自拟荆翘散加减。

处方：荆芥穗 5g，连翘 10g，刺猬皮 10g，露蜂房 10g，蝉衣 10g，生地黄 10g，赤白芍各 10g，半枝莲 10g，白蒺藜 10g，竹叶 10g。7 剂，水煎服，日 1 剂。

二诊：药后皮疹基本消失，唯感皮肤夜间瘙痒，纳食稍差，舌质红，苔薄白，脉细数。上方加当归 10g，生山楂 10g。5 剂。

1 周后，家人欣然电告患儿痊愈。

按语： 荨麻疹系风热邪毒外袭、发于肌表所致。根据皮疹的形态，治疗初期以疏风清热、凉血止痒为法。刘弼臣经常告诫我们："治风先治血，血行风自灭。"故用赤芍、生地黄等凉血止痒；加解毒活血之品，如刺猬皮、露蜂房、半枝莲等。后期乃血虚生风，故加当归，配合生地黄、白芍养血活血祛风；加生山楂以活血，消食健胃。必须注意的是，一定要用生山楂，不要用炒山楂，因后者偏燥，且可一药两用。刘弼臣用药之精当，由此可见一斑，故收效显著。

七、颈部淋巴结炎

陈某，男，6 岁，1992 年 11 月 19 日初诊。

患儿 4 天前受凉后发热，鼻塞流涕，咽痛，某医院诊为上呼吸道感染。予阿莫西林、双黄连等药治疗 3 天，体温降至正常。但家长发现患儿左侧颈部有一包块，遂来就诊。症见鼻塞流涕，咽部不适，轻咳，左侧颈部肿块疼痛，腹部阵痛，二便尚调。体温 36.9℃，咽充血，双扁桃体Ⅰ°肿大，未见脓性分泌物，左侧颈部可扪及 2.5cm×2.8cm 和 1.5cm×2cm 大小的淋巴结，表面光滑，活动度可、质地中等、压痛明显，心肺（−），腹平软，无压痛，未及包块，肝脾肋下未及，舌质红，苔薄黄，脉滑数。

诊断：颈部淋巴结炎。

证属热毒蕴结。

治以清热解毒，软坚散结。

处方：辛夷 10g，苍耳子 10g，玄参 10g，板蓝根 15g，山豆根 5g，川楝子 10g，延胡索 10g，山慈姑 10g，海藻 10g，昆布 10g，生牡蛎 30g，穿山甲 10g，蒲公英 10g，牛蒡子 10g。7 剂，水煎服，日 1 剂。

二诊：药后鼻塞流涕除，腹痛亦消失，颈部肿块疼痛减轻，肿大的淋巴结较前略减小，唯近日纳食不佳，舌质红，苔白略厚，脉滑数。此乃余热未净，痰热中阻。治以清泄余热，化痰散结。方选柴芩温胆汤化裁。

处方：柴胡 5g，黄芩 10g，陈皮 5g，制半夏 5g，茯苓 10g，枳壳 10g，竹茹 10g，山慈姑 10g，海藻 10g，昆布 10g，生牡蛎 30g，穿山甲 10g，蒲公英 10g，牛蒡子 10g。7 剂，水煎服，日 1 剂。

药后诸症消失，纳食转佳，肿大之颈部淋巴结恢复至正常大小，病告痊愈。

按语：小儿脏腑娇嫩，形气未充，易感外邪。外感风热之邪，初在肺卫，故鼻塞流涕；正邪相争，则发热；表邪未解，入里化热，热灼津液为痰，与热毒一起蕴结于颈部不散，则形成肿块；气机不通，则肿块疼痛、腹部阵痛。刘弼臣用辛夷、苍耳子宣肺通窍，畅气机；玄参、板蓝根、山豆根、蒲公英、牛蒡子清热解毒，利咽喉；川楝子、延胡索理气止痛；山慈姑、海藻、昆布、生牡蛎、穿山甲软坚散结。二诊余热未净，痰热中阻，肿痛稍减轻，纳食不佳，故以柴芩温胆汤化裁清泄余热，化痰散结。由于切中病机，遣方准确，故而收功。

八、重症肌无力

重症肌无力是一种慢性自身免疫性疾病，因于神经肌肉联连处的传递障碍，临床以受累的横纹肌容易疲劳，休息后可有一定的缓解为主要特征。表现为上眼睑下垂，往往先自一侧眼睑下垂开始，渐渐涉及对侧，或以双眼睑下垂为初发症。由于眼肌无力，除眼睑下垂外，还可表现为眼球活动受限、复视、斜视、眼球震颤等。上述症状晨起时较轻，午后加重，休息后或可暂时缓解或减轻，或四肢无力，咀嚼困难，构音不清，甚则出现吞咽困难，呼吸困难，严重者可危及生命。本病任何年龄均可发病，且无明显季节性。中医文献中无重症肌无力之病名，根据其临床特征，在"痿证""眼睑垂缓""斜睛""视歧"等病名中可见类似本病症状记载。历代医家对本病病因病机多围绕脾与肌肉的关系加以讨论，认为脾气之盛衰与全身肌肉功能正常与否密切相关。

重症肌无力是目前乃至世界公认的一种疑难病，国家将此列入"七五"重点攻关项目，刘弼臣根据"病在肌肉，症在无力"的特点，经过大量临床，研制出疗效显著的"复力冲剂"，该药1991年获国家科技进步三等奖。

刘弼臣认为，小儿脾常不足，运化功能相对较弱。若先天禀赋不足，或后天失于调养，又为饮食所伤，则可导致运化失常，转输、营运无力。后天之本虚弱，气血生化不足，使得五脏六腑、四肢百骸及皮毛、筋肉失于濡养，故而出现一派气虚、肌肉痿软无力之象。眼睑为五轮之肉轮，内应于脾，脾虚气弱则抬睑不能。正如《素问·太阴阳明论》所云："四肢皆禀气于胃，而不得至经，必因于脾乃得禀也。今脾病不能为胃行其津液，四肢不得禀水谷气。气日以衰，脉道不利，筋骨肌肉，皆无气以生，故不用焉。"

脾为后天之本，肾为先天之本，脾主运化水谷精微，有赖于肾中阳气的温煦，肾强则五脏皆强。肾藏精气，亦有赖于水谷精微的供养与生化，筋脉肌肉失于濡养，形体不得温煦，可出现四肢、周身肌肉无力，形寒肢冷等阳虚之候。

肾主骨，生髓。肝藏血，主筋。小儿先天禀赋不足，或久病失调，耗伤阴血，致肝肾精血亏虚，筋脉失于满养，故肌肉痿弱无力、腰膝酸软。肝肾不足，风水二轮无以充盈，故斜视、复视、眼球转动不灵活。若中气虚极，导致一身之大气下陷，即可见"胸中大气下陷，气短不足以息，或努力呼吸，有似乎喘，或气息将停，危在顷刻"之肌无力危象，此乃五脏六腑阳气将绝之恶候。

刘弼臣认为，重症肌无力的主要病机为脾气虚弱、脾肾阳虚和肝肾阴虚。其中以脾虚最为常见。病变脏腑多在脾、肾、肝。因肺主一身之气，又主卫外，故肺气不足常为发病的诱因。气、血、阴、阳不足是本病发生过程中不同阶段的主要病理变化，而它们之间又可相互影响与转化。

重症肌无力总的治疗原则是虚则补之，损者益之，治疗中处处以固护中气为本。偏于脾胃气虚者，宜补中益气，健脾升提；偏于脾胃阳虚者，益气温阳，培补脾肾；偏于肝肾不足者，滋肾养肝，益气通络。对重症肌无力危象，应以峻补脾气、升阳举陷、豁痰通窍为大法，根据病势，遵循"急则治其标，缓则治其本"，或"标本兼顾"的治则积极救治。

1. 脾气虚弱

由于先天禀赋不足，或后天调养失宜，导致脾气虚弱，脾失运化，气血乏源。四肢百骸失其濡养，则表现为一侧或双侧眼睑下垂，朝轻暮重，眼肌不耐疲劳，或见全身肌肉疲乏无力，面色萎黄，食欲不振，大便薄，舌质淡，舌体胖、边有齿印，舌苔白，脉缓而弱。治以补中益气，健脾升提。方选补中益气汤加减，升阳举陷。若眼睑下垂明显，加入阳明经的葛根以鼓舞胃气上行，升发中阳，以助肌力；气虚甚者，加黄精、山药，以加强健脾之功。

2. 脾肾阳虚

由于久病耗气伤阳，以致脾阳虚不能充养肾阳，肾阳虚无以温煦脾阳，最终导致脾肾阳虚，气血无以生化，难以濡养四肢百骸，故而出现眼睑下垂，全身肌肉乏力、活动后加重，胸闷少气，或构音不清，或吞咽困难，形寒肢冷，面色㿠白，腰膝酸软，大便时溏、完谷不化，小便清长，舌质淡，苔白水滑，脉沉细无力。治以益气温阳、培补脾肾为法。方选右归丸加减。若脾气虚明显，加黄芪、升麻以升提中气；肾阳虚甚，加补骨脂、肉豆蔻以温补肾阳。

3. 肝肾阴虚

本证在脾气虚弱的基础上，由于病久耗伤肝肾之阴血，故除了出现肝窍失养的症状以外，还可见阴虚阳亢、肝风内动之象。表现为眼睑下垂，继而出现复视、斜视、凝视，或眼球震颤，面色潮红，手足心热，时而盗汗，舌红，少苔，脉细数无力。治以滋补肝肾、息风通络为法。方选杞菊地黄丸加减。脾虚明显者，加黄精、白术补中益气；复视、斜视者，加覆盆子、菟丝子。

4. 变证（重症肌无力危象）

由于脾胃虚极，肺气亦虚，复感外邪，或突然中断治疗，致胸中大气下陷，气短不足以息，而出现吞咽困难，语气低微，痰涎壅盛、无力咳出，舌淡，苔白，脉微弱或脉大无根。治以升阳举陷、峻补脾气、豁痰通窍为法。方选升陷汤加减。必要时采用中西医结合疗法进行救治。

张某，女，5 岁，1988 年 5 月 16 日初诊。

因左眼睑下垂 1 个月来院就诊。症见左眼睑下垂、朝轻暮重，无吞咽困难，无复视，眼裂右 10mm、左 4mm，面色少华，纳食差，大便溏薄，舌淡，苔白，脉细弱无力。曾在北京市儿童医院做新斯的明实验，诊为眼肌型重症肌无力。

中医诊断：睑废。

证属脾胃虚弱，中气下陷。

治以补中益气，升阳举陷。

方选补中益气汤加减。

处方：黄芪 10g，党参 10g，白术 10g，白芍 10g，茯苓 10g，当归 10g，升麻 5g，柴胡 5g，葛根 10g，制马钱子 0.2g（分冲）。30 剂，水煎服，日 1 剂，并配用复力冲剂，每次半袋，每日 3 次。

药后纳食增，面色较前红润，左眼裂增至 6mm。效不更方，上方继服 30 剂。

药后左眼裂已增至 8mm，面色红润，二便调。嘱其继服复力冲剂，每次 1 袋，每日 2 次，连服 3 个月，以巩固疗效。

半年后随访，未再复发。

按语：小儿眼肌型重症肌无力是由神经肌肉间传递功能障碍引起的一种自身免疫性疾病，临床特点为受累的骨骼肌很容易疲劳，病情呈朝轻暮重，且缠绵难愈。本病似属《目经大成》所载"睑废"证。刘弼臣在总结继承前人经验的基础上，根据本病"病在肌肉，症在无力"的特点，运用"五轮学说"，对其发病机理进行了详尽阐述。他认为，眼之有轮，各应于脏。脏有所病，每现于轮。脾主肌肉，肉轮（部位在睑胞）属脾，故眼睑下垂、开阖失常与脾虚中气下陷密切相关。治疗采用补中益气汤补益中气，升阳举陷；并加葛根加强升提脾阳之力。方中制马钱子（别名番木鳖）苦，寒，有大毒，入肝、脾经，具有通经络、止疼痛、散结消肿的作用，为强筋起痿之良药。临证之时，要注意其毒性，不可入药煎，可冲服。

贺普仁

首届国医大师，针灸名家，重传承，有创新
创贺氏针灸三通法，通经调气，治本之本

医家简介

　　贺普仁（1926—2015），主任医师。1926 年 5 月出生于河北省涞水县石圭村，14 岁师从华北国医学院著名针灸大师牛泽华，不仅得到其真传，也学到了老师的高尚医德，特别受到器重。从师 8 年后，贺普仁以精湛的医技独立应诊，在天桥竞技场开办起诊所。1956 年，而立之年的贺普仁毅然关闭了患者盈门的私人诊所，调入北京中医医院任针灸科主任。1990 年被遴选为首批全国老中医药专家学术经验继承工作指导老师，2002 年被遴选为第三批全国老中医药专家学术经验继承工作指导老师。2007 被授予全国老中医药专家学术经验继承工作优秀指导老师荣誉称号。2008 年被确定为第一批"国家级非物质文化遗产针灸代表性传承人"；被北京市卫生局、北京市人事局、北京市中医管理局联合授予"首都国医名师"荣誉称号。2009 年被授予"国医大师"荣誉称号。2010 年国家中医药管理局批准成立"贺普仁全国名老中医药专家传承工作室"，并荣获"北京市从事中医药工作 60 年特殊贡献奖"。2011 年"贺普仁名老中医工作室"被北京市中医管理局授予北京中医药薪火传承贡献奖。

　　贺普仁注重继承，精研经典，努力挖掘，勇于创新，对几近失传的火针疗法自制针具，不断摸索，使其在临床上得到了广泛应用，并取得了良好疗效。在多年的临床工作中，他总结了毫针、放血、火针等不同疗法，用于治疗高血压、白癜风、风湿性关节炎、子宫肌瘤、外阴白斑、慢性小腿溃疡、下肢静脉曲张、静脉炎、乳腺癌、帕金森综合征、运动神经元损伤、中风后遗症等疾病，疗效显著。

　　从 20 世纪 60 年代起，贺普仁持续探索针灸治疗小儿智障，至 80 年代取得了显效率达到 80% 以上、有效率达 95% 以上的可喜成果。他的探索创新精神贯穿于临床全过程，对针灸经典中的禁区他敢于尝试突破，如火针治疗下肢静脉曲张，打破了针刺须避开血管的禁忌，点刺曲张血管疗效显著，且无副作用，扩大了针灸治疗的病种。他取穴少而精、效而奇，总结梳理出独到的选穴规律。他孜孜不倦地潜心钻研，博采众长，经过 60 多年的医疗实践，创立了"贺氏三通法"——微通法、温通法、强通法。2009 年《中华人民共和国国家标准 GB/T 21709.12—2009 针灸技术操作规范第 12 部分：火针》批准发布，2012 年"贺氏针灸三通法应用规范制定研究"申报为北京市地方标准。

贺普仁十分重视临床经验的总结和提高，注重针灸医学理论的研究和整理，先后发表论文数十篇，其中《论火针疗法》获北京市学术年会优秀论文奖，《针刺治疗输尿管结石》获北京市科技进步奖，《火针疗法治疗子宫肌瘤的临床研究》获北京市中医管理局科技进步二等奖，《针灸治疗小儿弱智》获 1998 年香港中医药及中西医结合交流大会优秀论文奖。先后出版《针灸治痛》《针具针法》《针灸歌赋临床应用》《三通法的临床应用》《贺氏针灸三通法——附图解（一、二、三册）》（获北京市科技进步奖）《灸具灸法》《中国现代百名中医临床家——贺普仁》《普仁名堂示三通》《针灸宝库——贺普仁临床点评本（明清卷）》《一针一得治百病》《贺普仁针灸三通法》等著作。

为了让更多的针灸医师掌握火针疗法，贺普仁办班讲授技法，使火针疗法广为传播，造福于国内外患者。他先后赴美国、日本、韩国、新加坡、澳大利亚、上沃尔特和北欧五国，以及中国香港、台湾等地进行访问、工作和学术交流。他精湛的针灸技术使国外医学界的同仁们惊叹不已。1976 年他在非洲上沃尔特工作期间，为许多患者解除病痛，获得了总统颁发的金质"骑士勋章"。在 20 世纪 40 年代，他拜八卦掌第三代名家曹钟声为师，得八卦六十四掌及八卦瑰宝"十八截刀"秘术，于是他将医理、易理、拳理融为一体，指导八卦和针灸两门学问的研究。多年来，他潜心研究八卦与针灸的结合，以八卦之拧、旋、走、转的特点和混元一气之内功，加强改造传统针灸技法，攻克了许多疑难病证。他常年习武练功，武中求德，造诣颇深。临床用穴讲求医者对患者的正气输入，创立了无痛进针法。他提出的"医德、医术、医功"三位一体的针灸医师职称标准和培养方针见解独到，高屋建瓴。

贺普仁为人正直，德艺双修，诊治患者上至国家领导人，下至普通百姓，均一视同仁。他医德高尚、医术精湛，深受同道们的尊敬和爱戴。贺普仁还精于书法，诊病闲暇常挥毫泼墨。他非常注重个人修养和文化素质的修炼提高，中医文物、医学书籍的购买、收藏占去了收入的大部分，但他心甘情愿、乐此不疲。

贺普仁社会影响广泛，为国内外著名的针灸专家，在世界针灸界享有很高声望，有"针灸泰斗""天下第一针"之美誉。他还曾兼任中国科学技术协会全国委员、中国针灸学会高级顾问、北京针灸学会会长、中国国际针灸考试中心副主任、中国中医药学术研究促进会理事、国际中医中药研究学院名誉院长、国际针灸培训中心北京分部名誉主任、北京中医药大学客座教授、针灸三通法研究会会长、北京医师协会理事、香港针灸协会顾问、北京八卦掌协会会长、北京市武协委员等职。1997年他被收入英国剑桥名人传记中心第12版《国际名人录》《澳大利亚及太平洋国家名人录》。1998年获世界知名医家金奖，并荣获20世纪杰出医学奖证书。2010年的论文——《针灸三通法的创始人——记著名针灸学家贺普仁教授》被美国明尼苏达大学生物医学图书馆评为十佳论文之首。

学术思想

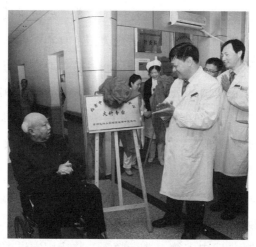

◎　贺普仁和刘清泉院长共同为首都医科大学附属北京中医医院针灸中心成立火针专台剪彩

基于丰富的临床经验，结合中医基础理论，贺普仁提出了"病多气滞，法用三通"的中医针灸病机学说，创立了针灸治疗体系——"贺氏针灸三通法"，促进了现代针灸学的发展。贺普仁认为，任何疾病在发展过程中，气滞是不可逾越的病机。气滞则病，气通则调，调则病愈，故"病多气滞"。针灸治病就是调节气机，使之通畅，从而治愈疾病。他将针灸诸多疗法概括为以毫针针刺为主的微通法，以火针、艾灸疗法为主的温通法和以三棱针放血为主的强通法，3种方法有机结合，对症使用，称为"法用三通"。

贺普仁认为，针灸的法则在于调气，针灸之法即通经调气之法。针灸的通经调气作用是治疗各种疾病、祛除各种气滞的有效大法，也是针灸治病的根本道理。"通"有贯通的意思，指由此端至彼端，中无阻隔；又有通顺的意思，指往来、交接、勾结，经络按照一定的次序规律交接，使气血流注往复，循环不已，这就是经络"通"的作用，就是人体生命活动的基本生理特征。贺氏针灸三通法的核心在于"通"，针刺疗法的最终目的也在于"通"，而众多疾病的根结在于"不通"。因此，只有使经脉气血能够贯通上下、通达内外、沟通表里，才能保证脏腑经络组织器官的正常功能活动，使人体处于阴平阳秘的平衡状态。疏通经络、调理气血是针灸治疗的重要法则，针灸治病就是根据经络与脏腑在生理病理上相互影响的机理，在腧穴部位进行针灸，取得"通其经脉，调其血气"的作用，从而排除病理因素治愈疾病。

三通法是采用各种针灸方法，通过调气以通经，或通经以调气，达到疏通经络、调和气血、治愈疾病的目的。微通法重在调，温通法取其温，强通法在于活血调气，根本宗旨就是通。

一、微通法

本法指的是毫针疗法，将临床最常用、最基本的毫针刺法命之曰微通法是有其含义的。所谓微通，有4层含义：①毫针刺法，因其所用毫针细微，故古人称之为"微针""小针"。"微"代表此法的主要工具是毫针。如《灵枢·九针十二原》云"欲以微针通其经脉"。《标幽赋》也指出"观夫九针之法，毫针最微"。②有微调之意。用毫针微通经气，好比小河之水，涓涓细流，故曰微通。③取其针刺微妙之意。《灵枢·小针解》云"刺之微在数迟者，徐疾之意也""粗之暗者，冥冥不知气之微密也。妙哉！工独有之者，尽知针意也"。所谓微者，是指针刺精微奥妙之处。应用毫针在临床操作中从持针、进针、行针、补泻，直到留针出针各个环节都有很高的技术要求，有诸多的具体方法，运用正确针法，掌握气机变化的规律，其中最重要、最关键的要领在于治神、守神，并使针刺后达到"气至"，从而真正理解针刺的精微奥妙之处。④手法轻微之意。贺普仁认为，手法轻巧是取得理想疗效的关键，针刺应给予患者感觉舒适的良性刺激。

针灸之法，系行气之法。《灵枢·九针十二原》云："欲以微针通其经脉，调其气血。"由此可见，通调二字是针灸治病中的主要法则，针灸的通调作用是治疗气血不通的有效大法。贺普仁深得其精髓，在行医数十年中他深刻认识到，尽管致病因素有七情、六淫、饮食劳倦及跌打损伤等，所致疾病种类繁多，或因实，如气滞于表，邪不得宣，而恶寒发热；或气血滞于内，瘀积疼痛，气滞于肝则肝气不疏；或因虚，气血虚弱，心失所养而心神不定、夜寐不安，肾气不足而腰痛耳鸣等，但病机主要是气血运行不畅。外邪侵袭，邪入经络，则使经络中的气血运行不畅，病邪通过经络由表入里，则出现脏腑病变，又因气血是脏腑功能活动的基础，气血不和则出现脏腑病变，脏腑病变也可反映在相应的经络上，表现为经络中的气血运行不利，所以说疾病的产生皆因气血不通。《素问·调经论》云："五脏之道，皆出于经隧，以行血气。血气不和，百病乃变化而生，是故守经隧焉。"《灵枢·经脉》说："经脉者，所以能决生死，处百病，调虚实，不可不通。"故用毫针、微针通调气血，补虚泻实，从而治疗疾病。

贺普仁认为，微通法的实质就是研究和探讨在针刺过程中刺激形式、刺激量和刺激效应，以及这三者之间的相互关系。只有这三者相互调整，有机结合，才能针下生花，使毫针治疗出现妙不可言的效果，这三者共同构成"微通法"的核心。具体治疗时，以针为根，以刺为术，以得气为度，以补泻为法，随症应变，从一针一穴做起，到掌握腧穴处方的综合效应，以期取得理想的疗效。微通法以中医理论为指导，也是一切针法的基础。

微通法的功效是通经络、调气血，广泛用于临床，涉及呼吸、消化、循环、免疫、神经等多个系统的常见病、多发病及疑难病证，可治疗 300 多种疾病，其中有确切疗效的在 100 多种。微通法不仅适用于慢性疾病，如半身不遂、哮喘、眩晕、麻木、皮肤病、月经不调等，也可治疗一些急症、重症，如晕厥、中风、脑震荡等，有起死回生之效。

二、温通法

温通法是以火针和艾灸施于穴位或一定部位，借火力和温热刺激，激发经气，疏通气血，以治疗疾病的一种治疗方法。温通法包括火针和艾灸两种方法。火针疗法是将针在火上烧红后迅速刺入人体一定穴位或部位的治疗方法。艾灸疗法是用火将艾绒或艾卷点燃，在一定穴位上，通过不同方法的燃烧来治病。两种方法均可给机体以温热刺激，好似冬春之季河面浮冰，得阳春之暖，而渐融之，河水通行无涩也，因其得温而通，故名温通。贺普仁临床以火针应用范围更广。

火针具有针和灸的双重作用。火针针刺穴位，对人体也有调整作用，此同微通法。温热属阳，阳为用，人体如果阳气充盛，则阴寒之气可以驱除，即火针有祛寒助阳的作用，此同艾灸法。

（一）火针

火针既是针具的名称，又是一种针法的名称。从针具看，火针即古代九针之一。《灵枢·九针十二原》《九针论》《官针》及《素问·针解》中对火针的形状及用途都有具体论述。从针法看，火针刺法是用火将针烧红后，迅速刺入人体一定的穴位或部位，以达到治疗目的的一种方法。

火针疗法自《内经》中首次用文字记载至今，经过了数千年的历史。在这漫长的历史过程中，经过历代医家的研究和临床实践，使它从简陋的工具、原始的操作方法和狭窄的临床适用范围逐步改进，不断发展和完善，拓宽了应用范围，突破了临床禁忌，成为针灸疗法中独特的体系。

《内经》成书于战国时期，其中首次提到"燔针""焠刺"。《灵枢·官针》云："九曰焠刺，焠刺者，刺燔针则取痹也。"可见"焠刺"即是将烧热、烧红的燔针快速刺入皮内的一种刺法。因此，由此可得出"燔针"和"焠刺"即为"火针"和"火针疗法"。书中提到火针疗法的适应证有4种，即痹证、寒证、经筋症、骨病。此外也提到火针疗法的禁忌证。从以上论述可以认为，火针疗法创立于《内经》。

火针疗法到汉代已应用得相当普遍。如张仲景的《伤寒论》中就多次提到。他肯定了火针疗法的治疗作用，认为火针可以助阳发汗，驱除外邪，用以治疗伤寒表证。但也提出了许多应用不当而出现的后果，强调了应用火针必须严格掌握适应证，以及出针后及时处理针孔，以防不测。

晋代皇甫谧撰写的《针灸甲乙经》继承了《黄帝内经》的观点，肯定了"焠刺"是针灸的刺法之一，同时也强调了其适应证为痹证和寒证。

唐代孙思邈的《备急千金要方》首先将火针疗法的适用范围从寒证、痹证扩展到外科的疮疡疖肿，并指出了火针疗法的禁忌穴位。如曰"外疖痈肿，针惟令极热"。"巨阙第四胸椎棘突下、太仓中脘、上下管脘等及诸弱小者，勿用火针"。

宋以后，火针疗法有了很大发展。临床针灸家王执中写的《针灸资生经》中最早将火针疗法用于治疗内脏疾病，并列举了许多有效病例，涉及消化系统疾病、呼吸系统疾病和腰痛等。当时火针的适用证已大大扩展。

火针疗法发展的鼎盛时期为明代。当时的代表著作《针灸大成》《针灸聚英》《名医类案》等均提到了火针。其中《针灸聚英》对火针疗法论述得最为全面，包括了以前许多针灸家未涉及的内容，从针具、加热、刺法到功效应用和禁忌等都进行了全面、精细的论述。

成书于明朝的《名医类案》，集录了数则火针治疗的病例。到了清代，火针疗法的适应范围得到了进一步扩大和发展。虽然火针疗法的适应证广泛、疗效可靠，但也受到轻视和排挤，常常处于濒于消亡的境地。为了将火针发扬光大，贺普仁毕生致力于火针的研究和推广，发表论文及论著介绍火针的应用，创立"贺氏针灸三通法研究会"，不断扩大影响，在火针应用方面多有发挥。

贺普仁丰富了火针疗法的病机学说，突破了热病不用火针的禁忌，经过临床证实，火针也可以治疗一些热证。古人曾提出"以热引热""火郁发之"的理论。热毒内蕴，拒寒凉之药不受，清热泻火之法没有发挥作用之机，而火针疗法有引气和发散之功，因而可使火热毒邪外散，达到清热解毒的作用，临床可治疗颈痛、背痛、缠腰火丹及疖腮等症。

贺普仁扩大了火针的施术部位，突破了面部不用火针的禁忌。他认为，面部并非绝对禁针区，并突破了火针不留针的禁忌。

贺普仁经过数十年的临床实践，总结出火针疗法能够增强人体阳气，激发经气，调节脏腑功能，使经络通、气血畅，具有祛寒除湿、清热解毒、消癥散结、祛腐排脓、生肌敛疮、益肾壮阳、温中和胃、升阳举陷、宣肺定喘、止痛止痒、除麻、定抽、息风等功效。他根据临床需要，挖掘和发展了这一传统治疗方法，扩大了临床适应证，使火针的治疗病种达100多种，尤其对一些疑难病证取得了很好的疗效。

贺普仁规范了火针疗法的操作规程。首先规范了不同的火针针具，分为细火针、中粗火针、粗火针、平头火针、多头火针和三棱火针6种，治疗时根据患者的年龄、体质、患病部位（或取穴部位）和疾病不同而选用。其次对火针刺法进行归纳和分类，将针刺方法分为点刺法、密刺法、散刺法、围刺法，将出针快慢分为快针法和慢针法。第三，确立了火针施术的间隔时间，一般视病情而定，急性期、痛证可每日连续施针，但不应超过3次；慢性病隔1～3日1次，突破了古人"凡下火针，须隔日一报之"的束缚。

1. 火针疗法的功效

（1）壮阳补肾，升阳举陷：因火针具有增强人体阳气、激发经气、调节脏腑的功能，所以能壮阳补虚，升阳举陷。用火针点刺足三里、内关、脾俞、中脘等穴，可使脾胃经脉气血畅行，温运中焦，振奋阳气，祛除寒邪，使脾胃运化功能得以恢复，消化、吸收、升降功能趋于正常，胃脘痛、胃下垂得以治愈。火针刺激心俞、内关及心前区等部位，可壮心阳，益心气，使胸痛、心悸症状缓解。点刺气海、关元穴，可补益中气，升阳举陷，治疗阴挺。

（2）疏通经气，宣肺定喘：过敏性哮喘、慢性支气管炎、肺气肿等都属于顽固性疾患，中药治疗效果较慢，使用火针治疗则有特殊效果。这些疾病多以咳喘为主要症状，而咳喘多因风寒外袭，邪气闭肺，肺失宣降，肺气上逆而成。火针可通过温热作用刺激大杼、风门、肺俞、定喘等穴，温化肺之寒邪，疏通肺之经气，经气宣通则可驱除邪气，邪气出则肺气得以宣发肃降，而喘息止。

（3）助阳化气，消癥散结：癥结即肿物或包块在体内或体表的积留。如气滞血瘀，痰湿凝积，荣卫之道涩而行迟，积久则成癥结。火针有温热助阳、激发经气的作用，可疏通经络，行气活血，消除癥结。火针又能助阳化气，使气机疏利，津液运行，凝滞之痰邪湿邪因而化解。临床多用于治疗腱鞘囊肿、脂肪瘤、纤维瘤、子宫肌瘤、卵巢囊肿等。如病灶在体内，针刺宜深，使癥结消于体内；如病灶在体表，针刺宜浅，使病邪排出体外。

（4）攻散痰结，消除瘰疬：瘰疬多发生于颈侧的皮里膜外之处，大者属瘰，小者属疬。此病的发生多与痰有关。颈侧为少阳所主，少阳为气多血少之经。若情志不舒，则可造成肝郁脾虚，酿湿成痰，气血受阻，聚而不散，即成瘰疬痰核。如果虚火内动，灼津为痰，痰火互结也可形成此病。火针可温通阳气，攻散痰结，疏通气血，消积化瘀，故可治疗瘰疬。再配合体针调节脏腑，疏肝解郁则疗效更佳。治疗时一般用中粗火针，用点刺法。

（5）祛寒除湿，通经止痛：疼痛的发生多由于邪阻经络，使气血发生郁滞、瘀结等病理变化，引起局部或全身疼痛。引起疼痛的邪气主要为寒邪。火针可以温其经脉，鼓动人体的阳热之气，因而可以驱散寒邪，使脉络调和，疼痛自止。另外，风邪、湿邪、热邪等也可引起疼痛，如为风邪所引起也可以用火针治疗，因火针能温通经络，行气活血，促进体表的气血流动，使风邪无处存留，疼痛缓解。如因湿邪引起可利用火针的通经络、行气血功能攻散湿邪，或利用其助阳化气功能，使气机疏利，津液运行，从而除祛湿邪，达到治疗疼痛的目的。

（6）生肌敛疮，祛腐排脓：治疗脓肿已成而未破溃的可用火针点刺，一针或多针，使脓排出，脓肿消除。因为火针能够促进气血运行，鼓舞正气。正气充盛，则能排出脓毒。对于脓肿破溃、疮口久不收口，或因其他疾病引起的皮肤表面出现慢性溃疡，经久不愈者也可用火针治疗。因为火针能温通经络，行气活血，使气血运行，加速流通，使疮口周围瘀积的气血得以消散，从而增加病灶周围的营养，促进组织再生，使疮口愈合。治疗时宜选中粗火针，用围刺法，如疮口大、有腐肉可在中心点刺。

（7）助阳益气，解除麻木：麻木属感觉异常的一种病变，麻与木常同时出现。常见的类型有气虚者，遍身麻木；中风先兆者，多半身麻木；肝郁脾虚筋失所养者，手足麻木；外伤经脉引起的麻木，多发生在局部。麻木之症多因脉络阻滞，阳气不能帅营血濡养经脉肌肤所致。火针能温通助阳，引阳达络，使气至血通，麻木自除。操作宜采用散刺法，选择细火针。

（8）温通经络，祛风止痒：痒证多与风邪有关。风邪为外邪入侵或气血生风所致。火针具有温通经络、行气活血之功，可促进体表气血流动，加强营养，使风邪无处存留，血足风散则痒止。操作时可用粗火针，点刺病变局部；或用细火针，针刺曲池、血海、风市等穴。

（9）运行气血，解痉止搐：痉挛为肌肉不自主的抽搐，分为颜面和四肢两种。火针适用于颜面抽搐。颜面抽搐多与情志有关，女性多于男性，病因多因肝血不足、肝风内动或风痰阻络。肝血不足、风痰阻络可引起筋脉失养，风扰经络则出现肌肉抽搐。火针疗法可促进气血运行，增加局部的血供，营养筋脉，祛除风邪，则拘急、抽搐自止。操作时宜选细火针，点刺局部。若配合体针，平肝息风、补气祛痰则效果更好。

（10）引热外达，清热解毒：火针属温法，一般认为只适用于祛寒，不可用于热证。但贺普仁将其用于热证，使火热毒邪外散，达到清热解毒之功。

（11）健脾利湿，温中止泻：中阳素虚，或寒湿直中，脾阳运化失司，清阳不升，浊阴不降，津液糟粕并趋大肠而为泻。火针具有增强人体阳气、调节脏腑功能的作用，火针点刺中脘、天枢、长强等穴，可补益阳气，收摄止泻。操作宜用中粗火针，快速点刺法。

（12）补脾益气，通利筋脉：火针还可用治痿证。因火针能助阳气，行气血，使脾胃气盛。气血生化充足，筋脉得以润养，则肌力增强，肌肉丰满。治疗多选中脘、气海、天枢及阳明经的下肢穴，并加督脉的阿是穴。操作宜选中粗火针，点刺法。

（13）通经活络，散瘀消肿：不慎扭伤后，局部组织可出现肿痛，活动不利。这时也可用火针治疗。因火针能温通经络，行气活血，故可祛瘀消肿止痛。治疗多选对侧阿是穴，用点刺法。

2. 火针的材料与分类

（1）制作火针的材料：制作火针的材料不同于一般毫针。因为火针是在高温加热到针体变红后刺入人体，因此要求材料耐高温，坚硬挺拔。而且在高温加热的情况下能保持坚硬不弯曲，具有越烧越硬的性质，这样才能保证针体顺利穿透皮肤、肌肉组织而针身不弯不折。通过反复实践，钨锰合金是制作火针的理想材料。完整的火针分为三部分，即针尖、针体和针柄。针尖无需很锋利，要尖而不锐，稍圆钝为佳。因为火针烧红后要刺入皮肤，而且要会烧灼，针尖太锐利容易折断。针体要坚硬挺直，以便进出针顺利，患者痛苦少，疗效高。针柄要隔热防烫手，便于持拿，保证施术者稳、准、快地操作。

（2）火针的分类：临床需根据症状和穴位不同，而选择不同粗细的火针。火针的粗细与疗效有着直接关系。根据针的粗细不同，火针可分为粗、中粗、细、平头、多头和三棱火针6类。

①细火针：直径0.5mm，属细火针。主要用于：①面部穴位。由于面部神经、血管较丰富，痛觉敏感，细火针可以减少痛苦。另外，面部使用粗火针，如果处理不当，易留有瘢痕，影响美观。②肌肉较薄的部位。③老人、儿童及体质虚弱者。

②中粗火针：直径0.8mm，适用范围较广泛，除面部穴位及肌肉菲薄的部位外，其他部位包括四肢、躯干、所有压痛点和病灶周围均可应用。

③粗火针：直径1.1mm或更粗，主要用于针刺病灶部位，如窦道、痔漏、淋巴结核、痈疽、乳痈、臁疮、腱鞘囊肿、皮肤病变等。

④平头火针：主要用于灼烙浅表组织，如胬肉攀睛、雀斑等。

⑤多头火针：以三头火针多见。刺激面积较大，可免除普通火针反复点刺的繁琐，多用于面部扁平疣、皮肤斑点、黏膜溃疡等。

⑥三棱火针：具有火针和三棱针的双重特点，主要用于外痔，高凸的疣、瘤等，有切割灼烙之功。

3. 选穴

在选穴方面，应根据患者病情、病灶部位，选择适当的经穴、痛点，或在病灶处直接针刺。

循经取穴是根据临床表现，辨证归经，按经取穴，在经穴上施以火针，通过经络的调节作用，使疾病缓解。

痛点取穴即在病灶部位寻找最明显的压痛点，在痛点上施以火针，通过温热刺激，使经脉畅通，疼痛止。《灵枢·经筋》所说的"治在燔针劫刺，以知为数，以痛为输"指的就是在疼痛的局部"阿是穴"进行针刺。此外，还有一种方法是在病灶处或周围进行针刺，因病灶的形成多因局部气血运行不畅，火针可改善局部循环，增强局部组织代谢，使病灶得以消除，疾病得以缓解。

4. 针刺方法

火针的针刺方法可分点刺法、散刺法、密刺法和围刺法 4 种。其中点刺法适用于针刺穴位，后 3 种方法适用于针刺病灶的部位。

刺法和针具选择恰当与否，直接影响治疗效果。所以应根据患者的具体情况，适当选择。

（二）灸法

灸法是温通法的重要组成部分，其作用表现在以下几方面。

1. 温经散寒，行气通络

经脉喜温而恶寒，血气在经脉中，寒者泣涩，温者通利。若人体阳气不足，内生阴寒，不能正常地温煦经脉，则经脉不利，气血凝滞不畅。风寒湿邪乘虚而入，寒主收引，寒邪痹阻经脉，初则关节疼痛、活动不利，久而出现经脉挛急、关节拘挛难以屈伸。湿邪盛则关节、肌肉肿胀疼痛。艾灸依其火热之性可温经通络，行气活血，祛湿散寒，临床可用于治疗风、寒、湿邪引起的一切病证。这种温通作用是灸法的基本属性。

2. 温阳益气，回阳固脱

在古代，灸法常被用来回阳救逆，治疗危重病证。如《扁鹊心书》强调："夫人之真元乃一身之主宰，真气壮则人强，真气虚则人病，真气脱则人死。保命之法灼艾第一。"大凡危疾重症，阳气衰微，阴阳欲离，用艾炷重灸关元、神阙等穴，能祛除阴寒，回阳救脱。

3. 补脾益肾，升阳举陷

阳气虚弱不固等可致气虚下陷，出现脱肛、阴挺、久泄久痢、崩漏、滑胎、遗精等症。《灵枢·经脉》云："陷下则灸之。"艾灸具有温补脾肾、益气固脱的作用，故气虚下陷、脏器下垂之症多用灸疗。对命门火衰而致的遗精、阳痿、早泄等也有较好的治疗作用。

4. 降逆下气，引火归原

由于火性炎上，无论实火还是虚火，均可升腾向上，出现上焦、头面部的一些症状，而艾灸可以引火下行，促使阴阳平衡。如灸涌泉可以治疗鼻出血、失眠，灸关元可以治疗虚阳上亢引起的头痛、眩晕等。

5. 拔毒消肿，散结止痛

艾灸有拔毒消肿、散结止痛的作用，可用于乳痈初起、瘰疬、疖肿疮疡、毒虫咬伤及疮肿未化脓者。对于疮疡溃久不愈者，艾灸可以促进愈合，生肌长肉。

6. 防病保健，延年益寿

灸法不仅能治病，而且能防病。常灸大椎、气海、关元、肾俞、足三里、三阴交等穴，可以鼓舞人体正气，增强抗病能力，起到预防保健、延年益寿的作用。

贺普仁在灸治方面重点强调：虚寒之证必灸，养生治未病善灸。

三、强通法

强通法的典型方法是放血疗法，包括拔罐、推拿等。放血疗法是用三棱针或其他针具刺破人体一定部位的浅表血管，根据不同的病情，放出适量的血液。三棱针即《灵枢》中所说的"锋针"，具体刺法有"络刺""赞刺""豹文刺"等不同记载。《灵枢·小针解》云"宛陈则除之者，去血脉也"，是指以放血疗法祛除恶血，以达祛瘀滞、通经络的作用。此法犹如河道阻塞，水流受阻，今疏浚其道，强令复通，故曰强通。关于刺血疗法，出血量的多少非常值得重视。《内经》屡次提出放血要放到"血变而止"。《医学源流论》亦云："凡血络有邪者，必尽去之，若血射出而黑，必会变色，见赤为止，否则病必不除而反为害。"

其作用机理，一方面通过祛瘀以通经，因瘀血是病理产物，又可成为致病因素，若瘀血阻滞经络，最好的方法莫过于刺破血络，以泻血祛瘀。正如《素问·调经论》所说："刺留血奈何？岐伯曰：视其血络，刺出其血，无令恶血得入于经，以成其疾。"《素问·阴阳应象大论》曰："血实宜决之。"通过放血以调气，起到疏通经络的作用。从中医学"祛瘀生新"的理论来看此种方法属于治本之法。

放血疗法根据不同的需要和条件选择不同的针具。临床上常用的放血针具和辅助用具有三棱针、毫针、梅花针、火针等。

三棱针尖端呈三棱形，针尖锋利，针体较粗，古称"锋针"。一般用不锈钢制成，分大、中、小三号，是临床放血的主要针具之一。《针灸摘英集》曰："泻热出血，发泄痼疾，宜此。"一般在需要放血量较多时使用。

毫针放血时一般用 1 寸针，一般在需要出血量较少时使用，小儿及虚性患者较为适宜。

梅花针即皮肤针、七星针，由 5～7 枚不锈钢针集成一束，或如莲蓬形固定在针柄的一端而成，是在古代镵针的基础上演变而成，适用于浅刺皮肤出血，具有刺激面广、刺激量均匀、使用方便等优点。

火针分为粗、中、细三型，经烧灼后使用，亦可作为放血工具。

火罐可作为放血时的辅助用具。拔罐法是以罐为工具，利用燃烧排除罐内空气造成负压，使之吸附于一定部位，使被拔部位充血、瘀血的治疗方法。刺络后拔罐可加强放血治疗的作用。火罐有竹罐、陶罐、玻璃罐、真空罐等，放血疗法中玻璃罐较为常用，也可使用真空罐。

橡皮止血带在四肢、肘窝、腘窝等处放血时常作为辅助工具使用。将此带系在穴位的上端或下端，使静脉努起，然后刺血而出。另外，注射针头、小手术刀片等也可作为放血用具。

关于是否刺血及刺血量的多少，必须根据十二经气血的多少及运行情况而决定。太阳、阳明、厥阴等多血之经宜刺血，出血量可大一些；相反，少血之经的病变则不宜刺血或只可少量出血。《灵枢·九针十二原》指出："审视血脉者，刺之无殆。"穴位点刺出血时，出血 3～5 滴即可。若在静脉处放血，血色由深变浅或由黑变红即可停止放血。《医学源流论》曰："凡血络有邪者，必尽去之。若血射出而黑，必会变色，见赤为止，否则病必不除而反为害。"显然这样的出血量不只是几滴。宋代娄全善治喉痹，刺太溪出黑血半盏。陈自明《外科精要》治背疽，砭赤处，出血碗许，背重顿去。攻下派张从正刺血以升、以斗计。而今人刺血多以滴计。正如徐大椿所言："古人刺法取血甚多，如头痛腰痛，大泻其血；今人偶尔出血，惶恐失据，病何由除……"当然不可矫枉过正，以患者体质和病情决定放血量。

适合放血疗法的病证范围极其广泛，据资料统计，放血疗法的适用病种多达 150 余种，贺普仁在内科、骨伤、外科、妇科、儿科、五官科等多种疾病中均应用放血疗法。

临床经验

一、中风

中风又称卒中，临床以突然昏仆、半身不遂、口舌㖞斜、言语謇涩或不语、偏身麻木为主症，其具有起病急、变化快、如风邪善行数变的特点，是好发于中老年人的一种常见病。中风相当于西医学的脑梗死、脑出血，多种原因均可导致脏腑经络功能失调，阴阳逆乱，气血不畅，而发生中风。如体质肥胖，嗜食肥甘，痰湿内生，郁而化热；或脾胃虚弱，化生乏源，气血不足，瘀血阻络；或房事不节，劳累过度，肾阴不足，肝亢化风，遇忧思、恼怒等发病。

治则：通经活络，调和气血。

取穴

中脏腑：闭证四神聪放血（放血仅用于急性期）、曲池、合谷、足三里、阳陵泉、太冲、中脘、天枢、丰隆。脱证隔盐灸神阙。

中经络：风火上扰证百会（用三棱针放血，仅用于急性期）、四神聪、曲池、合谷、太冲。

上肢不遂条口；下肢不遂环跳；足内收绝骨、丘墟；强痉火针点刺局部；抖颤难自止少海、条口、合谷、太冲；麻木十二井放血。

在上述基础上，根据不同证型辨证取穴，还要对症配穴，不同分期采用不同治法。

对症配穴：昏蒙嗜睡甚至昏迷，血压正常者针刺人中；血压高者十二井放血、十宣放血交替使用。躁扰、失眠、乱语配本神，失语配通里、照海、哑门，眩晕急性期配四神聪放血，血压高者灸神庭。头痛配合谷、太冲；目失灵动、视物成双配臂臑；饮水反呛、吞咽困难配天突、内关；牙关紧闭配下关、地仓、颊车；舌强语謇或伸舌喎斜配金津、玉液放血。

急性期除气虚血瘀型外均用强通法，百会、四神聪、金津、玉液、十宣、十二井放血均采用三棱针速刺法；曲泽、委中采用三棱针缓刺法；余穴用毫针刺，穴取患侧为主，平补平泻。

恢复期、后遗症期诸穴以细火针点刺，之后毫针留针治疗。穴取患侧为主，平补平泻。

"贺氏针灸三通法"可用于中风病的各个阶段。急性期之实证以气血上逆、痰火内闭、瘀血阻闭等为表现，危、急、重是其病证特点，根据"贺氏针灸三通法"理论，必须采用局部放血疗法以治血调气。此期应用放血疗法的目的是针对病机采用强通法，以清热泻火，止痛镇吐，救急危症。同时配合微通法，以畅气机，行气血。恢复期以血瘀、痰凝、气机不畅致经脉失养为主症，治疗采用微通法以通调经脉，并根据需要配以温通火针疗法。后遗症期多气虚血瘀，脉络痹阻而致肢体废萎不举或拘挛不伸，此时采用火针疗法，温通经脉，行气活血，柔筋止挛。

二、头痛

头痛是指头部经脉绌急或失养、清窍不利引起的以头部疼痛为特征的一种病证。本病相当于西医学的原发性头痛。中医学认为，本病可由风邪、积热、肝阳、痰湿和体质虚弱等原因导致。风为阳邪，易犯颠顶，随经入脑，阻留于上，与正气相搏，则发为头痛；或胃中积热，肝胆火炽，随经逆上，阻滞经气而发病；或肾气亏损，阴血虚耗，肝阳上亢，清空被扰而作痛；亦可因痰湿内阻，脾失运化，或劳倦伤中，致清阳之气不能上举而发。

治则：通经活络止痛。

外感头痛疏风散寒、疏风清热或祛风胜湿。内伤头痛平肝潜阳、燥湿化痰或滋阴补肾。

取穴：外感头痛主穴太阳穴放血，内伤头痛主穴四神聪放血。痰湿中阻加中脘；肾精虚损加肾俞。根据头痛的部位加选穴位，后头痛（太阳头痛）加至阴；前额痛（阳明头痛）加中脘；偏头痛（少阳头痛）丝竹空透率谷，加合谷、列缺、足临泣，配用内迎香、风池、曲池、绝骨；颠顶痛（厥阴头痛）加四神聪、合谷、太冲。

操作：太阳穴、四神聪、丝竹空、内迎香酌情采用放血疗法。火针疗法：细火针快速点刺阿是穴（痛点）。点刺头部痛点注意速度宜快，避免烧燃头发。余穴采用毫针刺，实证用泻法，虚证用补法。

贺普仁认为，头痛的类型很多，应根据头痛的性质、部位、舌脉等综合表象进行辨证论治，选用三通法中不同的方法进行治疗。由于经络循行方向、部位与头部有十分密切的关系，故治疗头痛应首选经络辨证。

三、面瘫

面瘫以口眼㖞斜为主要症状，发病急速，为单纯的一侧面颊筋肉迟缓，无半身不遂及神志不清等症状，又称口㖞、口眼㖞斜。本病相当于西医学的周围性面神经麻痹。中医学认为，本病多因汗出受风，劳累后面部着凉，以致外寒之邪乘虚而入，客于面部阳明经脉，经络空虚，气血运行异常而出现口眼㖞斜。外感风寒不解，入里化热而出现阳明郁热也是常见病机之一。尚有素体气血亏虚，邪气乘虚而入导致阳明失畅，经络受阻而发病。

治则：散风活络，调和气血。

取穴：风池、阳白、瞳子髎、鱼腰、颊车、地仓、四白、颧髎、巨髎、下关、合谷、足三里、太冲。

操作：急性期面部穴位宜浅刺，留针 10 ～ 15 分钟，或不留针。3 个月以上的顽固性面瘫，可用细火针快速点刺，不留针，再行毫针刺法，幅度小捻转，平补平泻。

面瘫是针灸临床最常见病证之一，可发生于各个年龄段和不同性别。面瘫以早治为好，绝大多数患者能获得满意疗效。部分病例因误治、失治等效果不佳或出现面肌痉挛、面肌倒错等后遗症。贺普仁认为，越早治越要注意调整周身气血。体壮者多用合谷，体弱者多用合谷、足三里。人体气血充盈、经脉通畅是治疗本病的基础。在早期，疾病处在发展亢奋阶段，要因势利导，不可强拒。治疗时面部用穴要相对少，刺法要轻，刺入要浅。待病情稳定后（3 ～ 7 天）正气充盛，邪气不亢时，才可疏通面部阳明。若已形成后遗症，出现面部肌肉痉挛、面肌倒错等，宜火针刺之。

四、尪痹

尪痹是由风寒湿邪客于关节，气血痹阻，导致以小关节疼痛、肿胀、晨僵为主要表现的疾病。尪痹相当于西医学的类风湿性关节炎。中医学认为，凡气候变化无常，或久居潮湿，涉水冒雨，风寒湿邪侵入筋肉骨节而导致发病，亦可因正气不足，不御外邪而得之。风寒湿邪为本病的主要病因，根据感受风、寒、湿之不同，又可分为"行痹""痛痹""著痹"等。

治则：疏风行血，散寒通络，通关利节。

取穴：风府、中脘、肩髃、曲池、外关、合谷、鹤顶、阳陵泉、阴陵泉、阿是等穴。

操作：均用毫针刺法，平补平泻法。必要时加灸法或火针温通。

大凡痹证，或正虚或邪实皆由外邪入侵、经脉气血不通而致。其中"风为百病之长""寒为痛因之先"，说明了风寒之邪在痹证的地位。治以疏风行血，散寒通络。由于本病虚实并存，经脉气血瘀滞不行为著，故非毫针微通所及，必用火针行温通之法方可取效。

五、胃痞

胃痞是因中焦气机阻滞，升降失常，出现以胸腹痞闷胀满不舒为主症的病证。一般触之无形，按之柔软，压之不痛。本病相当于西医学的功能性消化不良。中医学认为，本病的致病原因有表邪入里、饮食不化、情志失调、脾胃虚弱等。但病机关键在于脾胃功能障碍，致中焦气机阻滞，升降失常，从而发生痞满。

治则：健脾和胃，调理中焦气机。

取穴：主穴中脘、天枢、足三里、内关。配穴依虚实分型酌情选用。

操作：毫针刺，平补平泻；虚证可加火针点刺。

治则：健脾和胃，调理中焦气机。中脘为胃之募穴、腑之所会，可健运脾胃，调理气机；天枢位于腹部，可通调腑气；足三里为胃之下合穴；内关为本经之络穴，通于阴维，善理气宽胸，止呕降逆。诸穴合用，可起到健脾和胃、调理中焦气机之效。

六、便秘

便秘是指粪便在肠内滞留过久，秘结不通，排便周期延长；或周期不长，但粪质干结，排出艰难；或粪质不硬，虽有便意，但便而不畅的病证。本病可见于西医学的功能性便秘、药物性便秘，以及内分泌及代谢性疾病、直肠及肛门疾病所致的便秘等。中医学认为，便秘的病因有胃肠积热、气机郁滞、气血阴津亏虚、阴寒凝滞；病机为大肠传导失司；病位在大肠，与肺、脾、肾相关。肺与大肠相表里，肺热肺燥，肺失宣降，热移于大肠，致大肠传导失常。脾主运化，职司水谷精微的吸收转输。脾病则气血乏源，转输不利，糟粕内停而致便秘。肾司二便，主开阖，寓元阴元阳。肾虚则阴亏肠燥，或阳衰寒凝，传导失常而成便秘。便秘可分为虚实两类，又有热秘、气秘、虚秘、冷秘之分。

治则：调理肠胃，行滞通便。

取穴：主穴支沟、丰隆。配穴根据辨证分型酌情选用。

操作：毫针刺，热秘、气秘用泻法，以清热润肠，疏肝理气；虚秘用补法，以补益气血，润肠通便；冷秘可加灸或火针点刺，以温下焦，通便秘。

七、痿证

痿证是以肢体筋脉弛缓、痿软无力，甚则肌肉萎缩或瘫痪为主要表现的一种病证。本病多见于周围神经病变、脊髓病变、肌萎缩侧索硬化、周期性瘫痪等疾病中。中医学认为，温热外袭，津液耗伤，肺热叶焦，筋脉失养；湿热内蕴，浸淫阳明，宗筋弛缓；脾胃久虚，气血不足；肝肾受损，精血亏耗；或久病于内，经脉阻滞均会导致肢体筋脉肌肉失养，而发为痿证。

治则：通调阳明，荣养筋脉。

取穴：足阳明经穴、督脉穴、中脘、气海、天枢、阿是穴（肌肉萎缩部位）。

操作：上述穴位先火针速刺，后毫针刺，平补平泻。

贺普仁多选用足阳明胃经腧穴行火针温通法，气血充盛，瘀滞得除，经脉得以运行而"主润宗筋，利机关也"，即"治痿独取阳明"也。贺普仁认为，痿证治疗选用任脉、督脉和足阳明经穴，可养阴壮阳，荣养气血，扶正固本。火针温通，能使气血流畅，经脉通利，加强扶正之力。贺普仁继承了"金针王乐亭"的"治痿独取督脉"思想，督脉腧穴以王乐亭的"督脉十三针"为主。

八、发热

发热是指因外感及内伤原因引起的病理性体温升高，临床分为外感发热和内伤发热。外感发热主要表现为高热，内伤发热主要表现为低热。西医学常见于各种细菌、病毒、寄生虫等感染性疾病，以及中暑、风湿热、恶性肿瘤等疾病。

中医学认为，外感发热是六淫之邪或温热疫毒之邪侵袭人体，正邪交争于体内，引起脏腑气机紊乱，阴阳失调，阳气亢奋，或热毒充斥人体，发生阳气偏盛的病理性改变，即所谓"阳胜则热"的病机。内伤发热多因脏腑功能失调引起气、血、湿等郁结壅遏化热而引起，基本病机为脏腑功能失调，气血阴阳失衡，兼见气虚、血虚、阴虚或阳虚，其中虚实兼夹之证较为多见。

治则：清泄热邪，调和脏腑。外感发热清热祛邪；内伤发热调和五脏，疏导气机，实火宜清，虚火宜补。

取穴：外感发热主穴大椎、曲池、合谷；内伤发热主穴大椎、四花。配穴根据辨证分型酌情选用。

操作：①大椎放血。选择大椎穴，用三棱针点刺 0.2 分，出血数滴，出血很少或不出血者，可用小火罐局部拔罐。②少商放血。选择少商穴，用三棱针点刺 0.2 分，可稍加挤压，令出血数滴。③曲池、合谷用毫针泻法。④其他穴位用毫针补法，四花穴亦可配合灸法。四花穴即双侧胆俞、膈俞，用治男女五劳七伤、气虚血弱、骨蒸潮热、尪痹等效果颇佳。

九、阳痿

阳痿是指成年男子未到性功能衰退年龄而出现性生活中阴茎不能勃起或勃起不坚，而影响性生活的病证。本病常见于西医学的男子性功能障碍及某些慢性虚弱性疾病中。中医学认为，肾脏不足，命门火衰，宗筋不得荣养则阴茎不举。色欲过度，房事不节，或先天肾气不足，或复犯房事之禁等均可引起阳痿。阳气不足、命门火衰引起者最为多见。劳心过度，暗耗心脾，气血不足以致肾气亏虚为常见原因。此外，惊恐伤肾、过食肥甘厚味、嗜饮醇酒浓茶、湿热内生亦为本病发生之原因。

治则：补益肾气，疏调宗筋。

取穴：主穴关元、大赫、三阴交，配穴根据辨证分型和伴随症状酌情加减。

操作：毫针刺入 1.5 寸深，补法。针刺关元针尖略向下斜刺，使针感向前阴放散。

贺普仁认为，本病虽然虚证为多，实证为少，但治疗上并不能完全将虚实截然分开。这是针灸治疗的特点，通调少阴、任脉等经脉为常规大法。关元可添精补阴，温阳通脉，注意针感要窜至会阴或阴茎。大赫为局部用穴，可辅助关元增加效力。三阴交养阴血，鼓舞后天脾胃，气血得充，五脏得以调养，病愈也。

十、胁痛

胁痛是以一侧或两侧胁肋部疼痛为主要表现的一种病证。胁痛可见于西医学的肋间神经痛、急性肝炎、慢性肝炎、肝硬化、肝癌、急性胆囊炎、慢性胆囊炎、胆石症、慢性胰腺炎、胁肋外伤等疾病。中医学认为，本病的发生多因情志不舒，饮食不节，久病耗伤，劳倦过度，或外感湿热等导致；累及肝胆，可致气滞血瘀，湿热蕴结，肝胆疏泄不利，或肝阴不足，络脉失养而胁痛。

治则：清利肝胆，疏调气机，调和气血。

取穴：主穴曲池、丘墟、照海。配穴依辨证分型酌情选用。

操作：丘墟透照海，丘墟向照海方向深刺，以不穿透照海处皮肤而又感觉到针尖为度，采用先补后泻手法。肝阴不足用补法，其余穴位均用泻法。膈俞向脊柱方向斜刺 0.5 寸。

贺普仁认为，凡胁痛均以疏通少阳经脉为大法，取少阳经脉之原穴丘墟为基本腧穴，操作上采用"一针两穴"的透针针刺法，由丘墟透向对侧少阴的照海穴，达到少阳经气疏通以利转枢，及阴经血气充濡的效果。丘墟透照海为治疗胆囊炎等胆系疾病的重要腧穴，多采用先补后泻的捻转手法，以通经活络，行气活血，解痉止痛。若肝气郁结、气滞不畅、瘀滞内停明显，可加双侧曲池。曲池为阳明之合穴，主周身气血，具有清热化滞的作用。

十一、石淋

石淋属中医学"淋证"范畴，常见一侧腰部或少腹部胀痛或剧痛，痛牵小腹，尿痛，排尿困难或中断。《金匮要略》云："淋之为病，小便如粟状，小腹弦急痛引脐中。"本病相当于西医学的泌尿系结石。泌尿系结石是指尿液中晶体、胶体沉淀，与尿中脱落的细胞、尿中细菌及各种无机盐混合而成的石性物质，大者呈石块状，小者呈泥沙状，可分为肾结石、输尿管结石、膀胱结石、尿道结石等。

中医学认为，结石的形成以气虚为主，与肝、脾、肾三脏关系较为密切。肝喜条达，主疏泄，内伤七情，肝郁气滞，升降失司，三焦气化不利，水液代谢失调，可致尿中杂质逐渐凝结成石。脾主运化，脾失健运则寒湿内生，寒湿郁久化热，结于下焦，尿液受湿热煎熬，则形成砂石。肾主水，司二便，肾气不足，津亏液耗，温煦无力，开阖失司，以致结石形成。肝、脾、肾三脏往往相互影响而发为本病。湿热蕴毒结于下焦是本病的发病机制之一。

治则：条达气机，通利水道。

取穴：主穴中封、蠡沟。配穴天枢、水道、关元、三阴交、水泉等。

操作：用毫针刺法，施用龙虎交战手法，先补后泻。

中封、蠡沟穴都是足厥阴肝经穴位，中封为经穴，主疝瘕、脐和少腹引痛、腰中痛、阴暴痛等；蠡沟为络穴，别走足少阳，与三焦相通，主少腹痛、腰痛、阴暴痛、小便不利等，两穴合用，有疏肝利气、通结止痛利尿之功。天枢、水道是多气多血的足阳明胃经腧穴，天枢穴为手阳明大肠经之募穴，主治脐腹胀痛、彻痛，有疏调肠腑、理气消滞的作用；水道穴主治小腹胀满、痛引阴中，两穴合用，利尿止痛。关元穴是任脉穴位，为小肠经之募穴，足三阴、任脉之交会穴，可补肾益气。三阴交穴为足太阴经之腧穴，与足厥阴和足少阴经交会，可健脾补肾，调气利水，两穴配用，培补脾肾，调气通淋，主治气癃、溺黄之症。水泉为足少阴肾经之郄穴，肾属水，针水泉配三阴交有扶正、祛邪、利水之妙。诸穴合用，共奏调节气机、培补脾肾、通利水道之效。

治疗过程中，主穴必用，配穴可酌情选取，每次根据辨证选择一两个。实践证实，针刺这些腧穴可以解除泌尿系平滑肌痉挛，使之扩张，从而缓解疼痛，排出结石。

治疗本病宜采用"龙虎交战"手法。先补阳数9次，后泻阴数6次，使之得气，感应强烈但不伤正气。此法针泻而先补，犹如欲跃而先退，作用优于平补平泻，用于镇痛效果明显。若疼痛发作时使用，可即刻止痛，用于结石治疗可提高结石排出率。

针灸排石有一定的选择范围，一般结石在 1cm 之内较易排出。若结石较大，位置较高，或并发严重感染，则应考虑外科治疗，不可单纯依赖针灸，以免延误病情。

十二、筋瘤

筋瘤是以筋脉色紫、盘曲凸起如蚯蚓状、形成团块为主症的病证。本病相当于西医学的下肢静脉曲张。中医学认为，本病多因过度劳累，耗伤气血，中气下陷，筋脉松弛；或经久站立工作，经常负重及妊娠等，使血壅于下，筋脉扩张充盈；或劳累之后，血脉充盈，再涉水淋雨，寒湿侵袭，瘀血阻络；也可因肝火亢盛，血涸筋脉失养所致。

治则：活血化瘀，舒筋散结。

取穴：主穴阿是穴（凸起静脉处）。配穴血海、阴陵泉、三阴交、足三里。

操作：阿是穴（凸起静脉处）火针放血，选中粗火针，以散刺法。在患肢找较大的曲张血管，常规消毒，将火针在酒精灯上烧红，迅速准确地刺入血管，随针拔出，可见有紫黑色血液顺针孔流出，或因内血管压力大而喷溅而出，无须干棉球按压，使血自然流出，"血变而止"。待血止后，用干棉球擦拭针孔。毫针刺血海、阴陵泉、三阴交、足三里，进针后捻转或平补平泻。

贺普仁认为，治疗本病要使用中粗火针点刺患处血管。用火针直接作用于因长久站立、劳累过度、耗伤气血、中气下陷引起的筋脉松弛薄弱的血管，可升阳举陷。因火针具有祛邪除湿、通经止痛之功，中粗火针散刺外露的较大血管，可使瘀血随针外出，达到三棱针放血的功效，祛瘀生新。另外，火针还能激发人体的防御功能，起到扶正祛邪的作用。

十三、皮下肿瘤

皮下肿瘤是指痰湿、浊气停留在皮下组织间而产生的结块，属中医学"痰核积聚""脂瘤""渣瘤"范围。皮下肿瘤多属良性肿瘤，包括西医学的纤维瘤、神经纤维瘤、脂肪瘤、粉瘤等。中医学认为，此类疾病的产生与脾肺功能失调有关。在水液代谢中，肺气失于宣发肃降，脾气失于运化，则痰湿之邪停聚于经络，经气郁滞，营卫失和，痰湿久聚成核，发于肌表，而致皮下肿瘤。

治则：调气助阳，化痰散结，通经活络。

取穴：阿是穴（瘤体处及周围）、阳陵泉、丰隆、中脘。

操作：以中粗或粗火针点刺瘤体及周围数针，用快针法或慢针法。火针后可配合拔罐放血，或挤压释放内容物，务使分泌物出净，避免再生。将患部捏起，毫针局部围刺或扬刺，务必针至瘤体基底部，阳陵泉、丰隆、中脘进针后捻转或平补平泻。

贺普仁认为，本病只有温通经脉，助阳行气，才能化痰核，散郁结，故取火针直刺痰核处，或速刺或缓刺，使瘤体内容物尽量流出。如少量不能流出，可局部吸收。配毫针局部围刺或扬刺及针刺阳陵泉、丰隆、中脘，可加强化痰散结之功。

十四、白驳风

本病是因皮肤色素脱失而发生的局限性白色斑片，中医学又称"白驳"，相当于西医学的白癜风。中医学认为，本病多由七情内伤，肝气郁结，气机不畅，复感风邪，客于肌肤，令气血失和、血不荣肤而成。

治则：养血疏风，调和气血，荣养肌肤。

取穴：主穴阿是穴、背部痣点、侠白。配穴依病发部位酌情选用。

操作：以毫针围刺阿是穴，短毫针浅刺患处，约1cm 1针，余穴毫针刺，平补平泻。以火针速刺病灶及边缘处，或以多头火针点烫局部病灶处。背部痣点挑刺拔罐，以锋针挑刺背部痣点处，辅以拔罐出血。侠白穴艾灸，用艾卷灸侠白穴，每侧半小时。

贺普仁治疗本病以调气和血为基本原则，或采用微通之法，施以毫针刺病灶处，调和局部气血，以濡养肌肤；或在此基础上以艾卷灸侠白穴，因侠白为肺经穴，肺主皮毛，肺色白，白癜风乃肺经病变，灸侠白穴可起到调理肺气、调气和血、荣养肌肤的作用；或采用强通法，以锋针挑刺背部痣点出血，以调气和血，营养肌肤；或采用温通法，助阳通络，调气和血，濡养肌肤。灵活选用三通法，针对不同病例采用不同治法。

十五、蛇串疮

蛇串疮是以皮肤上出现成簇水疱、多呈带状分布、痛如火燎为主症的病证。疱疹常沿一定的神经部位分布，好发于单侧，亦偶有对称者。本病多发于胸胁部、腰部，故中医又称"缠腰火丹""舌串疮""串腰龙""蜘蛛疮"等。本病相当于西医学的带状疱疹。中医学认为，本病多由情志不遂，饮食失调，以致脾失健运，湿浊内生，郁而化热，湿热搏结，兼感毒邪而发。

治则：泻火解毒，通络止痛。

取穴：主穴龙眼穴、阿是穴、支沟、阳陵泉、丘墟透照海。配穴根据辨证分型和发病部位酌情选用。

操作：①阿是穴（病灶局部）点刺放血。常规消毒皮损及周围皮肤，不擦破水疱，用三棱针沿皮损边缘点刺，间隔 0.5 ～ 1.5cm，病重者间隔小，病轻者间隔大。点刺完毕，以闪火法在其上拔罐 1 ～ 4 个，罐内可见少许血液拔出，10 分钟左右起罐。起罐后用消毒棉球将血液擦净，亦可直接在疱疹病灶痛处三棱针点刺放血拔罐。②龙眼穴三棱针点刺出血。出血 3 ～ 5 滴后擦净。③丘墟透照海针法。丘墟向照海方向深刺，以不穿透照海处皮肤而又感觉到针尖为度。④余穴毫针刺，施以泻法，10 分钟行捻转手法 1 次。阿是穴（病灶局部）采用艾条灸法。治疗首日采用点刺、放血法，然后施灸，以后点刺、放血法与针刺法隔日交替进行，艾灸法每日均采用。

贺普仁治疗带状疱疹多以疏肝解郁、化毒散火、清热利湿为治则。龙眼穴位于小指尺侧 2、3 骨节之间，握拳于横纹尽处取之，属经外奇穴，是治疗带状疱疹的经验穴，尤以刺血治疗效佳。

除上述穴位外，还可采取局部放血、拔罐和艾灸的方法。

拔罐是介于强通与温通之间一种治法，此处应用是在三棱针放血的基础上进一步突出强通的作用，以图恶血尽出。加之艾灸的温热刺激，更使血脉畅通，且可促进新血生成。本病多属热证，而热证并非禁灸。在本病的治疗中，微通、强通、温通三法同用，疗程短，效果佳。用此法治疗可短时间内止痛，一般 1 ～ 2 次即疼痛大减，且不留后遗神经痛。

十六、癥瘕

妇人下腹结块，伴有或胀，或痛，或满，或异常出血者，称为癥瘕。癥者有形可征，固定不移，痛有定处；瘕者假聚成形，聚散无常，推之可移，痛无定处，临床常并称癥瘕。癥瘕可见于西医学的子宫肌瘤、卵巢囊肿、盆腔炎性包块、子宫内膜异位症结节包块、盆腔结核性包块、陈旧性宫外孕血肿等病。

中医学认为，本病多因正气不足，或外邪内侵，或内有七情、房事、饮食所伤，脏腑功能失调，气机阻滞，从而形成瘀血、痰饮、湿浊，停聚于小腹，日积月累而成。由于病程日久，正气虚弱，气、血、痰、湿互相影响，故多互相兼夹而有所偏重。

治则：化痰行瘀，散结消癥。

取穴：关元、中极、水道、归来、隐白、痞根、阿是穴。

操作：以毫针刺入腹部穴位，平补平泻法，或用火针速刺腹部穴位，痞根用灸法。

贺普仁以火针、毫针、艾灸多法并用治疗本病，调气行血，消癥散结，祛除肌瘤，避免了不少患者的手术之苦。此病初期多因气血瘀积而致癥块，发于胞宫，古人皆称之为"石瘕"。此时正气尚充，故为邪实之证，可治以活血化瘀、调气散结为法。如病程日久，冲任失调，月经发生异常，多有出血不止等症。久之气血两亏，旁及五脏六腑，变生诸症。此时瘤体未除，而正气已虚，故为虚中夹实、实中夹虚之难治之证，治疗当补泻兼施，微通、温通之法酌用，方能奏效。隐白穴为脾经井穴，是古人治崩漏之要穴，临证可针可灸。此穴位于下肢踇趾之端，连接阳经之气，有升发之功，故可治下血崩漏之症，是止血治标之主穴。痞根穴位居第一腰椎棘突下旁开三寸半，古人每遇痞块、瘰疬之症，常针或灸此穴。

十七、外阴白斑

外阴白斑是指出现在外阴部位局灶性或弥漫性萎缩性白色病变，可发生于任何年龄段。近年来趋向认为，局部神经血管营养失调是导致本病发生的原因。

中医学认为，前阴为肾所司，为肝经循行所过之处。肝为风木之脏，赖精血濡养才能疏泄畅达。若肾脏虚弱，精血不足，肝气失畅不能达于前阴，则局部气血不足，血不润肤，故见局部干燥、色白、阴痒等。

治则：滋补肝肾，祛风止痒。

取穴：阿是穴。

操作：以粗火针，用速刺法，点刺局部皮损处。

火针速刺局部属温通法，能够促进病灶局部的血液循环，提高局部的抵抗力，改善局部营养状况，从而达到治疗的目的。火针疗法是治疗本病的有效方法之一。

十八、"五迟""五软""五硬"

"五迟""五软""五硬"均为小儿生长发育障碍的疾患。"五迟"指"立迟、行迟、齿迟、发迟、语迟"，"五软"指"头项软、手软、脚软、身软、口软"，"五硬"指"头项硬、口硬、手硬、足硬、肌肉硬"。三者往往同时并见，故可合为一病述。"五迟""五软"均以虚证为主，往往成为痼疾而难愈。因"五硬"明显带有痉挛之意，故将痉挛型脑性瘫痪的中医病名归为"五迟""五软""五硬"，其他类型的脑性瘫痪中医病名归为"五迟""五软"。

中医学认为，本病由先天禀赋不足、肝肾亏损、后天失养、气血虚弱所致。以心、脾、肝、肾亏虚为主，为精髓不充、精明之府失养所致。部分后天性患儿有因瘀血痰浊阻滞脑络，致神明失聪。病因以先天为主，如父母双方遗传缺陷，精血虚损；精薄血弱，孕胎禀赋不足，或胎儿期间母亲起居饮食、用药不慎，伤及胎元。后天多为产后各种因素导致。

证型不同则表现不同。①肝肾不足：以筋骨痿软、发育迟缓为主症，坐、爬、站、行、生齿等均明显迟于正常同龄儿，甚至4～5岁尚不能行走。素日喜静，活动甚少，倦怠喜卧，面色不华，全身无力，舌淡苔白，脉细弱。②心血不足：以语言障碍、发育迟缓为主。表现为哭笑叫喊，说简单短词等均明显迟于正常儿，甚至只能无意识发音，不能用语言表达意识，伴表情呆滞，肌肤苍白，唇色淡，舌淡少苔，脉缓弱。③气血两虚：精乏髓枯，四肢软弱，神情呆钝，四末不温，口开不合，张口流涎，舌伸唇外，食少，伴面色暗晦、形瘦骨立等，舌淡，苔薄白，脉沉迟。④痰浊蒙窍：反应迟钝，意识不清，失语失聪，动作不自主，肢体强硬，喉间时有痰鸣，兼形体虚浮，舌红，苔淡黄腻，脉细数滑。⑤瘀阻脑络：反应呆钝，神情麻木，时作惊呼，肌肉软弱，关节强硬，语言不利，或癫痫时作，舌下紫络显露，舌暗脉涩。

治则：填髓通督，健脑益智。

取穴：百会、四神聪、风府、哑门、大椎、心俞、谚语、通里、照海。

操作：用毫针快速点刺，不留针。进针要稳准、轻浅、快速，即持针要稳，刺穴要准，手法要轻，进针要浅且快。力求无痛，针不可提插捻转。

本病虚多实少，主因先天不足，后天失养，故补益先后天为贺普仁治疗本病之大法，辅以益智开窍醒神。他多采用督脉之穴，因其总督一身之阳气，能够充实髓海，健脑益智。膀胱之脉，夹脊抵腰络肾，取心俞、谚语二穴，开通心窍，镇静安神。足少阴肾经照海，滋补肝肾。通里为心经络穴，能够调补心气心血，与照海相配，共奏补益心肾、水火相济、心肾相交之功。四神聪为典型的健脑醒神穴，连于督脉、太阳经与肝经之间，故善调一身阴阳，针之可息风宁神定志。

在临床中，若辨证以虚为主时，取百会、四神聪、哑门、心俞、谚语、通里、照海为首。少数以实证为主者，采用扶正与祛邪实并举之法，即在虚证的基础上，加风府、大椎、腰奇三穴。

治疗本病切不可手法过重、泻之过重。针刺宜轻浅不留针，即快针。小儿脏腑娇嫩，形气未充，故针法以补为主，以轻浅为宜。3个月为1个疗程。

本病要早发现、早治疗。因本病为痼疾，所以要有耐心，帮助家长树立信心。

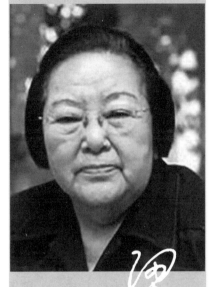

梁贻俊

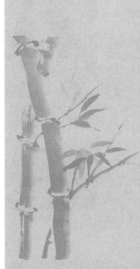

出身世家，融汇中西，注重实践，有所创新临证重视后天，创立补脾肾、活血、解毒三法

医家简介

梁贻俊（1927—2020），当代名老中医。中日友好医院教授、主任医师。

梁贻俊出生于中医世家，祖父、伯父均为京城名医，母亲学术融汇中西。她深得家传，立志从医，攻读岐黄之学。曾师从德国医学博士陈锡甫教授学习，又拜名医宗维新、赵树屏老师，得其真传。1959 年在北京市第一期高级西医学习中医班教授《内经》，曾任《内经》教研室负责人、北京中医学会理论研究组组长。1966 年调化工部锦西化工医院任中医科主任。1984 年调中日友好医院任高干外宾病房主任、中医大内科副主任、院学术委员会委员、硕士研究生导师。1990 年被遴选为首批全国老中医药专家学术经验继承工作指导老师，享受国务院政府特殊津贴。同年被选为中华全国血证委员会委员。多次受聘于北京中医药大学教授，任中医科学院硕士和博士研究生答辩委员会委员、主任委员，国家医药成果鉴定委员会委员、主任委员。1997 年 7 月被评为高等学校教师，在北京、辽宁等中医药院校担任《内经》《金匮》及中医内科、妇科等教学工作。多次赴国外讲学、会诊。

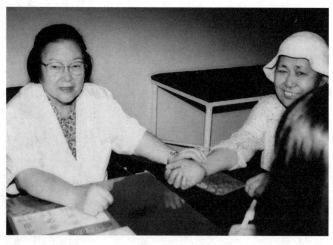

◎ 梁贻俊给患者诊病

梁贻俊精研中医学，学术融汇中西。重视临床，着眼实效，擅长中医内科、妇科疾病的治疗，特别对血液病、血管病、神经系统疾病、肾病、温热病、妇科疾病等有丰富的临床经验。在血液病方面提出的"血劳""痰毒核""多发骨痹"等病名，填补了中医学的空白。对再生障碍性贫血提出的"补肾阳可以生血、滋肾阴可以稳定病情"的观点，至今仍广为应用。对于血液病，她增加了望骨髓象的内容，对骨髓增生异常综合征向白血病转化的患者，提出骨髓内伏毒邪发病的病因；对儿童双肺纤维化需肺移植患者，提出从心肺肾论治，清心解毒；创"三焦同开法"，治疗急性肾炎无尿；创"益气破血法"，治疗子宫畸形及导致多次胎停育，保胎成功。她主张对患者要重视顾护先后天之本，使气血通畅；排除体内积秽瘀毒，并创立了补脾肾、活血、解毒三法。她强调要重视《内经》理论，以指导临床实践；要重视古方，博采众方，变化出新，古为今用；要中西医结合辨证参病，深入实践，敢于创新，用继承创新提高疗效。

梁贻俊先后发表论文 60 多篇，并著有《辨证施治纲要》《内经教材》《论昏迷》《妇科手册》《梁贻俊临床经验辑要》等。现虽已耄耋之年，仍不忘继承发掘中医学的责任，重修《梁贻俊临床经验辑要》，编写《梁贻俊临床医案优选》，以为后学传承所用。 2011 年 6 月梁贻俊名老中医工作室成立，先后培养国家级传承人两名、北京市传承人两名。工作室传承团队有 12 名，徒弟数十名。

学术思想

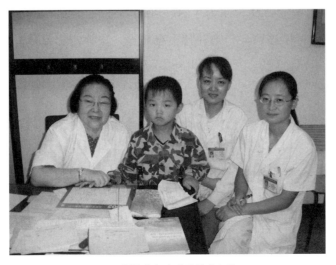

◎　梁贻俊与患者及同事合影

一、重视先后天之本

（一）先天之肾的重要性

梁贻俊认为，肾主人体的生长发育，藏先后天之精，精可化为血。肾司纳气，呼吸虽为肺所主，但吸入之气需靠肾之摄纳才能完成正常的呼吸功能。肾主水液代谢，肾中阳气的气化功能正常，则清者升，浊者降，从而维持体内水液代谢的平衡。肾主骨生髓，髓有骨髓和脊髓，脊髓通于脑，"脑为髓之海"，主持精神活动，称为"元神之府"。脑髓有赖于肾精的不断生化，脑主人体的精神活动，如肾精亏损，则可致精神、记忆异常。骨髓充、肾精足可化血使血旺；如骨髓不充、精枯而血少则为病。齿为骨之余，发为血之余、肾之外华，精血足则发泽齿坚。肾气通于耳，开窍于二阴，肾精足则耳聪目明。掌握肾的生理病理特点，有助于指导临床。

1. 补肾治疗血液病

早在20世纪60年代，梁贻俊就在治疗再生障碍性贫血的过程中提出了"补肾阳可生血、益肾阴可稳定病情"的观点，这一观点至今仍得到广泛应用。

（1）补肾阴，壮肾阳，充髓以生血：对骨髓增生不良、外周血细胞减少等病，如再生障碍性贫血、久治不愈的原发性血小板减少性紫癜、白细胞减少症、化疗所致的骨髓抑制、原发性骨髓纤维化的早期和中期等，她常常采用肾阴阳双补之法，即在填补肾阴的基础上温补肾阳，并配合使用血肉有情与健脾益气之品，以益肾健脾，温润先后天之源，化生血液。针对患者体质及疾病的不同，她提出，再生障碍性贫血的治疗，补肾阴与补肾阳的用药比例要恰当。在贫血的情况下，肾阴虚、脾气虚弱为主时，补阴药要占到2/3或3/4，补阳药只占1/3或1/4。若脾肾阳虚明显，则补肾不忘扶脾，扶脾勿忘温肾，补阳药要占到2/3或3/4。若有出血现象，则要减少补阳药物。

对于慢性再生障碍性贫血，治以补肾填精、温补肾阳以生血，重用血肉有情之品，温养真阴真阳。肾阴亏损、脾肾阳虚证，则在滋补肾精的同时，适当加入补脾之药，使血红蛋白上升，常用药如归芍地黄丸、右归饮、人参鹿茸丸化裁。若肾阴虚、肝血虚，以阴虚为主时，方用归芍地黄丸、大菟丝子丸加减。若肾阴阳俱虚，治以滋肾阴，温肾阳，方选左归饮、大补元煎加减。

对于白细胞减少症，填补肾阴与温补肾阳药各占1/2，或温肾阳药略大于补肾阴之品，并酌情佐以御外邪之品。

对于原发性血小板减少性紫癜久治不效、有出血者，治疗多以填补肾阴为主，并酌情配伍益气摄血、凉血止血之品，不仅可防止出血，还可使血小板上升。在停减肾上腺皮质激素的过程中，适量加入温肾阳之品，以防止血小板随激素减量而下降。

（2）益肾填阴，解毒抑髓：骨髓增生性疾病（真性红细胞增多症、原发性血小板增多症、慢性粒细胞白血病、骨髓纤维化）、急慢性白血病、骨髓增生异常综合征后期及多发性骨髓瘤等均有正气不足之象，邪毒内侵伏于骨髓，引动相火，耗伤肾阴，致毒犯髓血。在治疗上，梁贻俊采用益肾填阴、清热解毒、以抑髓毒为大法，根据疾病不同的阶段调整益阴、解毒药的比例，并辅以活血化瘀之品，散瘀消瘕，防瘀毒再结。上述疾病因化疗致骨髓明显抑制时，适量加温补肾阳及益气生血之品，以防髓竭血枯，变证百出。

2. 补肾治疗神经系统疾病

"肾主骨生髓，诸髓皆通于脑"。此处诸髓与脑当指脊髓和脑髓。肾气盛，肾精旺，髓海充盛，则思维敏捷，反应灵敏，感觉精细，动作矫捷。若诸种病因损伤脑髓或脊髓，则会发生相关疾病，如脊髓空洞症、痫证、肌肤不仁、肌痹、痿证、老年痴呆等。这些疾病必及于肾，故治疗均需重视益肾填精、温阳补髓，佐以活血益气为法。尤其在病久难复之时，突出补肾，治疗每收奇效。

（1）治疗脊髓空洞症：梁贻俊治疗本病重用补肾之阴阳，益气活血，而使病愈。对于侧索硬化症和高颈段脊髓病变，她采用益气活血补肾法使症状得以消除，MRI病灶缩小。中风在肢体功能恢复阶段，加用补肾强筋健骨之品，可使脉络得通，髓海得充，运动、感觉功能恢复较快。

（2）治疗癫痫：在缓解期以益肾为主，荣脑健髓，延缓发作。

（3）治疗眩晕（高血压病）：本病常因肾阴亏虚、虚火内生、肝阳上亢所致，她采用填补真阴、潜镇肝阳之法治疗，常用生熟地黄、山茱萸、山药、牛膝、龟甲、生龙牡、天麻、钩藤、夏枯草、石决明、决明子等药。对失眠之既有心烦不寐又见健忘遗精者，常黄连、肉桂同用，并配以六味地黄丸或补心丹而效。

（4）治疗痿证：她将补肾强筋健骨与益气活血相结合，使骨健筋强，肢节灵活，脾健肉丰，痿废肢体功能得以缓慢恢复。

3. 补肾治疗呼吸系统疾病

人呼吸之气由肺肾统纳。肺主呼气，肾主纳气。肺为气之本，肾为气之根。肺气久伤，必及于肾。呼气困难责之于肺，吸气困难责之于肾。尤其对小儿咳喘、肺之顽疾久病，不补肾则难以祛病除根。新病医肺，久病肺肾同治。

如对小儿反复咳喘发作而致呼吸衰竭、心功能衰竭，除清肺化痰外，她常加补肾之品，如蛤蚧、肉桂、紫河车等，以壮患儿肾气。肾气盛则纳气定喘，痰化则肺气清，心肺衰竭可复。对反复发作的支气管哮喘患者，她提出，发作时要明辨寒热，治以豁痰降气平喘；缓解后要重视调补肺肾，往往以都气丸合人参蛤蚧散加减而除宿根。对于久咳久喘者，她以补肾益肺、活血解毒法攻补兼施，多用西洋参、蛤蚧、诃子、核桃肉、牡丹皮、丹参、金银花、连翘、黄连、杏仁、厚朴、党参、肉豆蔻等药，每每可控制病情，收效甚好。

4. 补肾治疗泌尿系统疾病

肾左右各一，内藏元阴元阳，为水火之脏。其功能助膀胱气化，化气行水，使清者上升，浊者排出，从而维持体内水液代谢平衡。肾虚则功能失调，不能分清泌浊，气化水液，以致精微下流，水液内停，卫外薄弱，从而引发尿浊、水肿、淋证、腰痛、肾劳（尿毒症）诸疾。

对于肾源性水肿（甚至心源性水肿）属肾虚水停者，多见眼睑及下肢水肿明显，小便不利，腰酸，气短，乏力，对此梁贻俊常选真武汤合五苓散合金匮肾气丸加减，补肾以助膀胱气化，且取效甚快。

对于慢性肾盂肾炎长年蛋白尿患者，她多用知柏地黄丸合当归连翘赤小豆汤，并配合五子衍宗丸口服，常可短期内使尿蛋白减少甚或消失。

对于慢性泌尿系感染久治不愈、遇劳则发者，她除选用当归连翘赤小豆汤、导赤散加减清利下焦湿热解毒外，还根据久病肾虚理论，于方中加入熟地黄、枸杞子、菟丝子、川续断、杜仲、桑寄生、桑椹、牛膝等补肾之品，使肾气盛，病除而愈，并减少复发。

5. 补肾防治男女生育相关病变

（1）补肾治精液异常：生育异常男女有不同的病因，男子常见精液稀薄、精子数目少、活动力不良和众多畸形等，以致不育。治以补肾为主，常可使精液检查正常或显著改善。

（2）补肾治子宫发育不良：女性不孕常见于子宫发育不良、经水少或怀孕后"胎萎不长""胎停育"。此乃父精虚、母体气血虚弱所致。梁贻俊常以补肾精、益气养血、滋养胎元而取效。

（3）补肾治先兆流产：先兆流产原因不一，常见胚胎在发育中母病动胎、胚胎禀赋不足、胎元不固等，如不及时治疗则可导致自然流产。母病动胎当治其因，胎元不固是因母体育胎元气不足，病因多为肾虚，故治疗梁贻俊常选张锡纯的寿胎丸，重用菟丝子、阿胶补肾安胎。此方甚效，待胎安后，每月月初服 3 剂，至怀孕 7 个月后停服，可防因先兆流产胎儿不健，乃巩固治疗。

（4）补肾清热防畸胎：梁贻俊曾有效治疗了一分娩畸胎的孕妇。患者曾连生两胎，均为畸胎。第一胎大脑发育不良，第二胎脊椎裂。经查，男方精子有畸形，女方怀孕两次均低热，故判定两次畸胎均为脑髓与脊髓发育不良。中医学认为，"人始生，先成精，精成而脑髓生。骨为干，脉为营，筋为刚，肉为墙，皮肤坚而毛发长，谷入于胃，脉道以通，血气乃行"（《灵枢·经脉》）。是说胎儿的发育是受精卵使脑髓形成，而后逐渐长骨脉、筋肉、皮肤、毛发。据此理论，对男方补肾精，使其精子健壮。对女方受孕后体温升高（37.8℃）而治以补肾阴，清血热，以防母体肾阴虚，血热伤胎。如此治疗，第三胎分娩一正常男婴，逐月观察其发育情况，智力正常，异常聪慧。

6. 补肾有促生长、优育、延缓衰老的作用

肾的功能活动影响着人的生长、发育、成熟、生殖以至衰老的整个过程。肾精是构成人体的基本物质，也是人体各种功能活动的物质基础。其中肾阳是物质转化、功能活动的原动力。肾精充，肾气盛，则人生长、发育、生殖功能正常，衰老延缓；若肾精亏，肾气衰，则儿童可出现"五迟""五软"，青少年可见生长发育不良，成年人不孕不育，老年人则早衰。梁贻俊抓住肾的功能特点，在人体生长发育的不同阶段，灵活运用补肾法治疗各年龄段的疾病，均取得了显著疗效。

（二）强调脾胃功能的重要性

脾胃为后天之本。脾主运化水谷精微和水湿，胃主受纳腐熟水谷，脾通过运化功能将精微物质送至各脏腑、四肢百骸，使其充养，将水中之清者通过肺之气化布散于经脉滋养，并将浊气排出体外。此外，脾尚有生血统血之重要功能。

《内经》对脾胃功能有明晰的论述，"脾胃者，仓廪之官，五味出焉"。谷气通于脾，脾为之使，胃为之节，"食气入胃，散精于脾，淫气于筋""饮入于胃，游溢精气，上输于脾，脾气散精，上归于肺，通调水道，下输膀胱，水精四布，五经并行"。

1. 未病时对脾胃的保护

婴幼儿期"脾常不足"，因初生婴儿脾薄而弱，乳食易伤，故"脾常不足"。因此，喂食中不应过饱，以免伤其脾胃。"要想小儿安，常带三分饥与寒"是养儿之道。

中年不注意保养，如果终日膏粱厚味，以酒为浆，以妄为常，不仅伤脾害胃，还会伤及相关脏腑，易患胃炎、胃溃疡、高脂血症、酒精性肝硬化等。因此，中年人要调护脾胃，少饮酒，饮食有节，不仅中年健康，也为老年健康打下良好基础。

长寿之人固然与肾气强盛有着密切关系，但脾胃功能强健相当重要。六腑化谷、津液输布如常是长寿的重要条件之一，否则就可能"中寿而尽"。

2. 已病者调理脾胃升降失常

（1）升清气以补脾：脾主升，胃主降。脾主运化，胃主腐熟。胃的运化腐熟功能失常则病。脾气不升，则脘闷、食后腹胀、困倦思睡、乏力、消瘦、腹泻等，对此梁贻俊常以四君子汤、参苓白术丸、厚姜半甘参汤诸方加减调治。若脾气不升反降，则中气下陷，可见脱肛、子宫下垂、胃下垂、泄泻、大便滑脱不禁、水肿诸病。治以升提下陷之气为主，常用方剂为补中益气汤、升陷汤、举元煎等加减。对内脏脱垂之症，重用生黄芪 30～60g，党参 15～30g。其中升麻、柴胡为必用之品，升麻升举阳明经清气，柴胡升举少阳经清气，二药一纵提、一横提，可使下陷之气上升。但两味药量不宜重，而参芪重用则可取效。

（2）和胃降气：胃主受纳，以降为顺，泻而不藏，名曰"传化之腑"。如胃气不降，停滞不通则为病，常见呃逆、呕吐、反胃、噎膈等。虽然其因各异，治亦有殊，然均为胃气不降使然。概而言之，治疗实邪以通为主，承气之属，邪去正安。痰饮瘀阻宜温化，气滞不通以行之，虚以扶正，常用方剂有藿香正气散、保和丸等。

（3）益气生血：《内经》认为，人体气血是由饮食水谷精微所化生的。如《灵枢·决气》谓："中焦受气取汁，变化而赤，是谓血。"《灵枢·邪客》谓："五谷入胃也，其糟粕、津液、宗气分为三隧。故宗气积于胸中，出于喉咙，以贯心脉，而行呼吸焉，营气者，泌其津液，注之于脉，化以为血……"均说明脾为气血化生之源。治疗血液病时，梁贻俊均在补肾的基础上配合健脾益气之品，重用黄芪，加用党参、太子参、白术等，尤其常用当归补血汤以益气养血。

（4）脾主统血：营血行于脉中，有赖于脾气的统摄作用。《难经·四十二难》言"脾主裹血，温五脏"，脾气健旺，才能裹护血液，维持其正常运行，不至溢于脉外。若脾失统摄，可致月经过多、血崩与再生障碍性贫血之下部出血等。梁贻俊常选用补中益气汤，重用参芪，药用"三胶"（龟胶、鹿胶、阿胶）、仙鹤草、地榆、三七粉等。

二、活血化瘀是防病、久病、疑难杂病治疗的基石

（一）活血化瘀法的运用

对瘀血的认识与活血化瘀法的运用远在两千年前的《内经》中即有论述。如《素问·痹论》云："心痹者，脉不通。"《素问·五脏生成》云："卧出而风吹之，血凝于肤者为痹，凝于脉者为泣，凝于足者为厥。"《素问·调经论》云："孙脉血溢则经有留血。"《灵枢·经脉》云："手少阴气绝则脉不通，脉不通则血不流。"《灵枢·邪气脏腑病形》云："有所堕坠，恶血留血。"其论述了瘀血产生的病因病机及症状。对瘀血的治疗提出"疏其血气，令其调达，而致和平""血实宜决之"，强调在治疗中遵循疏通气血的原则。

1. 活血化瘀治疗诸瘀病证

梁贻俊擅长用活血化瘀法治疗多系统瘀血病证，然而具体运用又各有不同，必先审查瘀之体征，如望面是否晦暗，目周、唇、齿龈、舌之色泽是否紫暗、乌黑，有无瘀斑瘀点，查舌下静脉是否曲张、粗细，色泽是否有变化，皮肤是否有瘀斑瘀点，肌肤甲错，指端爪甲色泽是否紫暗等，再辨瘀血部位之所在，结合脉诊，四诊合参。

①体内癥积：较常见的为血瘀肝脾之胁下癥积、血瘀胞宫之子宫肌瘤、血瘀胞脉之恶性肿瘤，治疗总不离化瘀消癥散结，她常选用膈下逐瘀汤、少腹逐瘀汤、桃仁四物汤加减，恶性肿瘤辅以解毒抗癌之品。

②中风恢复期及后遗症期，以补阳还五汤加减益气活血通脉，促机体功能恢复。

③脉痹：为血瘀脉道、闭塞不通所致，治以益气活血通脉，用补阳还五汤加减；血瘀夹热或积久成毒，在化瘀的同时，她常配合清热解毒之品，使脉通、热解、结散。

④胸痹：乃胸阳不振、心脉瘀滞不通所致，她常以生脉散维护心功能、瓜蒌薤白半夏汤加桂枝、川芎、丹参、降香、桃仁、红花等温通活血，化瘀畅通心脉调治。

⑤外伤跌撞疼痛：根据不同部位，她分别选用复元活血汤、身痛逐瘀汤、活络效灵丹等散瘀血而止痛。

2. "久病入络"，痼疾生瘀

梁贻俊认为，痼疾久病，邪侵脉络，必致络脉损伤，瘀自内生。此瘀不化，络脉不通，使疾病更加难以治愈，她常常在痼疾方中加入活血化瘀之品，消散

络脉瘀滞。她喜用搜经剔络、破血逐瘀之虫类药物，如水蛭、䗪虫、僵蚕、蜈蚣、地龙等，以攻消顽瘀。

3. 中老年病活血化瘀，"无者求之"

梁贻俊认为，人至中年以后，随着年龄的增长，活动量减少，诸脏腑功能日渐减退，代谢产物不能及时排出而致蓄积，化生瘀滞，故强调治疗中老年疾病应在辨证论治的基础上加入活血化瘀之品，使脉道畅利，气血流通，提高疗效。她认为，若坚持长期服用小剂量的活血化瘀药，可使脉络通畅，改善中老年人的体质、代谢异常，预防或减少老年病的发生，可谓"无者求之"。她强调活血化瘀法为攻法、通法，临证务必辨之虚实，适可而止。切不可过之，以防伤正。如果方中的活血药物量大且需久服时，应辅以养血之品，如当归、白芍等以防活血伤血。必要时还可加益气之药，如参芪等。另外，久病致瘀，宜缓而图之，尤其对癥瘕积聚，当缓消渐化，以防欲速而不达，反伤其正。

4. 运用活血化瘀法的原则需注意以下几点

（1）新瘀当急清除之，旧瘀当缓图之：梁贻俊认为，瘀血的形成有新旧之不同，治疗当有所差别，应遵循的原则是："通不伤正，补不留瘀，不论初久，均应散血，血散瘀祛，则邪无所依，难于留滞，故病难成矣。"

（2）选用活血化瘀药，应当辨证配伍用药：梁贻俊认为，瘀血证常兼有气虚、气滞、血虚、邪热、寒凝等，因气滞而致瘀，应配伍柴胡、枳壳、香附、木香、乌药、厚朴等疏肝理气类药，即气行则血行，加强活血药力。气虚之人兼有瘀血，应加补气之药，如人参、黄芪、白术之属，补气可以推动血行而化瘀。血瘀兼有毒热时应加清热解毒药物，如黄芩、黄连、黄柏、金银花、连翘、水牛角、羚羊角等以利瘀化毒清。寒邪引起血瘀，宜加入温经散寒药，如干姜、肉桂、附子、细辛、鹿茸等，血得温则流，而瘀得化。痰浊致瘀，痰瘀同治，宜加入化痰之瓜蒌、半夏、苍术、南星等药，使浊痰得化，经脉得通。血虚有瘀之时，当配伍阿胶、桂圆、首乌、当归，以养血化瘀，瘀祛而不伤正。血瘀癥瘕，当配伍昆布、海藻、鳖甲软坚散结，助化瘀之力。血瘀兼有阴虚，适当配伍玄参、二冬、石斛、女贞子等，以防化瘀伤阴。

三、解毒攻毒是治疗邪毒致病不可或缺的要法

"毒"是指体外邪气亢盛，内侵而损伤人体或体内秽浊废物蓄积而伤害形体，使脏腑血气功能不能正常工作的一种物质。

（一）毒之含义

梁贻俊认为，毒邪范围很广，有先天之毒和后天之毒之分。先天之毒是指源于母体，在胎儿孕育期因母体染毒传至胎儿之毒。后天之毒是指自然界气候异常与空气中废气所言。自然界六气（风、寒、暑、湿、燥、火）的异常为六淫，六淫之气盛即可化为毒。另外尚有理化所产生的废气物质、药物的毒副作用、疫病传染的疫毒等，此亦称外毒。

（二）毒邪的界定

毒邪与非毒邪是一个矛盾的两个方面，两者相互作用，存在于共同的人体。在时空的矛盾体中，随着个体御邪能力的强弱，毒邪竣猛程度的变化，毒邪与非毒邪在不同时间、不同部位对个体的损害有所不同。

对此早在《内经》就有论述，如"……虽有大风苛毒，弗之能害""……风雨寒热不得虚邪，不能独伤人。卒然逢疾风暴雨而不病者，盖无虚……""邪之所凑，其气必虚""正气存内，邪不可干"等，均强调人体正气旺盛、免疫功能强，则不易受外邪侵扰。

（三）常用解毒排毒之法治疗诸病

毒之范围广泛，毒邪为病无处不及，可至机体各脏腑经脉，临床表现不仅有外在的红肿热痛之阳毒与有形无热之阴毒，还有体内无形之毒（依靠现代检测手段可测之），如骨髓之恶性增殖、肝肾功能损伤而致体内蕴毒，以及免疫功能低下之多脏器病损等。此种毒邪为病，多因虚致病，虚实夹杂，复因实致虚，外见虚候，内蕴热毒，治疗上应攻补兼施，勿忘解毒排毒。另有疫毒，常与热相伴，其毒性猛烈，具有传染性，常见的如流行性脑炎、乙型脑炎、急性腮腺炎、急慢性肝炎等，以及新冠肺炎等，均为毒邪致病，治则必以大剂清热解毒、清瘟败毒之品。

1. 对于急性、重症感染性疾病，正气不虚，毒热炽盛，梁贻俊主张速投大剂量清热解毒之品，急煎频服，力求速见功效，不使毒热扩散泛溢；对于慢性炎症，久病正虚邪微，应扶正解毒并施，扶助正气，清除余邪，勿留病根。

2. 对于临床上常见的痤疮，梁贻俊认为多因热毒内侵、泛溢皮肤所致，因肺主皮毛，故她常以清肺解毒凉血为主，常用药物有金银花、连翘、蒲公英、菊花、地丁、桑白皮、炙枇杷叶等。

3. 梁贻俊认为，白血病及骨髓增生性疾病为热毒侵髓扰血、耗伤阴血所致，治疗应滋肾填阴，解毒以抑髓毒，辅以化瘀。她常用当归六黄汤加减，解毒之品常选用黄连、黄芩、黄柏、卷柏、白花蛇舌草、蛇莓等。

4. 对于慢性肝病，尤其是病毒性肝炎，肝功能异常及肝炎病毒携带者，梁贻俊认为此乃肝阴不足，肝血亏虚，毒热侵肝，以致肝郁气滞犯脾，毒瘀互结为病。治以益肝阴，养肝血，疏肝健脾，解毒化瘀。其中解毒药物常选用板蓝根、大青叶、水牛角、贯众、土茯苓、白花蛇舌草等，以使肝功能恢复正常，降低病毒复制，从而降低患肝癌的风险，并运用化瘀药物预防肝纤维化。

5. 对于慢性肾功能衰竭、氮质血症及尿毒症期，梁贻俊认为，虽为肾虚，气化水湿及分清化浊功能下降，糟粕、水湿蕴积体内，久蕴为毒，但实为本虚标实之证，故治疗上常运用三焦同开法，先开鬼门，疏通上焦，开启毛孔，发汗排毒；再洁净腑，通利下焦，利尿通便以排毒；中焦以和胃降逆，使脾升胃降，调畅气机，从而获得满意疗效。

临床经验

一、再生障碍性贫血

再生障碍性贫血（简称再障）以全血细胞减少所致的贫血、感染、出血三大症状为突出表现，是由于多种原因引起的骨髓造血干细胞、造血微环境损伤及免疫机制改变导致骨髓造血功能衰竭所致。其病重、难治，部分患者可危及生命。中医学多将其归属"虚劳""血证"范畴。

梁贻俊认为，本病当以"血劳"立论，肾虚髓枯是病本。慢性再障的临床表现主要为皮肤和黏膜苍白、疲乏无力、心悸、气短、头晕、鼻齿肌衄、腰酸膝软、手足心热等，一派内伤虚劳之症，但又不同于"虚劳"（脏腑元气亏损、精血不足为主要病理过程的一类慢性病），是以血的劳伤难复为突出特征的，故应区别于"虚劳"，以"血劳"立论。并明示，其病位在髓血，与肝、脾、肾关系最为密切，其中肾虚是关键。

本病的病因病机主要是由于六淫、七情、饮食失节、房劳、邪毒等伤及肾脏，肾阴亏竭，肾阳虚乏，不能填精生髓，化生阴血，以至髓枯血竭，导致"血劳"。肾阳为一身之元阳，肾阳虚，脾失温蕴，水谷精微无以化赤为血，则可产生与加重贫血。脾气虚不能统摄血液，血溢脉外，又可致多处出血。肝藏血，肝肾同源，肾阴不足，肝血亏虚，诸脏失养，则可加重功能衰退。阴血不足，虚热内生，灼伤脉络，迫血妄行，亦可引发或加重出血。阴精气血亏乏，御邪无力，则易致外感内侵，导致发热等症。故本病病本为虚，即肾之阴阳亏虚，脾气不足，肝血虚少，病程中又多因外邪内侵以致出血、发热等实证，即虚实夹杂，虚为其本，实为其标。

另外，部分再障患者存在体内瘀血之征，如身体疼痛、胁下刺痛、皮下瘀斑、舌质暗淡等，此乃血溢脉外，留积体内所致瘀血之外候，久病入络亦可致瘀。此乃西医学所表现的骨髓微环境损伤，即骨髓间质水肿、灶性出血及含铁血黄素沉着等。治疗上除补肾健脾生血外，应酌情活血化瘀，改善造血微环境，祛瘀以助于生新。常用药物如丹参、当归、鸡血藤、三七。

（一）分型论治求其本

1. 脾肾阳虚

症状：面色苍白，爪甲色淡，神疲乏力，心慌气短，畏寒喜暖，肢体冷凉，腰酸膝软，小便清长，夜尿频多，大便溏稀，或见面浮足肿。舌体胖嫩，舌质淡白，苔薄白，脉沉细无力。

治法：健脾温肾，益气生血。

方药：右归饮、人参鹿茸丸合归芍地黄丸化裁。人参 10～15g，黄芪 20～50g，白术 10～20g，熟地黄 10～30g，枸杞子 10～30g，山茱萸 10～20g，山药 15～30g，菟丝子 20～40g，淫羊藿 10～20g，巴戟天 10～20g，鹿茸粉 0.5～2g（或鹿角胶 10～20g），当归 6～10g，白芍 10～15g，陈皮 6～10g，砂仁 6～10g。

本型多见于再障病情平稳时，以贫血为突出表现，多无出血或仅见轻度出血，无感染征象，治疗中宜重用温补脾肾之阳的药物，注意与滋补肾精药物配合使用，于阴中求阳。有时可加鹿茸、肉桂，以助阳生血。此阶段血象上升较快。此证型易治，效果好。

2. 肝肾阴虚，虚热内扰

症状：心悸，气短，周身疲乏，面色苍白无华，精神萎靡，经常高热或手足心热，出血明显，盗汗，口干喜饮，小便黄，大便秘。舌淡红，舌尖红，苔薄微黄，脉细数。

治法：滋阴补肾，清虚热，止血。

方药：归芍地黄丸、大菟丝子丸加减。生地黄 20～30g，熟地黄 10～20g，枸杞子 15～20g，何首乌 10～20g，女贞子 10～30g，当归 6～10g，白芍 10～30g，菟丝子 20～40g，龟甲 10～30g，阿胶 10～20g，

白茅根 20～40g，侧柏叶 10～30g。

本型多见于慢性再障血象极低、病情极不稳定、反复感染及出血等变端，故治疗重在滋补肝肾之阴、养血止血。此证的治疗应先治其标，控制出血、发热和感染，待病情稳定再治其本，用上方加减治疗。可适时加人参、黄芪等少量温补肾阳之品，以促进生血，但需注意易助热动血、耗伤真阴。若口舌溃疡、肛周脓肿、发热不甚者，可酌加金银花、连翘、板蓝根、紫花地丁、蒲公英、槐花、地榆等。若多处出血较重、感染、高热者，应参照后面出血发热证治疗。

3. 肾之阴阳俱虚

症状：面色苍白无华，神疲倦怠乏力，心慌气短，头晕眼花，食少纳呆，腹胀便溏，虚烦不寐，潮热盗汗，腰脊酸痛，滑精等。舌淡白，苔少，脉沉细数而无力。

治法：滋补肾阴，温补肾阳，辅以益气。

方药：左归饮合大补元煎加减。熟地黄 10～30g，枸杞子 10～30g，山茱萸 10～20g，女贞子 10～30g，当归 10～20g，阿胶 10～20g，淫羊藿 10～15g，巴戟天 10～15g，紫河车 6～10g，鹿胶 6～15g，肉桂 3～6g，人参 6～15g，黄芪 20～40g，陈皮 6～10g。

本型多见于再障病久病重之人，虽无明显出血感染证候，但贫血重，血象难升。治疗中需注意守法守方，逐步加大药量，有望取效。

以上 3 种证型在再障病程中是可相互转化的，例如部分肝肾阴虚、虚热内扰型患者，经治疗可表现出脾肾阳虚型证候。梁贻俊认为，此病源于脾肾阳虚，兼有肾阴不足，肝虚亏损。当有虚热内扰时，其血热证候掩盖了脾肾阳虚之象，经滋阴清热治疗后，虚热已平，则脾肾阳虚症状逐渐显露，故治疗时不仅要因人辨证，还需结合疾病的不同阶段辨证论治，方可获得佳效。

（二）舍本治标，保其生命

梁贻俊认为，出血、发热是再障最常见的两大证候，在出血不显、发热不甚时，可在以上辨证中酌加止血、清虚热药。若出血严重、高热不退时，当紧急处理，急则治标，先以止血为主，或以清热为先，具体辨治如下。

1. 出血论治

引起大出血的原因多有两种，即血热与气虚。

（1）血热：出血量大时常虚实难辨，或虚热、实热兼见。症见出血量多，血色鲜红，以上部出血为主，鼻齿衄血，身出紫斑，多伴有发热，口渴心烦，夜寐不安，舌尖红，苔黄，脉细数。治宜清热凉血，滋阴潜阳。方用犀角地黄汤合苍玉潜龙汤、玉女煎、大补阴丸、茜根散等。常用药物羚羊角粉2g（分冲）或水牛角30g，生地黄50g，牡丹皮10～25g，白芍10～15g，龟甲20～40g（先煎），龙齿20～40g（先煎），沙参10～20g，石斛10～20g，花粉10～20g，生石膏20～40g（先煎），知母10～20g，仙鹤草10～30g，女贞子10～20g。

（2）气虚：气虚出血多为慢性，出血部位较为广泛，以下部出血更为明显，量多少不一，血色偏淡，并兼有乏力、气短、自汗、劳则加重等证候，舌淡白而体大、边有齿痕，脉沉无力。女性患者表现为崩漏或月经淋沥不止。治宜补气摄血，养血止血。方用归脾汤合补中益气汤加减。常用药物黄芪20～30g，白术10～30g，当归6～10g，桂圆肉10～15g，党参10～30g，升麻炭6～10g，白芍10～15g，阿胶10～20g。经期加龟胶10～15g，地榆15～30g，鹿胶10～15g，棕榈炭10～30g，煅龙牡15～30g，三七粉6～10g。

（3）妇女月经过多：月经过多多兼阴虚所致，平时可选用咸寒凉血药，如犀角、阿胶，与补气药同用，但补气药量不宜大。经期加凉血止血炭药，如十灰散等。

素日以气虚为主，在经期重用补气、升提药，如参芪可加至50～100g，升麻炭10～20g及三七粉等。经后恢复原量。对于经量极大而难止者，可人工闭经，如经前服丙酸睾酮。

有的患者月经周期短、量大且淋沥不止，单用归脾汤加减止血效果不理想，此时当想到其病本为肾阴虚，冲任有热，肾失固藏，导致血崩；又因反复大出血后气随血去，元气大虚，摄血无权，导致气阴两虚，冲任不固，采用益气养血摄血、滋肾阴固经之法方可收效。她曾治一名此种崩漏不止患者，以此法调治，8～12剂药则崩止漏停，血止后再调治本病。月经期药用当归炭15g，杭白芍15g，熟地黄18g，山茱萸15g，山药15g，黄芪30g，桂圆肉15g，白芍15g，龟甲30g，煅龙骨30g（先煎），煅牡蛎30g（先煎），升麻炭10g，三七粉6g（分冲）。每日1剂，早晚分服。

（4）颅内及眼底出血：在以上辨治的基础上，如颅内出血，加安宫牛黄丸或至宝丹；眼底出血，用杞菊地黄丸和小剂量活血药。

2. 发热论治

再障的发热亦有高低之分，其病因均为正气不足、六淫之邪内侵、邪热内蕴所致。低热提示血热不盛，在辨证论治的基础上加清虚热药即可，或以汤药治本，配合相应的中成药兼顾标。高热提示邪热壅盛，或热盛化毒，此时当急治标实。用药以邪热所在部位辨证施方，若咽痛剧烈、口疮泛发，可用普济消毒饮加减；肺热壅盛、咳嗽痰黄黏稠者，可用麻杏石甘汤合千金苇茎汤加金银花、连翘、鱼腥草、黄芩等；若小便赤热、涩痛滴沥不尽，小腹坠胀疼痛者，可用八正散合当归连翘赤小豆汤加减；若见皮肤疮痈疔疖者，可用五味消毒饮合黄连解毒汤加减，送服西黄丸，外涂如意金黄散等。若正气极虚、邪毒炽盛高热，使用大剂量抗生素仍难以控制炎症，且血象极低，甚至白细胞 0.5×10^9/L 者，中药当一方扶正，一方祛邪，1 日 2 ~ 3 剂，4 ~ 6 小时 1 次，交替服用，各自发挥效力，达到扶正以助祛邪、祛邪而不伤正的目的。

3. 活血解毒，祛其毒势

再障贫血为本虚标实之证，其本为肾虚，临床多见发热、出血、瘀血等情况，治疗时除滋阴补肾、凉血止血、治疗发热外，尚需加入活血解毒之药，此点尤以急性再障甚为突出。急性再障贫血多有毒邪侵髓之因，毒邪可为外生之温热毒邪、药毒等，也可为内生之火化毒。毒邪侵髓，伤阴耗血，导致肾精亏虚，气血无以生化则发病，急劳及慢劳早期多见。久病必瘀，离经之血瘀滞体内又形成瘀血病理产物，瘀血不去，新血不生，欲生新血，必以活血化瘀为先，故治疗再障贫血应以活血解毒、祛其毒势治之。早期多以清热解毒、凉血活血为主，辅以滋阴补肾；后期以填精益髓、补气养血为主。用药方面可选有清热解毒凉血之效的牡丹皮、赤芍、生地黄、金银花、连翘、水牛角、白花蛇舌草、鸡血藤、地丁、蒲公英、丹参等。

（三）根据辨证分型调整药物剂量

1. 调整好滋补肾阴与温补肾阳药物的比例

再障治疗，需考虑患者的体质及所处疾病的阶段，肾阴虚与肾阳虚多各有偏重，故补肾阴与温肾阳的配方比例必须恰当，方能取效。

（1）气血虚而无阳亢型：补阳药与补阴药的比例是 1 ∶ 1，而补阳药中补气药是补阳药的一倍。这类患者随着气血的生长，还需不断变换阴阳药的比例，待血红蛋白上升到 100g/L 以上，补阴药应 2 ~ 3 倍于补阳药。

（2）脾肾阳虚型：补阳药可 1 ~ 3 倍于补阴药。血红蛋白上升的过程中，如有烦躁、夜寐多梦等症状出现，可适当减少补阳药。如发现皮肤、黏膜出血点增多，或其他部位有出血，应立即增加补阴药，同时减少补阳药，所减补阳药应是温补肾阳之药。

（3）阴虚阳亢型

①甲型：即阴虚发热易出血者。此类患者多见午后发热，口鼻灼热，早晨口渴，嗜睡，痰中带血，皮肤出血，苔薄黄，脉数细。治以滋阴清热，养血益肾。方中滋肾、填阴、清虚热的药物宜占全方的 3/6，养血药占 2/6，补气益肾药占 1/6。病情好转后，可适当提高补肾补气药的比例，以利血色素的上升。

②乙型：即阴虚阳亢、龙雷之火上扰致出血者。此类患者的特点是头部颞动脉跳动明显，目眩而胀，上部出血，脉弦稍躁动。治以填阴潜阳清热。出血改善后，即使脉象未改善，亦应改为养血益阴法，适当加入补肾气之药。

以上虽均属阴虚阳亢范畴，但前一种为肺肾阴虚，以阴虚发热为主，较为好治。第二种为肾亏之极。这种亏不单纯是肾阴亏，肾阳亦亏，因龙雷之火上扰，掩盖了肾阳虚，故治疗中滋肾阴潜阳只是暂时的。当标急解决后还应从本治疗，但要注意温补肾阳之药不可多用久用。久用一定要跟补肾阴之药配伍合适，否则易致出血增多。

2. 生血常用药物

（1）补肾阳生血：鹿茸、鹿角、巴戟天、破故纸、菟丝子、淫羊藿、山茱萸、紫河车粉、肉桂、8～9 天鸡胚、胚胎粉。

（2）补脾生血：人参、黄芪、党参，重用参芪及助阳药，对骨髓造血系统有促进作用。

（3）红细胞减少明显：可加皂矾、阿胶、红参、磁石、党参等。白细胞降低明显可用龟鹿二仙胶、仙鹤草、花生衣、连翘、鱼鳔、淡菜等。

3. 久治不效者可加活血化浊药物

对于再障久治不效者，因瘀浊内侵骨髓（红髓脂肪化），久病入络，瘀滞髓海，故虽补肾阳助其生机、补肾阴填其精血，但瘀不去，新血难生。方中当加入化湿浊、活血之品，促使髓内瘀浊消退，改善造血微环境的缺血缺氧状态，与补肾药物配合，方可收效。常用药如茯苓、陈皮、丹参、益母草、川芎、鸡血藤等。

4. 阳虚易治，阴虚难医

慢性再障阴虚型患者，骨髓及外周血象极难改善，且易并发出血、感染、发热等，故取效甚难。治疗此类患者，滋阴清热药物不怕过之，一旦阴虚证候得以控制，则阳虚证候显现，此时在滋肾填阴的基础上加温补肾阳的药物可望治愈。

5. 对使用激素治疗者的中医处理

来中医就诊的再障患者，绝大多数已接受西药治疗，且多用过激素类药物治疗而未能控制病情，血象极低。对此类患者的治疗当常中有变。例如，长期使用雄性激素治疗的患者常存在肝功能异常，且易出血。中医学认为，此不仅肾阴耗损，而且肝血亦伤。肝功能异常，肝失藏血，故易出血，治宜加大滋肾阴、养肝血之药，以改善肝功能，控制出血。肾上腺糖皮质激素对本病虽有暂时止血及退热之功，但并无治本生血之效，久用尚可使红髓脂肪化，加重骨髓损伤，并抑制免疫功能，不利于再障的治疗且易并发感染等。对久服糖皮质激素者，方中可酌加知母、生地黄、女贞子、旱莲草、龟甲等填补肝肾之阴，以调整其阴虚体质，利于生血治疗。在减停激素的过程中，患者若有不思饮食等症，可酌加淫羊藿、甘草、炒白术、焦山楂等，以调补因药物导致的脾肾失调。

6. 选用血肉有情之品补其本

对久治不效、生血难的再障患者，一可选用妊娠 40 ～ 50 天人工流产之胚胎组织（乙肝、丙肝抗原阴性，非药物流产胚胎），用温火焙干分装胶囊，每日服 1 个，连服 7 ～ 10 天；亦可放入烧瓶先烧开服用，其效甚佳。二是用脐带血（母亲乙肝抗原、丙肝抗体阴性胎儿脐带血），每日 1 次，连服 7 ～ 10 天亦有效。

7. 饮食调理

慢性再障患者在药物治疗的同时，配合饮食疗法，可提高疗效。如牛骨髓炖汤或鹿血作汤，坚持每日服用；或常服鱼鳔、鸡胚、桃核、淡菜等，均有助于生血。

8. 从证型转变推测病势发展与预后

临床观察显示，肾阴虚易感染、易出血，病重难治，死亡者多。如肾阴虚转为阴阳俱虚，渐转为脾肾阳虚，则提示病势向好的方面转变，出血少，感染少，血色素易上升，临床效果好，病向愈。如逆转则病情恶化难愈。

二、中风

中风是以猝然昏仆、不省人事，伴有口眼㖞斜、语言不利、半身不遂或不经昏仆而仅以㖞僻不遂为主症的一种疾病。其可包括西医学的脑出血、脑梗死等脑血管病，为老年多发病。

（一）认清病机，注意演变

中风的病机属本虚标实。本虚为气虚和肝肾阴虚。出血性脑血管病多素体肝肾阴虚，缺血性脑血管病多素体气虚。肝肾阴虚易于阳亢，阳亢则血易上行，血与气并走于上，伤于脉络，络破血溢，而致中风。脑梗死等缺血性脑血管疾病多在睡眠中发病，人卧血归于肝，阳入于阴，阳虚气弱，血行迟缓，气虚血滞，易闭阻脉络而致中风。标实为痰热瘀血。

（二）区分证型，注意连贯

关于中风的分型，《金匮要略》分为中经络、中脏腑。梁贻俊认为，从病程上中风可分为三期，急性期、恢复期和后遗症期，三期的划分只作为区分病程时间的参考。常见 6 个证型，除闭、脱两症见于急性期外，其他证型可见于急性期，亦可见于恢复期。急性期中脏腑常见闭、脱两证。

1. 痰热血瘀生风型

多见于闭证。发病急，突然昏仆、不省人事，牙关紧闭，口噤不开，二便闭，肢体强痉，舌质红绛，苔黄腻，脉弦滑数，为阳闭。闭证发展或治疗失宜可成脱证。

2. 元气衰微、阳气欲脱型

多见于脱证。目合口开，鼻鼾息微，手撒肢冷，大汗，二便失禁，脉微欲绝，亦有发病危笃即见脱证。

闭、脱二证的治疗在于争分夺秒，方可逆流挽舟，使病势顺转，抢救成功常留有后遗症。

3. 气虚血瘀型

多为高龄、素体气虚、体胖、痰湿交阻者，多在静中发病，自觉身重，瘫软无力，随即跌仆或握物落地，口角㖞斜、流涎，汗出，舌体大、有齿痕，舌质稍暗，苔白润，脉弦滑细。本型可见于急性期中经络、脑出血的恢复期。

4. 肝肾阴虚、风阳上扰型

平日头晕头痛，耳鸣目眩，手颤腿软，发病时单侧肢体无力不用或拘急，口眼㖞斜，语言謇涩，舌红，苔黄，脉弦细而数。

5. 痰湿瘀阻型

症见头目不清，胸膈窒闷，口中痰涎泛溢，喉间痰声辘辘，肢体不遂，舌苔浊腻，脉滑或缓。此型可见于各急性期、恢复期、后遗症期。

6. 阴虚风动、气虚血瘀型

症见头晕头胀，舌强语謇，口眼㖞斜，肢体不遂，肢体拘急，手颤握物颤减，持物落地，舌质暗红，白苔，脉沉缓细。此型多见于发病半年以上，经治未愈。病本乃肝肾阴虚，筋脉失养，虚风内动，久居之风居于深处，难以寻觅。

复因气虚血瘀，无力鼓动风邪外出，而致瘫痪不愈，反加颤抖。虽然病久难愈，但如治疗恰当，坚持治疗，尚可恢复瘫肢能力。

中风虽可分为 6 型，但临床上常有虚实交错出现的情况，证型亦可转化，临证当详审之。

（三）细察舌脉，注意转变

梁贻俊认为，舌脉的变化与中风的关系十分密切。

1. 脉象

急性期，脉见弦数、弦滑、弦缓易治；脉来弦大而疾或浮大无根与沉微、沉结代，均难医，预后不佳。健侧脉与患侧脉一致易治，如健侧脉与患侧脉不同难医。

2. 舌象

舌为心之外候，心、脾、肝、肾均与舌有关联。由于诸经脏腑与舌关系密切，故中风后阴阳气血的盛衰逆乱，可影响舌质、舌苔的变化。因此，观察舌苔、舌质可测知其病情与转归。

本病常表现为舌体胖大，舌质红或暗红。舌体胖大属虚象。舌质红多见于脑出血、中脏腑、神昏、半身瘫痪。病重患者如转绛色，死亡率高。舌红中经络少见，但 70 岁以上者舌质易红，且易于复中，如张口睡眠。舌尖易红而干，当属例外。舌质暗红多见于中经络、脑缺血患者，亦可见于脑出血恢复期，为肝肾阴虚血瘀为患。

舌有瘀斑、舌下静脉粗暗，说明体内素有陈旧瘀血，新旧相和化瘀较为难治。

急性中风、半身瘫痪多见苔黄腻与黄干苔。黄腻苔说明中风后气血逆乱，痰湿瘀血化热所致；黄干苔多见内热伤津，便秘腑实。

（四）通补二法，注意恰当

通与补在中风病治疗方面是很重要的，"通法"对急性期标实证是不可缺少的一法，化瘀、化痰、通腑均属此法。本病因痰瘀互阻为标实的主要病机，因此首当化痰祛浊，祛除留瘀之处的浊痰，动其致瘀的根基，则易于化瘀。另外，祛痰浊尚可防止瘀阻气道，避免因痰阻气道而窒息。

其次为化瘀血。脑出血的中风，化瘀用在恢复期；脑缺血的中风在化痰的同时可以化瘀，但方中化痰药应重于化瘀药。中风病急性期因气血逆乱，影响了阳明经，因阳明经为多气多血之经，经气逆乱，腑气失和，传导失职则可见便秘腑实证。此时当通腑为治，用大黄使腑通气顺，如此病可立见转机，上逆之气血可下行。腑气通，清窍得开，邪热得祛，气血运行调达，中风之症得以缓解。腑气通后尚应保持大便每日通畅，气血得以平复，有利于病体恢复。

三、慢性肾功能不全

慢性肾功能不全（简称慢性肾衰）是由于各种原因引起的肾单位严重毁损，以致体内代谢产物潴留、水电解质酸碱平衡失调、内分泌功能紊乱的一种综合病证，属中医学"关格""癃闭""虚劳"等范畴。梁贻俊认为，本病病位在肾，为肾虚气化不利、秽浊内蓄所致，当属"肾劳"。其是各种病因导致肾之开阖不利，秽浊不得外泄，积留体内，蕴结于血而病。秽浊积久，病势加重，上实致虚，耗伤精血，损及脏腑，功能失职，气血逆乱，虚实夹杂乃病进之机。治疗当以清除秽浊为主，扶正为辅。

（一）开鬼门，宣畅腠理

鬼门，汗孔也。慢性肾衰由于秽浊内蕴血脉，肺气郁闭，腠理开阖失利，浊邪不能宣透，肌肤不得津之润泽，致皮肤出现干燥瘙痒、色暗灰黑、粗糙增厚、脱屑结痂等改变，治宜宣透上焦肺气，通畅腠理，开启汗孔，给内蕴秽浊之邪以外达之路，使肌肤润泽。临床梁贻俊常选辛宣透散之品，如防风、荆芥、苏叶、蝉衣、炙麻黄等。但辛散之品适可而止，绝不可过之。

（二）洁净腑，通畅下焦

梁贻俊认为，本病的洁净腑泛指足太阳膀胱之腑与手阳明大肠之腑，故立法如下。

1. 利尿排浊

《素问·灵兰秘典论》谓："膀胱者，州都之官，津液藏焉，气化则能出矣。"慢性肾衰，病变在肾，秽浊内停，肾气衰微，膀胱气化无权，不能泌浊外出，水湿之邪内停，泛溢肌肤，导致水肿，甚则一身悉肿。治以洁膀胱之腑，利尿排浊，方用五苓散化裁。常用药物如桂枝、茯苓、猪苓、泽泻、生白术、车前子草等。水肿重，可真武汤、防己黄芪汤加减。运用本法时，梁贻俊主张以助膀胱气化为主，不宜强行利尿。否则非但小便难排，反更伤肾。

2. 通腑泄浊

湿浊内停，久积瘀结大肠，致阳明腑气闭塞不通，腹胀痞满，大便秘结。治宜荡泄手阳明大肠之浊，以小承气汤化裁。常用药物如大黄、枳实、厚朴、槟榔等。大黄轻则 6g，重则 30g，与行气药同用，效果更佳。治疗本病，通利膀胱、大肠二腑不可同时重施。体内秽浊重时（血肌酐、尿素氮明显升高），当以清泄阳明腑气为主。因肾为秽浊所伤，不能助膀胱气化以泌别清浊，难使血中浊物排出。故急当通泄阳明之腑，使浊邪通过泻下而外排，祛其标实，减轻因实致虚之病机。病情好转稳定时，则应补肾与以上二法并施，巩固疗效，恢复肾功能。方中需加入行气之药，如大腹皮、木香，气行则水行，气行则腑易通。

3. 和胃降逆，化痰祛浊

慢性肾衰患者体内秽浊久留，上焦不开，下焦不通，浊聚中焦，脾胃呆滞，失于健运，清阳不升，浊阴不降，胃气上逆致恶心呕吐，纳差厌食，甚则食入即吐，舌苔厚腻，脉象滑细。治宜调理中焦，和胃降逆，祛痰化浊，助脾胃健运，得以纳谷，以养后天。在宣畅腠理、通利下焦的同时应和降胃气，芳香化浊。方用小半夏加茯苓汤、橘皮竹茹汤、旋覆代赭汤三方化裁。常用药物橘皮10～15g，竹茹10～15g，半夏10～15g，生姜3片，旋覆花6～15g，代赭石15～30g，佩兰10～15g，藿香10～15g，白豆蔻6～10g，鸡内金10～15g，山楂10～15g，太子参20～30g，或西洋参6～10g。若胃中炽热，舌偏红苔腻，可选用瓜蒌20～30g，半夏10～15g，黄连6～10g，茵陈10～30g等。

以上三法为治疗慢性肾衰毒邪秽浊、瘀积标实之法。在邪盛及体不甚虚之时常合而用之。参考处方荆芥6～15g，防风6～15g，蝉衣6～10g，苏叶6～15g，半夏10～15g，竹茹6～10g，炙枇杷叶10～20g，生姜3片，旋覆花6～15g，茯苓15～30g，泽泻10～15g，厚朴10～15g，大腹皮6～10g，槟榔10～20g，大黄6～30g。

加减：①口中黏腻，头重如裹，恶心纳差，肢体沉重，大便不爽，舌苔白厚而腻，湿滞明显时，加藿香6～15g，佩兰6～15g，白豆蔻6～10g，生薏仁20～40g。②口苦而黏，烧心泛恶，大便恶臭，小便色黄，舌苔黄厚而腻，湿滞化热、湿热内蕴时，加黄连6～10g，茵陈20～30g，全瓜蒌15～30g，白豆蔻6～10g。③外感咽痛，头痛，鼻塞流涕，咳嗽咳痰，加炙麻黄1～3g，金银花20～40g，连翘15～30g，牛蒡子10～15g，浙贝母10～15g，杏仁10g。④频发外感，气短乏力，多汗，卫外不固，加生黄芪20～30g，生白术15～30g，防风6～10g。本病系本虚标实之证，当毒邪秽浊有所控制、病情稳定时，应适当加大补肾益气治本之药量。

4. 滋水涵木，平肝潜阳

慢性肾衰，久病阳损及阴，致肾真阴耗伤，阴不潜阳，水不涵木，肝阳上亢，血压升高，临床表现为头晕目眩，头胀跳痛，眼目干涩，耳聋耳鸣，足踏如棉，舌淡红，少苔，脉弦细数。治以填补真阴，潜降肝阳。临证梁贻俊常用如下药治疗。熟地黄 10 ～ 30g，生地黄 10 ～ 30g，山茱萸 10 ～ 20g，龟甲 20 ～ 40g，鳖甲 20 ～ 40g，牛膝 10 ～ 15g，杜仲 6 ～ 10g，决明子 20 ～ 30g，天麻 6 ～ 10g，钩藤 10 ～ 15g，菊花 6 ～ 10g，莲心 6 ～ 10g，车前子 15 ～ 30g等。

参考处方：熟地黄 20g，首乌 20g，枸杞子 25g，龟甲 15 ～ 30g，牛膝 6 ～ 10g，石决明 20 ～ 30g，夏枯草 6 ～ 10g，菊花 6 ～ 10g，天麻 6 ～ 10g，钩藤 10 ～ 15g，莲心 6g，砂仁 3 ～ 6g，车前子 15 ～ 30g。本法可与以上三法合用组方，亦可在本型证候突出时独法立方。

另外，治疗慢性肾衰组方时，尚需适当加入活血化瘀之品。因秽浊内瘀，久病入络，必致血脉瘀阻，活血化瘀有利于脉络通畅，以防肾内瘀毒互阻，病势加重。常用药物水蛭 3 ～ 6g，赤芍 10 ～ 30g，丹参 20 ～ 50g，益母草 15 ～ 30g。

四、闭经

闭经是妇科病的常见症状，西医学将闭经分为原发性和继发性两类。女子年逾 18 周岁，月经尚未来潮，或月经来潮后又中断 6 个月以上者，称为闭经。前者称原发性闭经，多由于遗传原因或先天发育缺陷引起，药物治疗往往难以奏效；后者称继发性闭经。

中医学对"闭经"的记载最早见于《黄帝内经》，称为"女子不月""月事不来""胞脉闭"，并载有第一首方剂——"四乌鲗骨一藘茹丸"，用于治疗"血枯"经闭。其后自《金匮要略》至《傅青主女科》对此均有专门论述。本病的病因不外乎虚实两类，虚者为血海空虚，首当责之于肾；实者经隧阻隔，不外血瘀气滞、痰湿脂膜壅塞，以致经水不行。

（一）养血调经是治疗闭经的基本治法

月经的主要成分是血，输注和蓄存于冲任的气血，在天癸的作用下方可周期性化为经血。因此，在月经产生的机理上，气血是最基本的物质。

造成闭经的病因病机复杂，但不论是虚证还是实证，均可致冲任气血不足或冲任气血受阻而使血海不能满溢而致闭经。养血调经是治疗闭经的最基本法则。最常用的方剂首推四物汤。四物汤为《太平惠民和剂局方》中的方剂。《成方便读》云："地黄入肾，壮水补阴，白芍入肝，敛阴益血，二味为补血之正药。然血虚多滞，经脉隧道，不能滑利通畅，又恐地、芍纯阴之性，无温养流动之机，故必加以当归、川芎辛香温润，能养血而行血中之气者以流动之。"

临床若见舌质瘀暗有瘀斑、唇色暗或牙龈色暗等瘀血之象，可加桃仁、红花、益母草、泽兰、郁金等行气活血；对于面部痤疮、多囊卵巢，宜以赤芍易白芍，减熟地黄；对于下焦湿热之外阴瘙痒、白带量多色黄者，宜减白芍；对于肝经郁热或肝郁气滞者，以当归、芍药养血柔肝，生地黄滋阴清热，减川芎；对于闭经日久没有明显虚象者，可用三棱、莪术、蜈蚣、全虫等活血破血之品，以促使月经来潮。四物汤为治疗闭经所用的基本方，临床要在辨证的基础上与诸法配合，灵活使用。

（二）补肾调经是治疗闭经的常用之法

肾为先天之本，若久病肾虚或正值青春发育期过度节食减肥损伤冲任，或年幼常病，天癸未充，冲任两脉失养，无以生化精血，子宫发育不良，卵巢功能失调，均可导致闭经。多产、产后失血过多，血去精亏，肾气虚损，肝失所养，冲任俱虚亦可导致闭经。经血源于天癸，天癸滋生受养于肾，肾气虚其本不固，无以滋养天癸则闭经。补肾之法可重振天癸，通畅冲任，益养胞宫，为治本之法。肾主生殖，主藏精，内藏元阴元阳，为先天之本。女子后天体充形盛，肾气渐充，天癸滋生，太冲脉盛，故"月事以时下"。

对于初潮后月经不调、闭经的少女，梁贻俊主张在辨证施治的基础上月经来潮后，应注意补肾气。少女因肾气未充，致冲任气血不足，故不能使血海按月满溢，此时可用左归丸合二仙汤加减，或用紫河车等血肉有情之品，以及枸杞子、牛膝、菟丝子等，平补肾之阴阳，使肾气渐充，月经逐渐规律，按月来潮。

对于中年女性，月经不调逐渐导致闭经者，需检查女性内分泌激素，需辨病与辨证相结合。若雌孕激素减低，用黄体酮治疗有效者当补肾阳，药如淫羊藿、仙茅、巴戟天、肉苁蓉、菟丝子、紫河车、鹿角霜等，同时酌加滋补肾阴之品，如熟地黄、桑寄生、枸杞子等。对于睾酮升高者，可用黄柏、知母泻相火，用龟甲、女贞子、旱莲草等滋肾阴，以调整肾之阴阳；对于卵巢功能早衰者，既要温补肾阳，又要滋补肾阴，使肾阴滋养，肾阳温煦天癸充足，太冲脉充盛，月经得以按月来潮，常用药如熟地黄、山茱萸、淫羊藿、巴戟天、枸杞子、菟丝子、紫河车、川续断、沙参、百合、灵芝等；对于多囊卵巢患者，应在化痰除湿的基础上加温补肾阳之药，以助痰湿化解，可用金匮肾气丸加紫河车、淫羊藿等，但用药过程中如果痤疮患者痤疮加重，可减量，并配服大黄䗪虫丸。

（三）辨证求本，疏通经络

1. 疏肝理气，调畅气机

患者由于过度紧张，学习、工作压力较大，或生活环境突然改变而致肝气郁结，不得宣达，气机不利，气结血滞，阻滞冲任，而经水不行。金代医家刘完素所倡导的"天癸既行，皆从厥阴论之"，对指导妇科临床具有重要作用。

天癸行，女子进入全面成熟阶段。此时肾气充盛，功能发达，但要保证经、带、胎、产、乳生理功能正常，必须使各功能系统平衡才行。其中，肝在维持脏腑之间、经络气血之间及精神情志等方面的平衡起着协调作用。肝为冲脉之本，受五脏六腑之血而贮之，司血脉而调节机体的血量分布，并与肾精相互滋生，不仅不断化生补充肾精，而且随三焦之气下注血海，参与月经的形成，故月经与肝藏血的功能息息相关。肝主疏泄，调情志，调畅气机，一方面可促使脾胃的运化，使之不断地化生营血，使经血化生有源；另一方面可使气血平和，冲任调畅，月经和调。

肝气郁结，经脉涩滞，患者常常表现为心情郁闷不舒或性情急躁，两胁胀满，乳房胀痛，月经逐渐减少致闭止，或月经突然闭止不行，舌暗红，苔薄白，脉弦。治以疏肝理气活血，方用逍遥散加减。

2. 健脾除湿，化痰消脂，疏通壅塞

患者体形肥胖，素多痰湿，使脾阳失运，湿聚成痰，痰阻冲任，壅塞经隧，经络受阻，故而闭经。《万氏女科》云："肥人经水来少者，责其痰凝经隧，用二陈加芎归汤主之。"《妇科切要》曰："肥白妇人，经闭而不通者，必是痰湿与脂膜壅塞之故。"肥胖之人多痰多湿，或脾阳失运，湿聚成痰，痰湿阻于胞宫，胞脉闭阻而致经量减少或闭经。

患者临床表现为身体肥胖，带下量多、色白或黄稠，体倦乏力，倦怠懒言，苔白腻，脉滑细。治以健脾化湿，活血益肾。梁贻俊常用苍附导痰汤合四物汤治疗。

3. 活血逐瘀，调畅气血

气血充盈、经脉通畅是月经正常来潮的基础所在。任何原因导致的气血亏虚、经脉涩滞不通均可使闭经发生。此型临床并非常见，多数为患有精神疾病者，服用抗抑郁或抗焦虑药物后导致闭经。患者因情绪刺激，导致气血逆乱，神明失养，血瘀血府脉络，而致情绪不稳定，往往有多疑幻听、睡眠不实、急躁等症，气血瘀滞而致闭经。治疗此类患者，梁贻俊采用血府逐瘀汤加减往往

疗效良好。该方是《医林改错》诸方中应用最广的一个，能治 19 种瘀血病证。该方由四逆散、桃红四物汤加味组成，功能活血祛瘀，行气止痛，瘀血得祛，气血通畅，而月经来潮。此法配合以上法则治疗闭经，可增强疗效。

梁贻俊治疗闭经，除根据以上病因病机辨证论治外，尚提出要注意以下几点。

（1）本病的治疗当"伏其所主，先其所因"，方能桴鼓相应。

（2）闭经不在通，虚者应补之，补先后天。脾为后天之本，肾为先天之根，先后天精血之气皆汇于冲脉，血海充盈，溢于胞宫，则经行，"闭经不在通"即此之理。

（3）经行复当固其本，补其源。妇人月经当周而复始，如期而至，虚证闭经纵然经通闭开，仍当固其本，补其源，使血海充盈，溢于胞宫，而使月经按期而潮。

（4）闭经患者中，卵巢功能低下者较多，中药里的血肉有情之品，如紫河车、龟甲胶、鹿角胶等能调补化源，改善卵巢功能。月经中期肾虚患者，当补肾阳，加入肉桂、狗脊等；肝郁血瘀者，当理气活血，用香附、王不留行、凌霄花、丹参等，以促进排卵，改善卵巢功能。

（5）辨证加活血药是治疗本病的通法：辨证施治是中医学的精髓，辨证得当，药达病所，则胞宫经血得以通畅。如闭经甚久，补虚之外，必要时尚应加理气活血之品，如柴胡、郁金、香附、牛膝、益母草、泽兰，甚至水蛭、土鳖虫，方可助经行，此为治疗闭经的关键。

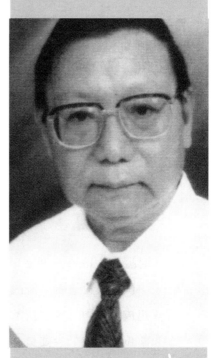

时振声

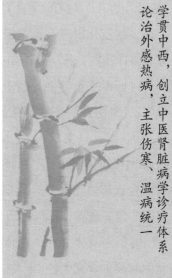

学贯中西，创立中医肾脏病学诊疗体系
论治外感热病，主张伤寒、温病统一

医家简介

时振声（1930—1998），我国卓越的医学科学家、中医肾病学科创始人之一。中国中医科学院中医内科硕士和博士研究生导师，国务院学位委员会学科评议组成员，国家科学技术奖励委员会特邀评审员，中国中医科学院专家委员会及学位评定委员会委员，中国中医科学院研究生部副主任，中华中医药学会肾病专业委员会主任委员，北京中医学会理事、内科专业学会委员，香港中国针灸协会名誉顾问，《中国中西医结合杂志》编委，享受国务院政府特殊津贴，其业绩被载入《国际名人传记大辞典》等工具书中。

时振声1930年出生于江苏无锡，其父时逸人乃一代名医。时振声既禀家传，又经师受，博学多才，具有深厚的中医功底。18岁随父侍诊，尽得家传，后于山东大学医学院学习五年西医。1959年进入中国中医研究院（现中国中医科学院）从事科研、临床、教学工作。

时振声从医40多年，坚持以中医为主导的中西医结合诊疗原则，曾任国家"七五"攻关项目"慢性肾炎肾虚证的临床与实验研究"课题组组长，由他研制的"保肾冲剂"有良好的保护与恢复肾功能作用，并能使蛋白尿减轻或消失；"滋肾止血片"对消除肾小球性血尿卓有成效。时振声对肾脏病的中医辨证进行了许多规范化研究，率先提出正虚为主、兼顾邪实的辨证分型方案，有效地指导着临床实践。先后总结出多种治疗肾脏病的有效方剂。

时振声乐于笔耕，勤于著作，先后发表学术论文近300篇，著有《伤寒论串解》《外感热病证治要义》《肾炎的中医证治要义》《时门医述》《中医诊断和辨治纲要》（日文版），主编《时氏中医肾脏病学》，参编《实用中医内科学》《现代中医内科学》《中医证候鉴别诊断学》《中医疾病鉴别诊断学》《实用中西医结合诊断治疗学》等大型中医工具书，主审《中医肾脏病学》等，为中医学宝库的繁荣建立了不朽功勋。

时振声身体力行，言传身教，教书育人，先后培养内科肾脏病专业博士研究生和硕士研究生各14人，指导全国进修医师数百人、外籍留学生数十人。多次应邀赴中国台湾、香港，以及泰国、比利时、荷兰、日本、墨尔本、美国等地讲学和诊疗，受到广泛好评。

时振声不但在中西医理论方面有高深的造诣，而且在临床诊疗和科学研究方面也有极其丰富的经验，尤其在肾病研究方面形成了自己独特的学说体系。

学术思想

时振声幼承庭训，复学西医，融贯中西，在学术方面颇多建树。特别是对外感热病和肾病进行过全面系统的研究，提出了许多富有创造性的学术观点，对于提高临床疗效具有十分重要的指导意义。

一、论治热病，寒温结合

时振声从理论上对中医的伤寒和温病进行了广泛深入探讨，认为从广义上讲，伤寒、温病所研究的客体是统一的，都是外感病。六经、三焦、卫气营血等辨证体系，是临床医家在不同条件下，从不同角度对客体进行统一考察、分析、归纳乃至科学抽象的结果。仲景有"太阳病，发热而渴，不恶寒者为温病"之说，但初起恶寒与发热常相互并见，必须经过一定时间以后方有不恶寒、但发热之现象，故时振声主张以恶寒轻而发热重、口渴者为温病。反之，恶寒重而发热轻、口不渴者为伤寒。凡内热重之体质多患温病，内热轻之体质多患伤寒。温热病与伤寒病仅初起可分，以后无甚差别，两者受病来源及发病经过亦属相同，所不同者，唯在伏热之有无，故温热病的治疗需针对伏热才能符合病情。因此，在治法上有清透、清开、清泄的特点，此与伤寒病的治疗有异。

古代医家多以感而即病为伤寒，感而不即病、伏而后发者为温病，而时振声认为，新感与伏邪为四时六气所同具，不必以伤寒、温病为限制。四时外感皆可分为新感与伏邪，且伏邪亦可因复感而起，风寒、温热、暑湿诸项皆可能有伏邪，不必限定于伏温、伏暑二项，亦不必限定于"冬伤于寒，春必温病"之古说。只不过新感者，其人正气足而邪浅，其病轻，治之易愈；伏邪者，其人正气弱而邪深，其病重而传变莫测，即使治之合法，亦如剥丝抽茧，层出不穷。自清以来，言温热之病机者，多以伤寒自外而入，故汗不嫌早；温热自内而出，故下不嫌早。认为宜汗宜下之证，必以病证之发现为准，如果不在病证上做精密之考察，唯以伤寒、温热的病名为眼目，现存成见，贻误必多。

关于伤寒与温病的辨证，时振声认为，伤寒与温病同为外感证，发病之症状亦大略相同，六经辨证中的三阳经病证属卫外功能之变化，三阴经病证属脏腑功能之变化。凡新感病证，不出三阳经范畴，是温病亦可用六经辨证。营卫运行自然之常态，即为太阳经之实际，故太阳经即统辖营卫之运行。卫气营血辨证作为深浅界限之别，伤寒、温病、新感、伏邪均可运用，而非伤寒必用六经辨证、温病只用卫气营血辨证。

二、肾病学说，独具匠心

时振声在继承其父时逸人学术思想和临床经验的基础上，比较全面地继承、完善和充实了《内经》《难经》的肾命学说，并提出了许多新的论点，颇有价值。

命门是人体先天之本、肾的重要功能成分之一，因为先天可生后天，后天又可养先天，因而当为生生之本。人之命火旺盛，则标志着生命活动力的旺盛；人的命火衰弱，则象征着生命活动的衰退。由此可见肾命学说在中医理论和实践中所占有的重要地位。

首先，肾主先天真阴真阳。一般所说的元精、元阳、真精、真阴，或元气、元阳、真气、真阳皆是指肾命的水火而言，因此，临床上所谓的肾虚即是指肾的真阴、真阳亏损。两肾阴阳互相抱负，人身阴阳互相维系，真阴、真阳如有偏胜，则平衡失调而产生疾病。

其次，肾主藏精及生长发育。肾藏先后天之精，二者相互资生，共同完成人体的生命活动。肾脏有主生长发育的作用，主要是先天之精，精化为气，肾气的盛衰是衡量人体生长发育和衰老的重要标志。肾精充盛，精可化血，故有"精血同源"之说。如精血亏损，则百病丛生。

其三，肾为水脏而主五液。肾在五行中属水，凡体内所有湿润、流通的液体均有赖于肾的主宰。如肾液亏虚，则汗、涕、泪、涎、唾等亦必然减少，治法则当从肾着手，补肾利水方可取得理想的疗效。

其四，肾主作强而出伎巧。肾主藏精，精生髓，髓充骨，髓足则骨强，轻劲多力；髓通于脑，脑为髓海，髓足则脑充，精巧聪明。所有这些都说明，人的思维、记忆等均与肾的功能息息相关。

时振声提出，慢性病久治不愈时，要注意从肾论治，并总结出滋补肾阴法、温补肾阳法、补肾益精法、补肾纳气法、补肾健脑法、温补脾肾法、滋养肝肾法、补益肺肾法、补肾固精法、温肾壮阳法、温肾利水法、温肾通腑法、交通心肾法等补肾十三法，应用于多种疾病的治疗，疗效显著。

三、把握正邪，虚实兼顾

在慢性病的治疗中，时振声首先强调要准确把握正邪关系，特别是正虚邪实比较明显的疾病。如慢性肾功能衰竭，在病情稳定时应以扶正为主，但也要兼顾邪实；在邪实突出时，则当以祛邪为首务。慢性肾衰竭的邪实，在多数情况下是可逆的，常可以使病情转危为安，趋于稳定。对于顽固性肾病综合征水肿长期不消者，时振声强调审证求因，注重调节气、血、水三者的关系。他既不同意朱丹溪所谓脾虚水肿者，只要脾气得实，水肿自消；亦不同意张景岳所谓"温补即所化气"。时振声认为，水肿严重时，邪不祛则正气难复，应权衡虚实，分析标本，有时是邪祛正安，有时是扶正祛邪，不能一概以健脾或温补印定眼目。否则，肿胀不但不消，反徒增患者痛苦。

综上所述，一代名医时振声，学贯中西，创立中医肾脏病学诊疗体系；论治外感热病，主张伤寒、温病统一；深入研究肾命学说，重视邪正关系，颇有创新。

临床经验

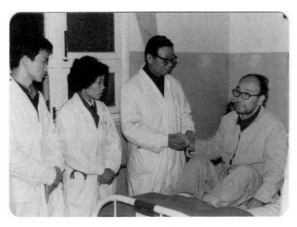

◎ 时振生为患者诊病

一、慢性肾炎蛋白尿

蛋白尿是慢性肾炎的主要诊断指标，消除蛋白尿是治疗慢性肾炎的重要任务。问题是许多患者蛋白尿顽固难消。

慢性肾炎蛋白尿在中医典籍中无相应记载。根据其表现，可归于中医学"精气下泄"范畴。西医学认为，蛋白质是构成人体和维持生命活动的基本物质，与中医学所说的"精气""清气""精微"的概念类似。

时振声认为，蛋白质是人体的精微物质。精微物质由脾化生，又由肾封藏，因此，蛋白尿的形成，实与脾肾两脏的虚损密切相关。章虚谷《医门棒喝》曰："脾胃之能生化者，实由肾中元阳之鼓舞，而元阳以固密为贵，其所以能固密者，又赖脾胃生化阴精以涵育耳。"唐容川《医经精义》也云："脾土能制肾水，所以封藏肾气也。"说明脾能协助肾之封藏。脾能升清，脾虚则不能升清，致谷气下流，精微下注；肾主闭藏，肾虚则封藏失固，肾气不固，精微下泄。另外，他脏功能失调或邪扰肾关，亦可影响肾之封藏而致蛋白尿。

蛋白尿是慢性肾炎的主要临床表现之一，亦是慢性肾炎疾病进展的主要原因。时振声将蛋白尿的病机归于"精气下泄"范畴，认为"精气"等宜藏不宜泄。肾为"封藏之本，受五脏六腑之精而藏之"。脾主统摄升清。若肾不藏精，或脾不摄精，或脾不升清，便可致精气下泄而出现蛋白尿。综观慢性肾炎的基本病机，亦以脾肾虚损贯穿始终，故可认为脾不摄精、清气下陷和肾不藏精、精气下泄是导致慢性肾炎蛋白尿的直接病机。

时振声认为，人体是一个有机的整体，"五脏相通，移皆有次"，所以其他脏腑的病变亦可影响脾肾，致脾不摄精，肾不藏精。《素问·经脉别论》云："饮入于胃，游溢精气，上输于脾。脾气散精，上归于肺，通调水道，下输膀胱。"表明饮食精微的吸收输布与各脏腑相关。如肝病，疏泄失司，中则侮土，脾不升清，精微下陷。《格致余论》谓"主闭藏者肾也，司疏泄者肝也"。若肝失疏泄，能致肾不闭藏，精气外泄。说明肝之疏泄失常可以形成蛋白尿。又如肺气膹郁，宣降不利，脾气上输之清气不得归于肺而布散全身，径走膀胱，亦可形成蛋白尿。因此，在蛋白尿的治疗上时教授提出了健脾法、补肾法、治肺法和治肝法。

就邪实而言，时振声提出，蛋白尿主要的实邪有湿热、风邪、瘀血等。蛋白尿的治疗又有祛风法、清利法和活血法。至于这些因素和慢性肾炎蛋白尿究竟孰因孰果，他认为不可一概而论，当具体分析。如有些患者蛋白尿长期不消，用调理脏腑功能、健脾固肾之法难以取效，而加用清利湿热之品后，则蛋白尿很快消失。有些患者由于体内感染灶的存在，致使蛋白尿顽固难愈。有的患者蛋白尿一度转阴，因感染再度复发。西医所谓的感染，其临床表现相当于中医的湿热或热毒，慢性肾炎中湿热更为常见，因而在慢性肾炎蛋白尿的病理因素中，湿热占有相当重要的地位。

时振声还注意到，许多患者因感冒不愈而蛋白尿不消，或蛋白尿转阴常因感冒而复发。他认为，风邪与尿蛋白有特殊的关系，尿中泡沫多辨证属风。"风性开泄"为其重要特性。既然感冒风邪可致腠理开泄而汗出，那么感受风邪致精气不固形成蛋白尿的机制也就不难理解了。《素问·水热穴论》云："勇而劳甚，则肾汗出，肾汗出逢于风……名曰风水。"其临床表现与肾炎相似。虽然古人当时不可能发现蛋白尿，但从现在的角度进行推测，肾炎水肿出现蛋白尿就是理所当然的了，风邪导致蛋白尿的机理也就不言而喻了。

时振声认为，慢性肾炎病程冗长，符合"久病入络""久病必瘀"的传统理论。而瘀血既成之后又常使蛋白尿顽固难消，非活血化瘀不可取效。瘀阻肾络，精气不能畅流，壅而外溢，故精微下泄而成蛋白尿。

时振声治疗蛋白尿经验丰富，并总结为"治肾十三法"，现择要介绍。

1. 从肺论治

慢性肾炎的病程中，常因外感使蛋白尿愈而复发，病情加重，甚至损害肾功能。由于肺主皮毛，宣发卫气以固护肌表。若肺气虚损，易致外邪侵袭。肺失宣降，除有鼻塞、咳嗽等表现外，因不能通调水道，水泛肌肤而致水肿。因金不生水，影响肾的封藏而使蛋白尿加重。因此，时振声认为，不应忽视治肺之法。对于肺气虚弱，卫表不固，见自汗恶风易感冒者，可用益肺法，方如玉屏风散。对于感受外邪出现肺失宣降者，可用宣肺法。外感风寒者可用荆防败毒散，气虚或阳虚明显者，宜扶正解表，可用人参败毒散、参苏饮等；外感风热者可用银翘散。阴虚明显者，应扶正解表，方如银翘汤（金银花、连翘、淡竹叶、生地黄、麦冬、薄荷）或时振声的经验方"银蒲玄麦甘桔汤"（药如其名）加薄荷等，以迅速控制外感，使蛋白尿减轻或消除。对于外感风寒化热，或外感风热，病情进一步发展，以致痰热壅肺者，急宜清肺化痰，以控制感染，宜用清肺法，他常用自拟的"加味杏仁滑石汤"（杏仁、滑石、黄连、黄芩、郁金、厚朴、橘红、半夏、通草、贝母、瓜蒌皮）治疗，用于慢性肾炎合并肺部感染、抗生素无效者，可迅速控制感染。对于慢性肾炎属肺肾阴虚，经常反复咽干、咽红、咽痛，阴虚肺燥比较突出者，宜用润肺法，他常用经验方"加减竹叶石膏汤"（竹叶、生石膏、太子参、天冬、麦冬、法半夏、生甘草、桔梗、益母草、白茅根、薄荷）治疗，不仅对阴虚肺燥型蛋白尿有良好的治疗作用，而且可以预防风热外感。

2. 从肝论治

慢性肾炎病程冗长，变化复杂，加之患者情志难疏，鲜有不波及于肝者，故治肝之法不可废。对于蛋白尿伴见情志抑郁、胸胁胀痛、善叹息，或月经不调、脉弦等肝郁者，宜用疏肝法，可用柴胡疏肝散、逍遥散等。若见胁痛、眼目干涩、视物模糊、月经量少，或烦躁潮热等肝血或肝阴不足者，又当养肝血或滋肝阴，方如四物汤加牛膝、枸杞子等，或用杞菊地黄汤加减。若见头晕失眠、腰痛膝软、多梦易怒、颜面潮红、舌红少苔、脉细数、血压升高等阴虚阳亢者，又当平肝潜阳，方用羚角钩藤汤加减。

3. 从风论治

从风论治又分为两种情况。祛风宣肺法同"从肺论治"之宣肺法。祛风胜湿法用于风湿在表或脾虚湿胜之蛋白尿经久不消者，症见腰脊疼痛、项强头重、四肢困乏、不思饮食、肠鸣腹痛、泄泻无度等。方如羌活胜湿汤、升阳除湿汤等，常用药物有羌、独活、防风、豨莶草、川芎、苍术、升麻、柴胡、昆明山海棠、雷公藤等。

4. 从湿热论治

慢性肾炎蛋白尿有湿热见症者，宜清热利湿。症见胸脘痞闷、口苦口黏、口干不欲饮、纳呆、大便溏泻不爽、小便黄赤混浊，或尿频尿急而痛，舌红，苔黄腻，脉滑数等。若痰热在肺，方用加味杏仁滑石汤（见清肺法）；若湿热阻于中焦，可用苏叶黄连汤、半夏泻心汤之类；若湿热阻于下焦，可用八正散加减；若湿热弥漫三焦，可用三仁汤。

5. 从瘀论治

活血化瘀法在慢性肾炎蛋白尿的治疗中运用广泛。若瘀血为兼夹证，则在辨证论治的用药基础上加丹参、泽兰、益母草、桃仁、红花等；若瘀血征象突出，则以祛瘀为主；瘀血兼气虚、阳虚者，用补中益气汤合桂枝茯苓丸；瘀血兼阴虚，用血府逐瘀汤；若湿瘀互结，见尿少身肿，腰痛固定，舌质紫黯或有瘀斑、瘀点等，用当归芍药散为主治疗。

二、慢性肾炎血尿

慢性肾炎血尿的病因病机可概括为热、虚、瘀三个方面，其中以阴虚内热最常见。如属肝肾阴虚，多因阴虚生内热，以致血热妄行而出血，随精微下泄而有血尿；如属脾肾气虚者，则为脾不统血，气不摄血，以致血不归经而出血，随精微下流而出现血尿。

时振声认为，究其病位多在肾，病性多属阴虚。至于阴虚的形成，或因素体阴虚复感外邪，或久病伤肾，耗伤肾阴，劳而诱发，故他立滋肾养阴为治本之法。

出血兼瘀滞，阴虚兼血尿者，治宜凉血活血，不宜止血。瘀化血行，血气调和，不止血则血自止。因阴虚生热，肾又主水，湿热极易相合，湿热内蕴又可伤阴，从而加重原有的阴虚，且湿、热、瘀互结，使病性更加复杂。因此，清利湿热结合活血化瘀虽属治标，但也是治疗阴虚血尿的重要方法。如此标本结合，滋肾与化瘀清利同用，多途径、多环节地进行调节，有助于提高临床疗效。

时振声自拟"滋肾化瘀清利汤"治疗。方剂组成：女贞子 10g，旱莲草 10g，白花蛇舌草 15g，生侧柏 15g，马鞭草 15g，大蓟 30g，小蓟 30g，益母草 30g，白茅根 30g，石韦 30g。方中女贞子味甘、苦，性平，入肾经，功专养阴益精；旱莲草味甘、酸，性寒，入肝、肾经，功同女贞子，且能凉血。二者合用，源于《医方集解》的二至丸，为补益肝肾之剂，药味虽少，但养阴而不腻滞，以滋肾养阴治其本。白花蛇舌草味甘、淡，性凉，功能清热解毒，活血利水。生侧柏苦、涩，寒凉，专入肝肾，凉血散瘀，祛风利湿。马鞭草味苦，性微寒，入肝、脾经，功专清热解毒，活血散瘀，利水消肿。大、小蓟甘、凉，入肝、肾经，凉血散瘀，利尿止血。石韦甘、苦，性凉，入肺、膀胱二经，利水通淋，清热祛湿。益母草味辛、苦，性寒，活血利水，且"行血而不伤新血，养血而不滞瘀血"。白茅根味甘，性寒，凉血清热，生津利尿。诸药合用，肾阴得复，湿热得清，瘀化水行，血气调和，共奏其功。

三、IgA肾病

IgA 肾病多发生于青少年，男性略多于女性。临床发病大多处于隐匿状态，少数呈急性肾炎综合征或肾病综合征的临床表现，且大多数患者诱发于过劳之后，或外感及习惯性感冒使症状恶化。因此，时振声认为，本病好发于本虚之体，并见于气虚或肾阴虚体质者，且以气阴两虚为特点。

他认为，IgA 肾病的病机虽错综复杂，但病位主要在肾，病性以阴虚为主。肾阴不足，虚火内生，热盛伤及肾之脉络而血尿常现。肾虚而不耐劳作，过劳之后往往诱发或加重，甚则出现肉眼血尿。腰为肾之府，本病病位在肾，肾阴亏虚，腰失所养，故腰痛显著，并有腰膝酸软之表现。肾为先天之本，卫气出于下焦，肾精亏虚，精不化气，卫气乏源，卫外不固，故易反复感冒，招致外邪。蛋白乃机体之精微物质，藏而不泄。肾精足则封藏于内，今肾精亏虚，封藏失职，故精微随尿混浊而下。

时振声认为，瘀、湿、热、毒为本病标邪之四大特点。因IgA肾病多有一个隐匿发展的缓慢过程，故"久病入络"必有瘀血内阻，况本病最突出的表现是血尿，出血则必有瘀滞。加之本病病情迁延，经久不愈，以致脏腑失调而导致血瘀。瘀血阻络，血不循经，不仅内在尿血不止，外在腰痛亦显著可见。肺气虚则不能通调水道，脾气虚而运化水湿不及，肾气虚则不能蒸腾气化，三焦水道不利，故易形成水湿兼夹证。由于肾阴不足，阴虚内热，热与湿相合，蕴结而成湿热证。临证可见湿热弥漫三焦症状，如上焦乳蛾肿大、咽喉疼痛，中焦口苦、咽干、口渴而饮水不多，下焦溲赤、便秘或大便不爽，舌苔黄腻，脉弦滑数等，重则可见四肢浮肿。湿热之邪，久蕴成毒，湿热邪毒胶结，如油裹面，胶结难分，祛之不易，因而使病程迁延不愈。时振声认为，IgA肾病虽然源于正虚——肾阴虚或气阴两虚，但往往由虚致实，产生瘀、湿、热、毒之标邪，故此恰如其分地调整正虚邪实之关系乃治疗的关键所在，不可偏废其任一方。

由于IgA肾病发展隐匿，早期一般多表现出肾阴亏虚，病情进一步发展则逐渐演化成气阴两虚证，在正虚之基础上产生不同程度的湿热、瘀毒之邪实，但邪实反过来又加重了正气的虚损。故时振声在治疗IgA肾病的不同时期，着重点也不同。早期以血尿为主，或有少量蛋白尿，同时有手足心热、口干喜饮、大便偏干、舌暗红、苔薄或舌红无苔、脉象沉细或弦细等，证属肾阴不足，或肝肾阴虚，兼夹瘀血、湿热者，常用经验方"滋肾化瘀清利汤"，药用女贞子、旱莲草、白花蛇舌草、生侧柏、马鞭草、大小蓟、益母草、白茅根、石韦等。从组方上不难看出，早期一般正虚尚不显著，故扶正补肾阴药仅用二至丸，而清热解毒、利湿通淋药4味，活血止血而兼清热利湿药亦有4味，扶正药两味，祛邪药8味，实属将祛邪为首务，邪祛则正安矣。

随着IgA肾病的进展，患者逐渐演化为气阴两虚证，临证不仅血尿、蛋白尿长期不消，还有乏力气短，手足心热，腰膝酸软，大便干结，小便黄赤，或者畏寒而手足心热，或上半身热下半身凉，舌体稍大，但质红有齿痕，脉象沉细或沉弱。对此，时振声常用验方"益气滋肾化瘀汤"，药用太子参、生黄芪、当归、赤芍、白芍、生地黄、女贞子、旱莲草、石韦、白花蛇舌草、益母草、白茅根、桑寄生。本方侧重扶正，方中益气、养血、补阴、滋肾药共计9味，祛邪药仅4味，正好与早期治疗之侧重相反，即早期以清热利湿、解毒通淋、凉血止血为主，少佐扶正滋阴药；而中晚期，由于病情发展，正虚显露，故以益气、养阴、补血、滋肾为主，少佐清利之品，正气足则邪自祛矣。

由于IgA肾病虚实夹杂，不同时期尚有不少的并发症，故时振声多随症加减。如阴虚重，加丹皮；瘀血重，加丹参；下焦湿热明显，加滑石、知母、黄柏、生甘草；若每因外感风热后，咽红咽痛，血尿加重，加"银蒲玄麦甘桔汤"（金银花、蒲公英、玄参、麦冬、生甘草、桔梗、薄荷）；心悸怔忡者，合生脉散；夜尿频多、小便清长者，加菟丝子、覆盆子；轻度水肿者，加牛膝、车前子；纳差、腹胀者，加砂仁、蔻仁；兼肝阳上亢者，加龟甲、生鳖甲、生石决明；若湿热重者，可去二至丸。若病情进一步发展，转化为阳虚或阴阳两虚，则又及时调整用药。

总之，时振声治疗本病，早期以祛邪为主，少佐扶正；中晚期逐渐加重补益扶正药物，以扶正为主，目的在于早期使邪祛而正安，中晚期则在扶正补益的基础上，使正气足而邪自祛。同时抓住IgA肾病本虚标实、虚实夹杂的特征，根据疾病的不同时期和邪正之比例关系，恰当调节方药之配伍比例，将滋肾、清热、解毒、活血贯穿于整个病程的始末，故能取得良好的临床效果。

四、慢性肾功能衰竭

慢性肾功能衰竭（下称慢肾衰）是多种慢性肾脏疾病晚期，肾功能逐渐恶化引起的以蛋白质代谢产物潴留为主，水、电解质和酸碱平衡失调的临床综合征。其病情往往进行性加重，每因外邪、过度劳累、七情内伤、饮食失调而缠绵反复。中医药在消除症状、缓解病情、降低血中氮质、保护残存肾单位或恢复肾功能方面有良好的作用，能够提高患者的生存质量，延长其生存时间。

时振声经过研究发现，脾肾气（阳）虚占20.8%，肝肾阴虚占11.3%，脾肾气阴两虚占58.5%，阴阳两虚占9.4%，各有夹瘀血、水湿、湿浊、湿热、痰热等不同情况。脾肾气阴两虚是慢肾衰最常见的证型。由于慢性肾脏疾病病程冗长，无论是气虚抑或阴虚，往往因阳损及阴、阴损及阳而转变为气阴两虚。把握住气阴两虚证的特点，有助于病情稳定，并使其向好的方向转化。

就脾肾气阴两虚本身来看，脾气虚损则湿阻于内，肾阴不足则内热自生，其本是气阴两虚，其标是湿阻及蕴热。如再兼夹多种邪实，必然使慢肾衰的病机更加复杂。阴阳两虚是气阴两虚的进一步发展，寒热错杂，虚实并见更为突出，且脾肾气（阳）虚或肝肾阴虚，随着病程的推移还会不断向气阴两虚或阴阳两虚转化。因此，气阴两虚及进一步发展的阴阳两虚基本可以代表慢肾衰的正虚病机。诸种邪实的由来则是或为外来（外感），或由内生，邪实加重正虚，正虚又生邪实，如此恶性循环，终致邪实泛滥，正气不支，预后不佳。在上述扶正的基础上，还需根据辨病与辨证相结合的原则，视病情酌加活血、清热、利水、化湿、祛风、息风等品，尤应注意以下诸端。

1. 辨析病机，重视脾胃

恶心、呕吐是最常见的消化道症状。由于严重呕吐，不仅不能进食、进药，而且还可使病情日趋恶化，因此，必须尽快控制。中医学认为，恶心、呕吐是由于脾肾虚损，水湿不化，酿为湿浊化毒，湿毒内蕴又损及脾胃，升降失司，湿毒上溢，以致口中尿臭、呕恶频作。如见舌苔白腻，治宜温化降逆，方用小半夏加茯苓汤，药如半夏、生姜、茯苓；如舌苔黄腻，乃湿毒化热，治宜清化降逆，方用苏叶黄连汤，药如苏叶、黄连。多次少量，频频呷服，可使呕恶停止。

顽固性的食欲不振，甚至厌食，是因为脾胃阳气受损，无消化纳谷之能，治宜振奋脾胃阳气，以温化健脾，方用香砂平胃散，药如苍术、厚朴、陈皮、甘草、广木香、砂仁；如温阳燥湿，用加减羌活除湿汤，药如羌活、苍术、防风、柴胡、陈皮、砂仁、蔻仁；如湿毒化热，阻滞气机，宜清化开泄，方用黄连温胆汤，药如黄连、半夏、陈皮、茯苓、甘草、枳实、竹茹。

顽固性腹泻是脾胃升降功能损害的另一表现，治以温中固涩，方用理中桃花汤，药如人参、白术、干姜、甘草、赤石脂；或姜附四神汤，药如附片、干姜、补骨脂、肉豆蔻、吴茱萸、五味子；如有化热趋势，可以寒热并用，方如加味连理汤，药如黄连、人参、白术、干姜、甘草、茯苓、石榴皮。

2. 注意控制可逆因素

慢肾衰的病程中，要随时注意可逆性的加剧因素。一般常见的可逆因素有感染、心衰、电解质紊乱等。由于慢性肾衰患者抵抗力十分低下，感染的发生是不可避免的。一旦发生，西医用抗生素进行对抗治疗很难控制，许多患者因此而加重，甚至死亡。上呼吸道感染属中医学外感范畴，临床上仍按风寒、风热论治。

慢性肾衰患者的外感因体虚而致，症见恶寒发热、全身不适、头痛咽痛等。单纯祛邪常难取效，治宜扶正解表。偏于风寒者，治宜益气解表，方如人参败毒散（人参、羌、独活、柴胡、前胡、川芎、枳实、桔梗、茯苓、生姜、甘草、薄荷）或小柴胡汤；偏于风热，治宜滋阴解表，方如加味银翘汤（金银花、连翘、竹叶、麦冬、生地黄、甘草、桔梗、薄荷）。

肺部感染属中医学痰热壅肺，症见咳嗽痰黄、发热胸痛、舌红苔黄腻等，治宜清肺化痰，方用加味杏仁滑石汤（杏仁、滑石、黄连、黄芩、橘红、郁金、厚朴、半夏、通草、瓜蒌皮）。严重者，痰热蒙蔽清窍，症见呼吸气粗、喉中痰鸣、神志不清，治宜清开涤痰，方用菖蒲郁金汤（菖蒲、郁金、生栀子、竹叶、牡丹皮、连翘、竹沥水、瓜蒌皮、橘红、玉枢丹）。

化脓性感染属中医学热毒范畴。因外感风寒化热，或风热甚，或疮疖化脓等引起，治宜清热解毒，方用五味消毒饮。

泌尿系感染属中医学下焦湿热范畴。症见尿频、尿痛、尿急甚至血尿，治宜清利湿热，方用八正散或知柏地黄汤加瞿麦、萹蓄、滑石、通草等。忌用木通，因木通可加重肾功能损害。若感染以发烧为主，或感染发烧不退者，均可用小柴胡汤，扶正祛邪，和解退热。其中柴胡 30g，黄芩 15 ～ 30g，用党参则用 30g，若用人参则为 6g。小柴胡汤必须用参，否则与《伤寒论》原义不符。

慢性肾衰患者的心衰，无论有无水肿均属水凌心肺。症见呼吸急促、气短心悸、不能平卧。西药强心苷效果不好。治宜温阳蠲饮，泻肺行水，方用葶苈大枣泻肺汤合苓桂术甘汤、生脉散。

3. 合理使用大黄

目前，大黄及其制剂已广泛用于治疗慢肾衰，但各地报道的疗效不尽相同，这与患者病情轻重不同有关。结合中医辨证，恰当地使用大黄，有助于不断提高临床疗效。需要注意的是，应选择适宜的时机，对终末期患者使用大黄灌肠，反而能使全身情况加速恶化，因此终末期患者不宜使用大黄。临床上使用大黄治疗慢肾衰的报道日益增多，有单服大黄粉者，皆是取其通腑泄浊作用，通过患者每日腹泻 3 ～ 4 次，以降低血中尿素氮水平，改善病情。一般对血肌酐＜ 880.4μmol/L 者，有比较肯定的疗效；但对终末期患者，或血肌酐＞ 1320.6μmol/L 者多无效。

4. 恰当活血化瘀

慢性肾衰患者，因代谢毒性产物在体内蓄积，以及酸中毒、高血压等因素，均可加剧血管内皮细胞损伤，激活凝血系统，使血液呈高凝状态。因此，活血化瘀药已广泛用于慢性肾衰治疗，如用益肾汤、血府逐瘀汤、静脉滴注丹参等，认为其对改善肾功能及消化道症状、增加尿量、降低血压和尿素氮均有一定作用。但肾小球毛细血管内反复凝血后，可刺激内皮细胞和系膜细胞增生，导致肾小球纤维素性硬化的功能肾单位的损伤不可逆转。从中医学角度认识，慢性肾衰患者常见瘀血内阻之证，症见面唇发暗，舌暗或有瘀斑，或有出血倾向，或有闭经等，治疗皆宜活血化瘀，但应结合中医辨证。气虚夹瘀者，宜益气活血，用补中益气汤合桂枝茯苓丸；阴虚夹瘀者，宜养阴活血，用血府逐瘀汤；水停瘀阻者，宜利水活血并进，用当归芍药散等。单纯用活血化瘀药物效果并不一定理想。

5. 注意血透并发症

血液透析已成为治疗慢性肾衰的一种有效手段。结合中药治疗，血透时间可以延长，血透上升的幅度也较小，似有助于提高机体的代偿调节能力。由于血透技术进入临床，随之而来的问题就是如何处理各种透析并发症。中医药治疗一些常见的血透并发症具有较好优势。例如，透析失衡综合征中医学认为属下窍不通，浊阴不泄，水气上犯，为预防其发生或使症状消失，予五苓散3～6g冲服，可收效。由于血透中突然快速地分流血液进入到透析器，使血容量骤降，加之多种综合因素的影响，常可发生低血压，甚至休克。患者常常表现为焦虑不安，心悸憋气，面色苍白，大汗淋漓，语声低微，皮肤潮润或冷湿，脉微欲绝，此属气阴俱脱之象，予生脉散静脉滴注，可改善症状。血透过程中有的患者会处于高凝状态，有碍于血透的正常进行，服用活血通脉片（人参、三七、丹参、枸杞子等组成），每日3次，每次4片，连服3天，可在一定程度上改善高凝状态，保证血透的顺利进行。

五、糖尿病肾病

糖尿病肾病是糖尿病的严重并发症，临床应予足够重视。时振声认为，糖尿病肾病要兼顾糖尿病和肾病二者的基本病机。糖尿病的基本病机是肺、胃、肾三脏灼热伤阴，日久阴损及气，故临床上气阴两虚者多见。糖尿病肾病的中医辨证亦以气阴两虚为主，因此，本虚标实、气阴两虚是糖尿病肾病的基本病机。但临证还应注意两个问题：一是气虚和阴虚的主次，二是病机的变化。

气阴两虚是一种复合证候，有的患者偏于气虚，有的患者偏于阴虚，有的则气虚阴虚大致相等，对此必须辨别清楚。糖尿病肾病的病机不是固定不变的，气阴两虚偏气虚者可以转化为脾肾气虚，甚至脾肾阳虚；气阴两虚偏阴虚者可转化为肝肾阴虚，甚至阴虚阳亢；气阴两虚本身也可转化为阴阳两虚。相反，原来的脾肾气虚和肝肾阴虚亦都可转化为气阴两虚。总之，辨证论治不可僵化，应注意疾病的动态变化规律。此外，还应注意标实，常见的有瘀血、水湿、浊邪等。

益气养阴是糖尿病肾病的基本治法，主要适应证是气阴两虚。患者常常有神疲乏力、气短自汗、舌淡有齿痕等气虚症状，同时有手足心热、咽干口燥、渴喜饮水、大便干结等阴虚症状。有的患者出现口干口渴但饮水不多，手指、足趾发凉而手足心热，大便先干后稀，舌红少苔，但舌体胖大有齿痕等气阴两虚的特有症状。气阴两虚大致相等者，可选用参芪地黄汤；偏气虚，可选用五子衍宗丸加参芪；偏阴虚，可选用大补元煎。

健脾固肾法用于脾肾气虚者，症见气少乏力、纳少腹胀，四肢不温，腰膝酸软，夜尿清长，舌淡、边有齿痕、体胖大等。方用水陆二仙丹、芡实合剂（芡实、白术、茯苓、山药、黄精、菟丝子、金樱子、百合、枇杷叶）、补中益气汤加金樱子、补骨脂、菟丝子等。

温补脾肾法用于脾肾阳虚。症见神疲乏力，畏寒肢冷，少气懒言，或水肿，面色㿠白，腰背冷痛，口淡不渴，或便溏，舌淡、边有齿痕、体胖嫩润等。可用真武汤加参芪、肉桂等。

滋补肝肾法用于肝肾阴虚。症见两目干涩，五心烦热，口干喜饮，腰酸腰痛，大便干结，舌红、少苔等。方用归芍地黄汤、六味地黄汤合二至丸等。

养阴平肝法用于阴虚阳亢者。在阴虚的基础上见有头痛、头胀、眩晕、耳鸣等。方用三甲复脉汤、杞菊地黄汤加天麻、钩藤、僵蚕等。

阴阳双补法用于阴阳两虚者。患者既有阴虚表现，又有阳虚表现。方用桂附地黄汤、济生肾气汤、大补元煎加龟甲胶、鹿角胶、仙茅、淫羊藿之类。

由于糖尿病肾病还兼有邪实，所以治疗时还应兼顾治标。夹瘀血者，可见肢痛肢麻，月经色黯有块或痛经，唇黯，舌黯或有瘀斑、瘀点，可在扶正方中酌加丹参、鸡血藤、泽兰、桃仁、红花、川芎等。夹水湿者，临床表现有水肿，轻者仅下肢稍肿，可在扶正方中加牛膝、车前子、防己、赤小豆、冬瓜皮等；重者宜温阳利水，方如实脾饮、济生肾气汤；或健脾利水，方如防己黄芪汤合防己茯苓汤；利水方中加木香、槟榔、陈皮、沉香等理气药，有助消肿。夹湿浊者，湿浊上逆可致恶心呕吐；舌苔黄腻者，可在扶正方中加黄连、竹茹，甚者先清湿热，用黄连温胆汤、苏叶黄连汤，待呕止后再予扶正；舌苔白腻者，在扶正方中加陈皮、生姜、竹茹，甚则先化浊降逆，用小半夏加茯苓汤。如湿浊上逆而口中尿臭明显，可在扶正的基础上加大黄，或合并使用大黄灌肠。

在治疗糖尿病肾病时还应兼顾糖尿病本身的症状，如口渴明显，可加花粉、石斛、麦冬、五味子之类；饥饿感明显，加黄连、生地黄、知母、生石膏之类；

有痈疽，可加金银花、蒲公英、野菊花、天葵之类；尿多，可合玉锁丹（生龙骨、茯苓、五倍子）或加覆盆子、金樱子；尿有酮体，可加黄芩、黄连、黄柏之类。如此，糖尿病能够很好地控制，糖尿病肾病通过治疗亦能得以控制。

六、难治性肾病综合征

难治性肾病综合征（简称难治性肾综）是原发性肾病综合征中频繁复发、激素依赖和耐药病例的总称，是肾病治疗中颇为棘手的难题。时振声在治疗难治性肾综时强调三因致病的重要性，在素因（平素体质）、主因（风热、水湿、湿热、瘀滞等）、诱因（猝感外邪、过度劳累、用药不当等）三方面，认为素因（脾肾虚损）是致病的内因，主因和诱因常通过素因发病，致疾病迁延不愈。

时振声将经典理论的病因学说与西医学的发病学说紧密联系，以动态的观点认识疾病的演变过程及证型之间的转化。对难治性肾综水肿，他强调以治肺为先，肿消后继以扶正为法，同时配合祛风、清热、利湿、化瘀各法灵活化裁。通过扶正祛邪，恢复脏腑阴阳气血的失调现象，达到最终缓解的目的，并结合辨病对部分患者不排除激素、细胞毒药物的合理使用，用中药牵制其副作用，以提高疗效。

《素问·至真要大论》曰："必使其所主，而先其所因。"针对难治性肾综，辨析影响病情不愈的诸个因素，如感冒、感染病灶、皮疹、肝炎、皮肤疮毒、劳累及激素用法不当、高血压等，有针对性予以防治，常可提高疗效，甚至达到缓解病情的目的。时振声认为，影响疗效提高的关键因素有以下几种。

1. 感冒

感冒是难治性肾综反复发作、迁延不愈甚至加重的主要因素，因而对该类患者要重视感冒的防治。表虚不固、反复不愈者，给予玉屏风散或防己黄芪汤加减；属肾气不足者，予桂附地黄汤加减；属肾阳虚者，予麻黄附子细辛汤加减；时行感冒则要分辨风寒、风热、夹暑、夹湿的不同。时振声通过长期临床观察认识到，感冒可使一部分患者的病情发生向愈性转归，强调要把握这一转机，采取得力措施。

2. 感染病灶

体内不论是显性还是隐性感染病灶，均是疗效得不到提高的关键所在。时振声认为，本病由于病程较长，且多用激素、细胞毒药物易致抵抗力降低，或因长期用抗生素，不但对细菌产生耐药性，而且会产生许多副作用，甚至加重病情，因此必须积极控制感染病灶。常见感染有扁桃体炎、鼻炎、皮肤感染、泌尿系感染等，均应及时治疗。实验证明，清热解毒或活血解毒药能提高机体的免疫功能，对炎症及病损组织有修复作用，可阻断抗原，稳定病情。时振声根据慢性感染病灶及部位不同分别进行辨证论治，对急性病灶属热毒者用五味消毒饮，湿热用四妙散或龙胆泻肝汤，火热用连翘败毒散，急性扁桃体炎发热肿痛者用"银蒲玄麦甘桔汤"（时振声经验方：由金银花、蒲公英、玄参、麦冬、甘草、桔梗等组成）合五味消毒饮等；对慢性炎性病灶、潜在病灶，据阴虚、气虚、夹湿、夹痰等的不同，予以相应治疗，每每获得佳效。

3. 劳累

在肾综治疗及恢复过程中，劳累常可使疾病复发或加重，因劳累则伤气耗精，时振声告诫患者要善调摄，勿过劳，节房事，养成良好的生活起居习惯，使气血平复以利病愈。

4. 高血压

难治性肾综伴有持续性血压高是最棘手的问题。时振声认为，40 岁以上阳虚者居多，治疗应侧重温阳益气活血之法，如济生肾气丸、八味地黄汤加参芪、牛膝等；40 岁以下多阴虚火旺，以肝肾阴虚为多，久病阳损及阴，阴损及阳，导致阴阳俱虚，治疗当阴阳双补，以八味地黄汤加减。并认为，此类高血压往往是正气不足，而非有余，不宜用苦寒镇逆直折法损伤之，当采用补肾降压之法，使血压正常。

5. 合理使用及撤减激素

激素治疗肾综具有抗炎、抗过敏、免疫抑制等作用，但由于体质、病情及病理类型不同，其反应也不同，且使用激素后易造成病情复杂化和激素的副作用使病机复杂化等。时振声认为，对于激素抵抗型，中医要侧重辨证施治；对激素依赖型，在重视辨证的前提下要指导合理递减激素，主张经过中药治疗一段时间后再渐减，且减量要慢，至维持量改间日服为好。冬至一阳升，夏至一阴长，主张停激素在冬至前为好，以顺应肾上腺皮质功能消长这一生理规律，避免停药所致的反跳现象。

补益脾肾是治疗激素依赖型肾综的基本大法，同时强调激素撤至半量时和注重温补肾阳可以提高复发性肾综的缓解率，对激素依赖复发者可合用温补肾阳药，如人参、黄芪、仙茅、淫羊藿、补骨脂、巴戟天等。成人多脾肾阳虚，小儿多脾肾气虚，也可用小柴胡合五苓散加减升发阳气，并据激素使用、撤减及停用的不同阶段，导致体内产生的阴阳失调现象予以中药调节其阴阳平衡，以提高缓解率。

时振声强调，长期大量应用激素可致湿热、热毒证候，邪热内蕴常为难治性肾综治疗过程中一个最严重的干扰因素，因此，主张祛邪则安正，突出祛邪以清利为主。

时振声在治疗部分肾综患者时，对长期用激素及免疫抑制剂，继用培补脾肾法病情未愈出现类似柯兴证候群和中医湿热见症者，按湿热、热毒辨治，常选用四妙散、草薢分清饮加减，使病情得以缓解。对疗效不佳、以水肿为主或兼有肺部及皮肤症状者，拟祛风胜湿法，或在辨证基础上加宣肺祛风胜湿药，如蝉蜕、僵蚕、紫苏叶、桔梗、苦杏仁、麻黄、地龙、羌活、防风等而取效。对有高凝倾向和膜性肾病或脾虚水停脉络瘀阻者，可选当归芍药散、防己黄芪汤，通过益气活血利水法，改善血液流变，以助于免疫复合物的清除及肾小球病变组织的恢复。

七、肾盂肾炎

肾盂肾炎多属中医学"淋证"范畴，根据其病因病机与临床表现，时振声将主要概括为虚实两方面。

1. 实证

实证多见于急性肾盂肾炎或慢性肾盂肾炎急性发作期及慢性肾盂肾炎病史不甚久远，患者身体素质较好者。临床表现以发烧、腰痛、尿频、尿急、尿痛为主，而无明显正虚表现，进一步可分为湿热内蕴型和肝胆湿热型。

（1）湿热内蕴型：有偏湿、偏热之不同。偏湿者除主症外，可兼见身重乏力，周身酸痛，胸脘满闷，呕恶食少，口干而不欲饮，舌红，苔腻，脉滑。治以芳香化湿，清热通淋。方用三仁汤合四妙散加味。偏热者兼见身热、口渴突出，尿热痛急、尿色深黄，大便干，甚或尿中带血，舌红，苔黄腻，脉滑数。治以清热解毒利湿，方用八正散合五味消毒饮加味。有血尿者可酌加凉血止血之品。

（2）肝胆湿热型：症见寒热往来、午后热甚，心烦欲呕，口干口苦，胁胀，胸脘痞闷，舌红，苔黄，脉弦滑，治以清泻肝胆。方用龙胆泻肝汤加味。苔黄腻者，用蒿芩清胆汤加味。

2. 虚证

虚证多见于病程长或临床反复发作，经治疗未愈者。症状除小便淋沥涩痛不适、腰酸困痛等湿热稽留表现外，并有明显正虚表现，进一步可分为如下几型。

（1）脾肾气虚型：症见排尿不适兼有纳差、腹胀，或面色无华兼有浮肿、腰痛、腰膝酸软，舌淡，脉沉细。治以健脾益肾，清利湿邪。方用参苓白术散或补中益气汤加牛膝、桑寄生、石韦、茯苓、薏仁等。

（2）肾虚肝郁型：症见腰痛，排尿不畅，兼有胁肋脘腹胀满，纳差，心烦易怒，口苦咽干，舌红，脉弦。治以疏肝和胃，益肾清利。方用丹栀逍遥散加牛膝、桑寄生、石韦、王不留行等。

（3）肝肾阴虚型：症见口干咽燥，手足心热，眩晕耳鸣，低热盗汗，舌红，脉细数。治以滋肾清利。尿路刺激及阴虚内热症状轻者，猪苓汤加味；尿痛较明显兼低热、盗汗者，用知柏地黄汤加味；化验尿中红细胞较明显者，二至丸加益母草、白茅根、石韦、白花蛇舌草、蒲公英、马鞭草、生侧柏叶等清利凉血止血之品；肝血虚明显者，合用四物汤。

（4）气阴两虚型：即在肝肾阴虚型基础上见有明显气虚表现，如乏力、倦怠、懒言等。治以益气滋阴清利。在滋肾清利的基础上酌加党参、黄芪、太子参等，或用大补元煎加减。

（5）阴阳两虚型：多见于肾功能受到较明显损害失代偿时，表现为乏力、气短、畏寒、颜面虚浮、面色晦暗无华、纳呆恶心、腰膝酸软等。可无淋证表现，尿中无白细胞，细菌培养阴性。治宜阴阳俱补，方用参芪桂附地黄汤加减。有淋证表现者，应注意清利。本型往往易夹痰浊，因此治疗需注意降浊。对痰湿内阻表现明显者，如见脘腹痞满、恶心呕吐、口苦口黏、口中尿臭等症时，应治标为先，用苦辛开泄之法，方用黄连温胆汤或半夏泻心汤加味。

八、过敏性紫癜性肾炎

紫癜性肾炎是指过敏性紫癜引起的肾脏损害。其临床表现除有皮肤紫癜、关节肿痛、腹痛便血外，主要为血尿和蛋白尿。如蛋白丢失过多，可出现肾病综合征的临床表现，血尿、蛋白尿长期持续存在，可伴有肾功能减退，最后导致慢性肾功能衰竭。

紫癜性肾炎由于尿血较为突出，时振声强调宜活血，不宜止血，虽镜下血尿亦然。《先醒斋医学广笔记》提出了治血三法，第一即"宜行血不宜止血"，"行血则血循经络，不止自止，止之则血凝，血凝则发热恶食，病日痼矣"。唐容川《血证论》提出通治血证之大纲有四，其中以消瘀为第二法，认为"以去瘀为活血之要法"。即便由其他原因引起的出血，在治本的同时也要适当配用化瘀之品，以防止血留瘀，变生他患。因此，时振声反复强调，对紫癜性肾炎患者的治疗要着重扶正化瘀，或寓止血于化瘀之中。根据临床表现，他将紫癜性肾炎分六型进行辨证论治。

1. 风热搏结

初起可有发热，微恶风寒，咽痛口渴，心烦舌红，苔薄黄等。继则风热伤络而有下肢紫斑，甚则尿血。

治则：祛风清热，凉血散瘀。

方用银翘汤加味。

如见腹痛便血，加白芍、生地黄；如见尿血，加大小蓟、马鞭草、生侧柏。

2. 热盛迫血

症见热毒炽盛，病情较重，出血倾向亦重，下肢可见大片紫癜、肉眼血尿明显，烦躁不安，口干喜饮，舌红绛。

治则：清热解毒，凉血散瘀。

方用犀角地黄汤加金银花、连翘、玄参、茜草、白茅根之类。

3. 肝肾阴虚

症见虚火灼络，亦可出现下肢紫癜及尿血，兼见手足心热，口干喜饮，大便干结，舌红少津。

治则：滋养肝肾，凉血散瘀。

方用小蓟饮子去木通，或用知柏地黄汤或血府逐瘀汤加马鞭草、生侧柏、益母草、白茅根。

4. 湿热内阻

症见湿热阻滞络脉，迫血妄行，兼见口苦口黏，口干不欲饮，胸闷痞满，苔黄腻。

治则：清热利湿，活血化瘀。

方用三仁汤或四妙散加丹参、泽兰、马鞭草、生侧柏、赤芍、三七等。如水肿，清热利水，佐以活血，方用大橘皮汤加丹参、泽兰、牛膝、车前子。

5. 寒凝血滞

因素体阳虚，寒邪外侵，内滞血络引起，症见畏寒肢冷，神疲乏力，语声低怯，口淡不渴，舌体胖大而润。

治则：温经散寒，活血化瘀。

方选当归四逆汤合桂枝茯苓丸。如水肿明显，温阳利水，佐以活血，方用真武汤合桂枝茯苓丸；或当归芍药散加制附片、肉桂、川牛膝、车前子。

6. 脾气虚损

脾不统血，气不摄血亦能血溢成斑，或有尿血，有时可见气短乏力，食少懒言，心悸头晕，面色萎黄，舌淡齿痕等。

治则：益气健脾，活血摄血。

方用归脾汤加桂枝茯苓丸。如兼阳虚，可加制附片、炮姜；水肿明显，可健脾利水，佐以活血，方如防己黄芪汤、防己茯苓汤、桂枝茯苓丸合方加减。

九、狼疮性肾炎

狼疮性肾炎是系统性红斑狼疮最常见和最严重的内脏损害，也是导致系统性红斑狼疮最主要的死亡原因之一。关于本病病因，时振声认为有内外因之分。内因主要是素体虚弱，外因则与感受邪毒有关。其中正虚以阴虚最为突出，邪毒以热毒最为关键。本病以女性多见，特别好发于青春期及妊娠哺乳期女性。女子以阴为本，多种生理活动，如月经、妊娠、哺乳等均易伤及阴分，且既病之后尤以阴虚证候最常见。另外，本病尚有许多患者每因日光曝晒后发病或病情恶化，发病后又常以热毒炽盛最为突出，从而提示本病与热毒密切相关。

时振声认为，本病过程中所出现的阴虚火旺与热毒炽盛，一为虚火，一为实热，两者常同气相求，肆虐不已，戕害脏腑，损伤气血，且随病情迁延，导致病机日益复杂。通常本病早期和急性活动期多表现为一派热毒炽盛之象，若病情未能得以及时有效控制，则常因邪热伤阴而致阴虚火旺。因邪热既可伤阴，复可耗气，故气阴两虚之证是本病临床最常见的证型。本病后期常因久病不愈，阴损及阳，致阳气衰微或阴阳两虚。此外，本病的发生发展过程中，时振声还十分重视湿热、瘀血、水湿痰浊等邪实为患。因为这些邪实常作为标证与正虚兼夹为患，从而造成恶性循环，致使本病缠绵难愈。

时振声认为，本病属正虚邪实、虚实夹杂之证，治疗应以辨证论治为原则，注重扶正祛邪，标本兼顾。急性活动期以清热解毒为主，同时兼顾气阴；缓解期重在调理脏腑的阴阳气血，以扶正为主，兼顾祛邪。时振声临床常辨证分为以下 4 型进行治疗。

1. 热毒炽盛型

多见于急性活动期。症见高热不解，出血倾向明显，如皮下瘀斑、衄血尿血，烦渴喜饮，甚则神昏谵语或抽搐，或见关节红肿疼痛，舌绛红，脉洪大而数。

治则：清热解毒凉血。

方用犀角（水牛角代）地黄汤合五味消毒饮加减。如神昏谵妄，可加安宫牛黄丸、紫雪丹之类；如抽搐，加羚羊角粉、钩藤、全蝎等；瘀血明显者，加桃仁、红花、茜草、益母草、泽兰等。

2. 肝肾阴虚型

多见于亚急性期或慢性期。症见两目干涩，手足心热，口干喜饮，低热盗汗，大便干结，小便短赤，或尿血，舌红，少苔，脉细数。

治则：滋补肝肾，活血清利。

方用归芍地黄汤加减。如兼尿血者，加生侧柏、马鞭草、生地黄、大小蓟；夹水湿而见下肢浮肿者，加牛膝、车前子、汉防己；夹瘀血者，加丹参、泽兰；若阴虚阳亢而头晕、耳鸣者，加僵蚕、菊花、灵磁石等。

3. 脾肾两虚型

多见于本病慢性期偏于脾肾气虚者。症见全身乏力，四肢不温，腰膝酸软，足跟疼痛，纳少腹胀，大便稀散，小便不黄，舌润体大或淡胖而边有齿痕。

治则：健脾益肾。

方用补中益气汤或异功散加菟丝子、金樱子、补骨脂等，或用五子衍宗丸加人参、黄芪。

若偏脾肾阳虚，症见畏寒肢冷，水肿严重，治以温补脾肾，方用实脾饮或真武汤加减；若属脾虚水肿，治以健脾利水，方用防己黄芪汤合防己茯苓汤或春泽汤加减；若属脾虚水肿夹瘀血者，治以健脾活血利水，方用当归芍药散加减。

4. 气阴两虚型

多见于本病亚急性期或慢性期。临床表现既有倦怠乏力、少气懒言、恶风易感冒等气虚见症，又有手足心热、盗汗、口燥咽干等阴虚表现，或有恶风畏寒而手足心热、口干而不欲饮水、大便先干后稀等气虚、阴虚交错症状。

治则：益气养阴。

方用参芪地黄汤或大补元煎加减。

如兼轻度下肢水肿，加牛膝、车前子；如夹瘀血，加丹参、泽兰、益母草等；若兼心悸、气短者，合用生脉散；如兼头晕、耳鸣、口黏、痰多、苔腻者，加半夏、白术、天麻、泽泻等；如兼头晕、耳鸣、口不干、苔不腻、无痰者，加枸杞子、菊花、僵蚕、钩藤等；如阴阳两虚，宜阴阳双补，用参芪桂附地黄汤或地黄饮子加减；有水肿者，济生肾气汤加减。

十、痛风性肾病

痛风性肾病又称慢性尿酸性肾病，是体内嘌呤代谢紊乱、血尿酸增高致尿中尿酸排量增多造成的肾损害，可归于中医学"痛风""痹证""历节病"等范畴。

时振声认为，痛风性肾病的病因可从外因和内因两方面加以认识。外因主要与风、寒、湿、热之邪侵袭有关。总由肺、脾、肾等脏腑先虚，外感风、寒、湿、热之邪乘虚而入，使脏腑功能发生变化，体内气血津液失常。湿热痰浊积于肾脏，损伤肾络则可出现蛋白尿、血尿、淋证，或夜尿增多且清长；阻于经络，骨失所养，气血不利则皮毛经络瘀滞，表现为痹痛之证。内因主要责之饮食不节，嗜食肥甘，七情、劳倦等使肺失宣降，脾失健运，肝失疏泄，肾失分清泌浊，气机升降失常，气、血、水等体液代谢障碍，滞留不去形成高尿酸血症，从而损伤关节、肾脏。本病为正气先虚，外邪侵袭而发病，主要病位在肾，与肺、脾、肝密切相关，既可表现为皮毛经络瘀滞，又可见脏腑虚损诸症。

时振声认为，本病的病机需从整体角度，动态把握。气阴两虚是基本病机，也是病机演变的关键所在。本病起初常表现为肝肾阴虚和脾肾气虚之证，病程日久，阴虚及气，气虚及阴，以气阴两虚表现最为突出。气阴两虚为本病病机的主线，临床上最为常见。气阴两虚，日久则可转化为阴阳两虚。本病病机基本可按气虚或阴虚→气阴两虚→阴阳两虚的规律动态发展。此外，本病尚兼夹湿热、瘀血、水湿、痰浊等标证，使病机更加错综复杂。只有充分认识本病病机的动态演变规律，才能知常达变，掌握治疗的主动权。

1. 辨证治疗

时振声将本病分为 4 型以治其本。

（1）肝肾阴虚型：症见腰酸腰痛，双眼干涩，五心烦热，口干喜饮，大便干结，尿赤或砂石尿，尿检可见蛋白尿，生化检测示血尿酸升高，或有肾功能不全指标，舌红，少苔，脉弦细。

治则：滋养肝肾。

方用归芍地黄汤加减。

（2）脾肾气虚型：症见气短乏力，纳少腹胀，四肢不温，腰膝酸软，夜尿多且清长，大便溏，可检出蛋白尿，或高尿酸血症，或有肾功能不全指标。舌体胖大、质淡、边有齿痕，脉沉细。

治则：健脾固肾。

方用保元汤加减。

（3）气阴两虚型：是临床最常见的证型，主要表现为神疲乏力，自汗气短，手足心热，咽干口燥，渴喜饮水或饮水不多，大便或干或稀。尿检异常，可检出高尿酸血症，或肾功能不正常。舌淡、有齿痕，脉沉细。

治则：气阴双补。

方用参芪地黄汤加减。偏气虚者，用五子衍宗丸加参、芪化裁；偏阴虚者，以大补元煎加减。

（4）阴阳两虚型：多见于本病的末期，主要表现为面色苍白，畏寒肢冷，腰酸腰痛，口干欲饮，或有水肿，大便或干或稀，肾功能损害严重，舌胖而质红，脉沉细或沉弱。一般多伴高尿酸血症和肾功能严重受损。

治则：阴阳双补。

方用桂附地黄汤加龟胶、鹿角胶、仙茅、淫羊藿等化裁。

2. 加减治疗

时振声强调，痛风性肾病是虚实夹杂之证，治疗时必须在扶正的基础上注意祛邪。

（1）夹湿热：兼见关节肿痛发热，口渴烦躁，尿黄赤，舌红，苔黄腻，可在扶正方中加苍术、黄柏、牛膝、土茯苓、忍冬藤、晚蚕沙、生薏苡仁、海桐皮等以清热利湿。

（2）夹瘀血：兼见肢痛肢麻，关节不利，口唇发暗，舌暗或有瘀斑瘀点，可在扶正方中酌加丹参、鸡血藤、泽兰、桃仁、红花、川芎等以活血化瘀。

（3）夹寒湿：兼见关节疼痛，遇寒加重，得温痛减，可在扶正方中加制附片、桂枝、麻黄、细辛、炮姜、苍术、白术、白芍、甘草等以散寒祛湿止痛。

（4）夹水湿：主要表现为水肿，轻者下肢稍肿，可在扶正方中酌加牛膝、车前子、防己、赤小豆、冬瓜皮等；重则宜温阳化水，可用实脾饮、济生肾气汤、防己茯苓汤合防己黄芪汤治之。时振声常在利水方中加入木香、槟榔、陈皮、沉香等理气药，以助气行水亦行，每每使水肿迅速消退。

（5）夹湿浊：上逆者兼见恶心、呕吐、舌苔黄腻，可在扶正方中加黄连、竹茹；甚者先清化湿热浊邪，用苏叶黄连汤、黄连温胆汤；待呕吐止再予扶正；舌苔白腻者，可在扶正方中加陈皮、生姜、竹茹，甚者先化浊降逆，用小半夏加茯苓汤控制呕吐。若湿浊上逆，口中尿臭明显，可在扶正的基础上加大黄，或合大黄灌肠，使湿浊外泄，症状缓解。

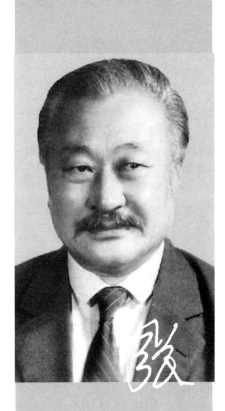

张士杰

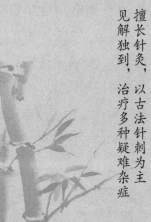

擅长针灸，以古法针刺为主，见解独到，治疗多种疑难杂症

医家简介

　　张士杰（1931—2016），主任医师，国家级名老中医，北京市鼓楼中医医院京城名医馆主任医师，全国第二、三、四批老中医药专家学术经验继承工作指导老师，中国针灸学会荣誉理事，北京针灸学会顾问，中国中医科学院国际培训中心客座教授，北京中医药大学第四批中医师承教育针灸推拿专业博士研究生指导教师，日本日中针灸研究之旅特聘教授。

　　张士杰1931年出生于吉林省吉林市，其父张华民为兼通文史及方技之实业家，曾开设同春堂国药店，聘请当地名医应诊并与之探讨医术。张士杰自幼即在父亲的指引下研读古文。及长，面对自家兄弟姐妹中3人均因贻误诊治而夭亡，有感于"医不三世，不服其药"及"今之业医者，亦置《灵》《素》于罔闻，昧性命之玄要，盛盛虚虚而遗人夭殃，致邪失正，而绝人长命，所谓业擅专门者，如是哉"及"言不可治者，未得其术也"，遂立志学医。

　　1948年毕业于国民高等学校，后在沈阳南满医科大学（现中国医科大学）学习。受父亲与诸多医师指导，注重研习经典，包括《黄帝内经》《老子》《周易》《伤寒论》《金匮要略》《针灸甲乙经》《荀子》《孟子》《道德经》等，结交了一些业界朋友，相互切磋，充实个人学识。1956年，年轻的张士杰完成第一部著作《针灸学讲义》，经北京市卫生局批准后在针灸传习班讲授针灸学。1957年取得医师资格，并由市卫生局发给了行医执照，从此开始了悬壶济世的生涯。从事针灸、中医临床工作60余载，救治疾患无数，桃李遍布中外。他倡导原汁原味的古法针刺，应用太溪等少量气穴治疗百余种疑难杂病，人誉雅号"张太溪"。

　　张士杰以古法针刺为主，在传承古法针刺的基础上，提出了许多独特见解，陆续发表了《浅谈肾原太溪》《太溪穴应用临床的体会》等论文。1987年在北京举行的第一届世界针灸学术大会上宣读论文《援物比类于太溪应用》《中风浅识》。翌年春天，在《人民日报》海外版上首次被称为"张太溪"先生。1989年被确定为北京市41名老中医之一，开始师带徒之路。张士杰以其博学的医学知识、丰富的临床经验和严谨的治学态度受到学生们的崇敬，现桃李满天下。

学术思想

一、援物比类

张士杰的学术思想主要来源于《黄帝内经》，从"览观杂学，及于比类""治病必求于本，治之极于一"悟入针道，依据其证、其症，恒用古法思维处之，比类于一，治其根本。

张士杰在《古法针刺灵方治验》一书中指出，中医自有方技以来，至张仲景为《伤寒杂病论》，以平脉辨证而格物致知，设六经及脏腑等病脉证并治，以论疾病，始见辨证一词。其法，为中医之发展做出了极大贡献而为后世之楷模。然仲景虽撰用了《素问》《九卷》及《八十一难》等方技，并运用了经络腑腧，但总属侧重方脉之作，于针刺则较少论及，而针灸又毕竟有"凡刺之理，经脉为始""凡刺之道，毕于终始"等法则，终始又必以经脉为纪。因而《灵枢·终始》指出："必先通十二经脉之所生病，而后可得传于终始矣，故阴阳不相移，虚实不相倾，取之其经。"这些论述皆为针灸临床所必须遵循的根本法则。否则，如"十二经是动"及六阳之"手阳明是主津""足阳明是主血""手太阳是主液""足太阳是主筋""手少阳是主气""足少阳是主骨"及其所生病，以及开、阖、枢失司等，寓援物比类于其中的生理功能和病理变化，则难以用方脉辨证概括或取代。因此，"援物比类，化之冥冥，循上及下，何必守经"等理论，皆为用针者所不可或缺的方法。

张士杰在书中援引《素问·示从容论》之例以说明如何援物比类。"雷公曰：于此有人，头痛，筋挛，骨重，怯然少气，哕噫腹满，时惊，不嗜卧，此何脏之发也？脉浮而弦，切之石坚，不知其解，复问所以三脏者，以知其比类也。"此例，若不触类引申，则易辨为：①厥阴根起于大敦，其经气与肾脉上会于颠顶而主筋，头痛、筋挛乃厥阴经气为病。②少阴根起于涌泉，为生气之原而主骨，骨重、少气乃少阴经气之为病。③太阴根起于隐白，与胃以膜相连，哕噫腹满、时惊、不嗜卧乃太阴经气之为病，因之就三经而施治。

而本篇中黄帝却对雷公之问做了如下之分析："今子所言，皆失八风菀热，五脏消灼，传邪相受。夫浮而弦者，是肾不足也；沉而石者，是肾气内着也；怯然少气者，是水道不行，形气消索也；咳嗽烦冤者，是肾气之逆也。一人之气，病在一脏也。若言三脏俱行，不在法也。"明·张介宾之《类经》将上段注释为："头痛者，以水亏火炎也；筋挛者，肾水不能养筋也；骨重者，肾主骨也；哕噫者，肾脉上贯肝膈，阴气逆也；腹满者，水邪侮土也；时惊者，肾藏志，志失则惊也；不嗜卧者，阴虚目不瞑也。病本于肾，而言三脏俱行，故非法也。"这就更清楚地说明此例仅调肾以治即可。否则，若不比类，倘面临"若视深渊，若迎浮云"之疾，必将若迎浮云而莫知其际，而舍本逐末。因此，审视色脉予以分析，再加以综合，使类者比之，以尽格物致知之道。"以起百病之本"而"治之极于一"。如此则可澄其源而流自清，灌其根而枝乃茂，做到补泻勿失，用针稀疏，不然，将"不知比类，足以自乱"。

"善言古者，必有合于今"。中医学乃多学科之交叉而应用整体动态平衡观，以辨证为基础，进而再"览观杂学，及于比类"的一门学科。现代整个科学领域正在兴起的广泛涉及自然科学、人文科学和社会科学的新科学思潮，其整体论（系统论）的思维方式与中医之思维方式，以及现代全息模式与中医之诊治方法均极相似。认识论也给人以启示，即分析和综合是互为制约的，既要精密的分析，也要高度的综合。因此，随着中医辨证分型之越来越细，与其他学科一样，高度的综合也就更加必需。否则，浩如烟云之证型，必为处方配穴之不便。

二、用针之类，在于调气；凡刺之道，气调而止

针刺疗法自传说中之上古伏羲制九针至黄帝著《内经》迄今虽已历数千年，非但不衰，而且几乎流行于全球，一言以蔽之，是因针灸疗法有其独特的理论、方法和疗效，而其"效之信，若风之吹云，明乎若见苍天"（《灵枢·九针十二原》）。至于针刺有效的根本原因显然是刺之要，气至而有效，因此必须"刺之而气至乃去之，勿复针"。

张士杰认为，针刺的目的在于调气，补泻为使人体气调的手法。

如《灵枢·终始》云："凡刺之道，气调而止。补阴泻阳，音气益彰，耳目聪明。反此者，血气不行。所谓气至而有效者，泻则益虚，虚者脉大如其故而不坚也，坚如其故者，适虽言快，病未去也；补则益实，实者脉大如其故而益坚也，夫如其故而不坚者，适虽言快，病未去也。故补则实，泻则虚，痛虽不随针，病必衰去。"《灵枢·小针解》云："气至而去之者，言补泻气调而去之

也……补者必若有所得也，泻则恍然若有所失也。”这些均为补泻效应之标志，必须予以考虑，不能仅就寒热而论补泻。

针刺得气与否，除手法外，还必须结合时空观念，考虑年之所加，气之盛衰与虚实之所起，亦即“用针之服，必有法则，上视天光，下司八正”（《灵枢·官能》）。如《素问·八正神明论》云：“凡刺之法，必候日月星辰，四时八正之气，气定乃刺之。是故天温日明，则人血淖液而卫气浮，故血易泻，气易行。天寒日阴，则人血凝泣而卫气沉，月始生则血气始精，卫气始行，月郭满则血气实，肌肉坚；月郭空则肌肉减，经络虚，卫气去，形独居，是以因天时而调血气也。”其不仅仅对针刺气至与否至关紧要，而且对现代时间医学也颇具启示。“今末世之刺也，虚者实之，满者泄之，此皆众工所共知也。若夫法天则地，随应而动，和之者若响，随之者若影，道无鬼神，独来独往”（《素问·宝命全形论》）。诚可谓尽至其义矣。

再者，气血状况亦为针刺气至与否之重要条件。如《灵枢·行针》云：“百姓之气血，各不同形，或神动而气先针行，或气与针相逢，或针已出气独行，或数刺乃知，或发针而气逆，或数刺病益剧，凡此六者，各不同形。”可见，针刺之效应与气至之迟速，亦必因重阳之人、阳中有阴之人、阴阳和平之人、多阴之人、阴中有阳之人而异。阴阳和平之人，其血气淖泽滑利，故针入而气出疾而相逢；多阴少阳之人，其气沉而气往难，故数刺乃知。这些论断都为临床所一再证明，不可忽视。

因此，对针刺补泻的要求，应以气至为度，气调而止。而气至与气调亦并非一定要通过针下寒热。有些疾病，如晕厥、癔症性强直、过敏性休克等，往往在患者尚未感觉之前即已针到病除。临床应注意避免为了追求针下寒热而无问其数的一味施行手法，以至造成《灵枢·九针十二原》所说的“刺之害中而不去，则精泄……精泄则病益甚而恇”之弊。

三、凡刺之真，必先治神

张士杰非常重视“神”的作用。一方面是医者的神，强调针刺时医者应做到思想集中、态度严谨、明确病位、端正手法，并注意调节患者的精神活动，以利于治疗。正如《素问·针解》所示：“如临深渊者，不敢堕也。手如握虎者，欲其壮也。神无营于众物者，静志观病人，无左右视也。义无邪下者，欲端以正也。必正其神者，欲瞻病人目，制其神，令气易行也。”另一方面是调患者之“神”。《素问·宝命全形论》云：“凡刺之真，必先治神。”张士杰在解释这一句话时经常讲到"祝由"。他强调这就是心理学。针刺者施针时必须重视把握患者的情绪与精神状态。《圣济经》讲"盖以神受则意诚，意诚则功倍故也"。施治时一定要使患者树立对医者的信心，同时使其保持平稳的心态、积极向上的精神。这样方可事半功倍。

临床经验

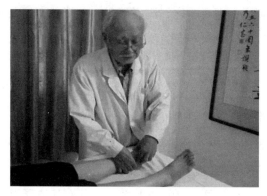

◎　张士杰为患者诊病

一、中风

中风是一种常见而危害较重的疾病，对其发病，一般多强调"肝风内动"等内因而忽视或否定外因。实际临床表明，是证之发于外风者，为数颇多。张士杰认为，中医的生理、病理、诊断、治疗乃至方药，莫不渗透天文、地理、气象、历法等因素，正如经典中叙述的"人以天地之气生，四时之法成"，"天有四时五行，以生长化收藏，以生寒暑燥湿风。人有五脏化五气，以生喜怒悲忧恐；故喜怒伤气，寒暑伤形""夫邪之入于脉也，寒则血凝泣。暑则气淖泽，虚邪因而入客""天气通于肺，地气通于嗌，风气通于肝，雷气通于心，谷气通于脾，雨气通于肾……故天之邪气，感则害人五脏"，分别从人与天地相参的角度论证了病因病机，从而进一步提出"故阴阳四时者，万物之终始也，死生之本也，逆之则灾害生，从之则苛疾不起""九针之玄，要在终始，故能知终始，一言而毕；不知终始，针道成绝"。这些寓援物比类于其中的理论无疑对包括中风在内的所有疾病皆具重要意义。

中风病名始见于《素问·风论》，如"入房汗出中风，则为内风"，继而《伤寒论》及《金匮要略》也分别载有"太阳病，发热，汗出，恶风，脉浮缓者，名为中风""夫风之为病，当半身不遂，或但臂不遂者，此为痹。脉微而数，中风使然"。虽中风所致之病不同，但都属于风邪入客。因此，唐以前对中风均以内虚邪中立论，至宋元以降，才出现了诸如"心火暴甚""正气自虚""痰湿生热"乃至"非风"之说。至清代，叶天士发明了与《素问·风论》所载、名同实异之内风。基于金元以来诸家论述，而今对中风病因的认识大多为内伤积损、情志所伤、劳欲过度、饮食不节、气虚邪中；病机则为阴阳失调，气血逆乱，上犯于脑，并以之为辨治中风的标准。张士杰认为，在偏重内因、忽视外因的基础上讨论中风是不全面的，更不能忽视心通夏气、肝通春气，以及风伤筋、湿伤肉、热伤皮毛、寒伤血等五脏、五体与五气之关系，应重视阴阳离合、开、阖、枢等援物比类之说。《灵枢·刺节真邪》云："邪气者，虚风之贼伤人也。"这就说明，虚风亦即邪气，而"邪之中人也，无有常，中于阴则留于腑，中于阳则留于经……中于面则下阳明，中于项则下太阳，中于颊则下少阳，其中于膺背两胁，亦中其经"。若"虚邪偏客于身半，其入深，内居荣卫，荣卫稍衰，则真气去，邪气独留，发为偏枯"。虚风邪气之伤人，不仅有如上述之因所客的部位而表现为不同证候之区别，而且有因骨节、皮肤、腠理之坚疏，而"有一脉生数十病者"的差异。倘若虚邪贼风，避之有时，加之正气内存，则邪不可干。正所谓猝逢疾风暴雨而不病者，盖无虚也，两虚相得乃中风病因之一也。

此外，机体条件、生物节律、时空等因素也要参合。《灵枢·岁露》云："人与天地相参也，与日月相应也。故月满则海水西盛，人血气积，肌肉充，皮肤致，毛发坚，腠理稀，烟垢著。当是之时，虽遇贼风，其入浅不深。至其月廓空，则海水东盛，人气血虚，其卫气去，形独居，肌肉减，皮肤纵，腠理开，毛发残，膲理薄，烟垢落，当是之时，遇贼风，则其入深，其病人也卒暴。"由此可见，生物节律与中风的发病也密切相关。因此，凡乘年之衰、逢月之空、失时之和同样是中风的重要因素。

【验案举隅】

案1 王某，男，75岁。

平时无不适，1984年3月10日晨起，因汗出且未着外衣又外出洒扫，顷刻，觉风袭，且自脊之两侧向下有洒淅动形、起毫毛、发腠理之感。遂入室，始则右上肢不随意，继而右口角下垂并流涎，语稍謇涩且吞咽发呛，右下肢尚无明显异常。当即前往某院，诊为脑血栓形成，用中西药物治疗一周，非但上列症状未获改善，而且右下肢亦不能步履，遂来诊。查苔白微厚，舌淡红，脉浮弦微滑。血压170/95mmHg，语謇，右鼻唇沟变浅，嘴角牵向健侧，右上肢上臂内收，肘部屈曲，手亦呈屈曲旋前位，下肢强直内收，足向跖面屈曲，跖面内翻。肌力右上肢1级、下肢2级。患肢之肌张力增高，肘及膝腱反射均亢进，霍夫曼征及掌颏反射皆呈阳性。

从援物比类角度分析，腠理开而汗泄当风，因此发病猝暴。本应内极病，而尚能言，志不乱，病在分腠之间，一则为受邪时，适值天地俱生，万物以荣，发陈之春三月；二则发病之日正值农历二月初八，乃海水起汐、卫气方盛之时，故亦未极病。根据《灵枢·根结》援物比类理论，"太阳为开，阳明为阖，少阳为枢，故开折则肉节渎而暴病起矣。故暴病者，取之太阳……阖折则气无所止息而痿疾起矣。故痿疾者，取之阳明……枢折即骨摇而不安于地，故骨摇者，取之少阳"，仿《针灸甲乙经》"偏枯，臂腕发痛，肘屈不得伸，手五指掣不可屈伸，腕骨主之，"首刺太阳之腕骨，气调至五指皆能伸展，肘亦略能伸乃发针。肾足少阴之脉，循喉咙，夹舌本。足太阳之筋，其支者，别入结于舌本。胃足阳明之脉，是主血所生病者，口喎。肾者，胃之关，其脉上贯中土。"胃缓则廉泉开，故涎下，补足少阴""少阴为枢……枢折则脉有所结而不通，不通者取之少阴""病偏虚为跛者，正月阳气冻解地气而出也。所谓偏虚者，冬寒颇有不足者，故偏虚为跛也"。肾冬令主寒，冬失其藏，至春则易发偏枯之病，故语謇、口喎、流涎，刺肾原太溪以调之。针刺得气，如鱼吞钓饵之状，内收的下肢随之能外展，且可以对抗地心引力抬离床面，舌本活软，涎能略收，持乃发针。足胫纵缓则足向跖面屈曲及跖面内翻，乃枢折骨摇而不安于地之候，因而刺少阳胆原丘墟以调，于针刺之时，使足跗能背屈，跖面不内翻乃发针。如此，共针刺6次，除语仍稍謇外，诸症皆近已，生活能自理，且可独自步行数里。

案2 刘某，女，82岁。

时发头晕，嗜睡半年，1984年7月19日因自觉疲劳而欲较早入睡，但因天气炎热故未关门，至夜半欲更衣时，突感右侧肢体失灵且语謇。当即被家人送往医院，诊为基底动脉供血不足，右侧偏瘫，给维脑路通及抗栓胶囊等药物后返家。至晨9时许发现右半身全瘫并失语，遂邀往诊。查右关尤甚，舌淡红，苔白厚，两脉浮大沉涩。舌向右侧偏斜而不能伸出唇外。血压130/70mmHg，右上下肢皆呈软瘫状，肌力0级，腱反射消失，掌颏反射阳性，其余霍夫曼征及巴宾斯基征等皆未引出。

张士杰认为，胃为水谷之海，乃生气之源。谷入于胃，以传于肺。五脏六腑皆以受气。右关脉，外以候胃，内以候脾，沉取鼓涩，涩为少气无血；浮取鼓大，大则为虚。脾胃俱虚，血脉不充，则肾无以受五脏六腑之精而藏。肾者主蛰乃封藏之本，肾无所藏则固密无权。加之发病时为夜半，卫行伏冲，汗出当风，而直入少阴。少阴为枢，枢折则脉有所结而不通。肺主声，心主言，肝主语，然皆由足少阴肾气之所发，其有音声而语言不清或不能言语者，当责之心肝，不能言语而又无音声者，乃肾气之逆。少阳属肾，行身之侧，故为是证。肾脉上贯中土，为胃之关，其所受于天之真气与谷气并而充身，因此为之首刺太溪，迄舌能伸出且能发音，乃发针。少阳属肾，为三阳之枢，故继刺其手足少阳之会翳风，气调至患肢已能对抗地心引力抬离床面，乃发针。按前方共针5次，患侧肢体恢复如常，唯失语未获改善。后更方刺太溪、通里、廉泉、翳风、哑门等穴20次，也只能发出部分单音节词。

中风失语确属疑难，但不论缺血性抑或出血性脑血管病所致者，如年龄较轻而且发病伊始即获相应治疗，则语言功能恢复之可能尚较大，恢复的程度也较好，但难收速效。如延误治疗或年龄较大，则三岁而不起者，颇有人在。

二、痿废

痿者，四肢痿弱，举动不能，其病或因七情内伤，或因外感湿热，或因饮食劳倦。中医学认为，肺主身之皮毛，心主身之血脉，肝主身之筋膜，脾主身之肌肉，肾主身之骨髓，五脏皆可致痿，故又分为皮、肉、脉、筋、骨五痿，痱者尤甚。

【验案举隅】

1. 外伤性截瘫

符某，女，33 岁。

素患精神分裂症，1982 年 10 月 18 日闻姑母患癌症，遂痛不欲生，因而坠楼，当即截瘫。住某医院检查示腰椎正侧位像示 L_3 椎体呈粉碎性骨折，相邻椎体有错位，左胫骨下 1 / 2（包括踝关节）正侧位像示左胫骨下段粉碎性骨折、内踝骨折。触诊 L_2 平面以下感觉障碍，双膝腱及跟腱反射均消失，肱二头肌反射正常，巴宾斯基征（－），未引出踝阵挛，诊断为 L_3 粉碎性骨折合并双下肢完全性截瘫；左胫骨下段骨折。入院 4 天后，在全麻下行椎体切开复位，Harringtonrod 内固定术。术中见 L_3 发出的神经部分断裂，椎管内有碎骨嵌入，神经严重受挤压。术后 14 天拆线，因伤口长期不愈，故又经钢丝缝合后植皮。

共住院 5 个月，出院诊断为 L_3 粉碎骨折合并双下肢完全截瘫。1983 年 3 月 28 日邀张士杰往诊。查双下肢完全截瘫，大便秘结，小便潴留。舌淡红，苔薄白，两脉沉弱，证乃外伤损及皮肉筋骨。

张士杰认为，肝主筋与胆相表里，因而为之取筋会阳陵泉以荣筋。肾主作强，主骨生髓又主二窍，脾主肌肉，命火生脾土，故又选取太溪。任、督、冲一源三歧，与阳明会于气街，而阳明为之长，故治痿独取阳明，因而又配以足三里。鉴于久病必虚，故均用补法。虽反复施术，最终并未获针下凉热及酸麻胀重之感，但针下却较诸方入针时沉紧，其中又以双太溪之沉紧显著，因而发针后令其试活动时，双下肢均可稍屈曲，肛门亦可收缩。三诊后患者能自动翻身，左下肢已可对抗地心引力而抬离床面，右下肢屈曲度增加，且能用力排出部分尿液。至 5 月 30 日，共针刺治疗 20 次，双下肢之肌力及活动功能均明显改善，尿液及粪便亦可大部排出。后来因患者精神病复发而中断治疗。1984 年 1 月起又为其连续治了 12 次后，可独立站立及扶杖行走近十步。此后，时断时续又针刺 20 次，扶杖步履已较自如，且能蹀步至室外。

根据文献记载，莫论神经断裂，即使是神经受严重挤压超过 12 小时也无复苏之望。此例外伤截瘫已近半载，为其针刺，毫无神经感传，但伴随针下感觉日益沉紧，疾患也日益向愈。

2. 进行性肌营养不良症（假肥大型）

吴某，男，8 岁。

患儿将近 3 周岁方能步履，且步态蹒跚，易跌倒，无力登高，站立时腰椎过度前凸，沈阳某院诊为进行性肌营养不良症，服药罔效。查自仰卧位欲起立时，必先俯转，用两手支撑抬起头部，再屈曲双膝呈膝胸位，蹲位之后，再逐渐将两手移近两足，循下肢上移，始可勉强起立。骨盆带与腰肌群及股四头肌均明显无力且萎缩，腓肠肌假性肥大，肩胛带之肌群亦受累。

张士杰认为，痿者，痿弱无力，举动不能，此病虽有因内、因湿、因热等所致的皮、肉、脉、筋、骨五痿，但五脏所主之痿却总于肺热叶焦，金燥水亏。论治虽有独取阳明之说，但实乃任、督、冲一源三歧，会于阳明之气街，而源出于肾之故。肾者又为胃之关，因此用调肾之法以为治，取双太溪立竿见影。患儿当即可自如起立，共针 3 次，日益好转。因患儿的母亲也是医者，故返乡继续为其治疗。因未追访，效果不得而知，但通过 3 次治疗，说明针刺对此疑难病是有效的。

此案患儿并未发现明显的遗传因素，但出生伊始即较痿弱，此乃先天不足、元气败伤、精虚不能灌溉、血虚不能养筋的缘故。《灵枢·本神》云："故生之来谓之精，两精相搏谓之神。"《灵枢·决气》云："两神相搏，合而成形，常先身生是谓精。"太极动而生阳，静而生阴，阴阳二气，各有其精。所谓精者，天之一，地之六也。天以一生水，地以六成之，而为五行之先。故万物初生，其来皆水。《素问·阴阳应象大论》云："水生咸，咸生肾，肾生骨髓……恐伤肾。"《素问·六节藏象论》云："肾者，主蛰，封藏之本，精之处也。"《灵枢·本神》云："恐惧而不解则伤精，精伤则骨酸痿厥，精时自下……怵惕思虑者则伤神，神伤则恐惧流淫而不止。"逢此等男女，媾精所成之形，能无患乎？《灵枢·天年》云："人之始生……以母为基，以父为楯，失神者死，得神者生也。"人之生也，合父母之精而有其身。父得乾之阳，母得坤之阴，阳一而施，阴两而承。楯劣基优，肖由乎父；楯优基劣，变成乎母，楯基皆得而阴阳失序者，虽育无成。《素问·金匮真言论》云："北方黑色，入通于肾，开窍于二阴，藏精于肾，故病在溪。"《素问·气穴论》云："肉之大会为谷，肉之小会为溪，肉分之间，溪谷之会，以行荣卫，以会大气。"这些论述，充分说明了此病在溪谷的进行性肌营养不良患儿的病因、病机和病能。此等理论虽似模糊，但也希望给人以启示。

三、肾病综合征

《中医病证诊断疗效标准》认为，肾病综合征属中医学"水肿"范畴，乃外感风邪或邪毒入侵，导致肺、脾、肾功能失调，水道不利，水湿溢于肌肤而致。此病可分为"阳水""阴水"，又有风水相搏、湿热内蕴、脾虚湿困、脾肾阳虚和肺脾气虚等类型。《内经》中有关于此病的相关论述。

《素问·水热穴论》云："肾者，牝脏也，地气上者属于肾而生水液也，故曰至阴……勇而劳甚则肾汗出，肾汗出逢于风，内不得入于脏腑，外不得越于皮肤，客于玄府，行于皮里，传为胕肿，本之于肾，名曰风水。"《素问·评热病论》云："邪之所凑，其气必虚。阴虚者，阳必凑之，故少气时热而汗出也。小便黄者，少腹中有热也。不能正偃者，胃中不和也。正偃咳甚，上迫肺也。诸有水气者，微肿见于目下也……水者阴也，目下亦阴也。腹者至阴之所居，故水在腹者，必使目下肿也。"《素问·平人气象论》云："颈脉动喘疾咳曰水，目裹微肿，如卧蚕起之状曰水……面肿曰风，足胫肿曰水。"《素问·水热穴论》云："肾者至阴也，至阴者盛水也。肺者太阴也。少阴者冬脉也，故其本在肾，其末在肺，皆积水也……肾者胃之关，关门不利，故聚水而从其类也。上下溢于皮肤，故为胕肿。胕肿者，聚水而生病也。"

张士杰认为，肾脉上贯中土以养五脏。肾和膀胱互为表里，膀胱者津液之府也。少阳属肾，肾上连肺，故将两脏。取肾原太溪以温脾土，通调水道，以调此自阳而阴久治不愈之顽疾，效果颇为显著。

四、坐骨神经痛

坐骨神经痛是指在坐骨神经通路及其分布区内，即自臀部沿大腿后侧、小腿外侧向远端放散的疼痛，可分为原发性和继发性。原发性者如坐骨神经炎，主要是神经间质炎，与受凉及病灶感染有关。继发性者，系该神经邻近结构的病变引起，根据受损部位又可分为根性坐骨神经痛与干性坐骨神经痛。

张士杰认为，此病中医辨证属痹证范畴，病位在膀胱经。《灵枢·经脉》云："膀胱足太阳之脉……是动则病……脊痛，腰似折，髀不可以曲，腘如结，踹如裂……是主筋所生病者……项、背、腰、尻、腘、踹、脚皆痛。"此描述与本病极为相似，故可谓其病位在膀胱经。《灵枢》有风痹，《伤寒论》有湿痹，《素问·痹论》认为"风寒湿三气杂至合，而为痹也"。其机转则为"风寒湿气，客于外分肉之间，迫切而为沫，沫得寒则聚，聚则排分肉而分裂也，分裂则痛，痛则神归之，神归之则热，热则痛解，痛解则厥，厥则他痹发"。故此，痹虽为三气杂合，而以一气为主病者是也。其中，风气胜者，其人易已。而寒气盛之痛痹，则因寒为阴邪，客于肌肉、筋骨之间，凝结不散，致使阳气不行，痛不可当。湿气盛之着痹，因湿邪流连，重着不移，或为疼痛，或为顽麻不仁，均属难已之疾。坐骨神经痛大都属于寒夹湿痹。至于本病之治疗，则可根据"循脉之分，各有所发，各随其过，则病瘳也"（《素问·痹论》）的原则，采取《灵枢·厥病》"足髀不可举，侧而取之；在枢合中，以员利针，大针不可刺"，首选太阳少阳相合的髀枢穴（即环跳）。刺则用援物比类之法，参照《灵枢·周痹》"痛从上下者，先刺其下以过之，后刺其上以脱之"，先刺昆仑，后刺环跳。

昆仑穴为足太阳之原穴和经穴。太阳乃诸阳之长，又称巨阳。《素问·热论》云："巨阳者，诸阳之属也。其脉连于风府，故为诸阳主气也""阳气者，柔则养筋""……太阳……是主筋所生病……""足太阳根于至阴……注于昆仑"，为足太阳所行之经穴，属阳火，原独不应五时，以经合之，其气正盛。太阳为津水之发源，星宿之海，上通于天，天气下降，气流于地，地气上升，气腾于天，上下相召，升降相因。

另《灵枢·口问》云："邪之所在，皆为不足，故上气不足，脑为之不满，耳为之苦鸣，头为之苦倾，目为之眩。中气不足，溲便为之变，肠为之苦鸣。下气不足，则乃为痿厥心悗，补足外踝下留之。"此段中"补足外踝下留之"虽有人以为系衍文，但应用援物比类之法刺此津水之发源，上通于天而为星宿之海，属阳火的足外踝下之"经穴"昆仑，确实可对该上、中、下三气不足之疾产生良好疗效。

五、落枕

落枕主要是由于夜间睡眠姿势不良，头颈长时间处于过度偏转的位置；或因睡眠时枕头过高、过低或过硬，使头颈处于过伸或过屈状态，从而引起一侧肌肉紧张，使颈椎小关节扭错，时间较长而发生静力性损伤，使伤处肌筋强硬不和，气血运行不畅，导致局部疼痛不适、活动明显受限等。

张士杰认为，该病多因感受风寒，使颈背部气血凝滞，筋络痹阻，以致僵硬疼痛，活动不利。《素问·骨空论》称此为失枕，曰："失枕在肩上横骨间。"清·胡廷光《伤科汇纂·旋台骨》载："有因挫闪及失枕而项强痛者。"此病乃平常缺乏筋骨锻炼，身体衰弱，气血不足，循环不畅，舒缩活动失调，复因严冬受寒或盛夏贪凉，风寒外袭，致经络不舒，肌筋气血凝滞而痹阻不通，僵硬疼痛而发本病。

《灵枢·经脉》云："小肠手太阳之脉，起于小指之端，循手外侧上腕……其支者，从缺盆循颈上颊……是动则病嗌痛……不可以顾，肩似拔，臑似折。"《灵枢·经脉》云："膀胱足太阳之脉，起于目内眦……其直者从颠入络脑，还出别下项，循肩髆内，内夹脊……是动则病冲头痛……项如拔……是主筋所生病者……"《灵枢·杂病》云："项痛不可俯仰，刺足太阳，不可以顾，刺手太阳也。"

腕骨穴为手太阳之原穴和经穴。太阳乃诸阳之长"主筋所生病……""阳气者，柔则养筋"。腕骨为手太阳所过之原，属木，其柔筋等作用自不待言。《针灸甲乙经》云："偏枯，臂腕发痛，肘屈不得伸，手五指掣不可屈伸，腕骨主之。"验之于临床，莫不应手。

临床上，张士杰经常结合手足太阳经脉所过和经别、经筋之所及，触类旁通，分别用腕骨和昆仑二穴，治疗诸多肌肉、肌腱、筋膜、关节囊、韧带、腱鞘滑液囊、椎间盘纤维环、关节软骨盘，以及周围神经等组织由直接、间接外力作用或长期劳损所导致的软组织损伤。

六、白塞病

西医学认为，此病病因不明，虽有人提出与免疫异常有关，但尚缺少充分依据，致使病名也难统一，因本病累及多器官而出现多种症状，故尚有人称之为 Behcet's Syndrome 者，也有称之为口-生殖器-眼三联征者。

张士杰认为，中医典籍并未见到有关此病的详尽记载，只是《金匮要略·百合狐惑阴阳毒病证治第三》有云："狐惑之为病，状如伤寒。默默欲眠，目不得闭，卧起不安，蚀于喉为惑，蚀于阴为狐，不欲饮食，恶闻食臭……初得之三四日，目赤如鸠眼。"为此就有人将本病与之相联。暂且不论"目赤如鸠眼"究属狐惑抑或阴阳毒，仅就狐惑之蚀喉而论就与白塞病有所差异。白塞病口腔溃疡见于颊黏膜、舌、齿龈及唇，并非蚀于喉。早在仲景以前的典籍中即有口腔器官解剖概念，仲景绝不会以喉概括口腔等诸多解剖部位，何况类似蚀于喉之疾病而今也见于临床及文献，如由肠道病毒所致的疱疹性咽峡炎就只见于咽峡及软腭，也就是《金匮要略》所谓之喉，而不是颊黏膜、舌、齿龈及唇。若将狐惑中"其面目乍黑乍白，蚀于上部则声喝（一作嗄）……蚀于下部则咽干……蚀于肛门者"等，以及与蚀喉或蚀阴同时发生的"状如伤寒，默默欲眠，目不得闭，卧起不安"等症与白塞病两相对照，其差异又何止毫厘。《中医病证诊断疗效标准》将白塞病分为湿热毒结、肝肾阴虚、脾肾阳虚三类，并以此论治，这也就避免了牵强附会之流弊。

根据《素问·示从容论》"循法守度，援物比类，化之冥冥，循上及下，何必守经"的古法，按卫气失调诊治，盖"卫气者，出其悍气之慓疾，而先行于四末分肉皮肤之间而不休者也，昼日行于阳，夜行于阴，常从足少阴之分间，行于五脏六腑"（《灵枢·邪客》）是也。足少阴肾乃先天之本，受五脏六腑之精而藏之，滋肝木复贯中土而上济心肺，假卫气以温分肉，充皮肤，肥腠理而司开阖，以针刺肾原太溪穴治之，刺法用因呼内针，轻而徐入，左旋行九阳数乃至老阳数，得气有如鱼吞钓饵之沉浮，亦即气调，乃因吸而发针，疾闭气孔之古法。

西医学认为，此病当避免注射及针刺，而且将针刺反应阳性列为本病诊断标准之一。张士杰用针刺治疗此病，初期所刺之处会出现红色丘疹，甚至脓疱，但两三日后消退。不时用肾经之邻近穴位透刺太溪，十数次后，即不再发生该阳性反应并日趋好转。

七、多发性硬化

此病是以中枢神经系统白质脱髓鞘性病变为特点的自身免疫性疾病，可能是遗传易感个体与环境因素作用而发生的自身免疫过程。其在世界上分布广泛，各地的发病率不同。此病的脱髓鞘病变可累及大脑半球、视神经、脑干、小脑和脊髓，以白质受累为主。急性期脊髓病变可见节段性肿胀，长期病程的慢性期可见脊髓节段性萎缩变细。多为急性或亚急性起病，病程中的缓解、复发是本病的重要特点，并呈逐渐加重态势。首发症状多为肢体力弱、单眼或双眼的视力减退或失明、感觉异常、肢体疼痛或麻木、复视、共济失调、智能或情绪改变等。体征有肢体瘫痪、视力障碍、眼球震颤、眼肌麻痹及其他颅神经受损，还有感觉障碍等。此病灶散在多发，症状千变万化，常为大脑、脑干、小脑、脊髓和视神经病变的不同组合构成临床症状谱。

张士杰认为，通过《内经》中的论述可以对此病有更深的认识。《素问·阴阳应象大论》云："肾生骨髓。"《素问·脉要精微论》云："骨者，髓之府，不能久立，行则振掉，骨将惫矣。"《素问·平人气象论》云："藏真下于肾，肾藏骨髓之气也。"《素问·阳明脉解》云："四肢者诸阳之本也，阳盛则四肢实，则能登高也。"《素问·生气通天论》云："阳气者，精则养神，柔则养筋。"《素问·解精微论》云："夫心者，五脏之专精也，目者其窍也……厥则无所见。"《灵枢·口问》云："心者，五脏六腑之主也；目者，宗脉之所聚也，上液之道也；口鼻者，气之门户也。故悲哀愁忧则心动，心动则五脏六腑皆摇，摇则宗脉感，宗脉感则液道开，液道开故泣涕出焉。液者，所以灌精濡空窍者也，故上液之道开则泣，泣不止则液竭，液竭则精不灌，精不灌则目无所见矣，故名曰夺精。"

临床中，张士杰治疗本病首选肾原太溪。认为肾为水脏，受五脏之精而藏，上济心肺。肾之精为瞳子，目之无所见者，实乃肾精不上注于目。其次针临泣，再针三里，继取上肢开阖枢之腕骨、中渚、曲池。此病诚属疑难，但针刺能够有效，也可说明中医阴阳离合、开阖枢、援物比类理论之精粹。

八、胸痹心痛

胸痹心痛又称心痛，是由于正气亏虚，饮食、情志、寒邪等所引起的以痰浊、瘀血、气滞、寒凝痹阻心脉，以膻中或左胸部发作性憋闷、疼痛为主要临床表现的一种病证。轻者偶发短暂轻微的胸部沉闷或隐痛，或为发作性膻中或左胸含糊不清的不适感；重者疼痛剧烈，或呈压榨样绞痛，常伴有心悸、气短、呼吸不畅，甚至喘促、惊恐不安、面色苍白、冷汗自出等。多由劳累、饱餐、寒冷及情绪激动而诱发，亦可无明显诱因或安静时发病。

其病机关键在于外感或内伤引起心脉痹阻，其病位在心，但与肝、脾、肾三脏功能的失调有密切的关系。因心主血脉的功能正常，有赖于肝的疏泄、脾的运化，以及肾藏精主水等功能正常。其病性有虚实两方面，常常为本虚标实，虚实夹杂。虚者多见气虚、阳虚、阴虚、血虚，尤以气虚、阳虚多见；实者不外气滞、寒凝、痰浊、血瘀，并可交互为患，其中又以血瘀、痰浊多见。但虚实两方面均以心脉痹阻不畅、不通则痛为病机关键。

张士杰认为，心与肾的关系非常密切，五行中，心属火，为阳脏，居上焦；肾属水，为阴脏，居下焦。肾水上济于心火，使心阳不亢，而心阳也依赖肾阳的温煦。心肾水火既济，阴阳互补，维持心肾的协调平衡。心肾精血互化，精神互用。心血可充养肾精，肾精又能化生心血，心肾精血间的相互资生、相互转化为心肾相交奠定了物质基础。而水能涵木，木又生火；坎水寓元阴元阳，温煦脾土及心火。

关于经脉循行，《灵枢·邪气脏腑病形》云："心脉急甚者为瘛疭，微急为心痛引背食不下……微大为心痹引背。"《灵枢·经脉》云："心主手厥阴心包络之脉……是主脉所生病者，烦心、心痛……手心主之别名曰内关，去腕二寸，出于两筋之间，循经以上，系于心包络，心系实则心痛……取之两筋之间。"《灵枢·经脉》云："肾足少阴之脉……其支者，从肺出络心，注胸中……是主骨所生病者……烦心、心痛。"少阴为枢，枢折则脉有所结而不通，不通则痛。

根据如上论述，援物比类取肾原太溪，调坎中之阴阳，使水火既济，经络通畅，阴阳相资，无论何种证型，均能取得很好疗效。

九、哮喘

哮喘病的发生为痰伏于肺，每因外邪侵袭、饮食不当、情志刺激、体虚劳倦等诱因引动而触发，以致痰壅气道，肺气宣降功能失常。这些诱因每多错杂相关，其中尤以气候变化为主。《景岳全书·喘促》曰："喘有夙根，遇寒即发，或遇劳即发者，亦名哮喘。"《症因脉治·哮病》亦指出："哮病之因，痰饮留伏，结成窠臼，潜伏于内，偶有七情之犯，饮食之伤，或外有时令之风寒束其肌表，则哮喘之症作矣。"哮喘"夙根"的实质，主要在于脏腑阴阳失调，素体偏盛偏虚，对津液的运化失常，肺不能布散津液，脾不能输化水精，肾不能蒸化水液，而致凝聚成痰。若痰伏于肺则成为潜在的病理因素。

张士杰认为，此病虽表现在肺，却与脾肾有关。肺司呼吸，主肃降，而根于肾。肾为先天之本，主纳气。肾上连于肺，故肺为气之主，肾为气之根。如肾气不固，摄纳无权则呼多吸少而做喘。脾乃后天之本，肾气不足，不能温煦脾阳，而脾阳不能运化水谷精微则聚湿生痰。

临床中多以肾阳不足、肺中寒积、虚实夹杂证候居多。针刺太溪可以调整肾中之元阴、元阳，不仅对肾不纳气、脾不健运、聚湿生痰之喘有效，而且对肾精不固、冲逆而上所致喘促亦有效。

十、寻常性痤疮

寻常性痤疮是青春期常见的一种慢性毛囊皮脂腺炎症性疾病，多见于青年男女，好发于面部，尤以前额、下颌、颈部为多，其次是胸背上方，有黑头粉刺，丘疹、脓疱、凹陷小瘢痕。一般青春期后皮疹大多减轻或消退。发生原因多种多样，最直接的原因是毛孔堵塞、皮脂外流不畅所致。临床上常根据皮损的主要表现分为丘疹性痤疮、脓疱性痤疮、囊肿性痤疮、结节性痤疮。

《素问·生气通天论》曰："汗出见湿，乃生痤痱。膏粱之变，足生大疔，受如持虚。劳汗当风，寒薄为皶，郁乃痤。阳气者，精则养神，柔则养筋。开阖不得，寒气从之，乃生大偻。陷脉为瘘，留连肉腠……营气不从，逆于肉理，乃生痈肿……"此段文字不仅论述了痤的外因，其中的"湿"和"郁"也包含了营卫、津液失调的内因。

《灵枢·营卫生会》云："人受气于谷，谷入于胃，以传于肺。五脏六腑，皆以受气，其清者为营，浊者为卫。营在脉中，卫在脉外，营周不休……阴阳相贯，如环无端。"《灵枢·卫气》又说："其浮气之不循经者为卫气，其精气之行于经者为营气，阴阳相随，外内相贯，如环之无端，亭亭淳淳乎，孰能窃之。"

《灵枢·痈疽》曰："肠胃受谷，上焦出气，以温分肉，而养骨节，通腠理。中焦出气如露，上注溪谷，而渗孙脉，津液和调，变化而赤为血。血和则孙脉先满溢，乃注于络脉，皆盈，乃注于经脉，阴阳已张，因息乃行。行有径纪，周有道理，与天合同，不得休止。"

营卫气血津液之运行失常，再逢风寒等外因，致使痤疮易发。另外，当今人们多缺少锻炼，又经常熬夜，起居饮食均不顺应自然，故临床中多见虚证，痤疮色暗不鲜，反复发作。因此，取肾原太溪穴，以调气血津液，以行营卫。

气血充足，津液畅达，营卫调和，痤疮自然而愈。

十一、黄褐斑

随着现代生活节奏的加快，本病的发病人数逐年增多。西医学认为，本病致病因素与慢性肝病、妊娠、盆腔炎症、口服避孕药、紫外线辐射、氧自由基升高、铜蓝蛋白升高、雌激素和孕激素水平升高、精神因素、化妆品使用不当等有关，治疗药物的毒副作用、不良反应日趋明显。

中医学对本病早有认识。如《灵枢·经脉》云："足少阳之脉……是动则病口苦，善太息，心胁痛，不能转侧，甚则面微有尘，体无膏泽……""血不流则髦色不泽，故其面黑如漆柴者。"脏腑失调，污浊之气上蒸于面，瘀滞而成斑。其中多见于七情不调，肝郁气滞，木不疏土，或肝肾不足，脾土运化不利，以致气血生化无源，肌肤失于濡养则皮肤晦暗；湿浊内生，上蒸颜面而成斑。

《灵枢·经脉别论》云："食气入胃，浊气归心，淫精于脉，脉气流经，经气归于肺，肺朝百脉，输精于皮毛。毛脉合精，行气于腑，腑精神明，留于四脏。气归于权衡……饮入于胃，游溢精气，上输于脾，脾气散精，上归于肺，通调水道，下输膀胱，水精四布，五经并行，合于四时，五脏阴阳揆度以为常也。"《灵枢·五癃津液别》云："水谷皆入于口，其味有五，各注其海，津液各走其道，故三焦出气，以温肌肉，充皮肤，为其津。"《灵枢·决气》云："上焦开发，宣五谷味，熏肤，充身，泽毛，若雾露之溉，是谓气。"

此病易发于中老年人。张士杰认为，心脾不足，肝肾虚乏，以致气之权衡、阴阳揆度难以为常，又逢"五七阳明脉衰而面始焦，发始堕"之年，其症尤为难治。根据《灵枢·决气》等理论及《灵枢·痈疽》所谓的"肠胃受谷，上焦出气，以温分肉而养骨节，通腠理"，以及"肾合膀胱，膀胱者津液之府也，少阳属肾，肾上连肺，故将两脏"，故针刺肾原太溪穴调肾以治，临床中多能取得很好疗效。

十二、颌痛（三叉神经痛）

三叉神经痛是最常见的脑神经疾病，以一侧面部三叉神经分布区内反复发作的阵发性剧烈痛为主要表现。严重者伴有面部肌肉反射性抽搐，口角牵向一侧，并有面部发红、结合膜充血、流泪、流涎等症状，又称"痛性抽搐"。女性略多于男性，发病率可随年龄而增长。三叉神经痛多发生于中老年人。该病的特点是在头面部三叉神经分布区域内，发病骤发骤停，呈闪电样、刀割样、烧灼样、顽固性、难以忍受的剧烈性疼痛。说话、洗脸、刷牙或微风拂面，甚至走路时都会导致阵发性剧烈疼痛。疼痛历时数秒或数分钟，疼痛呈周期性发作，发作间歇期同正常人一样。中医学一般将其归属于"偏头痛""面痛"等范畴。如《灵枢·经脉》篇提到颔痛、颊痛、目外眦痛，《素问·缪刺论》有"齿唇寒痛"之症等。后世医家对本病的证候特点有较细致的描写和较深入的认识。如《医林绳墨》谓："亦有浮游之火，上攻头目或齿异不定而作痛者。"

引起颔痛的原因一是外感风寒或风热，风寒侵犯阳明，风阳升发，易犯头面，而寒为阴邪，其性凝滞，致血脉收引，气血闭塞；外感风热，邪热犯胃，胃火熏蒸，循经上攻头面；二是内伤七情，肝气郁结，郁而化火；三是饮食或劳倦，过食炙煿辛热之物，胃热偏盛；四是肾阴不足，水不涵木，阴虚阳亢，肝胆之火升腾，肝火循胃络上扰面颊而发病；五是久病脾虚运化失常，痰浊内盛，阻塞脉络。

《灵枢·杂病》云："颔痛，刺足阳明曲周动脉，见血立已；不已，按人迎于经，立已。"临床据此为法，但常不显效。考颔者面也，阳明之脉曲折于口鼻颐颊之间，故颔痛乃邪阻阳明之气而致，取阳明曲周动脉出血者，乃令气分之邪随血而已。不已，按人迎于经者，因阳明之气上行于头而走空窍，出颔，循颊车而下合于人迎，循膺胸而下出于腹气之街者也。故邪不从曲周动脉解，则可导之入于人迎而解。张士杰认为，此病乃虚实夹杂之证，肾气虚乏，因而火不生土，蕴湿生热，湿蒸热郁，壅阻阳明经髓所致之颔痛。病久阳损于阴，水不涵木，肝失条达，筋脉失养，肾假任督冲于气街与阳明相会，肾上连肺而根于肾，故取肾原太溪以调肾中之水火，则既可柔肝健脾祛湿，导阳明经隧之滞下行，而使之通则不痛。

十三、便秘

便秘是指粪便在肠道内滞留过久，秘结不通，排便周期延长，或周期不长，但粪质干结排出艰难，或粪质不硬，虽有便意，但便而不畅的病证。《内经》认为，便秘与脾胃受寒、肠中有热和肾病有关。如《素问·厥论》云："太阴之厥，则腹满䐜胀，后不利。"《素问·举痛论》云："热气留于小肠，肠中瘅热焦渴，则坚干不得出。"张景岳将其概括为阳结、阴结。《景岳全书·秘结》云："有火者便是阳结，无火者便是阴结。"

《灵枢·营卫生会》说："水谷者，常并居于胃中，或糟粕而俱下于大肠。"《素问·灵兰秘典论》亦谓："大肠者，传导之官，变化出焉。"若脾胃与大肠功能正常，则大便自然畅通。如大肠传导功能失常，粪便在肠内停留时间过长，粪质干燥或坚硬，即可形成便秘之病。便秘的基本病变属大肠传导失常，同时与脾、胃、肝、肾等脏腑的功能失调有关。

张士杰认为，此症历来有风秘、冷秘、气秘、热秘等之分，《中医病证诊断疗效标准》并将其分为肠道实热、肠道气滞、脾虚气弱、脾肾阳虚、阴虚肠燥等。而考《内经》，则多认为其病在肾。如《素问·水热穴论》云："肾者胃之关也。"《素问·金匮真言论》："北方黑色，入通于肾，开窍于二阴，藏精于肾。"《素问·上古天真论》云："肾者主水，受五脏六腑之精而藏之，故五脏盛乃能泻。""泻"当包括后窍之开阖，而不仅是前阴之精者。《素问·五脏别论》之"魄门亦为五脏使，水谷不得久藏"可证。《素问·至真要大论》云："阴痹者，按之不得，腰脊头项痛时眩，大便难……病本于肾，太溪绝，死不治。"明·李中梓《医宗必读》云："玩《内经》之言，则知大便秘结，专责少阴一经，证状虽殊，总之津液枯干，一言以蔽之也。分而论之则有胃实、胃虚、热秘、冷秘、风秘、气秘之分。"基于以上诸论，刺双太溪，可调肾，温煦中土，使之健运，金水相生，滋润大肠，以助其通降。

十四、失眠

失眠又称不寐，是以经常不能获得正常睡眠为特征的一类病证，主要表现为睡眠时间、深度的不足，轻者入睡困难，或寐而不酣，时寐时醒，或醒后不能再寐，重则彻夜不寐，常影响人们的正常工作、生活、学习和健康。失眠在《内经》中称为"不得卧""目不瞑"。

此病病因较多，如饮食不节，宿食停滞，脾胃受损，痰热壅遏于中；情志不调，以致脏腑功能失调，如暴怒伤肝，肝气郁而化火，扰乱心神等；思虑过度而伤脾，脾虚不运，气血乏源，心神失养；久病血虚，心失所养；素体阴虚，阴衰于下，水火不济等。中医学对此病有诸多论述。《灵枢·邪客》云："今厥气客于五脏六腑，则卫气独卫其外，行于阳，不得入于阴……阴虚，故目不瞑。"《素问·逆调论》云："胃不和则卧不安。"《景岳全书·不寐》论述本病病机为："寐本乎阴，神其主也，神安则寐，神不安则不寐。其所以不安者，一由邪气之扰，一由营气之不足耳。"

《灵枢·大惑论》云："病而不得卧者，何气使然？岐伯曰：卫气不得入于阴，长留于阳。留于阳则阳气满，阳气满则阳跷盛，不得入于阴则阴气虚，故目不瞑矣。"《灵枢·淫邪发梦》云："正邪从外袭内，而未有定舍，反淫于脏，不得定处，与营卫俱行，而与魂魄飞扬，使人卧不得安而喜梦；气淫于腑，则有余于外，不足于内；气淫于脏，则有余于内，不足于外……阴气盛，则梦涉大水而恐惧；阳气盛，则梦大火而燔灼；阴阳俱盛，则梦相杀。上盛则梦飞，下盛则梦堕……"卫气行于阳则寤，行于阴则寐，厥气客于脏腑，卫气独行其外而不得行于阴，阴虚故目不瞑。

张士杰认为，若仅应用脏腑辨证，则不得卧之病因可分为心脾血亏、阴亏火旺、心胆气虚等，其临床表现也不尽一致，故治法亦有所不同。而应用援物比类之法，则无论何脏所发之不得卧，皆可按"今厥气客于五脏六腑，则卫气独卫其外，行于阳而不得入于阴……阴虚故目不瞑"而调肾以治。

十五、甲状腺功能亢进

甲亢以怕热多汗、心悸易怒、多食消瘦、指舌颤抖、甲状腺肿大为中心证候，病位在颈部缨脉（即甲状腺），病变脏器波及肝、肾、心、脾、肺，而以肝、肾为主。病因既有先天禀赋不足，又有后天调理失度，更有外邪侵袭而发病。

人之先天禀赋与肾之关系最为密切。肾为先天之本，肾阴为人体阴液之本，肾阳为人体阳气之本，先天不足、劳欲伤肾均可导致肾之阴阳不足。肾阴不足不能上涵肝木，可致肝阳上亢，阳亢化风，则见指舌颤抖之症。肾阳不足，气不化津，为痰为饮，上结颈前缨脉，则见颈前肿大。

后天调理失度包括情志内伤、饮食不节等。本病之发病多缘于郁怒伤肝，肝失疏泄，气机不畅。肝失疏泄一则可致气机郁滞，血行不畅，二则可化火生热伤阴，三则可横逆犯脾，致湿生痰，终则痰热瘀互结为患，结于颈前则颈缨肿大（甲状腺肿大），内扰心神则心悸易怒、怕热多汗，上犯肝窍则见凸眼之征，热扰中焦则消谷善饥、壮火食气，肌肤失养则形体消瘦，火热伤阴、筋脉失养则见指舌颤抖。饮食不节，多指恣食肥甘，损伤中焦，运化失职，聚湿生痰为患，其症多以身倦乏力、精神不振、形体消瘦、苔白厚腻为主。六淫邪毒经口鼻或皮毛侵入机体，内伤脏腑，生痰致瘀，上犯缨脉，结聚颈前，则成本病。

此病明代李梴《医学入门·瘿瘤》已有较为详尽的记载。张士杰认为，考《内经》之侠瘿，乃胆足少阳是主骨所生病，系少阳枢机不利、营卫失和所致。《灵枢·经脉》云："胆足少阳之脉，起于目锐眦，上抵头角，下耳后，循颈行手少阳之前，至肩上，却交出手少阳之后，入缺盆；其支者，别锐眦……下加颊车，下颈合缺盆以下胸中，贯膈，络肝，属胆……""是动则病，口苦，善太息，心胁痛……是主骨所生病者……缺盆中肿痛，腋下肿，马刀侠瘿，汗出振寒……"少阳属肾，肾者主蛰，封藏之本，精之所处也，居坎位，为阴中之太阴，寓水火于其中，为枢。"肾足少阴之脉……其直者，从肾上贯肝膈，入肺中，循喉咙，夹舌本……""是动则病……心如悬若饥状，气不足则善恐，心惕惕如人将捕之……是主肾所生病者，口热舌干，咽肿上气，嗌干及痛，烦心心痛……"肾乃先天之本，生气之源，受五脏六腑之精而藏，滋肝木，贯中土而上济心肺，开窍于二阴，在变动为栗。结合少阴经脉之所过及是动、是主所生病，此病尽赅其中，故取肾原太溪以治。

十六、大动脉炎

本病又称无脉症，病因尚不明确，是一种主要累及主动脉及其重要分支的慢性非特异性炎症，可导致节段性动脉管腔狭窄以至闭塞，并可继发血栓形成，肺动脉及冠状动脉亦常受累。少数病例可合并动脉瘤样扩张。本病临床表现复杂，故命名众多，我国称之多发性大动脉炎。中医学无类似病名，有人认为与"伏脉""血痹"相似。《金匮要略》指出："血痹病……寸口关上小紧""外证身体不仁"，与本病证血管缩窄、血流不畅及肢体麻木等症相类。

本病虽有邪侵、正虚、血瘀三方面病因病理因素，但外邪入侵常基于正虚之内在因素。外邪入侵形成急性活动期表现，待酿成病损后，随着正气虚衰，邪热也衰，疾病进入慢性炎症中间期，以气虚血瘀、气血虚弱，或肝肾阴虚为主要表现。随着脉痹血瘀的进一步损害，则血瘀阻络，甚至形成癥瘕瘢痕之损害，此时则属于晚期。本病在发病过程中，正与邪、气与血均互为因果，互相转化。

张士杰从1977～1998年，采用针药治疗大动脉炎13例，年龄最小20岁，最大56岁；头臂动脉型9例，广泛型4例，均明确诊断为无脉症、主动脉弓综合征、非典型性主动脉狭窄，属大动脉炎，经治均取得满意疗效。1998年以后，他又单用针刺治疗了6例该病，也取得了较为满意的效果。

张士杰认为，气为血帅，血行则气行，气滞则血凝，经气虚则血流乏力。阳损及阴，阳虚血弱，则脉道不充而血愈留滞，所治当重用益气、佐以养血活络之法，故用补阳还五汤合当归四逆汤加减，并结合针刺治之。当归四逆汤出自仲景《伤寒论》，乃治厥阴脏厥轻证、手足厥寒、脉细欲绝之剂。补阳还五汤系清代王清任用以治痿废之方。张士杰仿补阳还五之意，重用味甘而薄之黄芪以益阳，使阳生阴长，有形之血因之得生；当归味甘而厚，能滋阴养血，黄芪数倍于当归，使当归补血之力益雄；酌加生地黄，既滋阴养血，又防助阳过剂灼阴之弊。血为气根，血足则气得涵养。阴阳互根，气生血，血藏气。佐以赤芍、桃仁、红花、川芎以活血，地龙通经活络，桂枝、细辛散表里之寒、温通经脉，肉苁蓉滋肾强阳滑肠，木通通利血脉，如此手足温和，脉亦复常。

大动脉炎属很难治愈的疾患，中医文献虽有用阳和、顾步等汤为治之记载，但治愈实例尚少。张士杰据同病异治、异病同治之理论，用补阳还五合当归四逆汤加减，并结合针刺治疗，获得较为满意的疗效。其中，针刺起了重要作用。

内关为手厥阴心包之络，包络代心行事，心主血脉。太渊系肺之原，肺朝百脉。太溪乃肾之原，肾乃先天之本，受五脏六腑之精而藏之，滋肝木，贯中土，而上济心肺。肾者主液，入心化赤而为血，流溢于冲任为经血之海，散布于外而养肌肉，生毫毛。

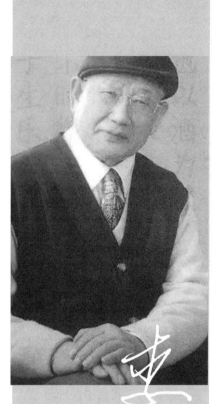

李士

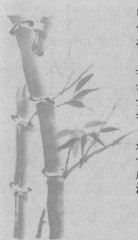

精研经典，尤通内经，见解独到
临证擅内科和妇科，造诣颇深

医家简介

李广钧（1934—2008），北京人，回族，中共党员。首都医科大学中医药学院教授、硕士研究生导师、主任医师，从事中医临床、教学、科研50余年。先后任北京市中医进修学校基础教研室主任，北京市卫生职工学院中医部教务副主任兼中医各家学说教研室主任，北京联合大学中医药学院临床部主任、图书馆馆长、院长助理，北京市中医管理局副局长，中国老年学会中医药委员会副理事长，北京中医药学会副会长、基础理论委员会副主任委员，《北京中医药》杂志编委，《北京市卫生志》编委会委员，北京市中医医疗机构职称评审委员会副主任委员，北京市高级技术职称评审委员会评委，北京市医疗事故鉴定委员会委员等。

李广钧长期从事医疗、教学、科研工作，对中医内科和妇科造诣颇深。承担过中医内科、中医妇科、中医基础理论、内经、金匮要略、各家学说及中国医学史、中医文献学等8门课程的教学工作；参加了《辨证施治纲要》《医宗金鉴·妇科心法要诀白话解》《实用中医学》《中医原著选读》《徐大椿医书全集》《实用中医营养学》《养生益寿百科辞典》的撰写，并主持了《北京卫生史料·中医篇》等书的编写，发表论文20余篇。其中《实用中医学》一书荣获1978年全国医药卫生科学大会奖；主持的"含中药聚氨酯系列劳动保护用品"课题，荣获1988年北京市卫生局科技成果一等奖。1989年被北京市政府授予北京市优秀教师称号。同年，北京教育局授予他"为人民教育事业辛勤工作30年"荣誉证。

李广钧潜心研习中医四部经典，特别对《内经》颇有独到见解。

学术思想

一、命门说

李广钧认为，命门学说是中医基础理论的一个内容，归于藏象部分，始见于《黄帝内经》。《黄帝内经》162 篇中，有 3 篇提到"命门"，且文句基本相同，即"太阳根起于至阴，结于命门"（《素问·阴阳离合论》）；"太阳根于至阴，结于命门，命门者目也"（《灵枢·根结》）；"足太阳之本，在跟以上五寸中，标在两络命门。命门者，目也"（《灵枢·卫气》）。此处的太阳是指足太阳膀胱经脉，至阴为穴名，在足趾部分；命门是指目，即眼睛。为什么把眼睛称为"命门"呢？《灵枢·大惑论》谓："五脏六腑之精气，皆上注于目而为之精（指睛明）……目者，心使也，心者，神之舍也"。《灵枢·口问》谓："目者，宗脉之所聚也，上液之道也……液竭则精不灌，精不灌则目无所见矣，故命曰夺精。"《灵枢·决气》谓："气脱者，目不明。"由此可以看出，《内经》把眼睛称为"命门"，即生命之门的理由皆如上述。

现存古医经的另一本书《难经》，对命门却有不同提法。《难经·三十六难》和《难经·三十九难》记载："脏各有一耳，肾独有两者，何也？然，肾两者，非皆肾也，其左者为肾，右者为命门。命门者，为神精之所舍，原气之所系也，男子以藏精，女子以系胞""谓肾有两脏也，其左为肾，右为命门。命门者，谓精神之所舍也，男子以藏精，女子以系胞，其气与肾通。"这两段话说得很清楚，点明命门是指生殖系统，如从形态学上看，"左者为肾，右者为命门"。该论点很难成立，从而也导致千古之争。但是自《难经》提出命门之后，历代古籍，可以说已没有"命门者，目也"的提法，基本上都认同《难经》之说，将命门列入肾的范畴。

对命门争论的焦点主要是以下几点：①对"左为肾，右为命门"有不同的认识。②命门是"相火"，夹于肾之中间，为水精中之阳。③命门是人体内另一系统，不仅主管生殖系统，即男子藏精、女子系胞，而且还"为水火之府，为阴阳之宅，为精气之海，为死生之窦。若命门亏损，则五脏六腑皆失所恃，而阴阳病变无所不至……盈虚在根"（《类经图翼》）。

应该说，以上三种观点都是在各自医疗实践的基础上，从不同的角度进行阐述的。

1. 根据《内经》所论，"三部九候"是指头颈为上部有三候，手为中部有三候，足为下部有三候。然自《难经·第一难》提出"十二经皆有动脉，独取寸口"后，寸口即为两手腕之桡骨动脉，属手太阴肺经，中医的诊脉法皆从《难经》之说。只是在诊危重病时，才取足之趺阳及太溪，看是否还能救治。故此，《史记·扁鹊仓公列传》谓："至今天下言脉者，由扁鹊也。"扁鹊，即秦越人，相传为《难经》的作者。其实，《难经》的"独取寸口"也是有三部九候的。三部是寸、关、尺，九候是三部各有浮、中、沉。晋·王叔和所著的《脉经》是我国现存最早的一部脉学专著，根据《难经》之说，左手的寸部主心、关部主肝、尺部主肾，右手的寸部主肺、关部主脾、尺部主命门之论，也就是两尺部的脉左主肾，右主命门，这一诊脉方法一直延至今日。当然，王叔和的左肾、右命门是指诊脉，并不是指解剖学中的两枚肾脏。

2. 中医经络学中的"督脉"位于躯干后脊正中线，第 2 腰椎棘突下，其有个穴位名为"命门"。《内经》中有"七节之傍，中有小心"之论。所谓"小心"指的就是命门穴。这个部位就是解剖学两枚肾脏的正中线。历代诸多学者，以此为据，提出肾为"坎"水，即上下两个阴爻，中间夹一阳爻。这就是说"命门"为水中之阳火。

中医学者都知道，《内经》所论之"肾"并不是单一的概念，归纳起来包括三方面内容：一为水液代谢系统，二为生殖系统，三为"先天之本"。这是人一生中生长、旺盛、衰老的体现，如肾主骨、生髓，其华在发；齿为骨之余；开窍于耳，瞳孔属肾。并提出肾为作强之官，伎巧出焉等。据此，将命门视为肾脏生理功能的动力，即人体热能的发源地。肾气又叫"元阳""元气""真阳""真火"。肾所藏之精，无论是先天之精抑或后天之精，都需要有一定的温度，才能发挥其营养全身各组织器官和衍生后代的作用。先天、后天精气中的温度和动力，就是命门之火的表现。如果命门火衰，一方面在男子可出现阳痿或精冷无子，在女子可出现子宫虚寒、不孕或带下过多等；另一方面，也可出现胃消化功能低下而造成泄泻、下利清谷，即所谓"火不生土"等症。

在水液代谢方面，三焦气化的功能也是依赖命门火的作用。如果命门火衰，导致气化失司，可引起水肿或小便失禁等病证。此外，命门之元气与胸中之宗气也是相辅相成、相互为用的。宗气以元气为根，下达纳于命门，故有"肾为气之根"和"肾主纳气"之说；而元气亦以宗气为养，以保存元气的持续力。

上述这些论点，时至今日仍是绝大多数学者的一致认识，成为中医基础理论教材的基本观点。

3. 明代著名医家张景岳用了 40 年的时间将《内经》中《素问》与《灵枢》162 篇的全部内容进行分类，著成《类经》，分为摄生、阴阳、藏象、脉色、经络、标本、气味、论治、疾病、针刺、运气、会通等 12 类，共 32 卷。同时还附《类经图翼》15 卷，这是他就中医理论中一些内容的独特论点而撰写的文章。其中《求正录》一卷，提出对"命门"的独到看法。即把"生殖系统"和"先天之本"从《内经》所论的"肾"中分离出来，并对《难经》的"命门"说进行了新的更具体的阐述。令人遗憾的是，张景岳的这一论点并没有引起明代以后的中医学者们的重视。

李广钧认为，他的这一看法，应该说是对《内经》中有关"肾"的学说的发展，也可以说是对中医基础理论的一个发展。因为张景岳的这一论点，不仅是受《内经》的启发，更主要的是来自他个人的医疗实践。从现在的医疗实践看，中医所谈的阴阳失调，即体液与热能的损伤方面，的确有着程度与性质上的差异。如一般的津液、血液与精液的损伤，一般的阳气（热能）不足，急症中的所谓"亡阳"都是可以救治的。而"真阴、真阳"的衰竭，也就是生命之根之命门的衰竭却是难以治愈的。仅举 1 例，中医古籍记载的"亡阳"有两种不同表现。一是汗出如油、转出不流的"亡阳"，二是汗出如洗、手足厥冷的"亡阳"。前者的"亡阳"属真阳衰竭，是不可逆转的绝症；后者的"亡阳"是一过性的阳气衰危，经过及时救治，一般是可以恢复的，不属绝症。张景岳所论之"命门"说，其意是五脏各有阴阳，而"命门"是五脏阴阳之根。

4. 这里之所以要谈及"命门"的问题，一是因为这一学说从名词上看为中医学所独有，它不像心、肝、脾、肺、肾五脏，在与西医学参照时，既有相同之处，如心主血脉、肺司呼吸、肾主水液等，又有不同的认识。而"命门"从名词和形态学上都是无法参照的。二是"命门"学说启示我们，中医学几千年来始终是在不断发展着的。尊古虽主张读经典著作，但不等于泥古；在原有独特理论体系的基础上不断创新，对《内经》中一些内容的否定或发展，并不等于忘祖。

二、相火论

"相火"之名始见于《内经》。其名与"君火"对称，即无君既无相。《素问·天元纪大论》云："天以六为节，地以五为制……君火以名，相火以位，五六相合而七百二十气，为一纪，凡三十岁；千四百四十气，凡六十岁，而为一周，不及太过，斯皆见矣。"文中的"六"指六气，"节"指节奏，"五"指五行，"制"为制约。所谓君火、相火并不神秘。火指的是运动的动力，天体运动不息的动力均叫火。一年寒来暑往，六气变化，五行运动都有规律，如风→热→火→湿→燥→寒；木→火→土→金→水；有方向，如东、南、西、北、中。主持这个规律、方向的叫"君火"；推动这个运动变化的能力叫"相火"，即"名"指的是运动方向与规律；"位"指的是运动的能力作用。简而言之，《内经》中所说的君火、相火，指的是自然气候变化，即五运六气学说问题，并没有涉及人体脏腑生理或病理的问题。《内经》在讲到人体生命运动的"火"时，只讲了"少火"，即体内正常的热能，"壮火"即体内异常的热邪。

唐代王冰在论及人体之"火"证，即病理现象时，提出有"人火"（即邪实之火）与"龙火"（即由阴虚而产生的火证）。

宋、金时，刘完素虽在"火热论"中将《素问·至真要大论》病机十九条中的四条热证归为"君火"类，五条火证归为"相火"类，但这只是借用"君火""相火"的名词，作为归类的符号而已，并未具体涉及人体的生理、病理方面。

至李杲（东垣），在其所著《内外伤辨惑论》的"饮食劳倦论"中谓："苟饮食失节，寒温不适，则脾胃乃伤，喜怒忧恐，劳役过度，而损耗元气。即脾胃虚衰，元气不足，而心火独盛。心火者，阴火也，起于下焦，其系于心，心不主令，相火代之。相火，下焦包络之火，元气之贼也。火与元气不能两立，一胜则一负，脾胃气虚，则下流于肾肝，阴火得以乘其土位。故脾胃之证，始得之，则气高而喘，身热而烦，其脉洪大而头痛，或渴不止，皮肤不任风寒，面生寒热……皆脾胃之气不足所致也……惟当以甘温之剂，补其中，升其阳，甘寒以泻其火则愈……盖温能除大热，大忌苦寒之药泄胃土耳，今立补中益气汤。"

李广钧认为，文中的"相火代之"是指生理之相火；"相火，下焦包络之火"为病理之相火；此包络指的是命门，即"包络命门说"，如"气高而喘"，即为阴火上炎所致。脾胃之气下流，谷气不得升浮，生长之令不行，则无阳以护其荣卫，不任风寒，乃生寒热。将"相火"用于解释人体的病理变化，首推李杲。李杲所论之相火，与王冰所论之龙火（即虚火），都是根据《内经》理论阐发的。王冰根据《素问·至真要大论》"诸寒之而热者取之阴"，认为是下焦肝肾阴虚而龙火浮越，故提出"壮水之主，以制阳光"。李杲则根据《素问·调经论》"阴虚生内热奈何？岐伯曰：有所劳倦，形气衰少，谷气不盛，上焦不行，下脘不通。胃气热，热气熏胸中，故内热"而提出脾胃虚弱，清阳之气下流，引动相火上乘于胃而发热。阴火即内火，故治以甘温除热。王、李之说，其相同点指的都是病理现象，其性质都是"虚"证；不相同之处是一源于肾，一源于脾，故前者用潜降，后者用升发。

元·朱震亨在其所著《格致余论》中有一篇专题研讨相火的文章——"相火论"。其思路是在《素问》运气学说中"君火""相火"含义的启示下，认为一切事物的生存离不开动与静两个方面。其中，动是基本的、主要的。自然界产生万物及人体维持生命均以动为常。至于动的产生，是由于相火的作用。因此，他提出："天主生物，故恒于动；人有此生，亦恒于动。其所以恒于动，皆相火之为也。"可见，朱丹溪所认识的相火之常，就是人体的元阳之气和在大自然中的阳气。就是说，相火之"火"，实际是指天地间一切生物的"生生动力"。所以他十分强调相火对于维持生命的重要意义。他说："天非此火不能生物，人非此火不能有生。"也就是无阳则阴无以生之意，这说明朱氏视相火作用为生命之说。

但是一切事物总是相对的，在相火的机制上也不例外，它也有动与静两个方面。尽管相火是以"动"为主，而相对的"静"也是必要的。如果没有相对的"静"，就会出现妄动，妄动当然会造成灾害。所以朱丹溪在《格致余论·房中补益论》中说"吉凶悔吝生乎动"，即正常与反常都是由"动"产生的。也就是说，相火的动有正常与异常两种情况。相火的动正常，有助于生生不息；相火的动失其常，则为元气之贼，有害于人体。可见，朱氏所言之"相火"，有正常与异常两种不同的含义。现在临床谈及的相火，多指异常，即所谓"相火妄动"。

1."相火之常"

"相火，下焦包络之火"，实际是指"命门"之火，而朱氏则认为人身相火"寄于肝肾二部，肝属木而肾属水也。胆者，肝之腑；膀胱者，肾之腑；心包络者，肾之配；三焦以焦言，而下焦司肝肾之分，皆阴而下者也"。又说："火内阴而外阳""彼五火之动皆中节，相火惟有裨补造化，以为生生不息之运用耳。"对于朱丹溪《格致余论·相火论》的这几段话，我们可以这样理解：第一，相火之所以"寄于肝肾"，即依赖肝肾，是因为肝主藏血，肾主藏精。相火之所以生生不息，是依赖于精血为其物质基础，即内阴外阳。第二，"五火之动皆中节"，指五脏功能活动正常是相火正常的重要保证。"五"指五脏，"火"即功能活动的动力，"中节"指一定度数，即正常的功能活动。同时相火的正常活动，又是补五脏气血、使生命延续的重要根本。一句话，人的生命根本就在于"火"的中节，生生不息。

2. 相火之变

既然相火之动与人体的生命活动攸关，那么一旦相火之动失常就必然会导致病变。上面谈到保持相火正常需有两个条件，一是肝肾之精血充沛，精血即阴，是相火的物质基础，又是保持相火不妄动的主要条件，即涵养相火；二是五之火皆中节，如果五之火一旦偏亢，就很容易引起相火妄动，因此，朱丹溪在《格致余论·阳有余阴不足论》中指出："二脏皆有相火，其系上属于心。心，君火也，为物所感则易动，心动则相火亦动，动则精自走，相火翕然而起，虽不交会，亦暗流而疏泄矣。"同时他又指出，"醉饱则火起于胃，房劳则火起于肾，大怒则火起于肝"（《格致余论·疝气论》），"五脏各有火，五志激之，其火随起"（《局方发挥》）。也就是说，无论是情志过极、色欲无度，还是饮食厚味，都会导致"五性（指五志）厥阳（指有阳无阴）之火相煽"（《格致余论·相火论》），引起相火妄动，而相火妄动必然又要消耗阴精，引起多种病变。所以朱丹溪认为，"人之疾病亦生于动，其动之极也，病而死矣"，就是指因相火妄动，"煎熬真阴，阴虚则病""阴绝而死"。除去因情志、色欲、饮食等因素之外，若外感六淫之邪，传变入里化热，同样也会引动相火偏亢。故此，朱丹溪所言的相火，亦包括属六淫之火而诱发的部分。

总之，朱丹溪"相火论"的基本要点是：相火为人身生命的动力，但它必须依赖精血这个物质作为其涵养的基础。一旦脏腑的阴液、精血有所亏耗，或是外来的邪火过盛，伤及了阴液，都会导致相火妄动，出现动则复灼阴液的恶性循环，危害机体。朱氏的这一论点既继承并阐发了"阳气"（火）是人体生命活动的矛盾的主要方面，又阐发了"阴气"对"阳气"涵养的重要意义。可以说，这是朱丹溪在继承李东垣相火为"元气之贼"的观点基础上所提出的新创见。

综观朱丹溪的"相火论"，虽短短千言，但有理有据，言简意赅，富有创见。至于各家对"相火"之争议，李广钧认为主要是名称之争，并无原则分歧。如张景岳认为"相火"只能言其生理，但并不否认相火有妄动的病理变化，只是不能再叫相火，而应叫"邪火"。赵养葵（献可）认为，生理上不叫相火，只叫肾之真火，一旦妄动则称之为"相火妄动"，或"龙雷之火浮越"。至于相火的位置，多认为是寄于肝肾，肝与胆相表里，三焦为元气之别使，故"少阳为相火"亦为通理。因此，李广钧认为，关于中医基础理论中的"相火"这一问题，似应在朱丹溪观点的基础上进行研究与阐发。

三、营卫论

李广钧认为，营与卫是中医基础理论独有的内容。《黄帝内经》中除《灵枢·营气》《灵枢·卫气》《灵枢·五十营》《灵枢·卫气行》《灵枢·营卫生会》《灵枢·卫气失常》等六篇以营卫命名外，尚有《素问·痹论》《素问·胀论》《素问·逆调论》《灵枢·五味》《灵枢·本脏》《灵枢·阴阳清浊》《灵枢·痈疽》等多篇谈及营卫问题。其所论述的营与卫主要有以下几方面内容。

1.《黄帝内经》有关营卫的主要观点

（1）营与卫皆归属于"气"的范畴，即营气与卫气。

（2）营气运行于十二经脉之中，是推动血液运行及使血液再生的一种精微物质。卫气运行于十二经脉之外，是推动水液运行及使津液再生的一种精微物质，实际就是十二经水。《灵枢·经水》谓："经脉十二者，外合于十二经水……夫经水者，受水而行之……经脉者，受血而营之。"

（3）营气与卫气皆由饮食物所化生。《灵枢·营卫生会》谓："人受气于谷，谷入于胃，以传于肺，五脏六腑，皆以受气。其清者为营，浊者为卫。营在脉中，卫在脉外，营周不休，五十而复大会。阴阳相贯，如环无端。卫气行于阴二十五度，行于阳二十五度，分为昼夜，故气至阳而起，至阴而止。"

（4）营气与卫气含有自然界之"大气"，即氧气。《灵枢·五味》谓："营卫之行奈何？伯高曰：谷始入于胃，其精微者，先出于胃之两焦，以溉五脏，别出两行，营卫之道。其大气之搏而不行者，积于胸中，命曰气海，出于肺，循咽喉，故呼则出，吸则入。"

（5）营卫与脏腑的关系。《灵枢·卫气》谓："五脏者，所以藏精神魂魄者也。六腑者，所以受水谷而行化物者也。其气内干五脏，而外络肢节。其浮气之不循经者，为卫气；其精气之行于经者，为营气。阴阳相随，外内相贯，如环之无端。"说明营气贯注在十二经脉之中，而卫气实际就是十二经水，营卫与脏腑的关系实际就是脏腑与经络的关系。

（6）营气与卫气的循行规律。《灵枢·营气》谓："营气之道，内谷为宝。谷入于胃，乃传之肺，流溢于中，布散于外，精专者行于经隧，常营无已，终而复始。"即"营出中焦"，出于中焦→手太阴肺→手阳明大肠→足阳明胃→足太阴脾→手少阴心→手太阳小肠→足太阳膀胱→足少阴肾→手厥阴心包络→

手少阳三焦→足少阳胆→足厥阴肝。上注于肺，上循喉咙，入颃颡之窍，究于畜门。

其支别者从上额循颠，下项中，循脊入骶（督脉），络阴器，上过毛中，入脐中（任脉），上循腹里，入缺盆，下注肺中，复出于手太阴。此营气之所行也。《灵枢·卫气行》谓："卫气之行，一日一夜五十周于身，昼日行阳二十五周，夜行于阴二十五周，周于五脏。是故平旦阴尽，阳气出于目。"目张则气上行于头→足太阳→手太阳→足少阳→手少阳→足阳明→手阳明→至于足→入足心→下行阴分→复合于目于为一周。二十五周于身，阳尽于阴，阴受气，从足少阴注于肾→心→肺→肝→脾→复注于肾→二十五周复合于目。由此可见，卫气以肾为根，故曰"卫气出于下焦"。

（7）营气与卫气的生理作用。《灵枢·本脏》谓："经脉（指营气）者，所以行血气而营阴阳，濡筋骨，利关节者也。卫气者，所以温分肉，充皮肤，肥腠理，司开阖者也……是故血和则经脉流行，营复阴阳，筋骨劲强，关节清利矣。卫气和则分肉解利，皮肤调柔，腠理致密矣。"《素问·痹论》谓："荣（指营气）者，水谷之精气也，和调于五脏，洒陈于六腑，乃能入于脉也，故循脉上下，贯五脏，络六腑也。卫者，水谷之悍气也，其气剽疾滑利，不能入于脉也，故循皮肤之中，分肉之间，熏于肓膜，散于胸腹。"《灵枢·邪客》谓："营气者，泌其津液，注之于脉，化以为血，以荣四末，内注五脏六腑，以应刻数焉。节气者，出其悍气之慓疾，而先行于四末分肉皮肤之间，而不休者也。"

（8）营气与卫气交异的表现。《素问·逆调论》谓："荣气虚则不仁，卫气虚则不用，荣卫俱虚，则不仁且不用，肉如故也。"《素问·汤液醪醴论》谓："嗜欲无穷，而忧患不止，精气弛坏，荣泣卫除，故神去之而病不愈也。"《灵枢·营卫生会》谓："外伤于风，内开腠理，毛蒸理泄，卫气走之，固不得循其道，此气剽悍滑疾，见开而出，故不得循其道，故命曰漏泄。"漏泄指汗出。又谓："壮者之气血盛，其肌肉滑，气道通，荣卫之行，不失其常，故昼精而夜瞑。老者之气血衰，其肌肉枯，气道涩，五脏之气相搏，其营气衰少而卫气内伐，故昼不精，夜不眠。"《灵枢·胀论》谓："营气循脉，卫气逆为脉胀，卫气并脉循分为肤胀……厥气在下，营卫留止，寒气逆上，真邪相攻，两气相搏，乃合为胀也。"《灵枢·痈疽》谓："营卫稽留于经脉之中，则血泣而不行，不行则卫气从之而不通，壅遏而不得行，故热。大热不止，热胜则肉腐，肉腐则为脓。"

（9）血液、汗液、精气神与营卫的关系。《灵枢·营卫生会》谓："中焦亦并胃中，出上焦之后，此所受气者，泌糟粕，蒸津液，化其精微，上注于肺脉，乃化而为血，以奉生身，莫贵于此，故独得行于经隧，命曰营气。"又谓："营卫者精气也，血者神气也，故血之与气，异名同类焉。故夺血者无汗，夺汗者无血，故人生有两死而无两生。"由此可见，营与血、卫、汗、津（汗出溱溱是谓津）是不可分的统一体，皆来源于水谷之精气。神是人的生命体现，神气舍心，心主血脉，故血为神之根。

（10）营卫与三焦的关系。《灵枢·营卫生会》谓："营出于中焦，卫出于下焦。"但是营卫的循行与再生，皆通过上焦与宗气合之后而如环无端。

2.《难经》有关营卫的观点

继《内经》之后，《难经》中八十一难所论及的"营卫"共有七难。

三十难曰：荣气之行，常与卫气相随不？然：经言人受气于谷，谷入于胃，乃传于五脏六腑。五脏六腑皆受于气，其清者为营，浊者为卫，荣行脉中，卫行脉外，营周不息，五十而复大会。阴阳相贯，如环之无端，故知营卫相随也。

三十二难曰：五脏俱等，而心肺独在膈上者，何也？然：心者血，肺者气，血为荣，气为卫，相随上下，谓之荣卫，通行经络，营周于外，故令心肺独在膈上也。

三十五难曰：五脏各有所腑皆相近，而心、肺独去大肠、小肠远者，何也？然：经言心营，肺卫，通行阳气，故居在上；大肠、小肠传阴气而下，故居在下，所以相去而远也。

四十六难曰：老人卧而不寐，少壮寐而不寤者，何也？然：经言少壮者，血气盛，肌肉滑，气道通，营卫之行不失于常，故昼日精，夜不寤也。老人血气衰，肌肉不滑，荣卫之道涩，故昼日不能精，夜不得寐也。故知老人不得寐也。

七十一难曰：经言，刺荣无伤卫，刺卫无伤荣，何谓也？然：针阳者，卧针而刺之；刺阴者，先以左手摄按所针荣腧之处，气散乃内针。是谓刺荣无伤卫，刺卫无伤荣也。

按：针阳者，指针刺卫分；刺阴者，指针刺营分。

七十二难曰：经言，能知迎随之气，可令调之；调气之方，必在阴阳。何谓也？然：所谓迎随者，知荣卫之流行，经脉之往来也。随其逆顺而取之，故曰迎随。调气之方，必在阴阳者，知其内外表里，随其阴阳而调之。故曰调气之方，必在明阳。

七十六难曰：何谓补泻？当补之时，何所取气？当泻之时，何所置气？然：

当补之时，从卫取气；当泻之时，从荣置气。其阳气不足，阴气有余，当先补其阳，而后泻其阴；阴气不足，阳气有余，当先补其阴，而后泻其阳。荣卫通行，此其要也。

《难经》所述之营卫，营常称之为荣，归纳为三部分内容：一是讲营卫的生成与循行规律，这部分内容与《内经》无异；以及心主荣血，肺主卫气，心营肺卫之说从《难经》始；二是讲壮年与老年在睡眠方面的变化，实际与《内经》相同；三是讲治法中针刺手法与营卫的关系，包括刺卫无伤荣、刺荣无伤卫。调气之方，必在荣阴卫阳；补之手法亦分荣卫。总之，《难经》讲的荣卫，一为生理，二为病理，三为刺法。

3.《伤寒论》有关营卫的观点

后汉张仲景所著的《伤寒论》中，仅在太阳篇有三节条文谈及荣卫。

病常自汗出者，此为荣气和。荣气和者，外不谐，以卫气不共荣气谐和故尔。以荣行脉中，卫行脉外。复发其汗，荣卫和则愈，宜桂枝汤（宋本第53条）。病人脏无他病，时发热，自汗出，而不愈者，此卫气不和也。先其时发汗则愈，宜桂枝汤（宋本第54条）。太阳病，发热、汗出者，此为荣弱卫强，故使汗出。欲救邪风者，宜桂枝汤（宋本第95条）。

李广钧认为，太阳主表，为六经之藩篱，统一身之营卫。故风邪侵表，伤及营卫而引发太阳病。《伤寒论》除太阳篇外，其他五篇均未谈及营卫。也就是说，在六经辨证中，仅有太阳病与营卫有关。这与《灵枢·营卫生会》"外伤于风，内开腠理，毛蒸理泄，卫气走之，固不得循其道，此气剽悍滑疾，见开而出，故不得循其道，故命曰漏泄"是一致的。

4.《金匮要略》有关营卫的观点

荣气不通，卫不独行，荣卫俱微，三焦无所御（《金匮要略·中风历节病脉证并治第五》第9节条文）。三劳虚极，羸瘦腹满，不能饮食，食伤、忧伤、饮伤、房室伤、饥伤、劳伤、经络荣卫气伤，内有干血，肌肤甲错，两目黯黑（《金匮要略·血痹虚劳病脉证并治第六》第18条文）。风中于卫，呼气不入；热过于荣，吸气不出；风伤皮毛，热伤血脉；风舍于肺，其人则咳……热之所过，血为之凝滞（《金匮要略·肺痿肺痈咳嗽上气病脉证治第七》第2节条文）。腹痛，脉弦而紧，弦则卫气不行，即恶寒；紧则不欲食，邪正相搏，即为寒疝（《金匮要略·腹满寒疝宿食病脉证治第十》第17节条文）。寸口脉浮而迟，浮即为虚，迟即为劳，虚则卫气不足，劳则荣气竭（《金匮要略·消渴小便不利淋病脉证并治第十三》第2节条文）。寸口脉弦而紧，弦则卫气不行，即恶寒，水不沾流，走于肠间（《金匮要略·水气病脉证并治第十四》第8节条文）。阳衰之后，荣卫相干，阳损阴盛，结寒微动，肾气上冲，咽喉塞噎，胁下急痛（《金匮要略·水气病脉证并治第十四》第20节条文）。手足冷，则荣卫不利，荣卫不利，则腹满胁鸣相逐；气转膀胱，荣卫俱劳（《金匮要略·水气病脉证并治第十四》第29节条文）。寸口脉微而数，微则无气，无气则荣虚，荣虚则血不足，血不足则胸中冷（《金匮要略·呕吐哕下利病脉证治第十七》第4节条文）。

5. 李广钧对于营卫的认识

（1）营与卫皆属于"气化"范畴，而"气化"正是人的生命活动的体现。"气化"的运动规律，即"升降出入""出入废则神机化灭，升降息则气立孤危"。（《素问·六微旨大论》）

（2）营卫之气虽根于先天，但它的生成与运行皆来源于后天饮食物。即"谷入于胃，脉道以通，血气乃行"（《灵枢·经脉》）。"血气已和，荣卫已通，五脏已成，神气舍心，魂魄毕具，乃成为人"。（《灵枢·天年》）

（3）营气运行在十二经脉之中，以营养五脏六腑、筋骨关节，使之形质健康，功能旺盛。卫气运行于十二经脉之外，濡润全身肌肤、腠理、胸腹腔膜，使之御卫功能保持正常。也就是说，营与卫实际上就是营养与护卫人体的两种精微物质，是通过十二经脉与十二经水，即"经络"来体现的。

（4）营与卫的实质就是气血津液的异名而同类。"营出中焦"主要说明后天之本，胃的功能作用健全，营血的化生自然正常。"卫出下焦"主要说明先天之本，肾气旺盛，人的卫护能力自然健壮。但营卫之气都必须与自然界的大气相结合后，才能发挥其营养与护卫的作用，即所谓宗气位于上焦。这就是三焦与营卫气血的关系。

（5）身体的强弱、健康与否及疾病的发生往往与营卫之气的盛衰和失常有着直接的关系，其表现主要是通过十二经来体现的。如《灵枢·经水》谓："经脉十二者，外合于十二经水，而内属于五脏六腑……夫经水者，受水而行之；五脏者，合神气魂魄而藏之；六腑者，受谷而行之，受气而扬之；经脉者，受血而营之。"《灵枢·卫气》谓："能别阴阳十二经者，知病之所生。候虚实之所在，能得病之高下。"《灵枢·经脉》谓："经脉者，所以能决死生，处百病，调虚实，不可不通。"《灵枢·经别》谓："夫十二经脉者，人之所以生，病之所以成，人之所以治，病之所以起，学之所始，工之所止也，粗之所易，上之所难也。"以上四段条文，虽未谈及"营卫"二字，但实际上已包含着营卫在内。

《伤寒论》《金匮要略》和《难经》皆称"营"为"荣"。后世"温病"学派，根据《难经》肺主卫、气，心主营、血之说，根据温热病毒伤及人体的发病证候及传变情况，提出卫之后方言气，营之后方言血；温邪上受，首先犯肺，逆传心包，从而确立了温病学的卫气营血辨证，应该说它是中医学在长期实践中不断发展完善的内容之一。

以上充分说明，"营卫"学说是中医学对人体生理、病理及指导治疗的独特理论之一，也是从事中医工作必须要清楚、要掌握的主要内容之一。

四、三焦

1. 人体整体观

三焦是中医学中一个特有名称，始见于《黄帝内经》。在藏象学说中，三焦为六腑之一，即胃、胆、小肠、大肠、膀胱、三焦；在经络学说中，三焦为手少阳经，包括经脉、经水、经别、经筋。从名词上分析，"三"是指人体躯干的三个部分。胸腔，包括心、肺为上焦；腹腔，即膈以下、脐以上，包括脾、胃等器官为中焦；脐以下即小腹部，包括肾、膀胱等器官为下焦。所谓"焦"就是火热的意思，即人体热能（阳气）的表现。《内经》中有25篇论述有三焦的部位、生理功能、经络的循行起止，以及病理、病证的变化等。《八十一难经》中也有四篇论述了三焦的有关内容。

2. 不必争论有形无形

（1）从形态学，即解剖上讲，三焦虽称之为腑，但它又不同于胃、胆、小肠、大肠、膀胱那样，有一个固定的部位和形状。三焦不仅包罗着胸腔、腹腔，而且人体的腠理，即皮肤的内层、脏腑的外膜及汗孔、毫毛等都是三焦的通行之处。其"府地"可谓大矣。所以《难经》认为，三焦是"原气"之别使，主持诸气，是个有名而无形的"外腑"。可以看出，《难经》说三焦是有名而无形，是针对胃、胆等五腑有着固定的部位与形状而言，因而没有必要在是否"有形"与"无形"上争论。

（2）从生理作用上讲，《内经》称三焦为"决渎之官，水道出焉"，主管水液代谢；又谓"上焦开发，宣五谷味，熏肤，充身泽毛，若雾露之溉，是谓气"，而这个"气"在上焦分为两行：一为营气，一为卫气。"中焦受气取汁，变化而赤，是谓血""以奉生身，莫贵于此"。下焦包括传导糟粕的大肠和水液出入的膀胱。因此，统称为"上焦如雾，中焦如沤，下焦如渎"。沤有浸泡之意，渎有排污之沟之意。同时还谓"三焦出气，温肌肉，充皮肤"。《难经·三十一难》则提出："三焦者，水谷之道路，气之所终始也。上焦者，在心下，下膈，在胃上口，主内而不出……中焦者，在胃中院，不上不下，主腐熟水谷……下焦者，在脐下，当膀胱上口，主分别清浊，主出而不内，以传导也。"又说："脐下肾间动气者，人之生命也（即命门），十二经之根本也，故名曰原。三焦者，原气之别使也，主通行三气，经历于五脏六腑。原者，三焦之尊号也"（《难经·六十六难》）。从《内经》和《难经》可以看出"三焦"在人体的作用，它既是生命所依赖的饮食物之消化、吸收与排泄的概括，又是先天之原气（命门）敷布于胸腹腔膜及腠理的使者。汉·张仲景谓："腠者，是三焦通会元贞之处，为血气所注；理者，皮肤脏腑之纹理也。"

（3）从病理、病证的变化上讲，《灵枢·经脉》中有手少阳三焦经脉所行之处的病变，如耳聋，嗌肿，喉痹，肩、肘、臂的外侧疼痛等；《素问·咳论》中有"久咳不已，则三焦受之，三焦咳状，咳而腹满，不欲食饮"；《灵枢·胀论》中有"三焦胀者，气满于皮肤中，轻轻然而不坚"及《灵枢·五癃津液别》"三焦不泻，津液不化……水溢则为水胀"；《灵枢·本输》"三焦者……实则闭癃（小便不通利），虚则遗溺"等病证的记载。

3.维护五脏五腑的城垣

李广钧认为，中医学之所以有"三焦"这个独特的内容，它体现在两个方面。第一，人体的整体观。就是说从形态上讲，心、肺、肝、脾、肾五脏，胃、胆、小肠、大肠、膀胱五腑，它们之所以能够固定在各自的位置上，是因为有个腔囊和脂膜包罗，而这个腔囊和脂膜有着一定的温度（热量），是流动着的，如同城垣一样，起着维护作用的物体，它就是三焦。第二，维持人体生命活动的精微物质，是体液与热能，而体液与热能这一综合体的持续再生，正是三焦生理作用的表现。这两点就是中医学所以要设立"三焦"一腑的意义所在。自明代之后，一些医家即明确提出"三焦者，确有一腑，在脏腑之外，躯体之内，包罗诸脏，一腔之腑也"。"三焦者，指腔子而言"。"三焦之形质可考，三焦之气化难见，故曰有名而无形也"。至于清代吴瑭的《温病条辨》一书，将温邪伤及心肺的称为上焦温病；伤及胃的称为中焦温病；温邪久羁，伤及肝肾的称为下焦温病。这不过是借用三焦之名，进行辨证分型而已。

五、气

李广钧认为，"气"在中医古籍中都没有定义，也没有固定的概念。其中，《黄帝内经》谈到的"气"就有真气、正气、邪气、大气、宗气、卫气、营气、精气、神气、阳气、阴气、清气、浊气、淫气、上气、中气、下气、脏腑之气、气实（有余）、气虚（不足）、气脱、百病皆生于气等等。这么多的气，应该怎样理解和认识呢？唯一的办法，就是采用分析、归纳、比较的方式。其可归纳为三个方面。

1. 气的表现

古医籍中，无论讲了多少种"气"，但共性都指的是一种动态现象，也是流动着、活动着的表现。

2. 气的分类

气可分为两大类，即大自然之气和人体内之气。

（1）大自然之气：是指大自然的各种气，即除"大气"（氧气）之外，尚有正常的六气，称之为"正气"；出现异常变化而伤及人体的六气，称之为"邪气"，又叫虚邪或贼邪。如《内经》云："有真气，有正气，有邪气……真气者，所受于天，与谷气并而充身也。正气者，正风也……邪气者，虚风之贼伤人也，其中人也深，不能自去"（《灵枢·刺节真邪》）。"所受于天"的"天"就是说其源于大自然。风为六气之首，包括寒、暑、湿、燥、火在内。

（2）人体之内气：是指人体内的各种气，也包括两部分，一部分是讲生理活动的表现；另一部分是讲病理活动的表现。

①在生理方面，气又可分为物质之气和功能之气两类。

凡能够营养人体各个组织器官的各种精微物质，如《灵枢·决气》所说的"上焦开发，宣五谷味，熏肤，充身泽毛，若雾露之溉，是谓气"。而这种水谷之精气与水液共同滋养人身的叫卫气，与血液共同行于脉中而营养人身的叫营气，具有与精液并存、保证正常生殖能力的叫原气。无论卫气、营气还是原气，都必须与体外通过呼吸进入人体的"大气"相结合之后，才能起到营养全身的作用。这4种气综合在胸中之后称之为"宗气"，又叫"气海"。如《灵枢·邪客》所说："宗气积于胸中，出于喉咙，以贯心脉，而行呼吸焉。"《灵枢·五味》亦云："其大气之转而不行者，积于胸中，命曰气海，出于肺，循喉咙，故呼则出，吸则入。"也就是说，积在胸中的宗气，是饮食物所化生的精微之气和吸入的自然空气相结合的产物，因其是体内之气与体外之气的综合体，又是贯注全身精微之气的起点，所以叫作宗气。

所谓"功能"之气，就是古代医家把各个组织器官的功能活动皆称之为"气"。如《灵枢·本神》谓："五脏者，所以藏精神血气魂魄者也。六腑者，所以化水谷而行津液者也。"《素问·生气通天论》谓："阳气者，精则养神，柔则养筋。"《素问·痹论》谓："阴气者，静则神藏，躁则消亡。"《灵枢·天年》

说："五十岁，肝气始衰……六十岁，心气始衰……七十岁，脾气虚……八十岁，肺气衰……九十岁，肾气焦……百岁，五脏皆虚，神气皆去，形骸独居而终矣。"这些即是说五脏之气是指功能活动。其中，阳气指热能，阴气指五脏之功能。

②在病理方面，如"寒气生浊，热气生清。清气在下，则生飧泄；浊气在上，则生䐜胀"（《素问·阴阳应象大论》）。"上气不足，脑为之不满，耳为之苦鸣，头为之苦倾，目为之眩；中气不足，溲便为之变，肠为之苦鸣；下气不足，则乃为痿厥心闷"（《灵枢·口问》）。"气脱者，目不明"（《灵枢·决气》）。"肝气虚则恐，实则怒……脾气虚则四肢不用，五脏不安，实则腹胀经溲不利……心气虚则悲，实则笑不休……肺气虚则鼻塞不利少气，实则喘喝胸盈仰息……肾气虚则厥，实则胀"（《灵枢·本神》）。又如"百病生于气也，怒则气上，喜则气缓，悲则气消，恐则气下，寒则气收，炅（热）则气泄，惊则气乱，劳则气耗，思则气结"（《素问·举痛论》）。以上所列举的气都属于病理现象。

3. 气的其他含义

在古医籍中所论之"气"，既有一词多义，又有多词一义。所谓一词多义，如《灵枢·营卫生会》谓："营卫者精气也，血者神气也。"《灵枢·平人绝谷》谓："故神者，水谷之精气也。"《素问·痹论》谓："荣者，水谷之精气也，和调于五脏，洒陈于六腑，乃能入于脉也……卫者，水谷之悍气也，其气慓疾滑利，不能入于脉，故循皮肤之中，分肉之间，熏于肓膜，散于胸腹。"《灵枢·卫气》谓："其浮气之不循经者，为卫气；其精气之行于经者，为营气。"《灵枢·营卫生会》谓："清者为营，浊者为卫。"又如《素问·经脉别论》谓："食气入胃，散精于肝，淫气于筋。食气入胃，浊气归心，淫精于脉。"本节条文中的"淫"字，作"贯注"解，绝不是"邪"的意思。浊气归心的"浊"字，是指精微的营养物质，与病理之"浊气"截然不同。

从以上所述可以看出，"精气""卫气""营气""清气""浊气"等都不是单一的概念。所谓多词一义，如"宗气"又叫"气海"，而"气海"又有"上气海"与"下气海"之分，上气海指的是"宗气"，下气海指的是"丹田气"。多词一义，仅举此1例，不再赘述。

总之，中医学所讲的"气"，内容十分广泛，本文所列也并不完全。正因为它没有固定定义，不是单一的概念，所以也不能用简单的方法来解释，只有通过分析、归纳、比较之后才会弄明白。

李广钧

357

六、神

"神"这个词，虽然在中医古籍中没有固定概念，但却有比"气"更加丰富的内涵。概括起来，神有几层含义：一是讲天地万物，即大自然的运动变化；二是讲一切生物，包括动物、植物等的变化规律；三是讲人的养生之道；四是讲人体的生理活动；五是讲人体的病理变化；六是讲中医诊断疾病的要领；七是讲治疗疾病的原则。

1. 神与大自然的运动变化

《素问·气交变大论》谓："天地之动静，神明为之纪。""纪"是指规律性。《素问·天元纪大论》云："夫五运阴阳者，天地之道也、万物之纲纪、变化之父母、生杀之本始、神明之府也……阴阳不测谓之神……神在天为风，在地为木；在天为热，在地为火；在天为湿，在地为土；在天为燥，在地为金；在天为寒，在地为水。故在天为气，在地为形，形气相感，而化生万物矣。"这几段文字中的"神"字，指的是观察认识的能力，"明"即明白的意思。就是说，大自然的运动变化是有规律的，虽然风、热、湿、燥、寒 5 种在天之气和木、火、土、金、水 5 种在地之形的活动变化很难预测，但人们通过仔细观察，逐渐加以认识，是可以弄明白的。

2. 神与生物的变化规律

《素问·五常政大论》谓："根于中者，命曰神机，神去则机息。根于外者，命曰气立，气止则化绝。"《素问·六微旨大论》谓："出入废则神机化灭，升降息则气立孤危。故非出入，则无以生长壮老已；非升降，则无以生长化收藏。"文中"根于中"指的是动物，"根于外"指的是植物。一般说来，动物是有血气心知的，其生命在于五脏，又叫"五内"，其知觉运动就是"神"的表现。换句话说，所谓"神机"指的就是人的知觉和运动，没有知觉，就不能运动，神机也就化灭了。而植物是无知的，其生成之本，主要是靠外界的气化而生长，故以皮谷为命，皮剥即死，所以说"根于外"。动物的生命靠的是有出有入，其规律是生、长、壮、老、已（即死）；植物的生命靠的是有升有降，其规律是生、长、化（即变成果实）、收（即收获）、藏（即贮藏种子）。

3. 神与养生之道

《素问·八正神明论》中有这样一段话："养神者，必知形之肥瘦，荣卫血气之盛衰。血气者，人之神，不可不谨养。"意思是说，人之神是依附在有形之体的营血卫气之中的，所以欲使"神"充沛，必须护养好形体内的营血卫气。

而营血属"阴"，卫气属"阳"，故有"阴平阳秘，精神乃治""精神内守，病安从来"之说。"阴平"即静的意思，"阳秘"即固的意思。《素问·生气通天论》又谓："圣人传精神，服天气，而通神明。""服"即顺应的意思，就是说，聪明之人养生的过程中，不仅要知道保持精力充沛，还要顺应大自然的气候变化；所谓"通神明"，也就是通过观察、认识来弄清地理与气候变化的规律。

4. 神与人体的生理

《灵枢·决气》谓："两神相搏，合而成形。"《灵枢·本神》谓："两精相搏谓之神。"《灵枢·天年》谓："以母为基，以父为楯，失神者死，得神者生也……何者为神……曰：血气已和，荣卫已通，五脏已成，神气舍心，魂魄毕具，乃成为人。"《素问·六节藏象论》谓："心者，生之本，神之变也。"《素问·刺法论》谓："心，君主之官，神明出焉。"《素问·六节藏象论》谓："五味入口，藏于肠胃，味有所藏，以养五气（指五脏），气和而生，津液相成，神乃自生。"《灵枢·平人绝谷》谓："故神者，水谷之精气也。"《灵枢·小针解》谓："神者，正气也。"《灵枢·营卫生会》谓："血者神气也。"

以上论述说明：①神就是人的生命，来源于父精母血。父母身体健康，其胚胎就能正常长为人。出生之后，就要依赖食物的营养来维持其生命活动。形体没有了神，就等于没有了生命；而生命则依附于形体之中，即所谓"形神互根"。②神就是人的知觉、感觉、思维意识能力的体现，由心脏来主宰。③人体所摄入的饮食物，通过消化功能，所化生的营养精微物质，包括血液、津液、热能等，不仅维持着人体各脏器组织的功能活动，还是保持"神"充沛旺盛的物质基础。

5. 神与人体病理变化

《灵枢·邪客》曰："心者，五脏六腑之大主也，精神之所舍也，其脏坚固，邪弗能容也。容之则心伤，心伤则神去，神去则死矣。""弗"乃"不"之意，"容"有侵入之义。意思是说，心这个脏器是很坚固的，由心包来保护，一般的所谓心受邪而发病，是指心包发病，如高热神昏。若心脏真的受邪，如现在常见的心肌梗死、心绞痛而影响血液循环，就有生命危险了。

关于神的病理变化，《灵枢·本神》谓："怵惕思虑者则伤神，神伤则恐惧流淫而不止……喜乐者，神惮散而不藏……恐惧者，神荡惮而不收。"怵即恐，惕即惊，流淫指精时自下。机理是神伤则心肾不交，恐惧则伤肾，肾伤则精不固，故精自下。意思是说，无论是暴喜抑或突然受到恐吓，都会引起神伤而心跳加快，心悸不宁。《素问·脉要精微论》谓："心藏脉，脉舍神，心气虚则悲，实则

李广钧

359

笑不休""衣被不敛，言语善恶，不避亲疏者，此神明之乱也。"意思是说，如果心阳虚衰，则神不守舍而善悲；反之，心阳过亢，热扰心神，则多喜狂笑，或烦躁不安，语言错乱，行为不能自控，如精神分裂症。《素问·生气通天论》谓："味过于辛，筋脉沮弛，精神乃央。""辛"指食物之味辛辣。意思是说，过于辛辣的食物会使筋脉受损而松弛，引起膝关节疼痛或活动有碍，因过辣散气，则精神耗伤，所以说乃央。由此可见，心脏的阴阳失调、血脉瘀滞或血气虚少、情志的喜怒惊恐过激，以及饮食的五味偏嗜，皆可影响到"神"而发病。

6. 神与中医诊断

《素问·移精变气论》谓："上古使僦贷季，理色脉而通神明。"意思是说，古代医生僦贷季对人的面色和脉搏的变化已经认识得很清楚了。"神明"指的就是观察、认识明白。《灵枢·邪气脏腑病形》谓："按其脉，知其病，命曰神……知一则为工，知二则为神，知三则神而且明矣。"这里所说的"神"指的是认识能力。"知一"指问病情；"知二"指诊其脉；"知三"指观察气色形体状况；"神而且明"即认识判断的很清楚。《灵枢·五色》谓："积神于心，以知往今。"即聚精会神，专心致志地观察了解病情，既可以知道初病之因，又可以根据现状而判断预后的情况。《素问·气交变大论》谓："善言化言变者，通神明之理。"是说任何一种疾病，都有其初始、发展及转归、预后的变化，能够全面认识每一种病的发病变化规律者，才是高明的医生。《难经》谓："望而知之谓之神。"这个神字作反应迅速、准确解，即在望其面色、舌象及形体动态时，应反应迅速而准确。《素问·宝命全形论》谓："道无鬼神，独来独往。"《素问·五脏别论》谓："拘于鬼神者，不可与言至德。"意思是说，医道是不相信有鬼神的，只是凭借诊断来认识疾病变化。因此，凡相信有鬼神作祟，而不相信医学的人，也不必向其讲述医学的道理。由此可见中医学的科学性。

7. 神与治疗原则

《灵枢·官能》谓："用针之要，无忘其神。"《灵枢·本神》曰："凡刺之法，先必本于神。血、脉、营、气、精神，此五脏之所藏也。"这两句中的"神"都是指要仔细观察的意思，即在用针灸（包括用药）治疗时，首先要观察病人的形态、阴阳、表里及血气盛衰、精神情绪等，以判断五脏之虚实，然后再选择用针的手法和药物的配方。

《灵枢·九针十二原》谓："粗守形，上守神，神乎神，客在门。"意思是说，粗心的医生只观察患者的形体症状，细心的医生则观察患者的神气变化。所谓"神乎神"是指观察人之正气的盛衰；所谓"客在门"，客是指邪气，即要清楚邪气在人体活动的情况。

《素问·刺法论》谓："刺法有全神养真之旨……道贵常存，补神固根，精气不散，神守不分。"意思是掌握针刺方法，必须修养自己的神气，医道常存不衰，也是在于神气根固，而神气又是以精气为根，精气没有耗散，神才能固守不衰。

《灵枢·胀论》还说："泻虚补实，神去其室……补虚泻实，神归其室。"虚是指人体的正气虚弱，实是指致病因素亢盛，室指体内。意思是说，病属正气已虚，医生反用损伤正气的针刺手法或用攻泻之药，结果必然会使神气受损不能内守。遇到正虚邪实的患者，应在扶助正气（即补虚）的前提下，攻其病邪，这样才不会损伤神气（即正气）。

《素问·汤液醪醴论》谓："形弊血尽而功不立者……神不使也。"不立，即治疗无效之义。就是说，形体已衰败，血气亦虚极，通过治疗没有效果，这是因为神气已经耗损。这个神，指的是正气。用针经气不应，用药脏气不应，说明人体出入升降功能已衰竭。

因此，中医学所谈的"神"涉及范围十分广泛，本文所列并不完全。但通过以上分析可以概括为三点：①神就是依附在形体之中的生命活动，包括知觉、感觉、运动、情志变化，类似于神经系统等，即所谓的"形神互根"。②神是指人的观察、认识、分析、判断一切事物的能力，以及处理事物的精心程度和敏感度，即所谓的"神而明之"。③神是指人体健康与否的外在表现，即所谓的"得神者昌，失神者亡"。至于《内经》谈到的所谓"鬼神"，很清楚是与医学内容无关的。

七、对中药药理的研究及"新药"开发

（一）药失医理，必失其宗

李广钧认为，如果抛开中医药独特的理论体系，单纯采用现代科技的理化去分析中药的有效活性成分，通过实验研究其药理、药效、毒性，以此数据，得到国际以可，渐渐地会淡漠中医理论，长此以往可能出现"废药存医"的局面。

例如，从五味子提取并研制成降转氨酶的联苯双脂；从青黛中找出治疗粒细胞白血病的活性成分靛玉红；从麻黄中提取麻黄碱，通过改变化学结构，制成去氧麻黄素等。我并不是反对这种方法，但它毕竟不是在继承中医药基础理论的基础上发展中医药学的主要途径。况且一旦成为"新药"成果，就不再属

于"中药"了，因为它不是在中医辨证论治指导下进行的。再比如中医治疗肝炎，改善肝功能异常，是根据患者的不同病机，通过清热解毒，或柔肝益肾，或健脾调中等不同方药，而达到有效治疗的目的，而寻求某味药作为"降酶"的特效药，并不符合中医治病的原则。因此李广钧认为，单纯采用西药药理研究的方式来分析中药的作用，抛弃了中药的传统药理知识，长此以往，我们祖先经过几千年积累起来的行之有效的中医药特色就将有"付诸东流"的危险。

李广钧认为，任何一门科学都有它独特的模式和体系，否则就不能称其为一个专门学科。从一门科学的发展史上讲，尽管在发展过程中，有可能借鉴其他的科学思路与方法，但绝对不能丢掉自身的、长期实践证实是科学的独特体系。只有当一个独特的学科体系被人们普遍认识，并得到充分发扬的时候，其才具有无限的生命力。如中医学中的针灸，世界上许多学习针灸的国家，在经络、穴位名称上已跟我们"并轨"。相反，如果其独特体系未被人们普遍认识，或者已被其他学科的认识思路、研究方法所代替，其本身已不存在独特性时，这门学科的生命也就濒临灭亡了。

中医药学是在中国的土地上、在中国的历史发展条件下（包括社会、地理、气象、意识形态、生活风俗习惯），通过几千年的不断实践、认识、再实践、再认识而逐步发展起来的一门具有独特体系和极其丰富临床经验的学科。虽然现在我们在谈"药"的问题，但从历史发展过程看，中医中药是密不可分的。医者不识药不可为医；药离医理，必失其宗。自古《本草》著作几乎都是医家所为，这是人所共知的。可以说，中药的传统药理学与中医基础理论中的藏象、经络等学说及临床立法、处方等都是统一的，概括地说叫"理法方药"。

（二）认真继承，掌握特色

中药学包含性味归经、升降浮沉、气味厚薄、地道采集、制剂七情等独特的内容。这是众所周知的。关于分类，《本草》著作大致分为两类，一种以科属，即以植物、动物、矿物为纲，其占到《本草》著作（也包括"全书"论及本草的，如《备急千金要方》《景岳全书·本草正》等）的绝对多数。另一种是以功能分类，即发表药、泻下药、补益药等，其大致始于清·黄宫绣的《本草求真》。李广钧更赞成前者，认为后者从表面上看似乎方便临床用药选择，但却存在分类与内容不相一致，很难与《方剂学》合拍的缺点。它没有突出中药在功能上不是单一性的，其不同功能是在配伍形成复方后实现的独有特点。

举例讲，麻黄在以功能分类的《中药学》中被列为发表药，然其功能除发汗解表外，尚有宣肺平喘利水的作用。黄芪被列为补益药，其功能除补气升阳、固表止汗外，尚有托疮生肌、利水消肿及退热等作用。因此李广钧认为，应用现有的科学手段，如提取化学成分（况且以化学成分定为中药现代化并不完全科学、准确）来研究中药药理有很大难度。我们不应囿于某味药的单一功能去思考问题，如麻黄汤、麻杏石甘汤、麻黄升麻汤、麻黄连翘赤小豆汤、越婢汤、阳和汤等都用麻黄；小柴胡汤、逍遥散、柴胡疏肝散、四逆散、补中益气汤、连翘败毒散等都有柴胡；当归补血汤、补阳还五汤、玉屏风散、再造散、透脓散等都用黄芪。如此说明，其药理作用都不是单一的。如果能按照这样思路，充分利用现代高科技的手段坚持研究下去，在不久的将来，很可能会使传统的中药学放射出时代异彩。

（三）立足发展，挖掘验方

无论哪个领域，任何前所未有的发明创造都是非常艰难的、伟大的，也是初始的、不完备的；而绝大部分所谓的"新"，往往都是在原有的、相对"旧"的基础上发展的，现代中成药中所谓的"新药"也不例外。

随着时代的发展，传统中药及其复方制剂要达到有科学数据，能够"说清楚、弄明白"，符合安全、高效、长效（"三效"），服用剂量小、毒性小、副作用小（"三小"），服用方便、携带方便、加工方便、贮运方便、保管方便（"五便"）（引自杨光《试论中药现代化》），就不能单纯从经济效益出发，应该认真地在"继承"上下功夫。举例来讲，现在市场销售的芦荟胶囊实际是出自更衣丸，北京同仁堂的胃气止痛丸可以说就是良附丸原方，还有河南宛西制药股份有限公司以"太圣"为商标的金匮肾气丸（浓缩丸）系列产品。这样做既符合或接近时代要求，也是开发"新药"的一种捷径。

现在新药报批要求药味少。早在南北朝时，齐·褚澄的《褚氏遗书》中就记载着"制剂独味为上，二味次之，多品为下……用药如用兵，用医如用将。善用兵者，徒有车之功；善用药者，姜有桂之效"，但是如果独味药久用，或用之稍有不当，则副作用也大，甚至害人性命。这在沈括的《梦溪笔谈》"用药不可不慎"中有久服川芎一味，导致暴亡；久用苦参洁齿、伤肾、使人腰重的记载。

所以说，历代中药文献中有极其丰富的、药少力专、行之有效的成方（多在2～4味药）等待我们去发掘。另外，几千年的医疗实践，既有成功的经验，也有失败的教训，值得我们借鉴。如果在精力上的"投入"（需要精勤不倦的治学态度）能大一些，那么财力上的投入反而会相对减少。

八、强调用"辨证求因""审因论治"理论对SARS进行"反思"

观中医之林，古之先贤、今之大师，莫不谓医之学问，舍《内》《难》《伤寒》《金匮》则无出路之可言。然而这一观点却被部分学者视之为"复古""泥古"。岂不知，此乃研习中医学之基础。若从中医药学的历史看，几千年来，每一历史时刻，中医药学都在发展，在充实新的观点、新的内容，甚至在吸取国际上的诊断、治疗、药物等来完善自己的体系。所有这些都是在继承《内》《难》《伤寒》《金匮》的基础上（当然有人硬不承认），通过实践、认识、再实践、再认识而实现的。

《内经》中有关于"五疫"之说。《素问·刺法论》谓："五疫之至，皆相染易，无问大小，病状相似，不施救疗，如何可得不相移易者？"又云："不相染者，正气存内，邪不可干，避其毒气。"

中国古代的纪年法以60年甲子为序，《内经》中"五运六气"学说所论述的气候变化规律对人体的影响，可以说在60年一甲子中，各医书几乎每年都有"民乃病，温病乃作""其病温""温病乃起""其病温疠大行，远近咸若""其病温疠"（按：此句即记载在癸未年之中）等的记载。这就是说，每年都会有急性热性传染病发生，只不过是区域大小、患病人数多少、病毒性质轻重、处理治疗是否及时等的区别。对于治疗，历代医家经过不断的医疗实践和总结，认识不断提高，治疗方法不断改进。如秦汉以前，多采用辛温兼平凉之法。到了隋唐，就有了苦寒清热之法（《备急千金要方》）。宋元之时，出现了专著，如《伤寒总病论》等。明清之时，对这类急性热性传染病，按照中医理论的"辨证求因""辨因论治"原则，认识又有所提高，如明吴又可的《瘟疫论》；清叶天士、吴鞠通的卫气营血及三焦证分型，以及风温、春温、暑温、湿温、温疫、温毒、秋燥、冬温等有关温病的诸多论述。

之所以要谈这些，目的是要说明一点，在人类历史上，从古至今，几乎每年都会有急性热性传染病发生，也都避免不了死亡。远的不讲，近些年来，有的发达国家，一次大的流行性感冒就有两三千人死亡。然而似乎并没有引起像SARS这样如此地恐慌。这当然是有理由的。原因在于SARS的病原体没被认识清楚，医生找不到是什么病毒，无从下手。就这一点我认为，应该进行反思。

反思一：对于致病因素，尤其是病毒、细菌一类，人类的认识是无止境的。即使是积极努力地找到了病毒的性质，但也不可能及时生产出"疫苗"，而这时疾病仍在不断产生。这次 SARS，医务人员尽职尽责，采取了许多应急措施，甚至付出了生命代价，难道这种悲剧还要再出现吗？我的看法是，任何一门科学，由于受历史科技和思维方法的局限，不可能是绝对正确和先进的。如果不突破固有思路，就无法取得飞跃的发展。近年来，医学界已认识到气象、社会与心理因素对生物体的影响（中医古籍早有论述），而这些在实验室是找不到的。何况实验室内的科学也是相对的，而实验室外的实践知识往往是科学、正确的。只局限于实验，不到实践中进行长期摸索、观察，就会不自觉地在思想认识上产生片面性。一句话，为了人类的健康，医务界不应受区域、观点、信仰等约束，应开阔眼界，相互学习，相互尊重，而不是唯我科学、唯我正确，这样才能不断提高医疗水平，更好地为人类健康服务。

反思二：如今社会处于信息开放时代，大家都在讲透明度，要知道真相。作为百姓的一员，我完全赞成。但作为一名医务人员，我认为透明一定要准确，真相一定要说完整。譬如，有的地区称 SARS 为"夺命肺炎"。这"夺命"一词就用之不当，理由是许多疾病都有死亡率，甚至有不治之症，而 SARS 并非不治之症，不是得了 SARS 就一定死。而死亡率，其他一些急性热性传染病也是有的。"夺命"一词无形中使人思想上产生了恐慌。另外对死亡病例要做出分析，公布死亡病例时应加以区分，这样才科学，老百姓也会因此提高自我保健意识。一般而言，急性热性传染病的死亡，相当一部分与并发症有关。中国有句老话叫"老怕伤寒少怕痨"。老年人本来就患有心脑血管疾病或肺肾等慢性病，有的还比较严重，如果感染上 SARS，恐怕就很难救治。年轻人和幼儿感染上 SARS，如果身体不够健康，也会引发并发症而死亡。

反思三：目前，疾病治疗采用中西两法已较为普遍，但将有些预防或治疗的中药经验方外传，为慎重起见，我认为千万不可简单行事。应讲清楚此方的组成方义、适应范围、禁忌等，以免造成滥用失误。举例说，一个清热解毒方，如果给一位年老、体弱、怕冷，吃一点凉的东西就腹泻的人，不但不能预防，反而会引起不良反应。相反，如果把益气固表祛湿的方子，让身体壮实或正发热的人服用，也会引起不良反应。这是因为，中医用药是讲求辨证论治的。

再有就是不同的地区，气候、环境存在较大区别。例如，北京与广州不同；中国与马来西亚不同。因此，在介绍中药使用时要特别注意，不能简单搬用，一定要按照"辨证求因""审因论治"和"因人、因地、因时"原则确定预防和治疗方案。

李广钧

365

临床经验

一、中风

李广钧认为，"中风"病之含义有二。一为《伤寒论》中太阳病之中风证。一为《金匮要略》所述以猝然昏仆不识人、口眼㖞斜、半身不遂为主症之中风病。此所言指后者。

中风病是一种急重疾患。正如喻嘉言谓："中风一证，动关生死安危，病之大而且重，莫有过于此者。"综观历代医著，对中风病之病因、病机及辨证分型论治等，确实积累了较丰富的经验，并提出了不同的见解。但从临床疗效看，本病仍属常见病中治愈率较低的一种疾病。李广钧对历代医家关于中风病的认识进行了归纳、分析。

《素问·风论》中虽有"风之伤人也……或为偏枯"之说，但并没有把半身不遂、口眼㖞斜甚至舌謇不语、昏不识人为主症的疾患称为中风病，而是把单纯出现半身不遂一症叫"偏枯"；把猝然昏仆不省人事的叫"大厥"或"薄厥"；把昏厥后不能语言而肢体偏废的，叫"痱痹"。这样划分，主要是因为见症虽同，然病因病机有异。如单纯的"半身不遂"，多是因内风外中；而出现昏仆、语言不利及㖞僻不遂的，则有因大怒、肾虚及气血并逆之别。

后汉代张仲景在《金匮要略》中，以"夫风为病，当半身不遂"而始立"中风"之病名。又以"络脉空虚，贼邪不泄，邪气反缓，正气即急，正气引邪，㖞僻不遂"而论中风之病机。以"邪在于络，肌肤不仁；邪在于经，即重不胜；邪入于腑，即不识人；邪入于脏，舌即难言，口吐涎"而区分中风病之轻重浅深。

此后唐代孙思邈，取《金匮要略》"中风"之名，在证候分型上则是以《内经》为据。孙思邈提出了"中风大法有四：一曰偏枯，二曰风痱，三曰风懿，四曰风痹"。孙思邈认为，"偏枯"是但见半身不遂一症，"言不变，智不乱，病在分腠之间"，而且认为，此病经过治疗是可以完全恢复的。如果出现半身不遂、手足僵直且伴不能语，但尚未昏仆的，即是"风痱"。若猝然昏仆、舌僵不语，则病在脏腑，即有死亡的危险。即使苏醒过来，肢体也难以恢复正常，这种中风即"风懿"。至于"风痹",则是将诸"痹"(即肢节疼痛)亦归属为中风范畴,似应与本病区分开。

宋代陈无择,在阐发仲景所论中风之病机时,提出了"左瘫右痪"之病名;严用和在《济生方》中,复补论中风之病因,有因七情、饮食、劳役所伤,以致真气先虚,邪气乘虚而入,并提出痰壅见证及倘出现"五脱",皆不可治。

金元时期,不仅对中风病的病因、病机提出了新的认识,在辨证论治方面也总结出不少实践经验。如刘完素首先提出中风瘫痪病,并非外中于风邪,而是由于"将息失宜,心火暴甚,肾水虚衰"所致,并对《内经》所论之"瘖痱",补以用地黄饮子治疗。刘氏还提出中风是有"先兆"见证的。如感觉手指麻木,或手足时有不用,或肌肉时而蠕动,3年内就有患中风的可能。李杲亦认为,中风不是外来风邪,而是"本气自病"。他指出,患此病者多在四十多岁,因形气虚衰而致。并提出,中腑者,可用三化汤通利;中脏者,可用至宝丹镇坠,补充了《金匮要略》之中腑、中脏的治法。朱震亨虽然赞成刘完素的论点,但又提出"地有南北之殊,不可一途而论"。他认为,西北两方,亦有真为风邪所中者,但极少尔;东南之人,则又多为湿郁生痰,痰生热,热生风者有之。朱氏还认为,中风虽多痰,然左半身不遂者,多属瘀血,可用四物汤加桃仁、红花、竹沥、姜汁;在右者,多属气虚,宜四君子汤、二陈汤加竹沥、姜汁。

由于刘、李、朱三家提出了中风从火、气、痰立论,以致朱震亨之弟子王履始创"真中风"与"类中风"之说。王氏认为,唐宋以前"内虚风中"的立论及刘、李、朱之火、气、痰的立论皆不可偏废,进而提出凡属外风入中的,叫"真中风";若因火、气、痰而致者,即类似中风而非中风,故叫"类中风"。这就是"真中"与"类中"的由来。

金元四大家之一的张从正,就"口眼㖞斜"一症提出个人见解。他认为,口眼㖞斜并不是"窍"的局部病变,与经脉有关。口、眼部位主要是手、足阳明及足太阳经的经脉所过。他根据"寒则收引""热则鸱张"的机理,提出无论左右,凡经脉拘急的多为寒证,经脉弛纵(缓)的多为热证。可以说,金元时期对中风病的认识有了突破性进展。

明清以后的一些医家,一方面对中风病在昏仆阶段的辨证与治疗做出了新的总结;一方面对中风病的病名、病因及后遗症的治疗等阐述了各自的见解。如李中梓认为,中风昏仆时,最紧要的是辨清闭证与脱证。闭证可用苏合香丸之类开之;脱证则应速与大剂参附、参芪浓煎灌之,并艾灸脐下,或有救十中之一者。王肯堂进一步提出闭证当分阴中与阳中,从而启示后世医家对阴闭用苏合香丸之类以温开，对阳闭则当分在腑、在脏，在腑者用攻下通利法，在脏者用安宫牛黄散、至宝丹之类以凉开。

对病名，张景岳提出应易"中风"为"非风"，并撰写"非风"篇。《医宗金鉴》取用王履真中与类中之名，而易其内容。即凡昏仆苏后而出现半身不遂者，称为"真中风"。若昏仆苏后如常，无手足偏废及口眼㖞斜者，称为"类中风"。近代张山雷著《中风斠诠》一书，提出中风绝无外风，刘、李、朱三家之火、气、痰皆属"标"证，中风病之本实为肝风内动，故易中风名为"内中风"。

在辨证治疗方面，清代王清任立益气活血之补阳还五汤，近人张锡纯立育阴潜阳息风之镇肝熄风汤等，皆为补前人之未备者。

综上所述，历代医家对中风病的争论主要体现在三个方面，即病名、病因病机和辨证分型。

在病名方面，除《内经》之"偏枯""痱痹""大厥""薄厥"及《备急千金要方》"风痱""风懿"，宋元以后医家均罕取用外，主要是对"真中"与"类中"的分歧。李广钧认为，王履所倡之真中与类中之说，对指导临床实践没有多大意义，如今中医教材亦不援引，故可从略。至于《医宗金鉴》把昏厥之"厥证"易名为"类中风"更属欠妥。为统一起见，可但取"中风"之名。

在病因病机方面，李广钧认为，否认"外风"是不妥当的。其理由一是以外风为诱发因素者，不是绝对没有的；二是单纯之口眼㖞斜（今称之面神经麻痹）亦属中风范畴，且此证多系内虚外受风邪所致。至于因火、因气、因痰、因瘀血、因肝风、因虚（气血阴阳偏虚）及属心（火）、属脾（痰）、属肝（风）、属肾（虚）等，皆不可执一而偏废。正如喻嘉言所说："治中风病，不辨虚实，不辨内夹何邪，误执一家方书，冀图弋获，其失必多，医之过也。"

在辨证分型方面，根据中医"治未病"的原则，似应从刘完素所述，分为先兆证治、卒中证治和后遗（或苏醒后）证治三部分。卒中又当分中经络、中腑、中脏。中经络即未出现昏仆见证，以口眼㖞斜、半身不遂为主症；中腑则属昏仆证中之属阳、实、热证者；中脏则分闭、脱二证。闭证（除中腑亦属闭证外）当分阳闭（即病在心之痰、火、实证）与阴闭（即痰湿壅塞之实证）。而无论先兆、卒中、后遗，皆当辨清风（内、外）、火、痰、瘀、虚及所牵及之脏腑，方不致误矣。

二、咽炎

（一）实证暴喑

1. 风寒伤肺

症见咳嗽音哑，怕冷，不发烧，口不渴，舌淡红，苔薄白，脉浮紧。可采用宣肺散寒利咽之品进行调治。

（1）萝卜姜汁饮：白萝卜或水萝卜1个，捣汁，加姜汁少许，调匀作饮料食用。

（2）杏桂合剂：杏仁5个，去皮尖；桂皮末0.5g，和捣如泥，团成杏核大，用消毒棉纱布裹上，噙口中，日七八次。

2. 邪热伤肺

症见咳嗽声哑，发烧，咽喉疼，口干喜饮，心烦，舌红，苔黄，脉浮数。可用清肺利喉之品进行调治。

（1）胖大海饮：胖大海2～3枚，用滚开水沏泡，饮时可加白糖少许，代茶饮。

（2）三汁饮：鸭梨1个（去核），荸荠7个（去皮），藕一小节。将梨切碎，与荸荠同煮，滚开即可。另将藕切片，煮成浓汁。两汁相合，加白糖少许，不拘时，频饮。

（3）鲜石斛片：鲜石斛切成片，口含，或麦门冬口含，均有清热生津作用。

（二）虚证久喑

1. 肺胃阴虚

声音嘶哑，时易干咳，口渴心烦，午后倦懒乏力，食欲不佳，舌红少津，脉细数。可采用养阴润肺之品进行调治。

（1）百合羹：鲜百合（干的也可）30g，水煮将熟时，放入适量淀粉调匀成羹，食时加白糖或冰糖水少许，不拘时食。

（2）沃雪汤：生山药15g，麦门冬15g，牛蒡子12g（炒捣），柿饼18g。先煮山药、麦冬、牛蒡子，汤成去渣，再入柿饼泡溶，不拘时饮。

2. 肺肾两亏

症见声音嘶哑，时易干咳，面色黯黑无光泽，形瘦少气，午后烦热，腰膝疼痛，舌瘦而干，脉细涩。可采用滋阴精之品进行调治。

（1）天冬地黄粥：天冬30g，生地黄30g，粳米50g。先将天冬、生地黄煮汁，去渣，用汁加水煮米作粥，晨起作早餐食之。

（2）水晶桃核：桃仁500g，柿饼500g。先将核桃仁煮熟，再与柿饼同装入瓷器内蒸，使其融化，凉后成冻，随意食之。

（3）秋梨膏：市售。每次1茶匙，1日3次。

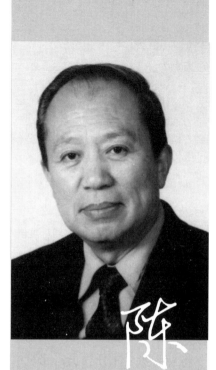

陈文伯

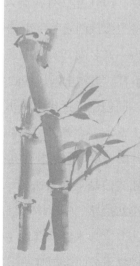

精男科，重视补肾，『燮理阴阳』
中西互补，充实男科辨治内容

医家简介

陈文伯（1936—2018），河北永清人。教授，主任医师，北京市鼓楼中医医院原院长，"京城名医馆"创始人、名誉馆长，北京市第十、第十一届人大代表。全国第二、第三、第四批老中医药专家学术经验继承工作指导老师，首都国医名师，中国现代男科奠基人之一。曾任中华中医药学会外科分会男科学专业委员会主任委员、北京中医药学会男科专业委员会主任委员、北京中医药学会内科学会副主任委员等；主编《中医男科学》《中国现代百名中医临床家——陈文伯》等专著十余部；发表论文百余篇。曾获中华中医药学会科学技术奖、华夏医学科技奖、全国抗衰老保健药品金奖、国际医药博览会铜牌奖、北京市科技进步奖、北京市卫生系统科技进步奖等，先后荣获"全国卫生系统模范工作者""北京市有突出贡献的专家"和"第二届东城杰出人才"等荣誉称号，享受国务院政府特殊津贴。

陈文伯出生于中医世家，13岁时拜师于京城名医、原北平国医学院董事陈世安先生门下学习中医。1954年加入北京中医学会，随后考入北京中医进修学校，1957年在报恩寺中医联合诊所，任中医师，并参加组建北京市东城区北新桥医院。1981年2月，调入北京市鼓楼中医医院任副院长，创建京城第一家中医男科门诊，创立北京市首个中医急诊科，设置50张中医病床，使鼓楼中医医院成为一家名副其实的中医医院。1984年主持完成的"药膳'合雀报喜'治疗男性不育"轰动全国。1987年，参加了著名的中医男科"沅陵会议"，并与男科同仁一同创建了近代中医男科学。他首次将中医学的"肾命学说"运用到男科领域，奠定了主要男科疾病的中医诊治法则基础，在学术界享有较高的声誉与地位，研制了"生精赞育丸"等院内制剂23种，为广大患者带来福音。

陈文伯是全国名医传承工作室和北京中医药薪火传承"3+3"工程名医传承工作站指导老师，培养继承人20人，其中国家级继承人4人，被评为全国老中医药专家学术经验继承工作优秀指导老师。1993年，时任鼓楼中医医院院长的他成立了当时全国唯一一家由卫生行政部门批准的"京城名医馆"，不仅为数十万的患者解除了病痛，更在挖掘、总结和传承各大中医名家学术思想，培养后继人才等方面取得了巨大成果。SARS期间，陈文伯积极建言献策，研制出中药含漱剂和喷雾剂，2009年参与了治疗甲型流感的有效中药方剂——"金花清感方"的研发，为中医药事业做出了突出的贡献。

从医60多年，他始终把"医以民为天"作为座右铭，用一生诠释着"大医精诚"的真谛。

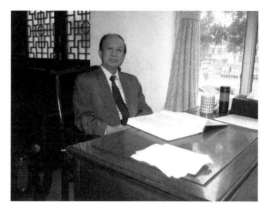

◎　陈文伯先生

学术思想

陈文伯为燕京医学主要代表医家之一，从医60余年，精于内科和男科，在临床取得了十分满意的疗效，在学术上颇有建树。

一、重视补肾，倡"肾为本中之本"

陈文伯在继承家学的基础上，特别宗《内经》"肾藏精"之旨，重景岳"燮理阴阳"之学，聚历代诸家之说，倡"肾为本中之本"，提出肾乃人体13项重要功能之本。

他认为，人体的形成是肾所藏之精互相结合的结果，是生命存在的基本物质基础，无此基础则人无以构成与存在，故曰肾为生命之本。

人生成之后，其生长与发育亦与肾藏之精密不可分。女子以七年为一阶段，男子以八年为一阶段，先后出现齿更发长、真牙生而长极、筋骨坚强隆盛、肌

陈文伯

373

肉壮满、身体壮盛等发育现象，表明肾精的充盈对人体成长的重要作用，故曰肾为人体生长之本。

女子二七（男子二八）肾气盛，天癸至，任脉通，太冲脉盛（精气溢泄，阴阳和），月事以时下，故能有子；七七（男子八八），任脉虚，太冲脉衰少，地道不通（精少，肾脏衰），故形坏而无子，说明男女是否具有生殖繁育能力取决于肾的盛衰，故曰肾为生殖之本。

骨弱筋柔而握固，未知牝牡之合而朘作，精之至也。终日号而不嗄，和之至也（老子）。而男子五八（女子五七）则肾气衰，发堕齿槁，八八（女子七七）肾脏衰，形体皆极（形坏），则齿发去，身体重，行步不正，说明"人之盛衰，皆本于肾"（张景岳），故曰肾为人体盛衰之本。

张锡纯云"元神随督脉下行至精室，与元气合而化精"，表明人体的精髓、元气、精室、睾丸与精之化生皆为肾所主，故曰肾为生精之本。

张景岳释《内经》膀胱藏津液、司气化功能时云"所谓气化者，即肾中气化也"，表明体内津液之代谢与气化虽为膀胱所主，但依赖于肾气之盛衰。只有肾气充盈，膀胱方可正常司职气化而开阖有度，故曰肾为膀胱气化开阖之本。

《难经》云"肾主液，入肝为泣，入心为汗，入脾为涎，入肺为涕，自入为唾"，表明人体之五液代谢虽五脏各有司职，但终归肾所主，故曰肾为体液之本。

人体之正气，其根本在于肾之元气，肾含元阴元阳，即张景岳所云"元阴元阳……先天之元气也"。有元则生，无元则死，而元阴元阳之盛衰亦取决于肾，故曰肾为阴阳二气之本。

人体一身之气，虽为肺所主，然肺呼吸之气须下纳于肾，方可出入有序，升降有根。肾主纳气，乃诸气之根，故曰肾为气之本。

肝虽藏血，但精血同源，精可生血，精充则血旺，且"命门为精血之海"（张景岳），肝血不足，亦须滋肾以养肝，故曰肾为生血之本。

《素问·水热论》云"肾者至阴也，至阴者盛水也"，说明水之代谢为肾所主，虽有脾肺参与，但其标在肺，其制在脾，其本亦在于肾，故曰肾为水液代谢之本。

肾者主蛰，受五脏六腑之精而藏之，故五脏盛乃能泄，表明人体诸精只有很好地封藏于肾，方可使五脏六腑之精气正常输泄，功能正常发挥，而人得以生存，故肾为封藏之本。

《难经》云"命门者，精神之所舍也，男子以藏精，女子以系胞，其气与肾通"，而"命门者先天之火"（陈士铎），为阳气的主要来源，人体脏腑、经络、九窍、百骸无不受之温化而发挥其功能，表明肾所主命门之火（阳气）对人体的重要作用不可取代，故曰肾为阳气之本。

《沈氏妇科辑要笺正》指出："女子二七，男子二八，肾气始盛，而肾水乃足。盖人身五脏，惟肾生最先，消退最迟，肾衰独早。故孩提能悲能喜，而绝无欲念。适肾气衰，癸水绝，则欲念自泯灭矣。"说明性欲的产生依靠肾气的旺盛与天癸的启动。肾气未盛、天癸未至之孩童和天癸竭、肾气已衰之老人并无性欲，故曰肾为色欲之本。

据此"十三本"之说，陈文伯提出了"肾为本中之本"的论点，并广泛应用于临床实践，形成了以重视补肾为特色的辨证论治学术思想体系，不仅用于男性不育等男科疾病的治疗，也广泛用于内科疾病治疗。如治疗诸如地中海贫血等以气血两虚为主的病证时，在养肝血、补脾气的基础上加入补肾填精之品，常常取得较单用益气养血法更好的疗效。对心悸、失眠诸症，则以养心安神治其标，益肾养元治其本。胸痹心痛，则以理气活血、宣阳通痹治其标，温肾助阳、填精补元治其本。治疗哮喘，在以麻黄、细辛、杏仁、半夏宣肺化痰逐饮的基础上，多加用蛤蚧益肾纳气以平喘。治疗肝风颤抖（帕金森症），则在用天麻、钩藤、羚羊角、珍珠母平肝息风的同时，以生熟地黄、制首乌、鳖甲等益肾填精，滋水涵木以止颤。总结归纳这一体系的特点为在准确辨证的基础上，根据治病必求于本的原则，强调补肾在诸治法中的重要作用，为陈文伯的主要学术观点之一。

二、强调病证结合，突出中医特色

中医药学是中华民族文化的瑰宝之一，它将哲学、天文、地理、数学、生物学、矿物学、化学、人类学、心理学等诸多学科的知识融汇在医学的理论和实践中，经过长期临床经验的积累，逐步形成了一门较为完整、科学的理论体系。其中，病证结合是主要特色之一。陈文伯认为，"病"为医之纲，"证"为医之魂。

病是根据疾病的病位、病性、病因、病机、病状的特点，通过分析综合而形成"病"名的。中医病名不仅有客观的依据，而且符合中医辨证理论体系，临证时采用病证结合治疗疾病能够起到良好的效果。作为系统的中医药理论体系，中医病名与中医病证是不可分割的一个整体。

譬如"遗精"，中医有"梦遗"与"滑精"之别。梦遗者以心肾不交、阴虚阳亢多见，表现为实证；"滑精"则以肾气不固为主，表现为虚证。为此，中医治病、立法、处方、用药必须以中医病名为"纲"，以中医辨证为核心，这样才能取得好的疗效。否则，中医病证结合的理论体系将被割裂，中医学将成为无"病"可依、残缺不全、支离破碎的医学体系。

"证"是疾病在发生、发展及转归的不同阶段，其变化的具体反映。只有抓住"证"的特点，才能抓住疾病的实质。只有提高对"证"的规律性认识，才能发现新的疾病规律，从而不断发现新的"证"的规律，使中医学有质的飞跃。

以外感病为例，《伤寒论》的六经辨证、《温热论》的卫气营血辨证、《温病条辨》的三焦辨证都是对外感病规律的认识。每一次发现新的"证"之规律，都是中医学史上一次质的飞跃。

再如，阴阳两纲，表、里、虚、实、寒、热之六要素在当今的疾病诊断与治疗中仍然具有重要的指导作用。例如，"淋浊""精浊"。前列腺是男子的附性腺体，中医称"精室""精宫"，属男子"外肾"生殖系统，根据其临床特点将其立名为"淋浊"病、"精浊"病，既指出了病证，又指出了病位，以此与中医"五淋"病相区别。

陈文伯认为，中医学和西医学是两种不同的医学体系，两种医学理论可以相互补充、渗透、借鉴和发展，但不可相互代替。如果硬是规定哪一种医学体系必须被取消，将会给人类的身心健康，乃至生命带来不可弥补的损失。如"精浊"病，西医称为慢性前列腺炎，中医学认为有寒热、虚实之别，用药必须遵循热者寒之、寒者温之、虚则补之、实则泄之的辨证用药原则，方能取得良效。如果单一种药治疗，则疗效会大大降低，甚至使病情加重。陈文伯认为，世界上一切事物都是多元的，医学体系同样可以多样化的形态为人类健康服务。因此，中医必须坚持病证结合、辨证论治的理论体系，切不可步余云岫全盘西化消灭中医之后尘。只有进一步发展中医药这一独特的科学理论体系，才能屹立于世界医药学之林。

三、辨证施治，万法宗阴阳

陈文伯在几十年的医、教、研实践中始终坚持贯彻中医辨证论治这一原则。他认为，辨证论治是中医理论体系的灵魂，中医学之所以能够存在，不仅仅是因为中药治病有疗效，更主要的是中医辨证论治的体系从宏观、动态的角度出发，全面地反映了疾病的发生、发展及转归的客观规律。以"同病异治"为例，早年也有许多因大量使用棉籽油而致的少精症，有些患者属阴精受损严重，采用益肾填精为主治疗，可获得治愈。而有些患者属阳气不足，采用温肾兴阳为主治疗，同样可获治愈。这是目前西医学尚不能解释的。所以陈文伯常说：实践证明，中医学的理论体系是目前的西医学无法代替的，有着自己的特色与优势，我们必须坚持这一特色，保持自己的优势，不断开拓进取，使中医学理论不断发扬光大。

《素问·阴阳应象大论》指出："阴阳者，天地之道也，万物之纲纪，变化之父母，生杀之本始，神明之府也，治病必求于本。"陈文伯对这一理论推崇备至，并将其用于其临床实践。他认为，如《内经》所述，阴阳两大物质系统的对立统一及变化是宇宙万物一切现象的根本，在天，暑往寒来、晨昏更替等自然现象如此；在地，与之对应的生、长、化、收、藏亦如此；在人，人体的生理与病理现象也是如此。尽管人体的构成有脏腑、气血、津液、筋骨、经脉之分，维持人体生存的要素多如牛毛，但归结其属性皆可概括为阴阳两大物质系统，并时刻处于运动与变化之中。其动态的平衡与稳定，是人体功能正常运转、维持健康状况的保证。也就是《内经》所说的"阴平阳秘，精神乃治"。一旦诸如外感六淫或疫疠之气（含空气、食物、水及现代电子设备辐射等污染）、七情过度、饮食不节等内外因素破坏了阴阳两大系统的动态平衡与稳定，就会发生各种疾病。换句话说，一切疾病的发生都是阴阳失衡所致，其发展与转归尽管变化多端，依然是阴阳某一方偏盛偏衰的结果。因此，治疗各种疾病，只要从纠正阴阳偏盛偏衰这一基本病理变化入手，就能药到病除，效如桴鼓。这一点应贯穿于辨证治疗的始终，不应有丝毫变化。

例如，陈文伯治疗因阳气不足而致的少精不育症时，多以温阳益肾之剂使用 1～3 个月，在患者症状明显改善、精子数量亦明显升高后，非按一般常法，效不更方，而是逐渐减少温阳之品，适量加入育阴之剂。他曾特别指出："阳虚患者通过温阳治疗，人体阴阳已达到相对平衡，继续用温阳药就会出现阴虚阳亢之势，使病情又趋加重，医者不可不察。"再如，一般认为前列腺炎多以湿热下注立论、以清热利湿为主法治疗，但有些患者可见畏寒、尿频等寒象，常规治法非但无效，反致症状进一步加重。陈文伯认为，此乃不审阴阳、机械套用西医学思路之故。诊察任何疾病，虽有西医学诊断，皆应以中医理论为指导，辨明寒热虚实，了解阴阳盛衰，寒者温之，虚者补之，将调和阴阳大法贯穿于治疗始终，不能简单仅凭西医学诊断即遣方用药。此乃陈文伯重视"燮理阴阳"的主要治疗思路。

近 30 年来，陈文伯指导其传承团队将这一思路广泛用于中医男科实践，取得了较为明显的效果。例如，男科常见的男性不育是涉及多学科、多病证、极为复杂的疾病，涉及内科病中的心病、肝病、脾病、肾病、肺病；外科病中的痈疽、痔疮；皮科病中的湿疮及性传播疾病等。陈文伯以中医学的"肾命学说"为理论基础，把男性不育分为阴阳两纲，精、气、水、火四目。依据病因、病机、病位、病性划分了近百个证型，拟定了百余种具体治法。他认为，该病病因尽管复杂，但根本在于人体的阴阳两大系统失衡，病机乃先后天内外诸邪导致人体精气不足。治疗此病，总的原则是调整阴阳两大系统的偏盛偏衰，滋养人体水液，点燃人体生命之火，由此提出了育肾阴、温肾阳、填肾精、益肾气、滋肾液、助命火等治法。若合并兼症，多在清热、理气、活血、祛痰、利湿、消食的同时，酌加补肾之品，注重诸邪气对肾的损害，并防止祛邪之剂更伤于肾，研制了以治疗男性不育为主、兼治其他男科疾病的"生精赞育丸"系列药。临床根据阴阳之盛衰、寒热之不同、虚实之变化、正邪之强弱，严格按照中医辨证施治的原则使用。同时，他在指导学生运用这些方法时，强调因人、因时、因地制宜，一方面依据春温夏热季节阳气多外泄、秋凉寒冬季节阳气多潜藏的特点，春夏季用药强调养阳，秋冬季用药强调养阴；另一方面利用男科在全国各地协作点较多的特点，总结使用上述药物在各地使用时的临床经验，得出同为补肾，在广东、福建等岭南地区，气候多热，应注意热邪伤阴，用药宜注重滋肾阴；在内蒙古、东北等塞北地区，气候多寒，应注意寒邪伤阳，用药宜注重温肾阳。由于在实践中坚持了这些原则，陈文伯指导男科团队创立的这些方法与药物在全国各地使用，疗效皆非常显著。

四、借助现代手段，不断发展中医

陈文伯在研究运用中医理论时，从不排斥西医学。他认为，中医学要发展必须有"容纳百川"之胸怀，努力借鉴与应用现代科技手段，把现代科学的成果以及各种检测手段与中医相结合，实现不断推动中医学"自我发展"的根本目的。

近年来，他结合人体科学研究的前沿进展，探讨基因组学与中医学的关系。例如，基因组学研究证实，基因是人体遗传物质的基础，对于人的生长、发育、繁殖、疾病、衰老均有决定性作用，与中医肾精为人体的生命之本观点十分近似，为中医治病求本的理论提供了现代理论基础。再如基因组学认为，凡是疾病的发生都直接或间接与基因有关，其外部致病因素都是通过内因（基因）改变而起作用的观点与中医"正气存内，邪不可干，邪之所凑，其气必虚"的发病学理论存在相通之处，值得进一步研究。

在临床实践方面，陈文伯坚持辅以西医学诊断，如在男科疾病诊治过程中，他注重把精液常规检查、内分泌检查等检验结果融入中医理论体系中。他指导学生先后与首都师范大学生物系、原冶金部检测中心等多家科研单位开展多项跨学科合作研究，开展了对患者内分泌激素测定、微量元素测定、精子运动电脑自动分析测定、临床常用药物动物实验等观察项目，证实了"生精赞育丸"系列药可促进实验小白鼠生殖系统功能，并改善棉酚所致实验动物生育力损害状态，提高患者及实验动物睾酮等性激素水平，改善精液中锌、锰、铁、镁、钙等微量元素水平，对少精、弱精、死精、无精、滞精、凝精、畸精、损精等病证有较好的疗效。他又通过不同证型患者激素水平和精液微量元素测试，探索上述实验指标与中医证型之间的关系，丰富了中医辨证论治的内涵。

近年来，他与中国科学院生物物理研究所合作，开展了精子冷冻蚀刻复形膜和精子超薄切片电子显微镜超微结构观察、精子超微弱发光等在国内外处于领先水平的高科技检查项目，首次证实了陈氏"抗体平"具有改善精子膜蛋白颗粒分布、促进受损精子膜恢复正常的作用，对揭示中药治疗男性不育的机理有重要意义，使中药治疗男性不育研究开始进入亚细胞乃至分子生物学水平。该项研究先后获得中华中医药学会科学技术奖和华夏医学科技奖。目前在研的北京市中医管理局课题"男性不育的中医证型与精液自由基的相关性研究"，与中国科学院生物物理研究所合作，将具有自主知识产权的精液自由基检测方法用于中医辨证分型过程，通过总结中医各证型精液自由基水平变化规律，探讨对男性不育辨证分型的机理，为丰富中医辨证手段、逐渐改变中医辨证仅依赖望闻问切的传统四诊状况进行了探索。

临床经验

一、弱精症

陆某，男，31岁，2012年1月4日初诊。

患者不育多年，欲求子。每月同房2～3次、触之5分钟，无阴囊潮湿，纳食可，眠安，二便调。舌红，苔白腻，脉沉细尺弱。精液常规示精子A级

5.98%，B 级 8.96%。

中医诊断：精弱不育。

辨证：精气不足证。

治则：补肾益精。

处方：淫羊藿 30g，仙茅 10g，巴戟天 15g，菟丝子 15g，枸杞子 15g，熟地黄 10g，山茱萸 10g，制首乌 10g，肉苁蓉 10g，鹿角胶 10g，鹿角霜 10g，柴狗肾 10g。30 剂，水煎服，日 1 剂，每次 250mL，每天两次。

嘱戒烟限酒，禁食抑制精子生成和影响精子质量的食物，清淡饮食，多吃蔬菜、水果，规律生活，保证充足睡眠，适当运动，调畅情志，减轻心理压力。

3 月 5 日二诊：上方加桃仁 10g，赤芍 10g，丹参 10g，鹿茸粉 0.3g（兑冲）。30 剂，水煎服，日 1 剂。

4 月 5 日三诊：复查精液常规示精子密度 107.48 百万 / 毫升，A 级 3.784%，B 级 19.459%，白细胞 2 ～ 4 个。

上方加黄柏 10g，知母 10g，鹿茸粉 0.1g（兑冲）。30 剂，水煎服，日 1 剂。嘱戒烟限酒，规律生活，勿熬夜，忌食辛辣油腻之品。

5 月 17 日四诊：复查精液常规示精子密度 43.573 百万 / 毫升，A 级 26.667%，B 级 12%，白细胞 0 ～ 2 个。药后诸症好转，上方加鹿茸粉 0.3g，水煎，30 剂。

按语： 弱精子症是指精液参数中前向运动的精子（A 和 B 级）小于 50% 或 A 级运动的精子小于 25% 的病证。轻度弱精子症是指 A 级 +B 级精子 <50%，但 >30% 或 A 级精子 <25%，但 >10%。中度弱精子症是指 A 级 +B 级精子 <50%，但 >30%，其中 A 级精子 <10%。重度弱精子症是指 B 级 +A 级精子数量 <30%，其中 A 级精子为零。

临床表现：①婚后夫妇同居两年以上，未采取任何避孕措施，健康配偶未孕者。②精液分析经连续 3 次以上的指标提示精子向前运动（A+B 级）<50% 或 A 级运动的精子 <25%，而精子密度及其他参数指标正常或基本正常者，可诊断为弱精子症。或射精后精子活率 <50%，实验室或其他辅助检查能发现生殖道感染，或存在其他影响精子活率的疾病，也可诊断为弱精子症。③对于特定的不育患者，精液分析往往可能同时存在多种异常，弱精子症的诊断同时应包括可能造成精液不液化的相关病因的诊断。

陈文伯认为，肾为人体生殖之本，故肾气充足与否与孕育关系密切。本病为精气不足的精弱不育症。方中淫羊藿、鹿角胶、鹿角霜温补脾肾，填精益髓；

仙茅、巴戟天、菟丝子、柴狗肾、肉苁蓉温肾生精；枸杞子、熟地黄、制首乌、山茱萸等滋肾生精助育。两组药取阴中求阳、阳中求阴之意，因阴阳互根互用，故补肾中之阴阳、精气。二诊加桃仁、赤芍、丹参活血化瘀，通经助育；加鹿茸粉点燃命门之火。三诊时精子密度及活力均升高，因白细胞 2～4 个，考虑存在慢性前列腺炎，证属精室湿热，故加黄柏、知母清热祛湿，而不伤肾。四诊诸症悉减，精子密度、活力均达正常，继用前法。

二、精子不液化

赵某，男，29 岁，2009 年 3 月 9 日初诊。

结婚两年，同居而妻未孕。平素性生活正常，房事每月 3～4 次，现时而五心烦热，盗汗，腰膝酸软，饮食正常，二便正常，面色正常，体形适中，毛发、胡须分布均匀，语言清晰，声音正常，舌红，苔薄黄，脉沉细。专科检查示阴茎居中，双睾丸 14mL 大小、质可，附睾触诊压痛（–），精索触诊未见异常。血内分泌示卵泡刺激素（FSH）7.7 U/L，促黄体生成素（LH）14.1IU/L，催乳素（PRL）6.6μg/L，雌二醇（E_2）13.8 μmol/L，睾酮（T）5.1μg/mL。精液常规示乳白色，60 分钟液化不全，精液量 2mL。精子密度 $26.60×10^6$/mL，活动率 46.02%。A 级 10.40%，B 级 16.02%，C 级 19.60%，D 级 53.98%，畸形率 23.50%。

中医诊断：精滞不育（阴虚液少）。

西医诊断：男性不育症（不液化证）。

治则：育阴增液，益气化精。

处方：生地黄 15g，熟地黄 10g，女贞子 15g，元参 10g，淮山药 20g，全当归 10g，麦冬 10g，泽泻 10g，山茱萸 10g，五味子 10g，知母 10g，黄柏 10g。30 剂，水煎服，每日 2 次，每次 250mL。嘱禁食辛辣、油腻，少食肉类，适度锻炼。

4 月 6 日二诊：药后未述明显不适，失眠、盗汗已除，腰膝酸软减，饮食正常，二便正常，舌淡红，苔薄白，脉沉细。精液化验示乳白色，60 分钟液化，精液量 3mL，精子密度 $34.40×10^6$/mL，活动率 63.02%，A 级 21.44%，B 级 11.98%，C 级 39.60%，D 级 36.98%。畸形率 24.80%。

证治同前。继服 30 剂。

按语：男性不育症中的"精滞不育"基本与西医学不育症中"不液化症"相似，西医学认为可能与前列腺液中蛋白水解酶缺乏有关。陈文伯指出，该症主因在于阴液不足，或精室湿热耗损阴液，或精脉瘀阻致阴液生成不足，或痰湿内阻而阴液化生不利，或气滞血瘀致精脉阻滞，或精气不足而生化不足，或阴虚寒凝致生成不足兼精脉阻滞，或肝气郁结、气机不利、生化不足等。患者婚后不育，精液量少，精液不液化，伴五心烦热、盗汗、腰膝酸软等系阴虚液少所致，故治以育阴增液，益气化精。方中生地黄、元参滋肾阴，增肾液，化滞赞育为君药；五味子、女贞子、麦冬等合用，育阴增液，生肾水为臣药；山茱萸、淮山药温肾填精为佐药；泽泻、黄柏、知母益阴清热，助化滞为使药。诊后精滞除，精液量增，精液整体质量提高，嘱注意调养。

三、免疫性不育

侯某，男，31岁，已婚，2011年2月14日初诊。

患者结婚两年，同居，其妻未孕，平素性生活正常，房事每月5～6次，现时而腰膝酸软，饮食正常，二便正常，面色正常，体形适中，毛发、胡须分布均匀，语言清晰，声音正常，舌淡红，苔薄白，脉沉弦。有烟酒史。专科检查示阴茎居中，双睾丸14mL大小、质可，附睾触诊压痛（－），精索触诊未见异常。血内分泌检查示 FSH 5.2，LH 15.8，PRL 6.2，E_2 35，T 4.0。精液常规示乳白色，60分钟液化，精液量1.5mL。精子计数5600万/毫升，死亡率50%，活动度Ⅲ。抗精子抗体（＋）。

中医诊断：凝精不育（气滞血瘀，热郁精室）。

西医诊断：男性不育症（免疫性不育）。

治则：理气活血，清热利湿。

方药：当归20g，白芍10g，川芎10g，丹参20g，桃仁20g，赤芍10g，莪术10g，牡丹皮10g，知母10g，黄柏10g，蒲公英20g，虎杖10g，柴胡10g，郁金10g。28剂，水煎服，每次250mL，每天两次。嘱禁食辛辣、油腻，少食肉类，适度锻炼。

3月14日二诊：药后未述明显不适，饮食正常，二便正常，舌淡红，苔薄白，脉沉弦。精液化验示乳白色，60分钟液化，精液量3mL。精子计数6100万/毫升，死亡率40%，活动度Ⅲ。证法同前。继服28剂，日1剂。

4月11日三诊：药后未述不适，饮食正常，二便正常，舌淡红，苔薄白，脉沉弦。精液化验示乳白色，60分钟液化，精液量3mL。精子计数6700万/毫升，死亡率30%，活动度Ⅲ。抗精子抗体（－）。证法同前。抗体平9g×120丸。每次两丸，每天两次，温开水送下。医嘱同前。

按语： 男性不育症中免疫性不育古代文献中并无记载，根据精液形状、精子聚集形态中医诊为"凝精不育"。陈文伯认为，该症病因乃体内气滞过盛，导致气血逆乱，气血不和，形成精脉瘀阻，使精子凝聚而不分解，乃免疫机制过亢之"实"。

本例患者婚后两年不育，化验检查精液常规正常，抗精子抗体（+），治以理气活血，清热利湿。方中当归、白芍、丹参养血和血；川芎、桃仁、赤芍活血通脉；郁金、莪术行气解郁，化滞解凝，调和气血，共为君药。黄柏、知母清肾热，坚肾阴，为臣药。牡丹皮、蒲公英、虎杖活血清热，为佐药。柴胡疏肝理气，引药助力，为使药。诊后转阴，续服抗体平巩固疗效。

四、少精不育

梁某，男，33岁，已婚，2008年12月1日初诊。

结婚3年，同居而妻未孕，平素性生活正常，房事每月4～5次，现时有腰膝酸软，神疲乏力，饮食正常，二便正常，有吸烟、饮酒史，面色正常，体形适中，毛发、胡须分布均匀，语言清晰，声音正常，舌淡红，苔薄白，脉沉细。专科检查示阴茎居中，双睾丸14mL大小、质可，附睾触诊压痛（－），精索触诊未见异常。血内分泌示FSH 8.8，LH 13.6，PRL 6.1，E_2 15.8，T 5.7。精液常规示乳白色，60分钟液化，精液量3mL。精子密度15.80×10^6/mL，活动率52.60%。A级12.60%，B级6.98%，C级33.62%，D级47.40%，畸形率20.50%。

中医诊断：少精不育（精气不足）。

西医诊断：男性不育症（少精证）。

治则：温肾益气，增精助育。

处方：淫羊藿20g，巴戟天20g，生地黄15g，熟地黄10g，淮山药20g，全当归10g，女贞子15g，元参10g，制首乌10g，山茱萸10g，五味子10g，鹿茸粉1g（冲）。30剂，水煎服，每日2次，每次250mL。嘱禁食辛辣、油腻，少食肉类，适度房事。

1月5日二诊：药后未述明显不适，时有腰膝酸软，饮食正常，二便正常，舌淡红，苔薄白，脉沉细。精液化验示乳白色，60分钟液化，精液量2.5mL。精子密度27.40×10^6/mL，活动率53.02%，A级11.44%，B级11.98%，C级29.60%，D级46.98%。畸形率24.50%。证治同前。继服30剂，日1剂。医嘱同前。

2月2日三诊：药后未诉不适，腰膝酸软已除，饮食正常，二便正常，舌淡红，苔薄白，脉沉细。精液化验示乳白色，60分钟液化，精液量3mL，精子密度37.40×10^6/mL。活动率58.95%，A级18.95%，B级18.95%，C级21.05%，D级41.05%。畸形率23.50%。证治同前。滋肾增精丸90丸，活血生精丸90丸，每次各1丸，每天3次，温开水送下。医嘱同前。

按语：男性不育症中之"少精不育"古代文献已有记载。陈文伯指出，肾阴不足、肾阳不足、肾气不足、肾精不足、肾液不足、经脉瘀阻、精室湿热、精毒扰室、精滞郁阻、痰湿内阻均可致少精不育。本案患者婚后3年不育，乃精气不足。精子密度低、腰膝酸软等系精气耗损、少精不育所致，故治以温肾填精，增精助育。方中鹿茸大补元阳，温肾赞育为君药；淫羊藿、巴戟天、熟地黄、元参育阴增精，温肾增精，为臣药；制首乌、女贞子、山茱萸滋而不腻，温而不燥，为佐使药。几诊后，药到病除，精子密度增加，精液整体质量提高，故用滋肾增精、活血助育之剂静待诊后佳音。

五、阳痿

案1 李某，男，28岁，已婚，1998年12月12日初诊。

患者1年来阴茎举而不坚，逐渐加重，自服"肾宝"等补肾壮阳药效果不显。现感阴茎勃起不坚，性生活不满意，兼见尿频，尿后余沥不尽，尿中时有白浊，会阴部胀痛不适，可放射至阴茎头部，阴囊湿热，腰膝酸软，无明显畏寒肢冷等症，纳可，大便正常。5年前曾患慢性前列腺炎，至今未治愈。少量吸烟、饮酒。舌暗红，苔黄厚腻，脉沉弦。专科检查示阴茎长6cm，双睾丸18mL、质中、无结节及触痛，附睾无结节及触痛，输精管正常，前列腺检查体积不大、质地中等、压之稍不适，未及包块，余未见异常。前列腺液检查示卵磷脂小体（++），白细胞8～10/HP。

中医诊断：阳痿；精浊。

西医诊断：勃起功能障碍；慢性前列腺炎。

辨证：精室湿热，闭阻下元。

治则：清热利湿，兼顾肾气。

方药：①清热抗炎冲剂（马齿苋、柴胡、黄芩、黄柏、金银花等组成，每袋12g）60袋。每次1袋，开水冲服，每天两次，共服1个月。②清肾增精丸（蒲公英、薏苡仁、地丁、淫羊藿等组成，每丸重9g）60丸。每次1丸，开水送服，每天两次，共服1个月。

嘱减少性生活，每周 1 次，禁酒，禁辛辣、刺激性食品，保持情志愉快。

1999 年 1 月 6 日二诊：药后自觉尿频、尿后余沥不尽、会阴部胀痛不适、阴囊湿热等症好转，排尿较前通畅，阴茎勃起亦较前有力，但仍腰酸，舌质红，苔白、中厚腻，脉沉弦。

前方去清热抗炎冲剂，清肾增精丸增至每次两丸，每日 3 次，连服 1 个月。服法、医嘱同前。

2 月 2 日三诊：药后感精神、体力充沛，勃起状况继续好转，可有较满意的性生活出现，但并非每次均达到满意程度，腰酸痛等其他症状基本消失。舌仍红，苔白、中心仍厚腻，但较前明显变薄，脉沉弦。

继服清肾增精丸，每次两丸，每日两次，连服 1 个月。

4 月 8 日四诊：患者因琐事未能及时复诊，自行停药 1 个月，勃起基本正常，可维持 20 分钟左右，未诉不适。舌质红，苔转薄白，脉沉弦。

鉴于已基本恢复正常，应其要求暂停药，严格按照禁酒、禁辛辣刺激性食品、保持情志愉快等医嘱，观察 1 个月后复诊。

5 月 10 日五诊：患者称停药后未见不良改变，阳痿消失，性生活正常，可维持每周 1～2 次，无明显不适，舌脉均已正常。

嘱患者虽阳痿已愈，可停止服药，但仍应少饮酒及过食辛辣食品，以防前列腺炎复发再致阳痿。

按语：本案患者虽为阳痿，乃肾气不足，依景岳之法，阳虚十之八九，但细考此患者证候，并无畏寒及腰膝冷痛等阳虚内寒之象，反见阴囊湿热、尿频、尿后余沥不尽、时有白浊、会阴部胀痛不适、舌暗红、舌苔黄厚腻等湿热蕴结之象，同时有腰膝酸软等肾虚表现，自服"肾宝"等补肾壮阳药效果不显，为湿热内蕴精室在先，外邪戕害肾气所致，且合并精浊，依《内经》"热则筋弛纵不收，阴痿不用""民病大厥，四肢重怠，阴痿少力，天布沉阴，蒸湿间作而不起不用"之湿热耗损肾气致痿理论，初期治疗以清利湿热为主、补益肾气为辅。方中马齿苋、公英、地丁、金银花清热解毒；黄芩、黄柏苦寒直折，清利下焦；薏苡仁等健脾利湿；柴胡行气，助热邪消散；少佐淫羊藿等补益肾气。考虑到大队清热药可进一步耗伤正气，故每日仅服两次，未及该两药最大剂量。1 个月后，湿热之邪去其大半，诸症明显改善，但热并未全清，然肾虚渐成主要方面，故减专清湿热之清热抗炎冲剂，以清热与益肾并重之清肾增精丸单服，剂量加大至每日 3 次。再服 1 个月，湿热见轻，肾气逐步得复，症状明显改善，故进一步减量，每日清肾增精丸仅服两次，巩固疗效；再 1 个月后，诸症悉去，停药后以饮食调补等善后，获得满意效果。

本案说明，对肾虚所致阳痿应进一步审证求因，详辨寒热及正气损伤程度。此例患者的治疗原则是先去湿热这一致虚原因，同时兼顾肾气之本。此后随着热邪渐去，增大益肾药比重，清湿热与益肾气并重，并视病情走势灵活加减，直至邪去正安，功能恢复。切不可一见肾虚即以补肾一法通治，此患者初期自服补肾壮阳之品不效即为教训，医者不可不察。

案2 刘某，男，57岁，1998年12月8日初诊。

5年前因老伴患病去世后，而出现阴茎举而不坚，逐渐加重，虽自服益肾之剂，效果不甚明显。再婚后来门诊诊治。现感阴茎勃起不坚，有时根本无法勃起，性生活不满意，兼见尿中白浊时作，足跟疼痛，神疲乏力，夜尿频数，畏寒肢冷，小便清长。糖尿病史15年，现基本控制，不再服药，少量吸烟、饮酒。舌质淡，苔薄白，脉沉细尺弱。专科检查阴茎长5cm，双睾丸12mL、质中、无结节及触痛，附睾亦无结节及触痛，输精管较纤细，前列腺检查未见异常。

中医诊断：阳痿。

西医诊断：勃起功能障碍。

辨证：肾阳虚馁，精关不固。

治则：益肾兴阳，固摄止遗。

方药：①振阳丸（鹿茸、狗鞭、人参、肉苁蓉等组成，每丸重9g）60丸。②固肾丸（五味子、菟丝子、山药、沙苑子等组成，每丸重9g）60丸。

服法：每次各1丸，开水送服，每天两次，共服1个月。

嘱御寒保暖，禁酒，生活起居规律有常，适度锻炼身体，不宜过劳，保持情志愉快。

1999年1月9日二诊：药后自觉尿中白浊消失，畏寒及足跟疼痛等症明显减轻，期间有过1次性生活，基本成功。舌淡红，苔白，脉沉弦、较前明显有力。因春节临近，患者不愿继续服药，嘱患者多食羊肉、虾类及韭菜等益肾食品，暂停服药，1个月后复诊。

2月18日三诊：患者感精神体力充沛，勃起状况继续好转，性生活基本满意，腰酸痛等症基本消失。舌脉已正常。嘱患者虽阳痿已愈，可停止服药，但应注意性生活不可过频，防止耗损肾之精气。

按语： 本案患者年近六旬，精气已衰，功能减退应属正常，但不应达不到勃起程度，且患者再婚有此方面需求，屡试则更伤肾气。加之消渴病多年，肾虚乃必然结果，阳痿兼尿频、畏寒肢冷等乃肾中阳气虚馁所致。唯尿中白浊一般多以湿热下注论治。但此例患者兼见一派阳虚之象，显然非湿热所致，乃肾阳不足、固摄失司之象。自服补肾药物然缺固摄之品，故未能完全奏效。治疗方面，肾中阳气衰微，应注重阴阳平衡，于阴中求阳乃重要原则。本例患者依景岳右归丸之意，去附子、肉桂等燥烈之剂，以鹿茸、狗鞭等血肉有情之品温补肾中精气；肉苁蓉、菟丝子温补肾阳；人参大补元气，以后天养先天；五味子、山药、沙苑子滋阴益气，固摄止遗，防肾精进一步消耗。诸药合用，以益肾兴阳、固摄止遗为法，注重温不过燥。药证相符，故 1 个月见效。鉴于患者不愿长期服药，故对加强日常生活及饮食起居调理更显重要，依药食同源理论，详嘱其多食羊肉、虾类、韭菜等益肾助阳之品，助其恢复。同时，告诫患者年届七八，切不可过度纵欲，应治疗与调养并重，二者不可偏废。

案 3 孙某，男，45 岁，2005 年 1 月 17 日初诊。

患者 5 年前出现早泄，半年后出现阳痿、早泄，曾服用中西药物，近期服万艾可仍阳事不举。症见腰膝酸痛，举而不坚，每次房事难以成功，体胖多痰，尿频，尿后余沥不尽，时有精浊，神疲嗜卧，腹胀便溏，睾丸偏坠。苔白腻、边有齿痕，脉沉缓尺弱。

中医诊断：阳痿。

西医诊断：勃起功能障碍。

辨证：肾阳不足，脾失健运，败精阻窍。

处方：鹿茸粉 3g，红参 10g，淫羊藿 60g，补骨脂 30g，巴戟天 30g，菟丝子 30g，炒白术 30g，茯苓 30g，生黄芪 30g，车前子 30g，川萆薢 20g，怀牛膝 10g。3 剂，共研细末，合蜜为丸，每丸重 9g，每次两丸，日服两次，白开水送服。嘱忌烟酒，避免过度疲劳。

2 月 21 日二诊：上方蜜丸服月余，阳事易举，每次房事可维持 3～4 分钟，他症均减，守前方再进。

3 月 26 日三诊：精神转佳，每次房事可维持 7～8 分钟，每次排出精液量少、约 1mL 左右。舌淡红，苔白，脉沉缓、尺脉稍有力。继以前方进退。

处方：鹿茸粉 3g，红参 15g，淫羊藿 60g，补骨脂 30g，巴戟天 30g，菟丝子 30g，炒白术 30g，茯苓 30g，枸杞子 30g，熟地黄 30g，肉苁蓉 30g，山茱萸 30g，车前子 30g，川萆薢 10g，红花 30g，山药 30g。3 剂，共研细末，合蜜为丸，每丸重 9g，每次两丸，日服两次，白开水送服。每 10～15 天同房 1 次为宜。

4月28日四诊：药后每次同房可维持10余分钟，精液量达3mL以上，但房事后有腰酸疲劳之感。继服前方，嘱每20日同房1次，以观后效。

6月2日五诊：药后精神振作，性生活如常。上药每次睡前1小时服两丸即可，嘱每10～15日同房1次为宜。

按语：本案系肾阳不足、脾失健运、败精阻窍所致阳痿。方中鹿茸粉温肾兴阳，填精益髓，温阳起痿，为君药；红参、淫羊藿、补骨脂、巴戟天、菟丝子五味药合用，健脾补元，温肾增精，兴阳起痿，共为臣药；生黄芪、白术、茯苓补中益气，健脾益精起痿，为辅佐之药。诸药合用，共奏温肾兴阳、健脾补元、通利精窍、荣筋起痿之功。药后阳事易举，唯精液量尚少，故减生黄芪、茯苓补中益气之药，增加肉苁蓉、山茱萸、枸杞子、熟地黄四味滋肾增精、益肾填髓之药以观后效。四诊服上方后，精液量增至3mL，阳事易举，可达10分钟以上。守前方再进。五诊精神振作，房事如常，再进前药而收全功。

案4 姚某，男，39岁，2002年3月4日初诊。

阳痿、早泄3年余，有高血压病史10余年，曾服用中西药物，疗效欠佳，近又服万艾可仍无效。症见腰膝酸痛，头晕目眩，阳事不举，夜寐梦多，健忘耳鸣。舌质红，苔白，脉细数尺弱。

中医诊断：阳痿。

西医诊断：勃起功能障碍。

辨证：肝肾不足，宗筋失养。

立法：养肝益肾，荣筋起势。

处方：熟地黄30g，山茱萸30g，巴戟天30g，菟丝子30g，淫羊藿30g，仙茅20g，怀牛膝30g，白蒺藜30g，枸杞子30g，当归30g，蜈蚣3条，鹿角胶10g。3剂，共研细末，合蜜为丸，每丸重9g，每次两丸，日服3次，白开水送服。嘱忌烟酒，远房帏，多散步。

4月8日二诊：服上方月余，腰酸、头晕好转，阳事易举，同房后数分钟即射精，但仍不尽如人事。继宗前法。上方增沙苑子30g，覆盆子30g，桑螵蛸30g益肾固精。

5月16日三诊：服上方药月余，每周同房1次，可维持10余分钟，已达夫妻和谐美满之目的。上方再进，每日睡前1小时服两丸，巩固前效。

按语：本案系肝肾不足、宗筋失养所致阳痿。方中熟地黄、山茱萸、巴戟天、菟丝子滋补肝肾，增精益气，使宗筋得养，为君药；淫羊藿、仙茅、怀牛膝、白蒺藜四药合用，养肝温肾，荣筋起痿，共为臣药；枸杞子、当归、蜈蚣、鹿角胶四药合用，养肝滋肾，活络通精，荣筋起痿，共为佐使药。诸药合用，达补益肝肾、荣筋起痿之功。二诊荣筋得养，阳事易举，房事时短，故加沙苑子、覆盆子、桑螵蛸益肾固精，以观后效。三诊服上方前后两个多月，同房已状如常人，继服上药以巩固疗效。

案5 姜某，男，24岁，1983年3月11日初诊。

婚后1年多阳事不举，医院诊为睾丸发育不全。症见腰膝酸软，阳事不举，晨间有勃起，神疲嗜卧，胡须、阴毛稀疏，双侧睾丸均小于正常、左侧4mL、右侧4.5mL。舌淡红，苔白，脉沉细尺弱。

中医诊断：阳痿。

西医诊断：勃起功能障碍。

辨证：先天不足，命门火衰。

立法：补肾填精，温肾起阳。

处方：人参10g，熟地黄30g，山茱萸30g，巴戟天30g，菟丝子30g，紫河车10g，附子10g，肉桂10g，鹿茸粉3g，白术30g，炙甘草9g。3剂，共研细末，合蜜为丸，每丸重9g，每次两丸，日服3次，白开水送服。嘱远房帏，忌烟酒。

4月18日二诊：药后阳事易举，但举坚时短，房事仅维持2～3分钟。神疲乏力，舌淡红，苔白，脉沉细、尺稍有起色。继以前方3剂，制法、服法同前。

5月20日三诊：药后精神转佳，阳事易举，房事可维持5～6分钟，但房事后仍神疲倦怠。嘱10日同房1次，前方再进1个月，以观后效。

6月24日四诊：药后房事可维持10余分钟，胡须亦有新生，睾丸增长到左5.5mL、右6.5mL，唯药后口干口渴。前方加枸杞子、制首乌、女贞子育肾增精填髓，使阴阳相济，无伤阴之虑。

7月26日五诊：药后精神倍增，房事交合，状若常人。守方再进，每次两丸，日服两次，以观后效。

按语： 本案系先天不足、命门火衰所致阳痿。方中人参、紫河车合用，补肾填精，益肾填髓，温肾起阳，共为君药；菟丝子、熟地黄、山茱萸、远志、五味子合用，温肾益气增精，为臣药；鹿茸粉、附子、肉桂温肾起阳，为辅助之药；白术健脾和胃，以补先天；甘草调和诸药，使温而不燥，为佐使药。诸药合用，有补肾填精、温肾起阳之功。二诊阳事易举，但举坚时短，效不更方，守方再进。三诊药后精神转佳，房事可维持5～6分钟，房事后仍感神疲倦怠，故再进前方。四诊诸症悉减，同房可维持 10 分钟以上，胡须已有新生，睾丸已增至左 5.5mL、右 6.5mL，元气得复，阳刚之气已上扬，为使阴阳相济，前方加滋肾益精之品，以观后效。五诊后精神倍增，房事壮若常人，前方再进以固疗效。

六、早泄

艾某，男，32 岁，2005 年 9 月 12 日初诊。

半年前发现房事时勃起尚可，有早泄现象。自述可能与工作繁忙、心理压力过大有关。曾服六味地黄丸等成药，疗效不显。现自感情绪低落，神疲乏力，腰酸，纳可，性交 1～2 分钟射精，二便调，无头晕、耳鸣、口苦等症。有手淫史，已戒除 5 年。舌淡，苔薄白，脉沉细。专科检查未见异常。实验室检查示 FSH 9.4，LH 11.9，PRL 17.3，T 538，E_2 41。

中医诊断：早泄。

西医诊断：射精功能障碍（早泄）。

辨证：肾虚不固。

治则：补肾益气，固精。

处方：沙苑子 10g，怀牛膝 10g，生地黄 10g，熟地黄 10g，制首乌 10g，枸杞子 10g，女贞子 10g，山茱萸 10g，柏子仁 10g，远志 10g，巴戟天 10g，炒枣仁 30g。14 剂，水煎服，每日 2 次。嘱戒酒、辛辣厚味等食物。

按语：早泄为男科常见病，临床责之精关不固，然与遗精有别。遗精是在无性交下发生，有梦遗、滑精之分，早泄为性交时射精过快，常与勃起障碍相伴，临床均责之于心、肾、肝、脾等，有心肾不交、心脾两虚、肝气为患等多种证型。本案患者情绪低落，神疲乏力，舌淡，苔薄白，脉沉细，为肾气不足，心气虚怯，从心肾论治，以生地黄、熟地黄、制首乌、女贞子补肾阴，山茱萸、沙苑子固精，以巴戟天、枸杞子、怀牛膝补肾气，分别从肾阴、肾气入手，加以固涩敛精，多方面补肾固精，远胜六味地黄丸的三补三泻，另以远志、炒枣仁、柏子仁养心安神，以使心气安定，肾气充实，精关得固。

七、同房不射精

揭某，男，26 岁，已婚，2003 年 2 月 8 日初诊。

1 年前发现房事时不射精，无遗精现象。自述无明显诱因。曾服用六味地黄丸等成药治疗，疗效不显。现感性欲降低，情绪低落，神疲乏力，腰酸，纳可，二便调，无头晕、耳鸣、口苦等症。房事时能勃起，可完成性交。房事后症状略有加重，有夜间阴茎勃起。有手淫史，已戒除 5 年。舌淡，苔薄白，脉沉细。专科检查未见异常。实验室检查 FSH 12.4，LH 8.9，PRL 7.3，T 358，E_2 38。

中医诊断：不射精。

西医诊断：不射精症。

辨证：肾虚，精窍闭塞。

治则：补肾兴阳，兼以通窍。

处方：红参 10g，海马 10g，鹿茸粉 3g，麻黄 9g，制马钱子 0.3g 淫羊藿 30g，仙茅 10g，枸杞子 20g，熟地黄 20g，制何首乌 10g，肉苁蓉 30g，巴戟天 15g，菟丝子 15g，王不留行 10g，急性子 10g，生黄芪 30g，生甘草 6g。5 剂，水蜜丸，每次 9g，每日 3 次。嘱戒酒，禁食辛辣厚味等。

4 月 20 日二诊：药后症状减轻，房事可完成，要求继续服用。继以上方 10 剂，水蜜丸，服用依前法。

按语：不射精症是指阴茎能正常勃起和性交，但不能射精，或在其他情况下可射精，而在阴道内不射精，因此无法达到性高潮和获得性快感。本案患者性欲降低，情绪低落，神疲乏力，腰酸，舌淡，苔薄白，脉沉细，一派肾阳不足、肾气亏虚之象。方中海马、鹿茸粉、淫羊藿、仙茅、肉苁蓉、巴戟天、菟丝子温补肾阳；红参、生黄芪益气温阳；枸杞子、熟地黄、制何首乌滋肾填阴；麻黄、制马钱子益肾兴阳；王不留行、急性子通利精窍；生甘草调和诸药。诸药合用，使不射精症恢复正常。

八、血精

娄某，男，32 岁，已婚，1998 年 12 月 18 日初诊。

患者 1 周前无明显诱因，同房时发现精液中有血、呈暗红色，伴腰酸痛，口苦咽干，下腹隐痛不适，阴囊湿热，小便黄赤，偶有尿道灼热，大便稍干，无发热，无阳痿、早泄等性功能障碍，纳食及精神尚可。嗜酒，每日饮白酒 7 ～ 8 两。舌暗红，苔黄厚腻，脉沉弦。专科检查阴茎长 7cm，双睾丸 15mL、质中、无结节及触痛，附睾亦无结节及触痛，输精管正常，前列腺检查未见异常，左下腹轻度压痛，未及包块及肌紧张。精液检查颜色深褐色，红细胞满视野，白细胞 4 ～ 5/HP，精子密度 7200 万 / 毫升，死亡率 80%，活力 I 级。

中医诊断：血精。

西医诊断：精囊炎。

辨证：湿热下注，热灼精室。

治则：清热利湿，凉血止血。

处方：蒲公英 15g，野菊花 10g，地丁 15g，金银花 15g，车前子 10g，黄柏 10g，茜草 10g，生地黄 10g，茅根 10g，荷叶炭 10g，牡丹皮 10g，滑石 30g，大小蓟各 10g，三七粉 5g（冲服），甘草 6g。15 剂，日 1 剂，水煎服，每次 250mL，每天两次。

嘱暂时停止性生活，禁酒，禁食辛辣刺激之品，多饮水，多食多汁多液类蔬菜、水果等。

12 月 29 日二诊：药后自觉下腹隐痛、阴囊湿热等症好转，排尿较前通畅，涩痛已除，腰痛减轻，但仍感口苦咽干，舌红，苔白中厚腻，脉沉弦。前方加旱莲草 10g，炒栀子 10g。再进 14 剂，服法、医嘱同前。

1999 年 1 月 19 日三诊：服药期间曾有 1 次性生活，精液颜色变浅、为浅粉色，其后未见特殊不适，口干咽燥等症明显好转，排尿通畅，下腹及腰背酸痛等基本消失，舌质仍红，苔白、较前明显变薄，脉沉弦。复查精液常规颜色正常，红细胞 2～3/HP，白细胞 1～2/HP，精子密度 6800 万/毫升，活率 50%，活动度 II 级。

前方减栀子、黄柏，野菊花改为 15g，加元参 10g，竹叶 6g，麦冬 12g，再进 30 剂，日 1 剂。

2 月 25 日四诊：药后感全身不适症状基本消失，但略感神疲乏力，期间 3 次性生活均无血精出现，舌淡红，苔薄白，脉沉弦。精液检查未见红细胞和白细胞。停用前方，改服六味地黄丸两周。

3 月 17 日五诊：患者称春节期间曾少量饮酒，但未见血精出现，已无明显不适，舌脉均已正常。

嘱停药，并注意少饮酒及过食辛辣食品，以防复发。

按语：本案患者为长期饮酒而致湿热内蕴，久之化火伤及阴络，灼伤精室，致精液中带血而呈血精。虽有腰酸痛类似肾虚，但患者见下腹隐痛、阴囊湿热、口苦咽干、小便黄赤等明显热象，属湿热内蕴、热迫血行无疑，故以清热利湿凉血为主法。方中蒲公英、地丁、野菊花、金银花清热解毒；辅以黄柏苦寒坚阴，大小蓟、牡丹皮、茅根、生地黄清热凉血，滑石、车前子利水通淋；佐以荷叶炭、茜草、三七止血活血而不留瘀；使以甘草清热，调和诸药。一诊后湿热之邪略去，唯热象仍明显，故加栀子以加强清热之效，恐大队清热药伤及肾气，少加旱莲草顾护肾阴。三诊再进 14 剂后，肉眼血精已除，舌苔变薄，为湿热之邪均已渐去，故减栀子、黄柏等极重苦寒之品，野菊花加至 15g，以苦甘寒之五味消毒饮为主清解余热，同时加入元参、麦冬、竹叶等养阴清热之品。四诊热虽清但阴已伤，故停用前方，用六味地黄丸滋肾阴以善后，取得较为满意疗效。

九、癃闭

案 1 白某，男，52 岁，2005 年 4 月 28 日初诊。

两年前发现小便时尿液点滴而出，甚则疼痛。自述诱因不清楚，曾在外院诊为前列腺增生，服用多种中西药治疗，疗效不显。现每月房事 0～1 次，感口渴，神疲乏力，腰酸，纳差，睾丸不适。舌红，苔薄黄、有裂纹，脉弦细尺弱。专科检查双睾丸 12mL 大小、质可，附睾、精索触诊未见异常。实验室检查 FSH 10.8，LH 15.8，PRL 7.6，T 423，E_2 43。前列腺 B 超示前列腺体积 3.5cm×4.8cm×3.6cm，内部回声欠均匀，未见异常血流信号。

中医诊断：癃闭。

西医诊断：前列腺增生。

辨证：湿郁下焦。

治则：健脾疏肝，理气活血。

处方：车前子 15g，滑石 10g，三棱 10g，莪术 10g，生黄芪 15g，炒白术 10g，茯苓 10g，怀牛膝 10g，急性子 10g，王不留行 10g，薏苡仁 20g，生地黄 15g，桃仁 10g，红花 10g，瞿麦 10g，萹蓄 10g，淫羊藿 15g，炒栀子 10g，甘草 6g。15 剂，水煎服，每日 2 次。

嘱戒酒，禁辛辣厚味之品。

按语： 癃闭是指精室肥大所引起的一种常见的老年男性泌尿生殖系疾病。常见病因为年老肾气渐衰，中气虚弱，痰瘀互结水道，三焦气化失司。肺主治节，为水之上源，通调水道，下输膀胱，肺气失宣不能输布，影响水道通调，以致尿闭或尿出不畅。本案患者小便时尿液点滴而出，甚则疼痛，舌红，苔薄黄、有裂纹，脉弦细尺弱，兼见湿郁化热于下焦，瘀热互结。治以健脾疏肝，理气活血。方中白术、生黄芪、茯苓、薏苡仁、淫羊藿扶正固本，脾肾双补；滑石、炒栀子清热解毒；车前子、滑石、瞿麦、萹蓄分清止淋；桃仁、赤芍、王不留行、急性子、怀牛膝、三棱、莪术活血。诸药合用，重在祛邪，兼以固本，配伍合理，药后见效。

案 2 周某，男，75 岁，已婚。

主诉：小便余沥不净半年余。近半年来无明显诱因出现小便余沥不净，现排尿等待，尿流细如线、余沥不净，夜尿 3 ～ 4 次，会阴部坠痛，小腹隐痛，腰膝酸痛，多梦，饮食正常，大便正常。尿常规镜检（－），白细胞（WBC）0 ～ 1，红细胞（RBC）阴性。B 超检查示前列腺 4.0cm×4.0cm×3.6cm，前列腺增生。舌淡红，苔白微腻，脉沉细。

中医诊断：癃闭。

西医诊断：前列腺增生。

辨证：湿浊内蕴，血瘀精道。

治则：温肾健脾，利湿化浊，活血消瘀。

处方：车前子 15g，川萆薢 10g，菟丝子 15g，淫羊藿 30g，泽泻 10g，山茱萸 10g，炒白术 10g，茯苓 10g，生地黄 10g，桑螵蛸 10g，覆盆子 10g，沙苑子 10g，莪术 15g，三棱 10g，王不留行 10g，川芎 9g，红花 10g，丹参 10g，巴戟天 15g，浙贝母 10g，薏苡仁 30g，生甘草 9g。30 剂，水煎服，每日 1 剂，分两次温服。

二诊：药后腰膝酸痛减，仍尿等待不畅，会阴部坠痛，阴囊潮湿，饮食正常，二便正常，舌淡红，苔白，脉沉细。继服前方 30 剂，水煎服，每日 1 剂，分两次温服。

三诊：药后排尿较前通畅，会阴部疼痛减，夜尿 1 ～ 2 次，饮食正常，二便正常，舌淡红，苔薄黄，脉沉细。为方便服用，予 30 剂研末水泛为丸，每次 10g，每日 3 次。

按语：癃闭之名始见于《内径》。《素问·宣明五气》曰"膀胱不利为癃"。《灵枢·本输》则有"实则闭癃，虚则遗溺。遗溺则补之，闭癃则泻之"之说。癃闭是指肾与膀胱功能失调、三焦气化不利所致小便困难、量少难出，或点滴而出，重则闭塞不通为主症的疾患。本例患者小便余沥不净，会阴部坠痛，小腹隐痛，腰膝酸痛为癃闭之湿浊内蕴，血瘀精道，治以温肾健脾，利湿化浊，活血消瘀。方中淫羊藿、菟丝子、巴戟天、白术、山茱萸健脾温肾为君药；桑螵蛸、覆盆子、沙苑子、茯苓补脾固肾为臣药；车前子、川萆薢、生甘草、泽泻、薏苡仁淡渗利湿，通利水道；丹参、红花、莪术、三棱、王不留行、川芎、浙贝母活血化瘀，软坚散结，为佐使药。诸药合用，健脾益气，水湿得化，通利水道，血瘀得除，疼痛自消。

十、水疝

赵某，男，3 岁，2010 年 10 月 15 日初诊。

主诉：阴囊水肿、咳嗽。患者出生后常常咳嗽、咳白色痰，时而咽痛，便干，近两年出现阴囊水肿，喜食肉，舌红，苔黄腻，脉数。

中医诊断：水疝；咳嗽。

西医诊断：睾丸鞘膜积液。

辨证：上有痰热，下有寒湿。

治则：温化水湿，清肺化痰。

处方：桃仁15g，杏仁15g，茅根30g，芦根30g，炙枇杷叶60g，前胡30g，炒莱菔子30g，苏子30g，白芥子15g，车前子草各15g，桔梗15g，瓜蒌30g，浙贝母30g，焦三仙各30g，炙甘草15g，麻黄15g，牛蒡子15g，鱼腥草30g，桑白皮30g，桑叶30g。3剂，颗粒剂，匀成45袋，1日3次。

商陆10g，川椒10g，干姜10g，生甘草6g，加250mL白酒，浸3天后睾丸局部外用。

注意事项：禁食油腻，避风寒，注意休息。

10月29日二诊：药后睾丸水肿明显减轻，仍咳嗽咳痰，大便干，舌红，苔白腻略黄，脉滑数。

处方：桃仁15g，杏仁15g，茅根15g，芦根15g，炙枇杷叶50g，前胡30g，炒莱菔子50g，苏子15g，生石膏30g，郁李仁30g，白前15g，浙贝母30g，生甘草15g，麻黄15g，鱼腥草30g，桑白皮30g，百部30g。3剂，颗粒剂，匀成60袋，1日4次。

注意事项：禁食油腻，避风寒，注意休息。

按语： 水疝乃阴囊积水水肿之病证，因水湿之气下注，或感受风寒湿邪而发。症见阴囊部肿胀疼痛，阴汗时出，或见阴囊部肿大光亮如水晶状，不红不热；或有瘙痒感，破溃伤流黄水。治宜行气逐水。轻症可选五苓散加减，重症者可选禹功散（黑牵牛、茴香或加木香1两，姜汁调下）。

睾丸鞘膜积液是围绕睾丸的鞘膜腔内液体积聚超过正常量，而形成的囊肿病变。先天性鞘膜积液系鞘状突未闭引起。鞘膜积液多数发生在一侧，主要表现为阴囊内或腹股沟区有一囊性肿块。少量鞘膜积液无不适症状，常在体检时被偶然发现；积液量较多者常感到阴囊下垂、发胀、精索牵引痛等。婴幼儿鞘膜积液多能在发育过程中自行吸收。

本例患者寒热错杂，故治疗上以内服药物清热化痰，外用药物行气利水。在利水药物中，商陆是最安全的；甘遂、大戟、芫花多有毒性，其利水作用也依次渐弱。此处也可用黑白丑各10g以利水。外用药也可用五倍子、枯矾各

10 ～ 15g。上药共研粗末，加清水 300 ～ 400mL 煎熬，去渣取液，倒入碗内，待微温时，把阴囊全部浸泡在药液中，每次浸泡 20 ～ 30 分钟。每日 1 剂，浸泡 2 ～ 3 次。下次用时将药液加温，用药前先用温开水洗净外阴部。

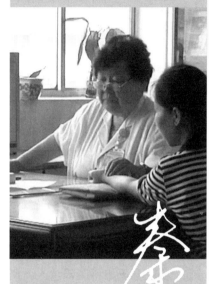

秦月好

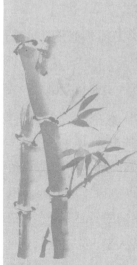

出身妇科世家，采用多元化诊疗模式，创『荡胞六法』，见解独到，疗效显著

医家简介

秦月好（1943—2017），中医妇科主任医师，曾任河南省洛阳市第一人民医院中医妇科研究所所长，享受国务院政府特殊津贴，全国第四批老中医药专家学术经验继承工作指导老师，河南省首届名中医，河南省非物质文化遗产项目"象庄秦氏妇科"传承人，河南省中医妇科和男科学会理事。

秦月好1943年出生于有着300年历史的洛阳"象庄秦氏妇科"世家，为"象庄秦氏妇科"第八代传人，秦思恭之幼女，师从伯父秦思温。她学术上推崇荡胞，提出治疗妇科疾病的"荡胞六法"；确立了辨证、辨病、辨体、辨期、辨度论治的多元化中医妇科临床诊疗模式；临证采用多渠道用药，中西汇通，综合疗法，以提高疾病疗效。临床尤对不孕症、崩漏、痛经、盆腔炎、月经失调和男性不育等病证有独到见解和治法，创"秦氏孕育宝""一方立愈散""秦氏消癥液"等制剂。主持的"中西医结合四步七法治疗输卵管梗阻性不孕症的临床研究"课题分别获河南省科技进步三等奖和河南省中医药管理局科技成果二等奖，主持的"男性不育症的临床研究"课题获河南省科技进步三等奖。曾被中央电视台《中华医药》栏目、《中国中医药报》专题采访报道。发表学术论文20余篇。

"象庄秦氏妇科"始创于清代乾隆年间，发源地为今洛阳市孟津县平乐镇象庄村，至今已传承九代，近三百年历史。相传秦氏祖人师承于高僧、名医，收受秘方经书而精心研习。先祖秦世禄业精岐黄，擅长妇科，配制"求病丸"施舍乡邻，求医寻药之人络绎不绝。二世秦学道于嘉庆二十三年（1818年）设立"大杏林堂"。据《河南府志》记载：清中叶嘉庆年间，象庄村居秦氏家族，业精岐黄，擅长妇科，附设药店"大杏林堂"，治疗经带胎产疾病，医效显著。从三代秦殿魁起，四代秦步玉、五代秦登瀛代代相传，不断推陈出新，发扬光大。光绪年间的《河南府志》记载，"象庄秦氏妇科"被称为"豫西十大名医世家"。六代传人秦士裕已是远近闻名，创立了"大杏林堂秦士裕祖传丹方求病丸"这一传世品牌。当时大杏林堂设于洛阳象庄东门里路南第三家，门前以大槐树招牌为记。1939年，七代传人秦思温、秦思恭将秦氏妇科拓展于洛阳市，于老城东大街分设"大杏林堂·洛阳象庄妇科"，并研制了包括"大杏林堂祖传天德散""大杏林堂祖传调经清补丸"在内的各种丸、散、膏、丹等70多种制剂。3年后，在西安市开设了"洛阳象庄秦氏妇科诊所"，从此"象庄秦氏妇科"声名远播中原及西北五省。抗战期间，洛阳为中国"行都"，诊疗对象既有工农士商，也包括军政要员及宅眷。1948年洛阳解放，陈赓将军发布公告，称秦氏妇科系祖业相传，应予保护。1956年公私合营，秦氏妇科在其洛阳老城旧址成立联合诊所，后发展成洛阳市商业职工医院。洛阳象庄秦氏家族户户有大夫，代代出名医。1962年第七代传人秦思温被确定为"名老中医抢救对象"，1964年成为河南省99名老中医之一；80年代，第八代传人秦震、王志敏先后成为河南省名医；90年代，同祖秦继章被人事部、原卫生部、国家中医药管理局联合遴选为全国500名老中医药专家学术经验继承工作指导老师。

学术思想

一、推崇荡胞法，提出"荡胞六法"治疗妇科疾病

中医妇科学理论是以"脏腑学说""气血学说""经络学说"为基础的，故多数医家强调以调理脏腑（主要是肝、脾、肾）、调理气血及调治奇经为主，而秦月好尤重胞宫、胞脉、胞络。她认为，胞宫是行月经和孕育胎儿的器官，似脏非脏，似腑非腑，能藏能泻，属奇恒之腑，朱丹溪《格致余论·受胎论》谓其"阴阳交媾，胎孕乃凝。所藏之处，名曰子宫，一系在下，上有两歧，一达于左，一达于右"。中医学的胞宫包括西医学的子宫、输卵管和卵巢。胞脉、胞络是脏腑联系胞宫的脉络。《素问·评热论》谓"胞脉者，属心而络于胞中"。《素问·奇病论》谓"胞络者系于肾"。可见，胞脉、胞络是隶属于胞宫的脉络。结合《灵枢·脉度》"经脉为里，支而横者为络，络之别者为孙"所述，实际上胞脉、胞络分别指分布于胞宫上的大、小血管和神经。妇科疾病多因直接或间接损伤胞宫、胞脉、胞络而致，三者在妇科中地位尤重。

秦月好提倡"荡胞"法治疗多种妇科疾病，荡者荡涤、调荡、通荡之意，胞者包括胞宫、胞脉、胞络。"荡胞"即荡涤、调荡、通荡停留于胞宫、胞脉、

胞络中血瘀之意。活血化瘀法在妇科是常用的治法。关于血瘀的形成，有因于"伤"，伤后损伤经络，恶血留内；有因于"气"，"气为血帅，气行则血行，气滞则血滞，气虚则血滞"；有因于"寒"，"血得热则行，得寒则凝"；有因于"热"，"血受热则凝结成块"；有因于"出血后"，"恶血留内，盖即离经之血"。秦月好认为，妇人为病多瘀，血瘀证广泛存在于妇科疾病的各个阶段。瘀血既是病理产物也是病因，秦氏妇科验方也多以活血化瘀为主。秦月好根据以上致瘀因素之不同，结合临床实际，先后创立了逐瘀荡胞法、行气荡胞法、温经荡胞法、清热荡胞法、益气荡胞法和化痰荡胞法六法。

1. 逐瘀荡胞法

若瘀血阻胞，临床多见闭经、月经过少、崩漏、痛经、产后恶露不尽等，治宜逐瘀荡胞，秦月好常用大黄、五灵脂、蒲黄、益母草、桃仁、红花等药物治疗。其中秦氏妇科经验方中尤善用大黄。大黄又名"将军""川军"，性善通泻，入血分，调血脉，具有较好的活血祛瘀作用，能泻下瘀血，推陈致新，畅气机而和血脉，善化瘀消结，为治疗瘀血证的常用药物。《神农本草经》谓大黄"主下瘀血，血闭寒热，破癥瘕积聚，留饮宿食，荡涤胃肠，推陈致新，通利水谷，调中化食，安和五脏"。

2. 行气荡胞法

"气为血之帅""血之凝滞为瘀，必先由于气滞"，故"气散则血随而散"。此类气滞血瘀证多由情志不遂、肝气郁结所致。治宜行气荡胞，秦月好常用延胡索、乌药等理气药配合活血化瘀药治疗。延胡索辛、苦，温，入肺、肝、脾经，功能活血，利气，止痛，《本草纲目》谓其"能行血中气滞，气中血滞，故专治一身上下诸痛"。乌药辛温香窜，上入脾肺，下入肝肾，用治胸腹诸痛。

3. 温经荡胞法

寒为阴邪，主收引，《素问·调经论》曰："寒独留，则血凝泣，凝则脉不通。"寒凝常使气血凝滞成瘀，临床多表现为痛经、闭经、不孕等。"寒则温之""瘀则行之"，治当温经荡胞，秦月好常用肉桂、吴茱萸等温里药配合活血化瘀药治疗。肉桂味辛，性温，《本草汇》谓其为"散寒邪而利气，下行而补肾，能导火归原以通其气，达子宫而破血……能走能守之剂"。

4. 清热荡胞法

热为阳邪，灼阴煎液而致瘀血凝滞。《医林改错》曰"血受热则煎熬成块"，朱丹溪曰"血受湿热，久必凝浊"，可见热邪内侵或湿热壅遏气血皆可致瘀。临床多表现为腹痛、带下、积块、月经紊乱、痛经、月经量少，甚至不孕等。治宜清热（利湿）荡胞，秦月好常用土茯苓、大血藤、鱼腥草、夏枯草等清热解毒（利湿）药配合活血化瘀药治疗。土茯苓甘淡渗利，解毒利湿，《本草正义》谓"土茯苓利湿去热，能入络，搜剔湿热之蕴毒"；大血藤、鱼腥草清热解毒，消痈散结；夏枯草清热泻火，散结消肿；上药配伍穿山甲、三棱、莪术等破血消癥药物，对于慢性盆腔炎症有包块者尤为适宜。其中，穿山甲咸能软坚，微寒清热，《本草从新》谓"善走窜，专能行散，通经络达病所"。秦月好临床多采用保留灌肠法，药物可直达病所，疗效显著。

5. 益气荡胞法

"气为血之帅"，气行则血行，气虚则血滞。气虚不摄则血溢脉外，此类病证多见于血证，如气虚崩漏等。治宜益气荡胞，秦月好常用山药、白术、黄芪等补气药配合活血化瘀药治疗。其中山药味甘，性平，归脾、肺、肾经，具有益气养阴、平补肺脾肾功效和不热不燥、补而不腻的特点。《神农本草经》谓其"补中，益气力"，《本草纲目》谓其"益肾气，健脾胃"。

6. 化痰荡胞法

痰、瘀有形之邪使胞宫闭阻是妇科疾病常见病机。《金匮要略》首先提出"妇人经水闭不利……中有干血""血结胞门"；朱丹溪有"有积痰下流于胞门，闭塞不行"及"躯脂满溢，闭塞子宫"以致不孕的论述，临床往往可见痰瘀互结、闭阻胞宫导致的月经过少、闭经、不孕等病证。秦月好认为，应治以化痰荡胞，分离痰瘀。她常用白芥子、莱菔子、大黄、红曲等药治疗。其中红曲是秦氏妇科用药的特色，其味甘，性温，入肝、脾、大肠经，具有活血化瘀、健脾消食功能。主治产后恶露不净、瘀滞腹痛、赤白下痢、跌打损伤等。《本草纲目》谓其"治女人血气痛及产后恶血不尽"，《饮膳正要》谓其"健脾，益气，温中"。近代研究表明，红曲因含他汀类物质还有降低血清胆固醇的作用，目前市场上治疗高脂血症的血脂康胶囊即为红曲的单味制剂。秦月好认为，红曲实为活血化瘀、健脾化痰之要药。

二、确立多元化中医妇科疾病临床诊疗模式

事物本身是复杂多元交叉的，如果以单一的思维去认识事物，往往会陷入片面，难以窥探事物的全貌。秦月好认为，现代中医妇科临床面临复杂的疾病系统，仅以辨证论治已很难适应临床需要，妇科疾病临床诊治应采取多元思维的方式，即采用辨证论治与辨病论治、辨体论治、辨期论治、辨度论治相结合的多元化中医妇科疾病临床诊疗模式。

1. 辨病论治

对妇科疾病进行准确的病名诊断，根据疾病的总体规律而制定贯穿疾病始终的治疗原则，即辨病论治。秦月好以标本兼治、攻补兼施、衷中参西、周期疗法为治则，建立人工药物周期，根据子宫内膜厚薄、基础体温变化、体质属性、临床辨证主要证型为痰湿阻滞证、痰瘀互结证，治疗分别选用龙胆泻肝汤加味、丹栀逍遥散加味、膈下逐瘀汤加味、苍附导痰汤加味、桃红四物汤加味、养阴调经汤等方药，必要时配合适量的孕激素，诱发经来，建立人工药物周期。胰岛功能抵抗者，可加胰岛素增敏剂二甲双胍，需促排卵可加克罗米芬。若用克罗米芬促排卵效果不佳者，可考虑用尿促性素针联合人绒毛胆性腺激素治疗；若用克罗米芬后阴道分泌物极少，可加用戊酸雌二醇或倍美力等；若腺乳素水平过高，可适量用溴隐亭；若对促排卵药物反应不佳或雄激素增高明显者，可使用抗雄激素药物炔雌醇环丙孕酮等，以改善卵巢对促排卵药的反应。

如高泌乳素血症是多种原因导致人体泌乳素（PRL）分泌增加而产生的一种疾病，临床可见月经稀少、闭经、溢乳、不孕等症状。西医学认为，本病的基本病理变化为下丘脑-垂体-卵巢轴功能紊乱。秦月好通过辨西医之病，扬中医之长，运用自拟方（巴戟天、仙茅、淫羊藿、当归、知母、黄柏）并加用生麦芽进行治疗，疗效显著。辨病论治是从整体上把握疾病的病理变化，有针对性地采用专病专方进行治疗。

2. 辨体论治

秦月好认为，患者的体质类型是辨证施治、立法处方的重要依据，临床上应根据患者的体质差异指导妇科疾病诊治。瘀血体质者，多形体偏瘦，面色黧黑，舌质青紫或暗，舌边有点片状瘀点，脉涩，易患痛经、闭经、崩漏、异位妊娠、产后腹痛、恶露不尽等病，治以活血化瘀，方选血府逐瘀汤、失笑散等。

痰湿体质者，多形体肥胖，面色淡黄或暗，纳少，胸闷，苔腻，脉滑，易患闭经、带下、不孕等病，治以健脾化痰除湿，方选苍附导痰丸等。

阳虚体质者，多体胖，形盛气衰，精神萎靡，易受外邪致病，小便清长，大便溏薄，畏寒怕冷，肢冷身凉，易患月经后期、阴冷、性欲下降、宫寒不孕、苔萎不长等病，治以益肾温阳，方选金匮肾气丸、右归饮等。

阴虚体质者，多形体消瘦，口干口苦，小便短少或黄，大便干燥或秘结，易患月经后期、月经量少、闭经、绝经前后诸证等病，治以滋阴清热，方选知柏地黄丸、左归饮。

辨体论治体现了不仅要治人的"病"，更要重视治病的"人"，以体质为背景，研究用药调治、治病求本的思想。

3. 辨期论治

秦月好认为，妇女有特殊的生理周期，诊疗妇科疾病时，应结合月经周期在经期、经后期、经间期和经前期不同时期的阴阳转化、消长节律，采用周期性用药的治疗方法。

经期为重阳转化期，重阳则开，血海满盈而溢下，冲任气血变化急骤，治宜活血调经，冀其推动气血运行，胞宫排经得以通畅。

月经后血海空虚，属在肾气作用下逐渐蓄积精血之期，治法以滋肾益阴养血为主。

经间期为重阴转化期，阴精盛，重阴转阳，冲任气血活动显著，治宜活血化瘀，以疏通冲任气血，并配合激发兴奋肾阳，从而促进排卵。

经前期又为阳长期，阴充阳长，以维持肾阴阳相对平衡状态，治宜阴中求阳，温肾暖宫，辅以滋肾益阴之药。

秦月好治疗功能性子宫出血，分为出血期和非出血期（经后期、经前期），出血期本着"急则治其标"的原则，首当止血，血止后则循期而治，以达到调经的目的。通过大量的临床实践，她总结出"止血、固本、调经"三步疗法，以顺应胞宫的生理藏泻功能。经期运用泻法，泻其瘀滞，顺应胞宫泻的功能；经净后运用补法，固冲任，顺应其藏的功能；经前期适量应用孕激素，促其经血来潮，建立药物人工周期。

4. 辨度论治

一些妇科疾病，如痛证，因疼痛程度有异，当区分治之。如痛经，病机多责之寒与瘀，立法当温经祛瘀，且宜贯彻始终。因患者疼痛程度有异，故具体方药需有所选择。

轻度痛经多见于原发性痛经，病程短，病位浅，疼痛持续时间短，以月经前或经行第1天小腹疼痛多见，血量增多或血块下即可缓解，尚可坚持工作和学习，临证无腰痛等伴随症状。此类病证秦月好多采用温经散寒、活血祛瘀法治之。方以温经汤加味，药用小茴香、干姜、延胡索、当归、川芎、官桂、赤芍、炒五灵脂、蒲黄等，并稍加吴茱萸、艾叶等温经之品，使血得温而行，血行而瘀散。胀甚者加乌药、延胡索等理气止痛之品，经脉、胞脉通畅，则通而不痛。

中度痛经多见于继发性痛经，病程长，疼痛持续时间长，甚至持续整个月经周期，B超提示常合并盆腔炎性包块、附件囊肿、子宫内膜异位症等。临证常表现为疼痛难以忍受，坐卧不安，影响正常工作、生活，伴见腰痛，痛势绵绵，一般温经散寒、活血化瘀之法效果不满意。秦月好认为，此类病证已久，寒、湿、瘀搏结，阻于胞宫、胞脉，且病久必瘀，故疼痛拒按，由此提出温经散寒、逐瘀荡胞治疗大法，以四物汤加大黄、炒五灵脂、炒蒲黄、红曲、肉桂等为基础方加减。方中寓补于行，温经散寒，逐瘀荡胞，临床常配伍乌药、延胡索、琥珀、吴茱萸等温中理气之品，每获良效。

重度痛经者，部分为继发性痛经，病程可达数 10 年，感受寒邪后则疼痛加重，寒、湿、痰、瘀搏结，表现为痛势剧烈，难以忍受，甚至晕厥，不能正常工作、生活，经期有烂肉样组织排出，且多伴有腰骶疼痛、呕吐、肛门坠胀，甚则面色苍白，冷汗淋漓，四肢厥逆，B 超提示合并子宫内膜异位症、子宫腺肌症等。秦月好治以温经散寒，祛瘀解痉。方选桃红四物汤加味，酌加细辛、川椒等散寒之品。她临证善用虫药解痉止痛，多选用全蝎、僵蚕、蝉蜕之类。全蝎祛风定痉，通络止痛，抗惊厥，善于走窜，且具有开气血、祛凝滞作用，对于多种痛证多能奏效。僵蚕活络通经，解痉止痛；李时珍《本草纲目》谓其能治"瘕块"，有软坚消瘕之功。蝉蜕具有解痉通阳、抗惊厥作用。同时，因虫类药中僵蚕、全蝎、蝉蜕药性最平，故为治疗重度痛经之首选。

采取多元思维方式，辨病论治、辨体论治、辨期论治、辨度论治并不是孤立进行的，而是有机结合的多元化临床诊疗模式。秦月好治疗痛经采用分期用药，轻度痛经分经前、经时用药。经前 1 周，予温经散寒、活血化瘀之品，治其本；经行时理气温通止痛，治其标。中度、重度痛经多属虚实夹杂，腹痛持续时间长，甚至为整个月经周期，常伴有腰痛、带下量多、月经不调等，故非经时宜温经散寒、活血调经祛瘀为主，同时辨证施治，或补肾调冲，或健脾养血，或疏肝理气以治其本；经期根据病情选择温经祛瘀之法治其标。另外，活血化瘀之品久服伤正，故酌情选用党参、白术、黄芪、杜仲等扶正之品，使邪祛而正不伤。

三、多渠道用药，中西汇通，法古创新，综合疗法，提高疗效

早在《五十二病方》《黄帝内经》《金匮要略》等典籍中就有熨法、浴法、敷法、熏法等外治法的记载。秦月好充分利用现代科学技术和方法，法古创新，形成了辨证与辨病相结合，宏观与微观相结合，中西药相结合，药物治疗与物理治疗相结合，开放的、多元的临床治疗特色。经过几十年的探索，在口服方法的基础上，秦月好以传统外治法为切入点，以增加给药途径为手段，以提高

疗效为目的，先后开展了中药保留灌肠、中药宫腔用药、输卵管中药介入治疗、微创盲插导管法、腹部熏蒸、阴道给药、静脉穴位注射等多途径给药研究，极大地丰富了中医治疗手段，加快了治疗速度，提高了治疗疗效。她主持的"中西医结合四步七法治疗输卵管梗阻性不孕症的临床研究"课题，分别获河南省科技进步三等奖及河南省中医药管理局科技成果进步二等奖。

临床经验

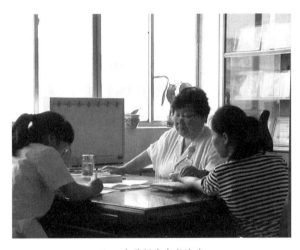

◎　秦月好为患者诊病

一、输卵管阻塞

输卵管阻塞是不孕症的主要原因，约占女性不孕症的1/3。其发病因素主要有盆腔炎、人工流产感染、药物流产并发症、先天性输卵管发育异常、盆腔术后遗症及子宫内膜异位症。特别是目前宫腔镜、腹腔镜技术的应用，医源性创伤增多，使输卵管阻塞性不孕症急剧增加，治疗难度增强，故寻求安全、有效、经济的治疗方法尤为重要。秦月好采用辨证论治与综合疗法治疗本病，取得了满意效果。

（一）辨证论治

辨证论治是中医学的精髓，是中医诊治疾病的主要手段。秦月好认为，本病的主要病机是痰瘀互结，瘀血内阻，属中医学"瘀阻胞脉""胞脉闭塞"范畴。她常以下腹部疼痛的性质、程度、部位，带下色、质、量、气味、形状，月经异常情况为主症，结合全身伴随症状、舌苔、脉象及输卵管造影、宫腹腔镜、输卵管通液等检查结果而进行分型治疗。

1. 湿热瘀阻型

主症：下腹疼痛，腰骶酸痛，带下量多、质稠、色白黄，伴低热，口干、口苦，胸闷，纳呆，舌暗红，苔黄腻，脉弦数（病见输卵管炎、输卵管不规则增粗、输卵管通而不畅、轻度积水等）。

治法：清热利湿，活血化瘀。

方药：土茯苓15g，鱼腥草15g，大血藤15g，三棱10g，莪术15g，丹参15g，川芎10g，延胡索15g，香附15g，川牛膝10g。

加减：若小腹胀痛，加川楝子6g，小茴香6g，乌药15g以理气止痛；若白带量多，加车前子15g，泽泻15g，薏苡仁15g，煅牡蛎15g以利湿祛浊；若大便不畅、腹胀，加大黄10g，枳实10g以泄热逐瘀。

2. 寒湿瘀阻型

主症：小腹冷痛，痛处不移，得热痛减，腰骶酸痛，带下量多、色白质清，形寒肢冷，面色青白，舌淡，苔白腻，脉沉紧（病见输卵管伞端轻度粘连、积水、梗阻，慢性盆腔炎及盆腔包块）。

治法：散寒祛湿，活血化瘀，软坚散结。

方药：少腹逐瘀汤加减。当归15g，川芎10g，赤芍15g，炒五灵脂15g，白术15g，小茴香6g，干姜6g，延胡索15g，肉桂6g，茯苓20g，吴茱萸6g，艾叶10g，川牛膝10g。

加减：若盆腔包块大于4cm，加穿山甲10g，皂角刺15g，三棱15g，莪术15g；若湿重带下量多，加薏苡仁15g，猪苓15g以利湿；若脾虚，加党参15g，黄芪15g以健脾益气；若肾虚腰痛，加桑寄生15g，川续断15g，炒杜仲15g，僵蚕10g以温补肾气，通络止痛；若腹痛剧烈，四肢逆冷，汗出形寒，加制川乌6g，制草乌6g，全蝎6g以回阳救逆，散寒止痛。

3. 气滞血瘀型

主症：下腹坠胀疼痛，腰骶酸痛，带下量多、色黄，情志抑郁，经前乳房胀痛，舌质暗红、有瘀点瘀斑，苔薄白，脉弦涩（病见慢性盆腔炎，输卵管梗阻、粘连、重度积水，子宫内膜异位症，盆腔包块等）。

治法：理气止痛，活血化瘀，软坚散结。

方药：大黄10g，炒五灵脂15g，炒蒲黄15g，藏红花1g，乌药15g，延胡索 10g，木香 10g，川牛膝 10g。

加减：若盆腔包块大于 4cm，加穿山甲 10g，皂角刺 15g，水蛭 6g，三棱 15g，莪术 15g 以软坚散结通络；若小腹冷痛甚，加艾叶 10g，细辛 3g，肉桂 10g 以温中散寒止痛；若带下量多，加薏苡仁 15g，茯苓 20g，车前子 15g 以健脾利湿；若腹泻，加生姜 3 片为引；若腹胀痛甚，加川楝子 10g，川椒 6g，小茴香 6g。

4. 痰浊瘀阻型

主症：下腹痛，带下量多、色白，形体肥胖，月经错后或闭经，痰多嗜睡，舌体胖大，苔白、黄腻，脉弦滑（病见慢性盆腔炎、输卵管炎、积水、梗阻、扭曲，多囊卵巢综合征等）。

治法：理气化痰，破瘀散结。

处方：大黄 10g，蒲黄 10g，姜黄 10g，莱菔子 10g，白芥子 10g，苏子 10g，丹参 15g，川芎 10g，茯苓 15g，皂角刺 10g，川牛膝 10g。

加减：若盆腔包块，加水蛭 6g，穿山甲 10g 以软坚散结通络；若小腹痛甚，加僵蚕 6g，乌药 15g，延胡索 15g 以解痉理气止痛；若痛经，血块多，加琥珀 6g，三七 6g 等祛瘀止痛；若寒湿盛者，加附子 6g，羌活 15g，桂枝 15g，胡芦巴 10g 以外熏，散寒祛湿。

许多输卵管阻塞性不孕症往往因没有典型自觉症状而无证可辨或难以分型，然治疗仍以活血祛湿通络为主要原则，分期进行论治。经期、经后期、经间期、经前期分别选用院内制剂清宫合剂、消癥液、丹黄祛瘀片和通络汤等周期用药，配合多种外治法及宫腔药物治疗。

（二）综合疗法

秦月好在口服药治病的基础上，以传统外治法为切入点，先后开展了中药保留灌肠、中药宫腔用药、输卵管介入、盲插导管法、腹部熏蒸、阴道给药等多途径研究。她根据输卵管梗阻病变部位不同、中医证型不同、患者体质不同、兼症不同，采用辨证辨病相结合，科学组方选法，分期治疗。

①经期口服中药。②经后期，即经净第二天，根据证型不同，多种疗法配合，前两个月可分别选用保留灌肠、熏蒸、阴道理疗、穴位注射、静脉滴注等。第 3 个月经净后 3 天，选择中药宫腔用药、B 超监控下中药输卵管推注、盲插导管介入治疗等。③经间期根据卵泡发育、宫颈黏液、基础体温（BBT）情况对症中药口服、灌肠、脐疗等。④经前期选用保留灌肠、熏蒸、口服中药等。

其优势如下：①充分利用中医药辨证施治、灵活组方的优势，选用活血化瘀、祛痰利湿、软坚散结、逐瘀荡胞、理气通络等方剂，标本兼用，与抗生素相比有一定的优势。②功效显著的中药注射剂为中药多途径给药提供了有力的保证，如湿热瘀阻型选用鱼腥草注射液、丹参注射液进行穴位注射、宫腔用药。气滞血瘀型选用川芎嗪注射液、当归注射液。寒湿阻滞型选用胎盘组织液、当归注射液、水蛭注射液等。③创新开展 B 超监控下中药输卵管推注及盲插导管的介入治疗，根据证型选用相应中药制剂，直接观察中药进入宫角、输卵管间质部、峡部、壶腹部、伞端、直肠子宫凹陷等部位变化，证明手术成功与否。该方法既有治疗作用，又有诊断作用，可减少 X 线对患者的伤害，安全、经济、无创伤、无后遗症，且建立中药快速通道用药具有创新性，能使药物直接与病变部位接触，起到分离粘连、梗阻，排除管腔碎片、增生组织，软化瘢痕等作用。这种局部用药可使药物直接到达病变部位，痛苦小，软化、松解、疏通输卵管效果显著，较反复输卵管通水治疗及单纯用中西药有其先进性。④熏蒸是中医外治疗法之一，本疗法根据不同证型配制具有活血化瘀、清热利湿、温中散寒、祛湿通络等效能的多种外用制剂，经过 1 ～ 2 次的治疗，腹部、腰部疼痛即可改善。该疗法能快速改善局部血液循环，减轻炎症反应，加快病变组织的再生与修复，达到促进输卵管松解与蠕动、恢复其生理功能的作用。

多途径给药的中医综合疗法是目前治疗输卵管阻塞性不孕的优势所在，内外并治，整体与局部相结合，有助于恢复输卵管生理功能，提高受孕能力，且安全、经济。

【验案举隅】

张某，女，27 岁，干部，2013 年 5 月 23 日初诊。

主诉：婚后 3 年，继发不孕 1 年余。2011 年 8 月妊 45 天自然流产，行清宫术，自 2012 年 4 月欲妊未孕而求治。平素月经周期正常，经来小腹胀痛、血块少许，伴白带量多，小腹胀痛。末次月经年 5 月 11 日，经行 6 天、量正常、血块多，小腹痛。舌暗红，苔黄，脉滑而有力。检查内分泌六项未见异常（2013 年 3 月 17 日）。免疫学检查男女双方未见异常（年 3 月 17 日）。子宫输卵管造影子宫大小正常，双侧输卵管伞端粘连，右侧高举（1 月 29 日）。

诊断：继发性不孕症；双侧输卵管伞端粘连。

治法：清热利湿，软坚散结，活血化瘀周期疗法。

治疗：①四联治疗（阴道超导光治疗仪 60 分钟 + 子宫穴注射鱼腥草注射液 8mL + 静滴丹参注射液 250mL + 腹部熏蒸疗法 3 号方 30 分钟），1 日 1 次，连用 10 天停。其中熏蒸疗法 3 号方由桂枝、制附子、艾叶、吴茱萸、胡芦巴、益母草、红花、苏木等组成。②消癥液保留灌肠，每次 250mL，1 日 1 次，连用 10 天停。③经期服清宫合剂，日 1 剂。于下次月经干净 3 天后，此法重复治疗 1 个疗程。

7 月 24 日二诊：末次月经 7 月 14 日，月经来潮 7 天、量正常，腹痛未再发生，"四步七法"已行两个周期，今经净 3 天，做双侧输卵管插管治疗。①阴道 B 超，未发现子宫后方有积液，宫内膜厚 6mm。②阴道常规冲洗。③无菌操作行双侧子宫角插管，顺利，各注入中药组 40mL 药液，无阻力，无反流，15 分钟后 B 超观察，发现子宫直肠窝有深 22mm 的液性暗区，患者小腹痛、有下坠感，30 分钟后腹痛下坠消失。医嘱：①禁房事、盆浴两周。②预防用药，服少量抗生素 3 天。③若不出血，无腹痛，隔日再次宫腔用药。

7 月 26 日三诊：上次术后少量出血，无腹痛，今日再次用中药行 B 超监控下宫腔用药，术中用药液 40mL，无阻力，反流 2mL，B 超下可见卵巢附近有液体流动，3 分钟后可见子宫直肠窝深约 21mm 的液性暗区，阴道少量出血，小腹微痛，手术结束。医嘱：①禁房事、盆浴两周。②预防用药，服少量抗生素 3 天。③4 日后无阴道出血，改用消癥液灌肠，每次 250mL，每日 1 次，连用 10 天。

8 月 11 日四诊：月经于昨天来潮、量如常、色暗红、少许血块，无腹痛，偶见小腹冷感，脉舌如常，要求助孕。

处方：①清宫口服液，每次口服 175mL，每日 3 次，连用 3 天。②八珍汤加巴戟 15g，淫羊藿 15g，紫蔻仁 15g，鹿角霜 15g，乌药 15g，川牛膝 10g，10 剂，两日 1 剂。③月经第 13 天、15 天、17 天做卵泡测定。④测基础体温。

10 月 9 日五诊：末次月经 9 月 8 日，月经正常来潮、有血块，小腹微寒。上次第 13 天 B 超提示左侧卵泡大小为 19mm，右侧卵泡大小为 18mm，子宫内膜厚度为 6mm，第 15 天卵泡已排。鉴于内膜薄，卵泡较早排出，未能受孕，再继用前方案。

11 月 9 日六诊：末次月经 10 月 6 日。现停经 33 天，自测尿绒毛膜促性腺激素（HCG）弱阳性，基础体温（BBT）高温相不稳定。血 β-HCG15.9μg/mL（>1.10μg/mL），孕酮 P35.87ng/mL（>27.61ng/mL）。诊断为早早孕。鉴于 BBT 偏低，予以保胎治疗。处理黄体酮针肌注，每次 20mg，每日 1 次，连用 5 天。建议 1 周后做腹部 B 超。

11 月 18 日七诊：停经 42 天，今日 B 超：宫内可见一 19mm×17mm 的妊囊，BBT 呈现高温早孕相，但口温在 36.7 ～ 36.9℃。继用绒促素针肌注，每次

1000U，每日 1 次，连用 3 天；黄体酮针肌注，每次 20mg，每日 1 次，连用 3 天。患者于 2014 年 7 月 13 日剖宫产一健康男婴。

按语：输卵管粘连阻塞是不孕症的主要原因之一。输卵管具有运送精子、捡拾卵子及将受精卵运送到子宫腔的功能，同时又是精子与卵子结合受精的场所。一旦输卵管不通，将直接影响精子与卵子的结合而造成不孕症。本病例是因输卵管双侧粘连而致不孕，如何解决输卵管阻塞是治疗本病的关键。秦月好采用松解、复通输卵管之法，使用软坚散结、活血化瘀、理气化痰等综合疗法。首选经后第 2 天开始四联疗法（静脉用复方丹参注射液，配合子宫穴注射鱼腥草，以清热祛湿，活血化瘀，化痰通络。阴道用超导光波热疗改善盆腔组织的血液循环，温中活血，加速液体代谢）；排卵后保留灌肠，消癥理气，活血化瘀，经来用清宫口服液活血祛瘀，提高子宫排泄能力。治疗两个疗程，月经干净后 3 天，行宫角插管及宫腔用药疏通输卵管（B 超监视下），术后 15 分钟发现子宫后方有足量液体，证明输卵管已通畅，病证治愈，且正常妊娠生育。

二、痛经

高某，女，32 岁，工人，2014 年 9 月 19 日初诊。

1999 年开始出现经期腹痛，当地医院 B 超提示双侧附件巧克力囊肿，遂于 2000 年行双侧附件巧克力囊肿剥除术，术后痛经消失。2002 年顺娩一男婴。2006 年痛经发作，外院治疗数年未愈而求治。3 年来，经来腹痛剧烈难忍，肛门坠胀疼痛，服芬必得稍能缓解。舌暗红、有瘀斑，苔薄白，脉沉涩。末次月经 2014 年 8 月 23 日，5 天经净。当日 B 超示子宫大小 62mm×77mm×51mm，肌层回声不均匀，内膜清晰偏厚，厚约 17mm。子宫前壁厚 19mm，后壁厚 13mm，前壁回声不均匀，强回声夹杂低回声，边界不清。提示子宫腺肌症。

诊断：痛经（子宫腺肌症）。

因经将来潮，依急则治其标原则。立法温经散寒，祛瘀解痉。

处方：桃仁 15g，红花 15g，当归 10g，赤芍 10g，艾叶 10g，桂枝 10g，细辛 3g，吴茱萸 6g，炒灵脂 15g，炒蒲黄 15g，延胡索 15g，乌药 15g，川牛膝 10g，僵蚕 10g。5 剂，每天 1 剂，早晚分服。

10 月 5 日二诊：服药两剂后，月经于 9 月 23 日来潮，5 天经净。经量偏多、血块多，有烂肉样组织排出，小腹疼痛较前缓解，伴下坠，但能忍受。鉴于经已净，可用治本之法，温中散寒，软坚散结。

处方：丹参 15 g，赤芍 15 g，三棱 15 g，莪术 15 g，郁金 15 g，鸡内金 15 g，

水蛭 6g，延胡索 15g，桂枝 10g，乌药 15g，木香 6g，川牛膝 10g。6 剂，水煎服，两天 1 剂。

10 月 17 日三诊：药后自觉身体轻松，小腹微寒，经将来潮，再次来诊。舌暗红、有瘀斑，苔薄白，脉滑。守 9 月 19 日方，5 剂，每天 1 剂，早晚分服。

10 月 28 日四诊：月经于 10 月 20 日来潮，经量正常，无腹痛，血块少量，5 天经净。嘱守前治疗方案，巩固两个月经周期。

随访 3 个月，痛经未再发作，外院 B 超提示子宫及双侧附件未见异常，病愈。

按语： 女性值经期或行经前后出现周期性小腹疼痛或痛引腰骶，甚则剧痛昏厥者称为"痛经"，亦称"经行腹痛"。秦月好认为，本病病机复杂，主要病机是寒与瘀。原发性痛经多为少女初潮后即开始出现，或与体质因素有关，或因经期饮冷受寒，寒客胞中，气失温运，瘀血内留，致胞脉受阻，不通而痛。继发性痛经多为育龄期妇女经期受寒，或产后不慎，当风受寒，寒湿客于胞中，或有多次人流史，胞脉受损，离经之血瘀滞胞宫、胞脉，瘀血阻滞，气机不畅，津液运行障碍，聚而生湿酿痰，湿、痰、瘀日久而成癥瘕之病。治疗主要从寒与瘀的病机入手。本案为典型的痛经，针对本病寒凝气滞、血瘀胞宫、不通则痛的病因病机，治疗以温经散寒、祛瘀解痉为原则，以求气行血活寒去。处方以良方温经汤加味，多用小茴香、桂枝、炒灵脂、蒲黄等温经散寒止痛；稍加吴茱萸、艾叶等温经之品，使血得温则行，血行则瘀散；胀甚加乌药、延胡索等理气止痛之品，经脉、胞脉通畅，通而不痛；僵蚕活络通经，解痉止痛。

三、多囊卵巢综合征

刘某，女，37 岁，2014 年 3 月 26 日初诊。

自述末次月经 2013 年 8 月中旬，现停经 7 个月。素有月经错后病史，初潮 13 岁，曾一度正常，后学习紧张，心情抑郁而月经错后，但 2～3 个月也能自动来潮，月经量少。婚后不明原因体重增加，嗜睡，月经数月不来，颜面油亮，痤疮不断，脓疱连续发作，食欲旺盛，晨起喉中有痰、咳吐不利，偶见小腹胀满，少腹坠痛，白带量多，无异味。2005 年服减肥药，恐对生育影响而停。改服中药，月经仍后错，体重继续增加而停药。目前体重 90kg，食欲旺盛，但昏昏欲睡。舌体胖大，苔黄厚腻，脉微滑。今日 B 超示子宫 34mm×32mm×30mm，内膜 4mm，左右卵巢分别为 40mm×37mm、36mm×40mm，双侧卵巢内均可见多个大小不等的小囊状结构，呈蜂窝状，直径小于 10mm。空腹、餐后血糖均正常,但空腹胰岛素,餐后 1 小时、2 小时胰岛素等均高于正常。家庭中父亲肥胖,有糖尿病、高血压病史。

诊断:①闭经。②原发不孕症。③多囊卵巢综合征。

治法:祛湿化痰,逐瘀活血,通络调经。

处方:白芥子 15g,莱菔子 15g,紫苏子 10g,酒大黄 10g,生蒲黄 10g,片姜黄 10g,鸡内金 15g,炒山楂 15g,皂角刺 15g,路路通 15g,川牛膝 10g。10 剂,日 1 剂,水煎服。

二甲双胍片,每次 0.25g,日 2 次。黄体酮胶囊,口服,每次 0.1g,日 1 次,连服 6 天。同时测基础体温,运动,节食,减肥。

4 月 28 日二诊:药后大便稀、日行两次,矢气多,小便多,但全身轻松,小腹胀痛未再发作。基础体温升高 10 天,月经于 4 月 27 日来潮,经量不多、色淡,小腹微痛下坠,舌暗,苔黄厚,脉微滑。改用温中散寒、祛瘀通经的清宫合剂 3 瓶,每次口服 175mL,日 3 次,月经干净后继用前方案治疗。

按语: 多囊卵巢综合征表现为稀发排卵或无排卵、高雄激素或胰岛素抵抗、内分泌紊乱等,为妇科常见病。主要因下丘脑 - 垂体 - 卵巢轴激素分泌量关系异常而引发,临床可见月经稀发、闭经、不规则阴道出血、多毛、肥胖、不孕、双侧卵巢体积增大、并发多囊性改变等。其可见于中医学"月经后期""闭经""不孕""崩漏"等,以多囊卵巢综合征导致的闭经、不孕症多见,且较难治愈。

中医药治疗本病有一定效果,且副作用小。本案是典型的多囊卵巢综合征,以闭经、不孕、肥胖、痤疮、嗜睡为主症,乃痰湿郁阻、痰瘀互结之闭经。元代名医朱震亨曾说:"妇人肥盛者,多不能孕。"之所以不孕是因为"身中有脂膜"(脂膜即痰瘀之类闭塞子宫)。清陈自明《妇科大全》曰:"躯脂痞塞,痰涎壅滞而经不行。"李时珍在《本草纲目》中提出了"燥湿化痰""清热化痰""温化寒痰""润燥化痰""消散化痰""理气化痰""痰瘀同治""外治化痰"八种治疗方法,本案选择"痰瘀同治"法。痰湿、瘀血同为体内精微所化,同为病理产物。加之"痰瘀同源,痰瘀相关",故化痰利湿方中加红花、益母草、茜草、川牛膝活血,即痰瘀同治。同时采用痰瘀分离、祛痰利湿、逐瘀荡胞、通络调经等治则,分别选用自拟的"三子三黄调经汤""逐瘀荡胞调经汤""苍附导痰汤"为主方,配合少量雌激素、孕激素、克罗米芬、二甲双胍等,中西药结合,终使顽疾得以治愈。"三子三黄调经汤"中白芥子善行皮里膜外之痰,善祛胞宫停积之瘀,配莱菔子、紫苏子祛上、中、下三焦之痰疾最佳;大黄、五灵脂、蒲黄逐瘀荡胞，理气散结，通经通络，故三子、三黄配伍是治疗痰瘀互结月经失调的最佳组合。

四、卵巢早衰

张某，女，37岁，2014年3月3日初诊。

主诉：月经稀发1年。平素月经规律，2013年11月起连续服用倍美力、安宫黄体酮周期疗法3个月，月经按时来潮，但停药后月经不能自行来潮。末次月经为2014年1月20日，现月经42天未潮，自测尿HCG阴性。症见形体消瘦，面色少华，腰酸乏力，阴道分泌物极少，舌淡红，苔少，脉沉细。B超检查子宫37mm×38mm×35mm，内膜2mm，子宫偏小。实验室检查示促黄体生成素（LH）36.29IU/mL，卵泡刺激素（FSH）45.39U/L，雌二醇（E_2）12.56g/L。

西医诊断：卵巢早衰。

中医诊断：闭经。

辨证：肝肾阴虚。

治则：滋补肝肾，活血调经。

处方：五才汤合三仙汤加减。山药15g，山茱萸15g，熟地黄15g，菟丝子15g，枸杞子15g，巴戟天15g，仙茅15g，淫羊藿15g，当归15g，赤芍15g，乌贼骨15g，茜草15g，益母草15g，香附15g，鹿角片15g，川牛膝10g。10剂，水煎服，两天1剂。同时嘱于3月20日开始口服倍美力，1次0.625mg，1日1次，连服21天。服倍美力的第16天加服黄体酮胶丸，1次100mg，1日1次，连服6天。

4月26日二诊：药后腰酸乏力有所缓解，月经于4月19日来潮、量较少、色如常、血块少许，无腹痛，舌淡红，苔少，脉沉细，继用前方案治疗。

6月1日三诊：药后前症缓解，阴道分泌物较前明显增多，月经于5月25日来潮，量较前增多、色鲜红、无血块、无腹痛，舌淡红，苔微黄，脉微滑，继用前方案治疗。

按语：卵巢早衰是女性40岁以前出现持续性闭经或性器官萎缩，并伴有卵泡刺激素（FSH）和促黄体生成素（LH）升高，而雌激素降低的综合征。现代研究多认为，本病的发生与遗传、免疫、酶缺陷及感染等因素有关。本病可归属于中医学"月经后期""闭经""不孕"等范畴。秦月好认为，本病的主要病机是肾精亏损，冲任不足，治疗当以补肾填精、养血活血为主，使冲任得养，血海定期满盈，胞宫藏泻有度。本案属无明显诱因下月经后错，进而闭经，子宫萎缩，LH、FSH 呈数倍增高，E_2 偏低，符合肝肾阴虚型血枯经闭（卵巢早衰）诊断。治疗采用自拟方"五才汤"（山药、山茱萸、熟地黄、菟丝子、枸杞子）"三仙汤"（巴戟天、仙茅、淫羊藿）滋肾填精为主，配合血肉有情之品，以填精益髓，养血调经。"五才汤"滋补肝肾，"三仙汤"温肾壮阳，加血肉有情之品鹿角片、乌贼骨、益母草、茜草填补冲任，当归、赤芍活血通络，香附疏肝理气，川牛膝引药下行。全方滋补肝肾、填精益髓、助阳调经以治本，配合雌孕激素序贯疗法以治标。患者连续服药 3 个月后，肝气调畅，血脉流通顺畅，月经按时来潮。

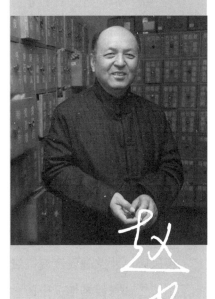

赵建成

专研疑难重症，颇有心得

创抗癌新思路，研制肿瘤专方

医家简介

赵建成（1954—2017），主任医师，北京京城名医馆中医专家，北京万国中医医院、北京健安医院高级顾问、疑难病科主任，北京小汤山医院（保健局北京市干部保健基地）中医专家，北京瑶医药研究院博士后科研工作站博士后导师，中华中医药学会肿瘤分会常委、名医学术思想研究会常委。

赵建成1954年11月生于河南省郑州市，祖籍安徽省太湖县城关镇，毕业于河南中医学院（现河南中医药大学）医疗系。曾拜国家级著名中医和中西医结合专家、中央领导保健医生段凤舞、余桂清、路志正、朱良春、赵清理等为师，为京城名医段家的第八代传人，擅长治疗内、外、妇、儿、皮肤、五官科杂病，以及肿瘤、老年病等。

自1973年开始行医，经治的疑难重症患者数不胜数。无论国内国外，还是中央领导、各界名人，或是基层干部、普通百姓，他都一视同仁，认真救治。他独创的"赵建成抗癌优选法"，开辟了中医治疗恶性肿瘤的新思路。他将名老中医秘方与其临床经验相结合，配制出各种汤药和丸散膏丹，研制出"抗癌延寿丸""心脑安康丸""百岁酒药""清宫坐月丸"等，经临床验证疗效良好。部分药物经香港药检部门检验合格，将投入国际市场。其事迹和学术思想被载入《中国当代中西名医大辞典》《中国专家人名辞典》《中国专家大辞典》《中国人才辞典》《中国人才世纪献辞》《中国专家人才库》《中华人物大典》《中华人物家教大辞典》《中华精英大全》《中华魂·中国百业领导英才大典》《世界名人录》《世界华人英才录》《东方之子》《国医年鉴》等20余部大型工具书中，先后被中央人民广播电台、中国教育电视台及100多家省、市电视台报道，并在《世界人物·新名流》《中华英才》《红旗文稿》《香港商报》《中国中医药报》海外版等登载。

主要著作有《段凤舞肿瘤积验方》《恶性肿瘤并发症实用疗法》《肿瘤方剂大辞典》《奇法诊病》《趣记方剂手册》《蒜治百病500方》《孕产妇食谱》《抗癌防癌食物》《赵建成谈中医看病》。

学术思想

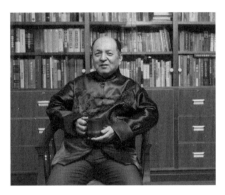

◎　赵建成先生

一、治疗肿瘤的学术思想

癌症是严重危害人类健康的恶性疾病。目前采用的经典治疗方法是手术、放疗、化疗和免疫疗法，但是仍有很大一部分患者效果不理想，最后到了无法医治的地步，被癌魔夺去了宝贵生命。赵建成认为，中医治疗肿瘤有很大的优势，应该重视和发挥中医药在肿瘤方面治疗的作用。

1. 注重整体，辨证施治

中医治疗疾病的最大特点是整体观念和辨证施治。它将人体看成一个有机整体，某一部位出现了癌肿，不单是局部出现了问题，而是因为整个人体处于失调状态，是内环境的变化在局部的反映。这种对疾病的认识比西医学更客观、更全面。中医诊断疾病是通过掌握患者的自觉症状（如恶心、胸痛、闷气）和体征（如发热、肿块、溃烂、舌象、脉象等），对原始资料进行加工整理，综合分析，从而推测人体这个"黑箱子"内部的病理变化，是将各种临床表现有机地组合而确定为一个"证"，然后根据这个"证"来治疗疾病。因此，西医学诊断的癌（如肝癌、肺癌、胃癌），在中医看来会确定为不同的"证"，从而施行不同的治疗方法。对于癌症这类严重的疾病，中医不仅要"辨证"，还要根据病变的位置、性质和种类进行"辨病"（指西医明确诊断的疾病），这是中医治疗癌症与治疗其他疾病的不同之处。因为辨证是根据症状体征用药，辨病是根据病理分型用药。这样"辨证"与"辨病"相结合，才能提高癌症治疗效果。

2. 提倡纯中医治疗肿瘤

著名针灸学专家董景昌先生曾说过："病非人身素有之物，能得也能除，言不可治者，未得其术也。"意思是说，疾病不是人身上原来就有的东西，能发生这种病，就应该能祛除它。如果你说不能治疗，那是你还没有找到治疗它的办法。这句话在《灵枢·九针十二原》也有类似论述："善用针者，取其疾也，犹拔刺也，犹雪污也，犹解结也，犹决闭也。疾虽久，犹可毕也。言不可治者，未得其术也。"说明古人对疾病治疗的认识已经很明白了，经过医疗实践治愈的患者也说明恶性肿瘤有治愈的希望。既然治愈了，就一定有其道理和原因；没有治好的也一定有没有治好的原因。

中西医都存在肿瘤患者过度治疗和错误治疗造成严重后果的情况，这方面西医更多一些。西医手术治疗可以降低肿瘤的负荷量，有的患者确实手术疗效很好，但癌症患者甚至良性肿瘤术后复发的概率也是很大的。尽管许多癌症患者术后进行了反复的放化疗，但仍然难以避免复发、转移。因为从中医的角度认识，肿瘤体质的存在是导致肿瘤复发的重要因素。不改变适应肿瘤生长的体质状态，复发是迟早的事。还有一部分患者，不做手术可能肿瘤发展得比较慢，做了手术反而发展或复发转移得更快，这在医学上叫"激惹"现象。也有的不做放化疗，体质还比较好，反复放化疗后，体质反倒很快恶化。这与放化疗降低人体的免疫力有关。最要命的是有些人放化疗均无效，除了副作用外没有任何正作用，但是治疗前并不知道它有无效果。

目前，中西医结合治疗肿瘤，实质上是以西医手术和放化疗为主，中医只是保驾。那么中西医治疗优于单纯中医治疗吗？实际上从临床看，西医参与治疗后，有时病情往往变得更加复杂。例如一个癌症患者，中医辨为寒湿型，这是一个单一证型，只需温阳利湿就行，治疗效果应该很好的。但是如果做了手术和放化疗情况就大不一样了。首先术后患者的经络被破坏了，气血不通了，就会出现血瘀气滞；做了放疗，灼伤了人体的组织细胞和腺体，暗耗了津液，就会出现阴虚内热；做了化疗，会损伤人体正气，降低人体的免疫功能，就会出现气血两虚。这样中医再治疗的时候就复杂多了。单纯采用温阳利湿就不灵了。因为越化湿阴虚就越厉害，阴虚要养阴，痰湿就会更严重；又有瘀血，要化瘀血，就会伤人正气，气血会更虚；要补气血，就会壅塞血脉，经络就更加不通；要清内热，阳虚会更明显；阳虚要温阳，阴虚会更加剧。这一类病过去叫"坏病"，就是相互矛盾、无从下手、动手便错、越治越坏的病。过去老中医都不治这种坏病，当然我们现在也是试着治疗。总而言之，这种病治疗上难度很大，预后效果不好。许多医生没有认识到这是医源性和药源性疾病。

许多老中医都会发现这样一些情况：一次胸腹水没抽过的患者，采用中药治疗，胸腹水慢慢就会消退。如果用了西药的利尿剂，或抽过水后，中医利水效果就差了。放疗把人体组织烤焦了，变成了熟肉，再用什么中药也不可能使它恢复生机；手术切掉的组织器官，吃什么中药也不可能再生出来。中医注重的是肿瘤患者体质的调整和症状的改善，西医更注重病灶的消除和客观指标的改变，这正是中西医的分歧点（国医大师朱良春老师与赵建成商讨的关于怎样看待西医的检验指标的问题）。中医关注患者的主观感觉，甚至一些肿瘤患者自我感觉良好而肿瘤并没有消除，甚至有的还长大了，但并不危害人的生命和寿命。而西医正好相反，手术、放化疗治疗在我们国家已经先入为主了。

3. 治疗途径——"赵建成抗癌优选法"

赵建成经过多年的临床实践，探索出一套行之有效的抗癌新法，即"赵建成抗癌优选法"。它是西医学理论和中医学实践相结合的产物，其价值在于临床实用性。该法包括治疗癌症的两条途径，其一为"促癌细胞逆转实践法"，其二为"促癌细胞慢性中毒法"。

（1）"促癌细胞逆转实践法"：该法是建立在癌细胞是由正常细胞演变而成，在一定的外部条件作用下，能够重新转化为正常细胞的学说基础上。这种观点来自山东大学生物系张颖清教授提出的"全息胚癌区滞育"理论。全息理论认为，人体由处于不同发育阶段和不同特化程度的全息胚组成。人的机体经常进行细胞更新和组织修复，即由细胞分裂、生长、分化、转化为角色细胞来替代死亡细胞或修复组织。该过程必然经过相当于卵裂期、桑葚期的阶段，此阶段的主要特点是生长性、细胞分裂快、不分化。如在此阶段停止发育（滞育），则形成桑葚样的细胞群，即通常所讲的癌。机体终生都进行细胞更新和组织修复，因此在任何年龄都有发生细胞滞育即癌变的可能。只要打破滞育，促进分化，则癌就自发转入正常。

目前，医学界广泛使用的抗癌化疗药物，实际上是阻止了细胞向成熟化发育，强化了机体修复过程中的滞育，因此不能取得很好的疗效。2000年11月华艺出版社曾经出版了一本由胃癌患者陆幼青著的《生命的留言〈死亡日记〉全选本》。书中将患者患癌后的治疗情况进行了一个总结。他说："我接受过几次化疗，但在我找到的医学书里清楚地写着，化疗对我的病的有效率只有10%……我果断地把另一半化疗处方扔了。而我同室的8个病友，全部在按质按量完成了化疗，一年内死去。"这说明，化疗的方法对于癌症并非十分有效。所以，赵建成认为，治疗癌症的正确方法应该是顺应细胞修复过程的规律，促使细胞的生长，强化细胞的分化，促使细胞从滞育区顺利过渡，而发育成正常的细胞。这就提出了一个很现实的问题：用什么方法或者什么药物使癌细胞发育成熟而转化为正常细胞呢？西医学目前尚未寻找到理想的方法和药物，而中医学却有很大的潜力可以挖掘。

赵建成从上千味中草药中筛选出了具有促使癌细胞逆转为正常细胞的药物，这类药物可以称为"全息胚分化促进剂"，运用这些药物在对数千名癌症患者进行临床观察后，结果显示疗效明显。一些患者的癌组织病理切片上能够看到癌细胞的逆转变化过程，说明滞育区的细胞是能够突破束缚发育成为正常细胞的。

赵建成认为，滞育区的细胞，虽然会无限制地生长繁殖，但是它们都是些不成熟的细胞，凡是能促使细胞发育成熟的药物，就有可能促使癌细胞逆转"改邪归正"。如麝香、鹿茸、胎盘、阿胶、龟甲胶、冬虫夏草、乌蛇、白花蛇、全虫、蜈蚣、僵蚕、地龙、土鳖虫、水蛭等动物的躯体和组织含有丰富的营养物质和激素样物质，有促使细胞发育成熟的作用。再如人参、西洋参、党参、黄芪、茯苓、白术、女贞、枸杞子、黄精、补骨脂、当归、熟地黄、白芍、香菇、灵芝、天冬、麦冬等补气养血、滋阴益肾药物，能增强人体内分泌的功能，通过激素的调节作用使细胞向正常化发育。清热解毒药靛玉红（青黛中的成分）、肿节风、白花蛇舌草等能调节细胞 cAMP 的含量及 cAMP/cGMP 的比值，由此而抑制肿瘤细胞的增殖或使其向正常逆转。赵建成将这些有"促逆"作用的药物进行筛选，并从中药属性的寒热温凉、补泻清化等方面进行有机搭配，组成了"抗癌延寿 1 号"方，临床上取得了显著的疗效。

（2）"促癌细胞慢性中毒法"：这是赵建成提出的另一种重要的治癌方法。癌细胞的分化程度是有差别的。同一病理类型的恶性肿瘤分化越好，它的恶性程度相对越低，生长相对较慢，与正常的组织细胞的差别较小，越接近成熟细胞。如果采用"促癌细胞逆转实践法"就比较容易成功地转化成正常细胞。如果分化程度越差，它的恶性程度就越高，生长就越快，越不容易控制其发展，预后较差。

若是采取"驯化"的方法，使癌细胞"改邪归正"，就显得过于缓慢和力量单薄了，这时候就要选用一种更有力的治疗方法来控制癌细胞的快速发展。

大凡世界上的一切生物，生机勃勃、发展迅速的生命体具有的能量越大，消耗的营养就越多。癌细胞也不例外。它在无休止地迅速生长繁殖的过程中，需要汲取人体中大量的营养，从而造成人体的贫血、消瘦和营养不良。因为正常的人体细胞在营养的汲取方面无论如何也是竞争不过癌细胞的，所以，利用癌细胞这种"大食量"的特性，选择一些有一定毒性的中草药，适量地给患者摄入，让癌细胞在争抢食物的同时，汲取到比正常细胞多出几倍乃至几十倍量的毒性物质，从而中毒死亡。由于正常细胞汲取的毒物较少，虽然有一些轻微地慢性中毒，但对其生长和代谢无明显影响，所以不至于危及人的生命健康。在癌细胞死亡之后，再逐渐减少毒性药物的用量，使人体逐渐排泄或代谢掉毒性药物，慢慢地恢复正常，达到治愈癌症的目的。中毒较深的患者必要时可以用一些解毒的药物，或者促使毒物排泄的药物，以使身体少受一些损失，尽快地恢复正常。慢性中毒对患者来说并非十分严重，如果能够以此换取癌细胞的死亡，这个代价也是值得的。况且这些中毒是可逆性的。

经过对有关资料查证和动物实验观察发现，川草乌、马钱子、黄药子、雄黄、砒石、蟾酥、斑蝥、铜绿等一些药物可以作为促癌细胞慢性中毒的药物，经过严格掌握摄入剂量和递增递减的服用方法，可使患者增强适应性和耐受能力。将这类药物与具有减毒增效的药物相结合，赵建成研制出了能使癌细胞逐渐中毒死亡的奇效良方"抗癌延寿2号"方。

若为早期癌症患者，或是癌前病变，或以预防癌症为目的者，可采用以"抗癌延寿1号"方为主进行治疗。若是病情较重、癌瘤发展较快的患者就要用"抗癌延寿2号"方为主进行治疗。如果患者体质较差，癌瘤又发展得比较严重的话，可以1号方和2号方的药物联合运用。这样一方面可以增加人体的免疫功能，使一部分分化较好的癌细胞得到促使逆转的机会，减少癌细胞的数量和瘤体的负荷；另一方面也能对癌细胞向低分化发展的趋势进行控制，起到协同作用。这两方面的有机结合就是"赵建成中医抗癌优选法"的全部内涵。

西医化疗使用的细胞毒类药物与"促癌细胞慢性中毒法"所用的药物对癌细胞的作用机理有什么不同呢？首先，前者是使用大剂量药物的冲击疗法，使癌细胞的代谢活动受到严重干扰，从而在短期内迅速死亡。根据化疗药物杀灭癌细胞的规律，只能是按一定的比例进行杀灭，使癌细胞呈对数值的减少，所以会出现癌细胞杀灭不彻底的情况，停用化疗药后，癌瘤又会迅速地生长起来。后者是使癌细胞缓慢性地中毒死亡，癌细胞的杀灭比较彻底，不易出现死灰复燃的现象。其次，化疗药物对人体的摧残很大，容易出现敌我不分、玉石俱焚的结局。在癌细胞和正常细胞同时受损的情况下，人体的抵抗力下降了，残余的癌细胞在失去机体免疫监控的状态下"东山再起"，再度猖獗，甚至比原来发展得更加迅猛，从而导致患者病情加重。这在临床上十分常见。后者所采取的方法，对于正常细胞的损伤是很小的，由于药量是根据患者的个体差异逐渐增减的，所以机体细胞的适应性和耐受能力也逐渐增强，对人体的免疫功能不会有明显损伤，患者也不会出现停药后病情急剧加重的现象。所以两者作用的机理是完全不同的。事实也充分证明，"促癌细胞慢性中毒法"的疗效是肯定的。

4. 中医治疗恶性肿瘤疗效不理想的原因

几千年来，中医一直都在治疗肿瘤。古医籍记载了许许多多成功的案例，而如今治疗效果在降低。导致疗效不理想的原因究竟在哪里呢？赵建成认为，与医学界的大气候有关，与各人的经历、经验有关。

第一，不懂得中医辨证。在中医界确实也是参差不齐，有水平高的，也有一般的，还有比较差的。首先体现在辨证施治方面。对于一般的病，采用中医辨证施治很容易就治好，但对于癌症来说，不仅要懂得辨证施治，还要学会辨病施治，这样效果才会好。然而，既具有西医学知识，又能对中药有效成分进行分析并用于临床的人就更少了。辨证不准疗效就更不用说了。我们治好的一些晚期癌症，能够存活十几年以上的首先就得益于正确的辨证施治。

第二，药物的用量不够。西医鼻祖希波克拉底说过，极端的病要用极端的方法。癌症作为极端的病，就需要用极端的方法来治疗。自古以来，中医老祖宗留下了一句话："药量是中医的不传之秘。"在大医院治疗疾病要受到很大限制，首先是中药的用量。如果开的量大，药房绝对不给取。2001年9月，赵建成接诊了一位女性晚期肺癌患者，服中药后疗效很好，因为医保医院能报销，于是就让她到肿瘤科的师兄那去誊方子，结果按半量誊方，药房还是不给抓。后来患者就在赵建成门诊接着用药，多活了3年，最后因突发心梗而死亡。还有个1岁多的脑瘤女孩，开始时只能躺在床上安安静静睡觉，眼睛看不见，连翻身都不会，经过治疗，能看见东西了，还咿咿呀呀想说话，扶着已经能走几步路了。她的用药剂量已逐步达到成人剂量，但却没有任何副作用。这样的例子很多，说明药量不够，疗效不好。

第三，不敢用有毒的药。古人说："量小非君子，无毒不丈夫。"赵建成和朱良春国医大师共同发起成立了一个民间中医肿瘤研讨小组，旨在全国范围内发现人才，结果看到一些民间中医在用毒药治疗癌症方面有很好的效果，如用砒霜、雄黄、斑蝥、狼毒、蟾酥等。关键的问题是，怎样将药物的剂量用到恰到好处，既治了病又对身体没有太大的伤害，这个可以作为癌症治疗的突破口。赵建成用了10年时间，组织编写了目前最全最大的一本工具书《肿瘤方剂大辞典》，收集了许多治疗肿瘤有效的"有毒"的方子，这对中医治疗肿瘤提供了很多好的经验方。

第四，中药材质量下降，煎服方法不对。现在的中药质量较以前要差不少，因为中药材在生长过程中要施用大量化肥，药材生长加快，生长期缩短，有效含量降低；农药的使用使有害物质增加。加之中药的生长环境不如以前，且不是原生地种植，气候和光照都有影响。另外还有以假充次、以次充好、以类似替代的情况出现；中药炮制程序简化，偷工减料的情况时有发生。中药的煎煮也存在问题，煎药机不论先煎、后下，只煎一次，有的药物的有效成分没有充分煎煮出来，这怎么可能治好病呢？

第五，肿瘤患者的综合管理。肿瘤患者除用药外，还包括饮食、精神心理、睡眠和运动等，是个综合管理的过程。只注重吃药、不注重吃饭的大夫不是一个全面的大夫。饮食调养有时候比药物治疗还重要。常言道："三分治疗，七分调养。"病从口入，70％的癌症患者都与饮食有关。另外，体质不同不仅需要药物来调偏，还要通过饮食来调偏。合理的膳食营养可加速疾病的好转或痊愈，缩短疾病的疗程。不合理的饮食会促使疾病的复发和加剧。

癌症患者的精神状态直接关系到疾病的预后。癌症患者心理上垮了，对战胜疾病没有信心，那么就将不久于人世。如果有坚强的意志，内心有一种一定要活下去的勇气，或者有一个生存的目标，那么他的生命期就会延长。

适量的运动和充足的睡眠也是防治癌症不可缺少的两个方面。任何药物和治疗都代替不了运动和睡眠。运动可促使血液循环，使气血流通。同一期间内，长期坚持运动者比不运动者患癌症的概率要少90％，而且坚持运动的癌症患者的死亡率要比不运动者低得多。另有研究显示，癌症患病率的年轻化趋势非常明显，患者大多没有家族史，而工作压力大、睡眠不足则成为其共同点。因此，充足的睡眠是增强免疫力的有效措施。肿瘤治疗的正确观念是不能随便做穿刺等介入性检查；不是所有肿瘤都需要手术和放化疗；要有豁达乐观的生命观；树立健康的生活理念；治疗彻底，以防止复发。

赵建成认为，以上这些因素就是当前治疗恶性肿瘤疗效不明显的原因所在，克服了这些因素，相信恶性肿瘤的治愈率会大幅度提高。

二、危急疑难重症的突破

赵建成早年师从著名中医学家余桂清、段凤舞，见过大量肿瘤患者及重症患者，加上他勤学善思，胆大心细，使得他在危急疑难重症上屡有突破。

他不仅治愈过各种类型的肿瘤患者，更治好过经重症 ICU 抢救的心肺衰竭患者，以及重症偏瘫中风、重症瘀胆型肝硬化、急慢性白血病、重症肌无力、癫痫、不孕不育等。他认为，医者要敢于突破，向疑难重症挑战，不能心甘情愿只停留在"中医是慢郎中"、不愠不火的水平。

1. 辨证论治，准确认证

赵建成非常注重诊断，包括面诊、脉诊、舌诊、腹诊、手诊、甲诊等，他都仔细研究过。对历朝历代各家的医案、方剂、用药特点他也进行过深入研究。他问诊详细具体，记录病案十分细致，包括初诊、复诊、随访都非常重视。他常说，辨证论治是基本功，要想成为一名好的医生，这是最重要的素质。他的辨证思路很开阔，在长期大量的临床实践中积累了很多经验，往往一个多年的疑难重症，他会诊断出很多别人想不到的病证。例如，阳虚或瘀血等引起的发热、颈椎问题引起的癫痫抽搐、脾失健运和痰湿阻络引起的肌萎缩无力等。赵建成对急危疑难重症的治疗，首先是建立在准确辨证基础之上的。

2. 重剂治危症，复方取沉疴

赵建成认为，《伤寒论》古方的剂量本身就很大，所以对急危疑难重症的救治有很好的作用。急危重症需要立即截断病情进展，治疗时机一旦延误，必然处于生死立判之间。所以在急危重症抢救方面，他用的剂量都很大，比如阳虚心衰患者，附子用到 60g，有时甚至用到 200～300g；对急腹症患者，大黄用到 15～30g，芒硝 20g；对于中风脑血管病患者，补阳还五汤中黄芪用到 100g，其他活血药如桃仁、红花、丹参、川芎、土鳖虫、水蛭、地龙等，总量也达到上百克；治疗脑瘤的半夏、胆南星均用到 60g。因此，疗效非常之快。有个东北籍的严重多发脑梗患者，口眼㖞斜，手拘挛，走路画圈，言语不利，不能自理，20 剂药后，患者就可以自己去买药了。一个子宫肌瘤患者，肌瘤大小 15cm，西医要切除子宫，转求赵建成中药治疗，20 剂药后，肌瘤已经缩小一半。

赵建成认为，多年的慢性疾病往往病因复杂，是多种病理因素结合在一起形成混合体导致的。例如，患者有气虚，很多人也兼脾虚和肾虚；有痰湿，还合并肝阳上亢和瘀血，寒热虚实错杂。如果只考虑其中一两个因素，就很难将慢性病根治。只有认证仔细，将错杂的病理因素综合考虑，给以复方治疗，才能将陈年旧病顽疾彻底清除。所以赵建成讲，治疗慢性复杂的顽固性疾病，不要怕药包大、药量多，重在用方到位、用量到位。

用方大、用量多，一是因为时代因素造成的疾病复杂，远胜于古代；二是因为现在的中草药多为种植，药性、药能已经大不如前。工业化社会，自采草药、自己加工炮制对大多数医生已很难完成。如果还是沿用以前古籍的用量，显然已不符合时代需求。所以用量大、用量到位，才有可能做到疗效的突破。

3. 注重煎服，严格管理

方剂中先煎、后下的药一定要做到，熟地黄、人参等煎煮时间要长。尤其是附子，用量较大，一定要先煎，要让患者自己尝，无麻味，再加入其他药合煎。抢救急危重症患者，不要拘于1日2～3次，可以多次频服，或者开始1日两剂。但是一定要叮嘱患者，注意观察服药反应、病情转归，中病即止。对于疑难病脾胃差的患者，可以渐进的方式，由少到多，逐渐适应，加大用量。对于煎服药，赵建成总是不耐其烦地对患者及家属进行讲解，让助手或者亲自打电话询问患者服药情况，非常严谨认真，真可谓"胆欲大而心欲小"。

4. 熟悉西医，排除干扰

疑难病患者往往患病时间长，经过各种中西医治疗，不再是初发疾病的情况，病情变得更加复杂，患者身体更加虚弱。所以作为中医大夫，不但要懂中医，也要懂西医，要了解西医的各种治疗对机体可能造成的影响。赵建成是西医出身，又接受了正规中医理论学习，所以对中西医治疗都比较了解。处理疑难问题时，他问诊十分细致，哪一年、哪一时期经过什么治疗，身体发生的变化是什么，目前的状况怎样。这样抽丝剥茧，将各种复杂因素的影响综合考虑进去，分析哪些是主要矛盾，哪些是次要矛盾，处理的先后次序如何。他总是在治疗原则的综合性和用量上做文章，从而实现了疗效和疗程的突破。

三、补脾肾法改善体质

1. 平衡阴阳，顾护阳气

"阴阳者，一分为二也"。自然界的任何事物或现象都存在着对立统一的阴阳属性。人的身体处于阴阳平衡状态，才能够保持健康。任何一方受损或过亢，都会导致疾病的发生。赵建成深谙"阴平阳秘，精神乃治，阴阳离决，精气乃绝"的道理，临证中总是"察色按脉，先别阴阳"，确定温阳、滋阴抑或清热等基本法则，进而达到阴阳和合的状态。赵建成认为，阳气是人身的立命之本，是生命的原动力，推动着人体生、长、壮、老、已的生命过程。正如《易经》所云："大哉乾元，万物滋始，乃统天。"疾病在发生发展过程中，阳气起着主导作用。《素问·生气通天论》云："阳气者若天与日，失其所则折寿而不彰。"因此，顾护阳气尤为重要。医圣张仲景在疾病治疗中常用干姜、桂枝、大枣、甘草、附子等，亦处处体现了顾护阳气的思想。

2. 强调辨证，尤重脾肾

辨证论治是中医的基本原则。赵建成能够灵活运用八纲辨证、脏腑辨证、经络辨证等方法，抓准病因病机，以平为期。在脏腑辨证中，赵建成尤其重视脾肾两脏。《素问·太阴阳明论》云："脾者土也，治中央……脾藏者常著胃土之精也，土者生万物而法天地。"李东垣更是提出了"人以胃气为本""内伤脾胃百病由生"的理论。赵建成认为，脾为生命之根本，气血化生之源泉。脾位于中焦膈之下，主运化水谷精微、津液，并将精微、津液吸收、转输至全身各个脏腑，维持人体正常的生理功能。脾胃之气旺，则脏腑之气旺；脾胃之气衰，则脏腑之气衰。然而，脾脏运化水谷的功能，有赖于肾脏的资助和促进，方能健旺。肾主藏精，乃一身真阴真阳之寓所，主生长发育、生殖及脏腑气化，为"先天之本"。肾阳为一身阳气之本，"五脏之阳气非此不能发"。肾阴为一身阴气之源，"五脏之阴气非此不能滋"。赵建成常说："脾为后天之本，肾为先天之本，生理上二者相互资生、相互促进；在病理上，常可相互影响、互为因果。脾肾两脏的虚损不足，又可通过五行的生克制化关系影响其他脏腑，因此调理脾肾尤为关键。"临证时，赵建成总是详细询问患者的寒热、出汗、饮食等情况，详尽到夏天是否吹空调、喜食温还是凉、进食生冷是否胃脘不适、夜尿几次等，通过其细微的不同，判断脾肾阳气的虚衰程度。

3. 重用辛温，重视煎服

对脾肾阳虚患者，赵建成善用附子、干姜、炮姜、高良姜、桂枝等辛温之品。附子性温，通行十二经，乃纯阳之要药，药性峻猛，有大毒。《本草衍义》以其形命名而为用，分为乌头、乌喙、天雄、附子等。现代人因其有剧毒，临床应用如履薄冰。《淮南子》云："天雄、乌喙，药之凶毒也，良医以活人。"赵建成说："附子、半夏、南星、川乌、草乌等药物虽然有毒，但只要运用得当，会起到很好的治疗效果，我们不能因噎废食。"临床应用多为制附子，经过炮制后其毒性大减，药性也随之减弱。张寿颐在《本草正义》记载："附片二钱，尚不如桂枝三五分之易于桴应，盖真性久已淘汰，所存者寡矣。是以苟遇大症，非用至一二钱，不能有效，甚者必三五钱。"赵建成临证中根据阳气虚损程度，配伍不同的温阳之品，剂量也从 30～100g 不等。但凡开具有毒药物，赵建成总是详细告知煎服方法，即先煎 30～60 分钟，嘱咐患者亲自尝药，直至口中无麻感，尚可煎服其他药物。至于药汁的服用方法，赵建成主张多次分服，一方面因为药物作用猛烈，多次少量频服有利于寒凉机体适应药性的温热，避免发生格拒；另一方面如果发生不适也能及时停药，迅速处理。

郑某，女，42 岁，2015 年 12 月 17 日初诊。

半年前在北京某医院行剖腹子宫肌瘤剥离术，自述术后恢复良好。术后两月余，时感腹痛。症见腹部胀满作痛、得温痛减，怕冷，腹部尤甚，口渴喜热饮，进食生冷后腹痛明显，饮热水后自觉肠蠕动加快，可闻及肠鸣，矢气较多且矢后觉舒，汗不多，饮食欠佳，睡眠安，小便正常，大便日行 2 ～ 3 次、质稀不成形，完谷不化。舌边红，根苔白腻，脉沉细无力。

诊断：腹痛。

辨证：脾肾阳虚，肝郁气滞。

治则：温补脾肾，疏肝理气。

处方：炮姜 60g，制附子 60g，白芍 45g，炒山药、薏苡仁、小茴香、乌药、延胡索、金银花、焦三仙各 30g，黄连、吴茱萸、党参各 20g，醋柴胡、青皮、陈皮、佛手、诃子各 12g，补骨脂、生甘草各 15g。7 剂，每日 1 剂，水煎多次分服。

12 月 24 日二诊：药后腹痛、肠鸣减，腹中仍觉凉，饮食改善，食欲增加，大便仍稀。舌淡红，苔中后部白，较前变薄，脉沉细。考虑前方有效，但温阳之力不足，故去金银花、醋柴胡，制附子、炮姜加至 80g，加川椒 12g，干姜 80g，肉豆蔻 30g。7 剂，服法同前。

12 月 31 日三诊：腹中凉减轻，无明显腹痛，大便成形、软便。上方继续服用 5 剂巩固疗效。后随访，诸症消失。

临床经验

一、消化道肿瘤

消化系统肿瘤为常见肿瘤，如食道癌、胃癌、肝癌、胰腺癌、大肠癌等，常见症状有胃痛、腹痛、便秘和腹泻。

1. 食管癌

食管癌是指起源于食管黏膜上皮细胞的恶性肿瘤，主要表现为进行性吞咽困难、咽部异物感、进食时胸骨后疼痛或烧灼感。古代医籍中就有"噎膈"的记载，其相当于民间所说的"噎食病"。

辨证分型：痰气交阻治以开郁润燥，化痰畅膈；津亏热结治以滋养津液，泄热散结；瘀血内结治以祛瘀破结，滋养阴血；气虚阳微治以温补脾肾，益气回阳。

辨证用药：如旋覆花、代赭石、藤梨根、威灵仙、丹参、急性子、云南白药、柿蒂等。

辨病用药：选择现代研究证实具有抗食道癌作用的药，如冬凌草、黄药子、生南星、生半夏、龙葵、白术、刺五加、牛黄、壁虎、柘木、猴头菇、山慈姑、马钱子、人参、茯苓、灵芝、山豆根、猪苓。

如此往往能取得很好的疗效，且有预防复发的作用。

2. 胃癌

胃癌是指起源于胃黏膜上皮细胞的恶性肿瘤。其发病部位包括贲门、胃体、幽门，在我国发病率排第一，主要表现为上腹痛或饱胀不适、消瘦、食欲减退及呕吐、呕血或黑便，部分病例消化道症状不明显，而以腹部肿块或转移灶的症状为主。

辨证分型：肝胃不和证治以疏肝和胃，降逆止呕；痰食瘀阻证治以化痰消食，祛瘀散结；脾胃虚寒证治以温中散寒，健脾和胃；气血亏虚证治以补气养血，健脾补肾。

辨证用药：如砂仁、木香、丹参、厚朴、陈皮、菝葜、鸡内金、白及、甘草。

辨病用药：选择现代研究证实对胃癌有治疗作用的中药，如猴头菇、刺五加、柘木、肿节风、棉籽、刺五加、向日葵杆心、七叶一枝花、野艾、生南星、生半夏、壁虎、甜瓜蒂、大黄、薏苡仁、人参、茯苓、猪苓、蜈蚣。

3. 肝癌

肝癌是肝细胞或肝内胆管细胞发生的恶性肿瘤，是恶性程度很高的癌肿之一。病理形态大致分为多结节型、巨块型、弥漫型。起病多隐匿，但发病迅速，发病一两个月即可出现食欲减退、腹部闷胀、消化不良、恶心、呕吐、贫血、消瘦、疲乏、肝区痛、出血、呼吸困难等症状。

辨证分型：痞滞型（普通型）治以疏肝消痞；脾困型（胃肠型）治以化湿醒脾；血瘀型（疼痛型）治以活血化瘀；热毒型（发烧型）治以清肝解毒；湿蕴型（黄疸型）治以利湿祛黄；膨胀型（腹水型）治以健脾利湿；阴枯型（衰竭型）治以养阴扶正。

辨证用药：如茵陈、柴胡、穿山甲、田三七、白芍、龟甲、虎杖、甘草。

辨病用药：如斑蝥、蜈蚣、蟾蜍、土鳖虫、半枝莲、白花蛇舌草、大茶药、七叶一枝花、三棱、莪术、龙葵、白英、夏枯草、猪苓、黄芪等。

4. 胰腺癌

胰腺癌是一种临床表现隐匿、发病迅速、预后不良的消化系统恶性肿瘤，对人生命危害极大，被称为"癌中之王"。临床表现有中上腹和左季肋部持续性腹痛、黄疸、短期内消瘦、食欲不振、消化不良、恶心呕吐、腹泻、便秘或黑便、发热等。

辨证分型：湿浊阻遏型治以健脾利湿，化浊解毒；气血瘀滞型治以理气止痛，活血化瘀，软坚散结；肝胃郁热型治以疏肝解郁，和胃降逆，清热解毒；气血两亏型治以益气养血，活血散结；阴虚内热型治以养阴，生津，泻火。

辨证用药：如鼠妇、川楝子、乳香、没药、干蟾皮、白芍。

辨病用药：如肿节风、大青叶、青黛、茵陈、猫人参、蒲公英、芦荟、半枝莲、半边莲、郁金、金钱草、藤梨根、八月札、石见穿、菱角、大黄等。

5. 大肠癌

大肠癌包括结肠癌、直肠癌和肛管癌。早期多无症状，随着癌肿体积增大和产生继发病时才出现症状，常见症状有腹胀、便秘、腹泻、血便、腹部肿块等。晚期可出现贫血、消瘦、恶病质及肝大、黄疸、腹水、便秘和腹泻交替、便血、排便不畅和里急后重。本病属于中医学"脏毒""肠蕈""锁肛""下痢"等范畴。

辨证分型：湿热证治以清化湿热；瘀毒证治以化瘀解毒；脾肾阳虚证治以温补脾肾；肝肾阴虚证治以滋阴补肾。

辨证用药：如槐花、地榆、仙鹤草、侧柏叶、厚朴、藤梨根、金银花、败酱草、甘草。

辨病用药：如苦参、白花蛇舌草、大黄、薏苡仁、大蓟、小蓟、瓜蒌、莪术、黄药子、人参、茯苓、香菇、黄芪等。

【验案举隅】

案1 某男，48岁，郑州市人。

因吞咽困难做食道镜检，发现食道中断有 1mm×2.3mm 大小的菜花状易出血癌病灶，病变位置不宜手术，故求治于赵建成采用纯中药治疗。患者当时主要为吞咽困难，易呕吐，伴大量黏液状分泌物，口中黏腻，不喜饮水，嗳气连连，烦躁易怒，心胸憋闷，吞咽时胸骨后有疼痛感，舌苔白而厚腻，脉象滑实有力。

诊断痰气交阻型噎膈。给予大剂量的化痰燥湿、疏肝理气药物，服药1个月后，症状逐渐好转，感觉吞咽不像以前那么困难，心中觉得豁亮了许多，痰涎明显减少。服药3个月后，吞咽基本正常，能像正常人一样进食饺子、面条、烙饼、米饭和各种蔬菜。病情缓解后又维持治疗了6个月，身体恢复良好，面色红润，声音洪亮，精神、体力不减当年。食道镜复查，病灶基本消失，病理检查没有发现癌细胞。随访3年，身体状况尚好，生活能够自理。

案2 某女，80岁，郑州市人。

2002年1月感觉胃部不适，饭后饱胀，每天腹泻五六次，身体非常虚弱。治疗后，症状有所缓解。2002年4月初，某职工医院做胃镜检查，结果病理切片诊断"胃腺癌"，医生建议住院手术，家人考虑年纪大，有高血压、心脏病、糖尿病，身体非常瘦弱，不适宜手术。经赵建成诊治后，高血压、心脏病和糖尿病均有明显好转。坚持服药3年多，生活能够自理，无不适感，因做胃镜太难受而未复查。

案3 某男，45岁，内蒙古化德县人。

2001年11月12日因开玩笑，右肋部被人用拳头击了一下，两天后疼痛加重。在当地医院做B超发现，肝内有占位性病变，遂到张家口某医院进行B超、CT检查，结果怀疑肝癌。后又到北京肿瘤医院做进一步检查，发现肝脏内有9cm×7cm×10cm边界不清的肿块，确诊为原发性肝癌。医生建议肝介入治疗，每次需1万多元。因家庭特别困难，经人介绍找到赵建成治疗。当时精神不好，并有腹胀、肝区疼痛、周身乏力等症状。经中药汤剂调治，1个月后，病情明显好转。CT复查肝右叶占位性病变较前有所变小，坚持治疗3～4个月，自我感觉良好，基本恢复工作，生活能自理。

案4 某男，53岁，在河北邯郸矿务局工作。

2001年11月，突然左上腹疼痛，被送到邯郸市第四人民医院抢救，诊断为急性胰腺炎，给予青霉素静点及口服药治疗，症状缓解后，出院疗养，但左上腹时而隐痛。2002年4～7月初先后5次剧痛，每次发作时腹痛、腹胀、腰痛、后背疼痛，反复使用抗生素，疗效不佳。当地医院B超示慢性胰腺炎急性发作；胰头占位性病变，怀疑胰腺肿瘤。后反复发作，多次住院治疗，一直不能除根。2002年7月16日求治于赵建成。采用中药汤剂给予调治，开始时有些腹泻，但并不难受。1个月后浑身上下都觉得很舒服，精神、体力较前明显好转。B超示胰腺占位病变较前明显缩小。调整药方，服至2002年11月底，胰腺部已不疼痛。继续服药至2003年7月19日，CT示胰腺头部可见不规则高密度钙化影。

坚持服药到 2004 年 3 月，症状全部消失，CT 示胰腺大小、形态正常，边界清楚，胰头部可见一钙化斑，腹腔内未见肿大淋巴结。除验血报告胰淀粉酶偏高外，其他均正常。患者继续吃药，巩固治疗。

案 5 某女，58 岁，贵阳市人。

1997 年 7 月开始经常出现腹痛，大便带血样黏液，有下坠感，腹泻与便秘交替出现，经当地医院结肠镜检查，确诊为乙状结肠腺癌，CT 提示有盆腔淋巴结转移，已失去手术根治的机会，只好采取中医药为主保守治疗。同年 9 月，求诊于赵建成。症见面色萎黄，贫血貌，精神萎靡，困倦乏力，畏寒肢冷，舌淡，脉虚。辨为脾肾阳虚证，给予温补脾肾、益气养血、软坚散结中药治疗。患者坚持服药 3 个月后，面部渐有红润，大便成形、未再出血，下坠感消失，体力较前恢复。每年 3 次复查，病情稳定，腹腔淋巴结消失，能操持家务，参加一般性社会活动。

由上可以看出，中医治疗消化系统肿瘤是有特色的，并有非常明显的疗效。服用中药，肠道内血浓度高，有利于药物的直接作用。对于消化系统的良性和恶性肿瘤，中药具有全面调理、缓慢持久见效的作用。

二、妇科肿瘤的辨证治疗

妇科肿瘤中医称为"癥瘕"，指妇人下腹结块，伴有或胀或痛或异常出血。本病相当于西医学的子宫颈癌、子宫体癌、卵巢癌、滋养细胞肿瘤（包括葡萄胎、恶性葡萄胎、绒毛膜癌）、子宫肌瘤和卵巢囊肿。

1. 子宫颈癌

子宫颈癌是妇科恶性肿瘤中发病率最高、危害最大的疾病，多发于 30 岁以上的已婚妇女。发病年龄的高峰在 45～55 岁。子宫颈癌容易检查，容易早期发现，而且早期治疗是完全能够治愈的。原位癌无任何症状，或者有一般慢性子宫颈炎的症状，如少量白带等。浸润癌在早期，病变很小，自觉症状也很少，常为白带增多或同房时少量出血，易被忽视。当癌肿发展成菜花状、结节状或溃疡时，可出现白带增多、腥臭，阴道不规则流血，腰背酸痛等症，崩漏日久或大出血后可出现贫血。

辨证分型：本病中医可分为肝肾阴虚型、肝郁气滞型、湿热瘀毒型和脾肾阳虚型。肝肾阴虚型治以养阴清热，滋补肝肾；肝郁气滞型治以清热解毒，疏肝理气；湿热瘀毒型治以清热解毒，活血化瘀；脾肾阳虚型治以健脾益肾，温化水湿。

辨证用药：选择具有抗子宫颈癌作用的中药，如莪术、掌叶半夏、野百合、鸦胆子、马钱子、三棱、白英、墓头回、苦参、黄芪、白术、香菇、薏苡仁、半枝莲、紫草、云芝、龙葵、土鳖虫、珍珠菜、南星。

2. 子宫体癌

子宫体癌发生于子宫内膜，又称子宫内膜癌。发病以老年女性多见，年轻者少见。发病率远较子宫颈癌低。常见的子宫体癌以腺癌多见，其次是乳头状腺癌、腺角化癌、未分化癌。本病早期无症状，随肿瘤进展，可出现子宫出血。特别是绝经后 1 ～ 2 年或数年突然出现阴道流血，开始少量，以后逐渐增加。白带增多，晚期可伴疼痛，妇检宫体正常或增大，如宫旁组织受侵，子宫活动可受限。

中药治疗可以取得好的疗效。中医辨证分为热盛血亏型、气血双亏型和湿热瘀毒型。热盛血亏型治以清热补血凉血；气血双亏型治以补气补血；湿热瘀毒治以清热祛瘀。

辨证用药：选用有抗宫颈癌作用的中药。

3. 卵巢癌

卵巢癌是妇科常见肿瘤之一，多发生于 30 ～ 50 岁的女性，20 岁以前较少见。卵巢肿瘤有良性与恶性之分。囊性肿瘤多属良性，实质性的多属恶性，但良性肿瘤也能转化为恶性。其在女性中约占癌死亡的第六位。

辨证分型：中医可分为血滞气瘀型、寒湿内停型和气阴两虚型。血滞气瘀型治以活血止痛，软坚通便；寒湿内停型治以温经祛瘀；气阴两虚型治以养阴扶正祛瘀。

辨证用药：如鼠妇、乳香、没药、蒲黄、白芍、马鞭草、猪苓、白芥子、车前子、王不留行等。

辨病用药：如藤梨根、苦参、半枝莲、白花蛇舌草、白英、八角莲、莪术、红藤、夏枯草、龙葵、石见穿、穿山甲、水蛭、猫人参、墓头回、生牡蛎、海藻、忍冬藤等。

4. 子宫肌瘤

子宫肌瘤是指子宫壁的肌肉和纤维组织所构成的多发性良性肿瘤，多见于30 ～ 50 岁女性。根据生长部位，分为宫体肌瘤和宫颈肌瘤，以前者较为常见。若肌瘤长于肌壁内，称为肌壁间瘤；若肌瘤向子宫腔内生长，称为黏膜下肌瘤，其常引起月经过多、不规则出血、不孕或流产；若肌瘤向子宫浆膜表面生长，称为浆膜下肌瘤，无不规则流血症状。子宫肌瘤恶变率低，约占 0.5%；绝经后有萎缩趋势。

辨证分型：本病临床可分为气滞血瘀证、痰湿瘀结证、湿热瘀阻证和肾虚血瘀证。气滞血瘀证治以行气活血，化瘀消癥；痰湿瘀结证治以化痰除湿，活血消癥；湿热瘀阻证治以清热利湿，化瘀消癥；肾虚血瘀证治以补肾活血，消癥散结。

5. 卵巢囊肿

卵巢囊肿是指发生在卵巢的囊性肿物。绝大多数卵巢囊肿为良性，亦有少数属于恶性或有恶变的可能。其包括单纯性浆液性囊腺瘤、良性黏液性囊腺瘤、卵巢巧克力囊肿、炎性卵巢囊肿等10余种不同病理类型，属中医学"癥瘕""肠蕈"范畴。囊肿小时多无症状，增大时小腹部有时出现下坠感，或可触及包块。巨大囊肿可出现压迫症状。当发生蒂扭转或破裂时可出现急性腹痛，甚至休克。体检时下腹部可触及活动性好的圆形包块。

辨证分型：中医分为气滞血瘀证、痰湿凝聚证和湿热郁结证。气滞血瘀证治以行气活血，软坚消癥；痰湿凝聚证治以理气化痰，破瘀消积；湿热郁结证治以清热利湿，活血消癥。

【验案举隅】

案1 某女，30岁，哈尔滨某中学教师。

1999年开始痛经，迄今已5年。每次月经来潮时肚子痛得厉害，后背和肚子凉痛，月经量多，有大量血块、肉块脱落，月经来时必须卧床休息。在哈尔滨好多大医院看过，用黄体酮治疗6个月，症状好转，但停药后3个月又复发。检查结果示子宫内膜异位症伴慢性盆腔炎。服过中药，未见效果。妇科专家建议切除子宫、卵巢，患者不同意。赵建成诊为寒凝血瘀型痛经，开了两个药方，一个是平时服用化瘀血，使异位的内膜萎缩退化；另一个方子是化瘀后月经来太多时用。经过3个疗程的治疗，痛经渐渐缓解，月经量和血块明显减少，慢性盆腔炎好转，白带正常。

案2 某女，24岁，中央民族乐团演员。

因减肥造成内分泌失调，已经1年半未来月经，B超报告子宫萎缩，西医诊断为继发性闭经。去了多家医院，始终未见疗效。因签约了3年的出国演出合同，出国日期临近，心急如焚。赵建成诊断为气血双亏、脾肾两虚型闭经，乃长期营养不良导致。给她开了补气血、健脾肾的汤药，并外用清宫坐月药丸。用药3天后，月经来潮；用药8天时，月经量增多。另配制了一些丸药。患者坚持服药3个月，气色很好，月经能按时来潮。

案 3　某女，42 岁，家住北京清河。

因卵巢囊肿于 1997 年行囊肿切除术。术后大半年复发，患者怕再次手术复发，故吃了很多中西药，但均未见效。症见人消瘦，心情不好，月经不正常，气色很差。赵建成给她开了 1 个疗程的中药，化痰消瘕，补益气血。药后 B 超示囊肿缩小一半。月经周期较前规律。后患者坚持服药数疗程，囊肿基本消失，气色转佳。

案 4　某女，73 岁，河南安阳人。

1996 年 3 月开始出现白带腥臭量多，阴道不规则流血，小腹有下坠感和隐痛。妇科检查发现宫颈有菜花样组织凸出，触之易出血，取活检，病理报告为宫颈鳞状细胞癌 Ⅱ 期。因年龄大，未做手术和放化疗，采取保守治疗。赵建成给予健脾益肾、化瘀解毒中药服用，局部外用三品一条枪。药后病情逐步稳定，混血白带渐渐消失。患者持续用药半年，妇科复查，宫颈口表面光滑，宫颈细胞刮片检查阴性。随访 3 年，体健无复发。

三、发热的辨证论治

西医将发热分为感染性发热和非感染性发热两大类。感染性发热由病原菌引起，西医采用抗生素治疗，开始往往有效，但逐渐会出现耐药情况。如果无法控制体温上升，加用退热药（如解热镇痛剂），强行发汗，会引起各种"变证"。热虽然退了，但患者会感觉非常难受，全身疲乏，肢体酸困，头晕心悸，人体处于亚健康状态。如果感染性发热使用激素类免疫抑制剂，会降低机体免疫力，使感染蔓延。对非感染性发热，西医通常对症处理，缺乏良好的治疗方法。

中医治疗发热的方法是辨证施治，先是弄清机体阴阳气血的状态，找准发热的原因，然后针对性用药。除感染性发热外，还有阴虚发热、阳虚发热、气虚发热、气郁发热、血虚发热等不同。所以中医治疗发热，包括癌性发热效果都很好。湿热、食积、血瘀等实性发热是机体内代谢废物引起的，就像垃圾产热一样，反复刺激机体体温上升，单纯降温是没有用的。中医治疗的方法就是将它们通过汗液、大小便排出。痰、水、血等代谢废物，仪器是检查不出来的。西医也没有"排病"的治疗理念，所以治疗存在盲区。中医通过腹诊、舌诊、脉诊，可以辨证推断体内的状况。虚性发热是机体的代偿消耗反应，千万不能用激素、用退烧药，这样会引发更严重的问题。为什么会出现"双黄连口服液事件""鱼腥草事件"，不是制剂本身有问题，而是临床辨证出了错误。

中医的法宝就是无论什么原因，只要辨证清楚，退热会很快，病情回转迅速。赵建成治疗了很多这样弄不清楚发烧原因的患者。

一个不明原因的发热病人，在一家大医院住院治疗了十几天，用了许多抗生素、激素、清热解毒注射液、醒脑静注射液等，每天治疗费一两千元，但发热仍不退，家人非常着急，就找到赵建成。症见发烧38.5℃，头重如裹，恶心，不想吃东西，口苦口黏，口干不欲饮，周身乏力，小便黄，大便黏滞不爽，舌苔黄厚腻，脉濡数。这是典型的湿热内蕴引起的发热。赵建成给予清热化湿汤药，如黄芩、薏苡仁、杏仁、白蔻仁、半夏、厚朴、龙胆草、茵陈、藿香、生大黄等，五六剂后，身热逐渐消退，食欲大为改善，又服了几剂，患者痊愈出院。

赵建成邻居家的一个孩子，因高热住院十余日不退，用了好多种抗生素，没有明显效果，便请赵建成诊治。在了解病情的过程中，孩子突然放了一个臭屁。赵建成就询问家长，孩子最近是不是吃了什么不好消化的东西，家长说吃了好多海鲜和肉，最近食欲不好，已经许多天没有解大便了。孩子舌头很红，舌苔黄厚，口中有腐臭味，腹胀腹满，按之疼痛，这是食积发热。赵建成给患儿开了清热导滞、泻下通便的汤药。药如枳实、厚朴、黄连、炒牵牛子、生大黄、芒硝、焦三仙等，患儿服后拉出大量宿便，高热随之而退。

赵建成一位朋友的孩子在香港一所大学读书，他的女同学，因为发热在香港一家医院留诊，十几天过去了，发热仍没退，非常着急，就想找个中医给看一看。于是就给赵建成打了电话。赵建成详细询问了女学生的病情，主要症状是面色黄白、周身乏力，化验提示明显贫血，但食欲不受影响，平时月经量较多，伴身疲、倦怠、畏寒肢冷等症，排除因感冒、感染引起发热的原因，判断为气血两虚引起的发热。嘱加倍服中成药十全大补丸和补中益气丸，减半量服知柏地黄丸，告知服药3天发热就会消退。患者将信将疑地服了3天药，第4天来电话告知，昨天晚上医院留医部通知她发热已退，可以回去住了。后来放假时，她专程从香港来到北京，让赵建成开中药调理半个月，见身体恢复得较好。

一位外伤后发热疼痛的患者，住某医院外科病房，每天平均体温38℃，西医使用抗生素治疗，没有效果；又用激素，热虽退了，但激素撤不掉，一旦停用，又出现发热。赵建成诊断为血瘀发热，治以活血化瘀、疏通经络为法，选用血府逐瘀汤加水蛭、苏木等，5剂药后，热度降到正常范围，疼痛明显减轻。

一位女患者长期低热，延请各路中西名医，均未取得明显疗效。一个偶然机会，她丈夫找到了赵建成。症见患者面色苍白，身疲乏力，畏寒自汗，口舌生疮，每天低热不退。观前医所用药物，大多为寒凉之品，使体内阳气倍伤，导致气虚、阳虚，久治不愈，属阳虚发热。给服大量的温经祛寒、益气健脾汤药，药如制附子、干姜、肉桂、细辛、红参、炒白术、山药、扁豆等。因患者身体虚弱，虚不受补，故隔日服1剂。当时患者已对治疗完全没有信心，并提出异议："我本来就有热，口舌生疮，再吃补药、热药不是火上浇油吗？"赵建成告诉她，这是中医"甘温除大热"的方法，表现的热是虚热，属阳虚外越，阳气足了，热就退了。患者听了觉得有道理，就吃了1个多月的药，结果低热逐渐减退，身体强壮了，口舌生疮也好了。

四、深昏迷高热不退抢救案例

中医能否治疗急危重症一直引起争议。一般认为中医是慢郎中，只能调理。但赵建成的行医生涯中，抢救了许多急危重症患者，并留下了宝贵的治疗经验。

2012年5月中旬，河北霸州肝病崔院长的女儿住在301医院，已深昏迷13天了，当时情况很危重。崔院长请赵建成前来会诊，但无法进入ICU病房。

崔院长介绍病情：其女28岁，半个多月前感冒发烧，在廊坊市医院发热门诊住院，当时头痛得厉害，大夫说是脑压高，时有发热。上个月28号晚上高热39.5℃，直接到协和医院急诊室，因住不了院，就在走廊上输了点液，待了一晚上。29号跟301医院联系住院，当时患者还能扶着到各处做检查。请了结核病医院专家会诊，要抽脑脊液，第一次抽，抽不出来，人还清醒。1个小时后第2次抽，抽完没一会儿就昏迷了。从此一天比一天重，不知人事儿。考虑是结核病，脑脊液检查没有结核杆菌，仍考虑为特异性结核病，已用上抗结核药。3号又抽脑脊液，5天后出结果，也未发现有病毒。8号以后出现呼吸困难，体温一直高，用上了呼吸机，吸着氧，一直发烧不退。用上安宫牛黄丸亦无效。

下午5点，请来神经内科的主管医生给赵建成介绍病情。患者轻度贫血，白蛋白很低。胰腺炎，禁食了一段时间，给以肠道内营养，以后输氨基酸、谷氨酰胺、丙种球蛋白都有反应。除了用激素不反应，连输糖水、抗病毒药都有反应，身上一片一片都红了。病情还算稳定，但没有明显好转。

虽然未进重症监护室，但赵建成已知晓所有情况。他认为，医院用抗生素清热，用激素降低人的免疫力，现在中药用了腹泻，就用冰块降温，很是危险！体内寒到了极点，这是阳虚发热。

崔院长遵赵建成的叮嘱，专门去同仁堂老店买了一棵移山参，配上附子

60g，干姜60g熬好，请护士给患者鼻饲分次灌下去。第二天，他跟赵建成说，女儿已经醒了，睁了一天眼，主任查房，她的眼珠跟着转。昨天一天没发烧，今天早上37℃多一点。现在还是不能动，神经受损伤了，脚上有感觉，但腱反射仍引不出。冰袋已撤，准备明天停呼吸机两个小时。赵建成说，过一阵再治神经损伤，估计是病毒感染，不是结核感染。

两周后，呼吸机撤掉。一个半月以后，患者出院。赵建成被崔院长接到廊坊市人民医院重症医学科，第1次看到患者。年轻的女孩子，意识清楚，苍白消瘦，肌肉萎缩，躺在病床上，腿还不能动，皮肤干燥粗糙，如鱼鳞样，见父亲来到床前，情绪激动地抱着他哭。

出院记录：崔某，2010年5月2日入院，2010年7月4日出院，住院63天。最后诊断：①颅内感染，病毒性脑膜炎可能性大。②急性播散性脑脊髓神经根神经炎。③发热待查，自主神经损害，肺感染可能性不除外。④贫血。⑤低蛋白血症。⑥气管切开术后。

赵建成给以补气养血，化痰利湿，祛瘀通络。处方：炙黄芪100g，党参30g，生晒参30g，苍术45g，白术45g，茯苓60g，鸡血藤30g，当归30g，清半夏60g，胆南星60g，桂枝30g，五灵脂20g，桃仁15g，红花20g，丹参30g，川芎15g，地龙20g，土鳖虫15g，生水蛭20g，全蝎15g，蜈蚣3条，焦三仙各30g，枳壳30g，炒山药30g，菖蒲30g，生甘草12g。7剂，水煎服。

7月8号患者想大便（已1个多月未大便），可是下不来，用了开塞露，拉出的黑便像沥青一样，拉出三大碗。排便后体温就正常了，始终保持在36.5～36.7℃。10剂药后，皮肤恢复得像以前一样，上肢能活动，但两下肢差一些，但有想抬起运动的感觉，心脏、体温、呼吸、血压四大体征都正常，精神很好，贫血得到纠正。

9月10日，崔院长打来电话报喜，说女儿现在恢复得特别好，能站起来了，头脑特清醒，说话很流利，自己吃饭夹菜，体重也上来了。下肢肌肉没有萎缩，就是腿还没有劲儿，每天进行功能锻炼，康复按摩治疗，各方面情况都很正常。

五、泻下通腑治疗急腹症

"六腑以通为用"是中医治疗的一个法则。宫外孕、阑尾炎、胆道梗阻、大部分肠梗阻等急腹症，尤其是初期，中药治疗的机会很大，往往几副药就解决问题，而且安全有效，不必手术。对于各类脓肿，西医主要采用抗生素治疗。抗生素相当于中医的清热解毒药，对于严重感染的脓肿效果不好。严重的化脓感染，手术是很危险的，易引起感染扩散，造成败血症，西医也很棘手。中医在治疗脓疡方面很有优势，没有成脓时，则清热解毒消散，成脓时则排脓。"有毒排毒，无毒消肿"。肠道脓肿使用大黄牡丹皮汤、薏苡仁败酱附子散，肺脓肿使用千金苇茎汤等，均比单纯使用抗生素治疗要全面得多，能充分利用机体的排病功能，将毒素、瘀滞的污物排出体外，使高热退下来，全身症状得以缓解。

赵建成曾治疗一位著名的军旅歌唱家，当时正在筹备从艺40周年系列活动。1天晚上，突然胃痛住院，第2天出现右侧腹痛，自己吃止痛药芬必得，疼痛没有缓解。第3天下午开始发热，晚上到医院急诊，白细胞13×10^9/L，中性78%，B超未查出问题。输液治疗到第5天，B超发现有肠液渗出，阑尾穿孔形成局限性脓肿。于是在某医院住了20多天，请了20多个专家会诊。医院一直用大量抗生素治疗，并不停地换，一直换到第四代、第六代抗生素，仍没有太大效果。

歌唱家夫人很是担心，就听朋友介绍请赵建成会诊。目前发热已控制，白细胞12×10^9/L，中性70%，体温不高，症状已不明显，腹痛缓解很多，大便不秘结。腹腔有脓肿包块，4.6cm×2.4cm，囊腔连着阑尾，里面有结石。已服过中药，但效果不明显。赵建成看了方子说，中药无效是因为药量不够，于是开了以下处方：柴胡15g，青陈皮各15g，栀子20g，败酱草30g，牡丹皮30g，金银花80g，蒲公英80g，生大黄12g，清半夏30g，苍白术各30g，黄芩30g，黄柏30g，枳实30g，厚朴15g，生甘草12g，桃仁15g，红花12g，三棱12g，莪术12g。另以大黄、芒硝、青黛、黄连各60g，去皮刺，捣烂，和上药末成泥，外敷患处，每日1换。

第二天，夫人回复道，刚吃完1剂药，腹痛消失，包块变软。今天上午排便3次，血象正常，睡眠好转。没敷外用药，担心医院看见不好。3剂药吃完，夫人来电兴奋地说，做了B超，大夫说没事了，包块、结石均没了，CT也提示完全正常。歌唱家顺利地举办了个人演唱会，并邀请赵建成为座上宾。

方某，68岁，广东省东莞市人。脑中风卧床不起多年，吃赵建成的中药很快有明显好转。治疗中出现高热，经检查乃"胆囊多发结石合并感染"。此急性重症感染难以控制，医院让尽快手术，怕胆囊穿孔。家人担心患者年龄大、卧床多年、身体虚弱，手术有危险，咨询当地中医院，也建议手术。故电话询问赵建成。赵建成说无需手术。为其开了泻下通腑药方。金钱草80g，茵陈30g，枳实30g，厚朴12g，大黄10g（后下），芒硝10g（化服），金银花60g，延胡索30g，柴胡15g，炮姜30g，川楝子15g，甘草12g。两剂。

患者第 2 天开始服药，第 3 天仍发热 38.2℃，中性粒细胞 86%，药后呕吐，无大便。赵建成说服后必须每日泻下数次，不泻则无效。若怕冷还要加 30g 制附子。这天，患者排稀便 4 次，体温降至 36.6℃，无腹痛，病情好转。

第 4 天早晨，张大夫电话与赵建成商讨，大黄、芒硝均加至 30g。张大夫在方中又加了蒲公英、虎杖、竹茹等，医生不再坚持转外科手术。两位大夫商量胆囊感染已得到控制，转用治疗脑中风的药物，加了肉苁蓉和决明子，以保持大便通畅，防止胆胃病复发。此后 1 周，方某体温正常，未再腹痛。出院继续服用赵建成治疗脑梗死的中药。

治疗急腹症的关键是辨证精确，药量到要位。如果不是药专力宏，不仅达不到治疗目的，反而会延误病情。

六、泄热排痰治疗手足口病脑炎

手足口病是肠道病毒感染引起的儿童传染性疾病，表现为手、足、口等部位出现散在的皮疹、疱疹，严重的会合并脑炎和心肺衰竭。西医主要采取对症治疗，认为发病 24～48 小时才可使用抗病毒药物。如果合并脑炎，死亡率可达 80%，说明西医对本病的治疗十分有限。赵建成发现，手足口病往往与脾胃湿热有关，故采用泄热排痰治疗，疱疹改善迅速，并能彻底解决发热、抽搐等脑炎症状。

某医生朋友的孩子，曾电话问诊赵建成治疗。患儿 5 岁，前天不明原因发热，昨天早上口舌起泡，手上也起泡，头痛，昨天下午三四点入住北京某传染病医院。昨晚发热更高，诊为手足口病并发脑炎。进医院时方可自己行走，今天走路无力，一使劲儿浑身发抖，脖子僵直，低头费劲；开始呕吐，吃什么吐什么，不吃东西时吐清水；发热 38.5℃，呈深睡眠状态。昨天开始口、舌头都是溃疡，疼痛不欲饮水，饥饿而不能食，喉中痰鸣。从前天发病开始没有大便，睡觉像惊厥一样，一会儿抖一下，手上也有疱。医院输甘露醇、果糖、头孢类抗生素和喜炎平，无明显改善。舌尖有一大疱，舌面整个是白的，舌质红。患儿不太胖，平素怕热，喜吃冷饮，冬天盖薄被，睡觉易出汗，经常上火，感冒，发烧，咳嗽，咽喉发炎。

诊为痰湿热毒炽盛，治以清热化痰，解毒通便。手机短信发中药处方。金银花 20g，连翘 9g，蒲公英 20g，苦地丁 15g，贯众 6g，大青叶 8g，竹茹 8g，藿香 4g（后下），佩兰 4g（后下），枳实 9g，厚朴 5g，清半夏 15g，胆南星 15g，百部 9g，黄柏 9g，苍术 15g，白芷 6g，白茅根 15g，车前子 15g（包煎），生大黄 4g（后下），芒硝 8g（化服）。两剂，水煎服，日 1 剂。

嘱患儿母亲到同仁堂取药自己煎，煎好慢慢给孩子多次服用。药后第 2 天患儿明显好转，两剂药后无呕吐，口腔溃疡好转，各种症状均好转。又服两剂，药后腹泻，不再发烧，口腔溃疡继续好转，手上疱疹消失，食欲好转，颈不强，不再昏睡，精神明显好转出院。

本例患儿头痛、颈强、呕吐，中医称"痉病"。《伤寒论》云："谵语、潮热、汗出，腹满不大便，大承气汤主之。""口燥咽干，急下之，宜大承气汤。"大承气汤可治"刚痉""胸满口噤，卧不着席，脚挛急，其人必齘齿"，即西医学所讲的脑炎惊厥类病证。大承气汤是峻下药，包括大黄、芒硝、厚朴、枳实四味药，方中再加金银花、连翘、蒲公英、苦地丁、贯众、大青叶等清热解毒药，加半夏、南星、竹茹化痰，百部、苍术、白茅根、车前子清利湿热。通过泻下通腑，通利湿热，使热原从肠道和尿道排出体外，脑膜炎刺激症状立刻缓解。

七、降气化痰法治疗脑瘤

脑瘤是比较难治的疾病。赵建成临床治疗了不少脑瘤患者。他指出，脑瘤的形成是因脏腑阴阳失调，脾胃痰饮不化，气血逆行，在脑部形成积聚。尤其易发生于长期熬夜、虚阳上浮者。重用化痰降气理气，完全有可能治愈脑瘤，避免西医介入和创伤性治疗带来的脑损伤失能的后遗症。

赵建成治疗脑瘤主要选用小柴胡汤调和阴阳，用陈皮、青皮、厚朴、枳实等理气，用半夏、胆南星、竹茹、浙贝母、海藻、昆布等降气止呕排痰，再加攻坚化瘀之品，如炮山甲、王不留行、三棱、莪术等。

蔡某，2 岁，2005 年 5 月初诊。患儿主要症状是反复呕吐。某医院 CT 诊断为蛛网膜囊肿，MRI 检查认为是枕大池囊肿。联系北京天坛医院准备手术，但担心手术后遗症，而求助于赵建成。患儿两岁，但很懂事，能够坚持服药。

处方：半夏 5g，胆南星 5g，浙贝母 5g，阿皮卡 3g，鹿蹄草 6g，海藻 6g，昆布 6g，黄芩 4g，陈皮 6g，青皮 4g，柴胡 3g，菊花 6g，炒白术 5g，苍术 3g，鱼脑石 5g，川芎 3g，枳实 5g，厚朴 2g，竹茹 3g，炮山甲 3g（先煎），制附子 6g（先煎），乌乃巴 6g，土茯苓 8g，焦三仙各 10g，甘草 2g。

9 月 7 日医院做 MRI 与 3 个月前对照，囊肿无什么改变，但孩子很正常，没有平衡方面的问题。坚持吃药 1 年，孩子各方面都很好，家长觉得做检查没什么用，就没再做。后复查，无明显病灶，患儿精神、发育良好。